U0231523

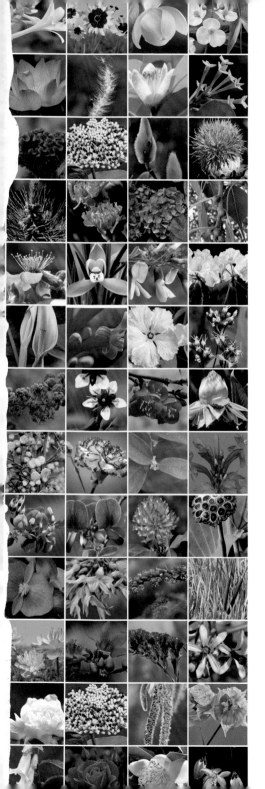

中国·花药

彩色图谱

邓家刚　王柳萍　黄克南　主编

化学工业出版社

·北京·

内容简介

本书收录了我国花类药用本草260多种，每一种花药均按照别名、基原、产地、采收加工、植物形态、花药性状、质量要求、化学成分、药理作用、性味归经、功能主治、用法用量、注意事项、应用举例、本草记载的顺序编写。本书配有高清原植物彩图，配图高雅唯美，具有艺术观赏性。该书既可作为医药院校、中医药科研单位、中药相关企业、药品检验鉴定等部门专业人员的参考工具书，亦可供中药爱好者参考阅读。

图书在版编目（CIP）数据

中国花药彩色图谱／邓家刚，王柳萍，黄克南主编.
—北京：化学工业出版社，2020.4
ISBN 978-7-122-35958-2

Ⅰ.①中… Ⅱ.①邓…②王…③黄… Ⅲ.①花卉-中草药-图谱 Ⅳ.①R282-64

中国版本图书馆CIP数据核字（2020）第023502号

责任编辑：赵兰江　　　　　　　　　　文字编辑：赵爱萍
责任校对：张雨彤　　　　　　　　　　装帧设计：张　辉

出版发行：化学工业出版社（北京市东城区青年湖南街13号　邮政编码100011）
印　　装：北京缤索印刷有限公司
889mm×1194mm　1/32　印张16　字数684千字
2020年11月北京第1版第1次印刷

购书咨询：010-64518888　　　　　　售后服务：010-64518899
网　　址：http://www.cip.com.cn
凡购买本书，如有缺损质量问题，本社销售中心负责调换。

定　　价：98.00元

编写人员名单

主　编　　邓家刚　　王柳萍　　黄克南

副主编　　涂冬萍　　黄志其　　银胜高

编　者　　辛　华　　顾敬文　　程若敏

　　　　　樊立勇　　周改莲　　黄陆良

　　　　　陈少容　　朱意麟　　陈云兰

　　　　　周小琴　　林　楠　　罗铭名

摄　影　　黄克南　　邓家刚

前言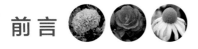

　　中国是一个历史悠久的药用植物王国，药用植物种类繁多，其药用部分各不相同，在我国传统中药里，有一类是以花作为入药部位的花类中药，例如金银花、西红花、三七花、丁香等均为常见的中药材，用于治疗各种疾病，具有独特的疗效，给人们带来健康和幸福。

　　目前我国有关花卉的出版物很多，但系统地介绍药用花卉的书籍并不多见，为了让广大群众更好地了解花类中药，掌握利用药用花卉防治疾病的基本常识，我们以《中国药典》《中华本草》《中药大辞典》为依据，遴选我国传统花类中药260多种，每一味花类中药按照别名、基原、产地、采收加工、植物形态、花药性状、质量要求、化学成分、药理作用、性味归经、功能主治、用法用量、注意事项、应用举例、本草记载等项目进行文字编著，配以高清原植物彩色图谱，图文并茂，全面、系统地介绍中国花药基本概况。本书药用花卉的图片力求高雅唯美，具有艺术观赏性，使读者在阅读过程中，不仅学习了中国花类中药专业基础知识，还欣赏到药用花卉摄影艺术。

　　该书既可作为医药院校、中医药科研单位、中药相关企业、药品检验鉴定等部门专业人员的参考工具书，亦可作为中药爱好者、普通大众日常防病治病、保健养生的科普读物。需要说明的是，在使用花类中药时同样要注意辨证论治、适应证范围及禁忌证，必要时咨询医生再使用，以免造成不必要的伤害或延误病情。

　　本书在编撰过程中，得到了广西中医药大学、山东中医药大学、黑龙江中医药大学、中国医学科学院药用植物研究所云南分所、广西药用植物园等单位，以及李力、梁霜、运晨霞、曾春晖、周重建、薛闻、赵志军、任向明、邓华、孙丽峰等老师的鼎力相助和大力支持，在此表示衷心的感谢！

　　由于编者编写水平有限，书中的错漏在所难免，敬请广大读者批评指正。

编　者

2019年8月于广西南宁

目录

六画

七画

八画

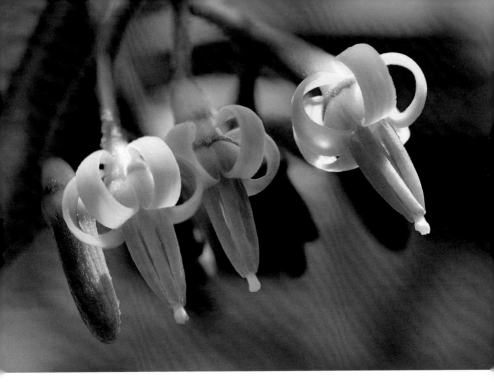

八角枫花

别名 牛尾巴花。

基原 为八角枫科植物八角枫 *Alangium chinense* (Lour.) Harms. 和瓜木 *Alangium platanifolium*（Sieb. et Zucc.）Harms. 的花。

产地 主产于河南、陕西、甘肃、江苏、浙江、安徽、福建、台湾、江西、湖北、湖南、四川、贵州、云南、广东、广西和西藏等地。

采收加工 5～7月采花；晒干。

植物形态 八角枫 落叶乔木或灌木，高3～5m。小枝略呈"之"字形，幼枝紫绿色；冬芽锥形，生于叶柄基部内。叶互生；叶柄长2.5～3.5cm；叶纸质，近圆形或椭圆形、卵形，顶端锐尖或钝尖，基部阔楔形或截形，稀心形，两侧不对称，长13～19（～26）cm，宽9～15（～22）cm，不分裂或3～7（～9）裂，裂片短锐尖或钝尖，叶上面无毛，下面脉腋有丛状毛，基出脉3～5（～7），成掌状，侧脉3～5对。聚伞花序腋生，有7～30（～50）花，花梗长5～15mm；小苞片线形或披针形，常早落；花冠圆筒形，长1～1.5cm；花萼先端分裂为6～8枚齿状萼片；花瓣6～8，线形，长1～1.5cm，初白色，后变黄色，基部黏合，上部开花后反卷；雄蕊与花瓣同数而近等长；花盘近球形，子房2室，柱头头状，常2～4裂。核果卵圆形，长5～7mm，直径5～8mm，先端有宿存的萼齿和花盘，种子1颗。花期5～7月和9～10月，果期7～10月。

瓜木 本种与八角枫的区别为：叶片近圆形，不分裂或3～5裂，稀为7裂，叶柄长 3.5～5cm；花 1～7 朵组成腋生的聚伞花序，花瓣长 2.5～3.5cm；药丝与花药等长；核果长卵圆形，长 8～12mm。花期 3～7 月，果期 7～9 月。

花药性状　呈柱状，两端近等、不弯曲，长 0.8～1.5cm，直径约 1.5mm。表面淡黄色，具稀细毛，花萼黄绿色，有稀细毛，顶端略扩展成杯状，具 6～8 小齿，长 2～3mm，花瓣 6～8 枚，全裂，黄白色，线形，开放后花瓣多反卷，长约 1.2cm，雄蕊 6～8 枚，长约与花瓣相等，花丝极短，为花药长的 1/5～1/4，密被绒毛，花药线形，雌蕊 1 枚，子房下位无毛，柱头 3 浅裂。气微、味淡。

化学成分　主要含生物碱、糖苷、酚类、强心苷、氨基酸、树脂。

药理作用　松弛肌肉，对呼吸系统的影响，对心血管系统的作用，收缩平滑肌，对中枢神经系统的影响，抑菌，抗炎。

性味归经　味辛，性平，小毒。归肝、胃经。

功能主治　散风，理气，止痛。用于头风头痛，胸腹胀痛。

用法用量　内服：煎汤，3～10 克；或研末。

验方

（1）治头风痛及胸腹胀满：八角枫花 3～10 克，研末，蒸鸡蛋服。

（2）治地中海贫血：八角枫花 3～5 克、唇香草 4～6 克、望江南 3～5 克、七叶一枝花 4～6 克、七星剑 4～6 克、分心木 1～3 克、太白花 2～4 克、黄芪 10～12 克、太子参 10～12 克、半枝莲 4～6 克、白花蛇舌草 5～7 克、砂仁 3～5 克、白芍 3～5 克、白及 4～6 克、广木香 3～5 克、川楝子 4～6 克、延胡索（元胡）2～4 克、乌药 1～3 克、三七 2～4 克、郁金 5～7 克、白术 3～5 克、香附 8～10 克、甘草 3～5 克、百合 6～8 克。水煎服。

本草记载　八角枫花作为药物收载，见于《四川中药志》，云"有小毒。"可用"治头风痛及胸腹胀痛"。

参考文献

[1] 国家中医药管理局中华本草编委会. 中华本草：第 5 卷 [M]. 上海：上海科学技术出版社，1999：727.

[2] 许华，曾懿. 金银花与伪品八角枫花的鉴别 [J]. 基层中药杂志，2002，（5）：39-40.

[3] 刘毅，徐莲婷，赵波，等. 苗药八角枫的药学研究进展 [J]. 微量元素与健康研究，2012，29（1）：57-60，64.

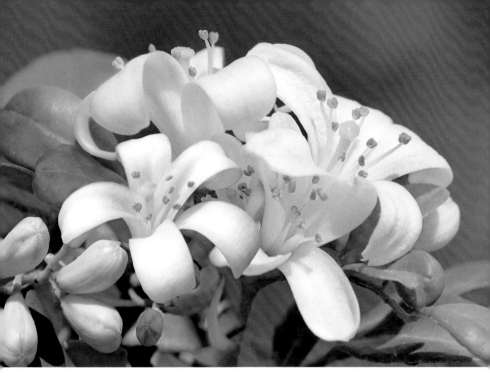

九里香花

别名 九秋香花、七里香花、千里香花。

基原 为芸香科植物九里香 *Murraya paniculata*（L.）Jack. 的花。

产地 主产于福建、台湾、湖南、广东、海南、广西、贵州、云南等地。

采收加工 4～6月开花时采摘，晒干。

植物形态 常绿灌木或小乔木，高3～8m。树皮苍灰色，分枝甚多，光滑无毛。奇数羽状复叶互生；小叶3～9枚，卵形、倒卵形至近菱形，长2～8cm，宽1～3cm，先端钝或钝渐尖，有时微凹，基部宽楔形或近圆形，全缘，上面深绿色光亮，下面青绿色，密生腺点，腺点干后褐黑色，中脉凸出，均无毛，纸质或厚纸质。3至数花的聚伞花序，顶生或腋生，花轴近于无毛；花大，直径达4cm，极芳香；花柄细长；萼片5，三角形，长1～2mm，宿存；花瓣5，白色，倒披针形或狭长圆形，长2～2.5cm，有透明腺点；雄蕊8～10，长短相间；子房上位，2室，每室有2胚珠，花柱长4～6mm，柱头粗大，常较子房宽。浆果朱红色，球形或卵形，长12～20mm，厚5～10mm，先端尖锐；有种子1～2颗，种皮具棉质毛。花期4～6月，果期9～11月。

花药性状 黄白色，芳香。

质量要求 以花白色、花瓣完整、气芳香者为佳。

化学成分 主要含多种挥发油、东莨菪苷、氨基酸、葡萄糖等。

药理作用 九里香花石油醚提取物：对离体白鼠小肠和大肠均有松弛作用；对乙

酰胆碱引起的痉挛不能阻断，对用组织胺和氯化钡引起的痉挛有对抗作用。对离体蛙心有明显抑制作用。对金黄色葡萄球菌、溶血性链球菌均有抑制作用。

性味归经　味辛、苦，性温。归心、肝、肺经。

功能主治　理气止痛。用于气滞胃痛。

用法用量　内服：煎汤，3～9克。

注意事项　阴虚火亢者忌用。

应用举例

（一）验方

（1）治胃气痛：九里香干花3克，香附9克。水煎服。

（2）治胃痛：九里香花9克，鸡肉90克。煮汤，喝汤吃肉。

（3）治风湿性关节痛：九里香花4朵，小排骨1000克，葱白250克，猪骨头汤500克，白糖、醋、盐、料酒、香油、姜各适量。烧熟食，每日1次。

（二）保健方

复方九里香药酒

原料：九里香15克，一枝黄花15克，羊蹄根15克，半边莲15克，三桠苦15克，了哥王15克，入地金牛15克，毛麝香15克，漆大姑15克，蛇总管15克，60度白酒（或75%酒精）1000毫升。

制作方法：以上药物（除白酒）均用干品，研成细末，混合浸泡于酒中，密封7日，过滤去渣，即可使用。

功用主治：消炎，解毒，利湿。用于稻田性皮炎，皮肤瘙痒、糜烂或渗液。

用法：外用。每日3～4次，用药酒外擦患处；皮肤肿痛者，可用药渣外敷患处，每日1次。

本草记载　始载于《广西本草选编》。

参考文献

[1] 国家中医药管理局中华本草编委会. 中华本草：第4卷[M]. 上海：上海科学技术出版社，1999：947.

[2] 李振琼. 食疗——药用花卉[M]. 广州：广州出版社，2001：108.

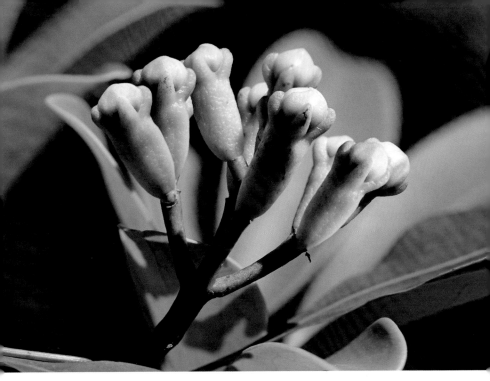

丁香

别名　丁子香、支解香、雄丁香、公丁香。

基原　为桃金娘科植物丁香 *Eugenia caryophyllata* Thunb. 的干燥花蕾。

产地　主产于坦桑尼亚、马达加斯加、马来西亚、印度尼西亚等国。我国南方引种栽培。

采收加工　通常当花蕾由绿转红、花瓣尚未开放时采摘，除去花梗，晒干。

植物形态　常绿乔木，高达10m。叶对生；叶柄明显；叶片长方卵形或长方倒卵形，长5～10cm，宽2.5～5cm，先端渐尖或急尖，基部狭窄常下展成柄，全缘。花芳香，成顶生聚伞圆锥花序，花径约6mm；花萼肥厚，绿色后转紫色，长管状，先端4裂，裂片三角形；花冠白色，稍带淡紫，短管状，4裂；雄蕊多数，花药纵裂；子房下位，与萼管合生，花柱粗厚，柱头不明显。浆果红棕色，长方椭圆形，长1～1.5cm，直径5～8mm，先端宿存萼片。种子长方形。

花药性状　略呈研棒状，花冠圆球形，花瓣4片，覆瓦状抱合，棕褐色或褐黄色，花瓣内为雄蕊和花柱，搓碎后可见众多黄色细粒状的花药。萼筒圆柱状，略扁，有的稍弯曲，红棕色或棕褐色，指甲划之，显油痕，上部有4枚三角状的萼片，十字状分开。质坚实，富油性。气芳香浓烈，味辛辣、有麻舌感。

质量要求　以完整、个大、粗壮、油性足、颜色深红、香气浓郁、入水下沉、无碎末者为佳。

化学成分　主要含挥发油，齐墩果酸，豆甾醇，谷甾醇。

药理作用　抗菌，抗炎，驱虫，健胃，止痛。

性味归经　味辛；性温。归脾、胃、肺、肾经。

功能主治　温中降逆，补肾助阳。用于脾胃虚寒，呃逆呕吐，食少吐泻，心腹冷痛，肾虚阳痿。

用法用量　1～3克，内服或研末外敷。

注意事项　丁香性热，由胃热引起的呕吐者及易上火、口渴舌燥的阴虚内热者不宜饮用；此外，不能与郁金同用。

应用举例

（一）验方

（1）治伤寒咳噫不止及哕逆不定：丁香50克，干柿蒂50克。焙干，捣为散。每服5克，煎人参汤下，无时服。

（2）治小儿吐逆：丁香、半夏（生用）各50克。同研为细末，姜汁和丸，如绿豆大。姜汤下二三十丸。

（3）治朝食暮吐：丁香15个，研末，甘蔗汁、姜汁和丸莲子大，噙咽之。

（4）治霍乱，止吐：丁香14枚，以酒五合，煮取二合，顿服之。用水煮之亦佳。

（5）治久心痛不止：丁香15克，桂心30克。捣细，箩为散，每干食前，以热酒调下3克。

（6）治痈疽恶肉：丁香末敷之，外用膏药护之。

（7）治食蟹致伤：丁香末，姜汤服五分。

（8）治鼻中瘜肉：丁香绵囊纳之。

（二）保健方

1.丁香肉桂干姜茶

原料：丁香5克，肉桂3克，干姜2片。

制法：将上述材料用沸水闷泡10分钟，即可饮用。

主治：治疗心腹冷痛，腰膝酸软。

2.花园丁香茶

原料：丁香2克，甘菊5克，薰衣草3克，金莲花2朵。

制法：将上述材料用沸水冲泡15分钟即可饮用，可添加蜂蜜少许以增加口感。

主治：治疗牙痛，支气管炎，痛经，胃酸过多。

本草记载　《证类本草》：丁香，二月、八月采。按广州送丁香图，树高丈余，叶似栎叶，花圆细，黄色，凌冬不凋。医家所用，惟用根。子如钉，长三四分，紫色。中有粗大如山茱萸者，俗呼为母丁香，可入心腹之药尔。

温脾胃，止霍乱壅胀，风毒诸肿，齿疳。

参考文献

国家中医药管理局中华本草编委会.中华本草：第5卷[M].上海：上海科学技术出版社，1999：646.

人参花

别名 神草花。

基原 为五加科植物人参 *Panax ginseng* C.A.Meyer 的干燥未开放花序。

产地 主产于吉林、辽宁、黑龙江等地。

采收加工 6～7月采下花序，烘干或晒干。

植物形态 多年生草本，高30～70cm。根肥大，肉质，圆柱或纺锤形，末端多分歧，外皮淡黄色。叶为掌状复叶，具长柄；轮生叶的数目依生长年限而不同，一般1年生者1片三出复叶，2年生者1片五出复叶，最多可达6片复叶；小叶5，偶有7片，小叶柄长1～3cm；小叶片披针形或卵形，下方2片小叶较小，长2～4cm，宽1～1.5cm，上部3小叶长4.5～15cm，宽2.2～4cm，先端渐尖，基部楔形，边缘具细锯齿，上面绿色，沿叶脉有稀疏细刚毛，下面无毛。伞形花序单一顶生，总花梗长15～25cm，每花序有10～80多朵花，集成圆球形；花小，直径2～3mm；花萼绿色，5齿裂；花瓣5，淡黄绿色，卵形；雄蕊5，花丝甚短；子房下位，花柱2，基部合生，上部分离。果实为核果状浆果，扁球形，直径5～9mm，多数，集成头状，成熟时呈鲜红色，种子2颗，乳白色，直径4～5mm，扁平圆卵形，一侧平截。花期5～6月，果期6～9月。

花药性状 总花梗圆柱形，常弯曲，具细纵纹，常扭曲。顶生花序呈球形或伞形，绿色或黄绿色，其上着生60～90朵小花蕾，花蕾长圆球形。顶生花序下1～4cm处的总花梗上常有1～5分枝花梗，每花梗上着生1～10余朵小花蕾，花柄极短。质松脆。气芳香，味苦回甜。

质量要求 以含苞待放的蓓蕾为佳。

化学成分 主要含人参皂苷，氨基酸，微量元素及粗蛋白。

药理作用 调节内分泌，促进新陈代谢，提神，降压，降糖，降血脂，抗癌，调理胃肠功能，缓解更年期综合征。

性味归经 味甘，微苦，性温。归肺、脾、肾经。

功能主治 补气强身，延缓衰老。用于头昏乏力，胸闷气短。

用法用量 内服：煎汤，3～6克。

注意事项 凡实证、热证者慎服。在服用人参花期间，忌食白萝卜，否则会降低功效。

应用举例

（一）验方

（1）治肺癌：人参花15克，

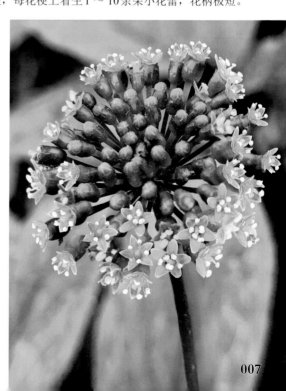

灵芝、半枝莲、薏苡仁、夏枯草各30克，天冬20克，水煎服。

（2）治胃癌：人参花15克，灵芝、仙鹤草各30克，水煎服。

（3）治消化不良：人参花10克，扁豆花20克，混匀，分3次沸水冲泡，代茶频饮。

（二）保健方

1. 活力补气茶

原料：人参花、玫瑰花各2克，金盏花1克，黄芪3克。

制法及用法：上述材料用沸水冲泡，代茶饮。

茶疗功用：补气健脾，用于气虚体质者。

2. 人参花茶饮

原料：人参花2克，茉莉花2朵，绿茶3克。

制法及用法：将上述原料兑在一起，煮沸2分钟，晾凉即可。起床和睡前饮服最佳，人参花可反复加水5次，水清后，将人参花捞出，嚼食或做汤菜吃掉。

茶疗功用：补五脏，安精神，定魂魄，止惊悸，除邪气，明目开心益智，久服健身延年。治男女一切虚证，发热自汗，眩晕头痛，反胃吐食，滑泻久痢，小便频数淋沥，劳倦内伤，中风中暑，吐血，咯血，下血，血淋，血崩，产后诸病。

3. 人参花茶

原料：人参花5克，蜂蜜或冰糖适量。

制法及用法：将人参花和冰糖用沸水闷泡几分钟，滤渣饮用；若用蜂蜜，则需要将汤汁过滤之后再进行添加，搅匀饮用。

茶疗功用：益气养阴，清热生津，固肾益精，缓解倦怠。治心烦气躁，虚火上炎。

4. 人参花康乃馨茶

原料：人参花5克，康乃馨3朵。

制法及用法：人参花和康乃馨用沸水闷泡10分钟，即可饮用。

茶疗功用：滋阴补肾，益气活血，调节内分泌。治疗暗疮和青春痘。

5. 人参花白菊枸杞茶

原料：人参花5克，杭白菊5克，枸杞子5粒。

制法及用法：上述材料用沸水闷泡5分钟，即可饮用。

茶疗功用：提神补肾，清凉明目，改善困倦及心浮气躁等症状。

本草记载　《中药志》："用红糖制后，泡茶饮，有兴奋作用。"

参考文献

国家中医药管理局中华本草编委会. 中华本草：第5卷[M]. 上海：上海科学技术出版社，1999：830.

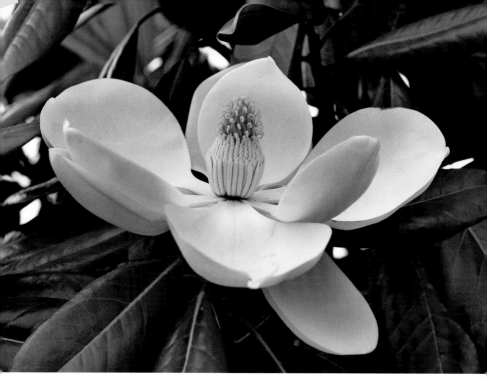

广玉兰

别名 荷花玉兰、洋玉兰、百花果。

基原 为木兰科植物荷花玉兰 *Magnolia grandiflora* L. 的花。

产地 我国长江流域以南各地广为栽培。

采收加工 春季采收未开放的花蕾，白天曝晒，晚上发汗，五成干时，堆放 1 ～ 2 天，再晒至全干。

植物形态 常绿大乔木，高20 ～ 30m。树皮淡褐色或灰色，薄鳞片状开裂。枝与芽有锈色细毛。叶互生；叶柄长1.5 ～ 4cm，被褐色短柔毛；托叶与叶柄分离；叶革质，叶片椭圆形或倒卵状长圆形，长10 ～ 20cm，宽4 ～ 10cm，先端钝或渐尖，基部楔形，上面深绿色，有光泽，下面淡绿色，有锈色细毛，侧脉8 ～ 9对。花芳香，白色，呈杯状，直径15 ～ 20cm，开时形如荷花；花梗精壮具茸毛；花被9 ～ 12，倒卵形，厚肉质；雄蕊多数，长约2cm，花丝扁平，紫色，花药向内，药隔伸出成短尖头；雌蕊群椭圆形，密被长绒毛，心皮卵形，长1 ～ 1.5cm，花柱呈卷曲状。聚合果圆柱状长圆形或卵形，密被褐色或灰黄色绒毛，果先端具长喙。种子椭圆形或卵形，侧扁，长约1.4cm，宽约6mm。花期5 ～ 6月，果期10月。

花药性状 花蕾圆锥形，长3.5 ～ 7cm，基部直径1.5 ～ 3cm，淡紫色或紫褐色。花被片9 ～ 12片，宽倒卵形，白质较厚，内层呈荷瓣状。雄蕊多数，花丝宽，较长，花药黄棕色条形。心皮多数，密生长绒毛。花梗长0.5 ～ 2cm，节明显。质硬，易折断。气香，味淡。

化学成分 主要含生物碱，厚朴酚，酯类，苷类。

药理作用 降压，松弛肌肉及神经节阻断，抗菌。

性味归经 味辛，性温。归肺、胃、肝经。

功能主治 祛风散寒，行气止痛。用于外感风寒，头痛鼻塞，脘腹胀痛，呕吐腹泻，高血压，偏头痛。

用法用量 内服：煎汤，花3～10克。外用：适量，捣敷。

▣ 验方 ▣

（1）治风寒感冒、鼻塞头痛：广玉兰10克，白芷10克。共研细末。每日3次，每次6克，煎服。

（2）治高血压：洋玉兰花6～9克。水煎服。

本草记载 始载于《中国药用植物志》。

参考文献

[1] 国家中医药管理局中华本草编委会. 中华本草：第2卷[M]. 上海：上海科学技术出版社，1999：879.

[2] 杨卫平，夏同珩. 常用中草药图谱及配方1[M]. 贵阳：贵州科技出版社，2012：258.

马蔺花

别名　剧荔花、蠡草花、马楝花、潦叶花、旱蒲花。

基原　为鸢尾科植物马蔺 *Iris lactea* Pall.var.*chinensis*（Fisch.）Koidz.的花。

产地　主产于东北、华北、西北及山东、江苏、安徽、浙江、河南、湖北、湖南、四川、西藏等地。

采收加工　5～7月花盛开时采收，晒干。

植物形态　多年生草本，高40～60cm。根茎木质化，粗壮，斜升，近地面有大量呈纤维状的老叶叶鞘。须根粗长，黄白色。叶簇生，坚韧，近于直立；叶片条形，长40～50cm，宽4～6mm，先端渐尖，全缘，基部套褶；无中脉，具多数平行脉。花茎先端具苞片2～3片，内有2～4花；花梗长3～6cm；花浅蓝色、蓝色、蓝紫色，花直径5～6cm，花被裂片6,2轮排列，花被上有较深色的条纹；雄蕊3，花药黄色；子房长3～4.5cm，直径1～1.4cm，花柱分枝扁平，拱曲，先端2裂。蒴果长圆柱状，长4～6.3cm，直径1～1.3cm，有明显的6条纵棱，先端具喙。种子为不规则的多面体，黑褐色。花期5～7月，果期6～9月。

花药性状　干燥花朵具花被6片，线形，长2.5～3cm，直径2～4mm，多皱缩，先端弯曲，基部膨大，呈深棕色或蓝紫色；雄蕊3，花药多破碎或脱落，有残存的花丝，花丝长短不等。质轻，气显著，味微苦。

质量要求　以整齐、色紫者为佳。

化学成分　主要含黄酮类，苯醌类，低聚茋类，挥发油和甾醇类。

药理作用　抗炎，抗菌，抗肿瘤，抗氧化，放射增敏作用，抗辐射，抗细胞增殖，保肝，抗着床。

性味归经　味微苦、辛、微甘，性寒。归胃、脾、肺、肝经。

功能主治　清热解毒，凉血止血，利尿通淋。用于喉痹，吐血，衄血，崩漏，便血，淋证，疝气，痔疮，痈疽，烫伤。

用法用量　内服：煎汤，3～6克；或入丸、散；或绞汁。

注意事项　本品服用过多，可引起腹泻。

应用举例

（一）验方

（1）治痈肿疮疖：马蔺花10克，马齿苋50克，蒲公英50克。水煎服。

（2）治喉痹不通：马蔺花、蔓荆子各30克，共研细末，每次1克，日服数次，开水送下。

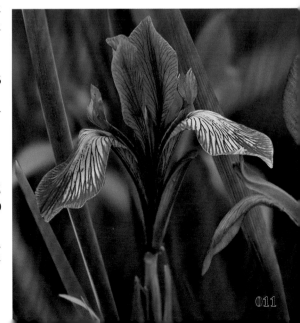

（3）治小便不通：马蔺花、小茴香、葶苈子各10克，均炒后研末，每次6克，温酒调服。

（4）治疝气：马蔺花（与莱菔子同炒）60克，川楝子（与橘核同炒）45克，吴茱萸（酒浸，炒）30克，木香6克，共研细末，每次3～6克，黄酒调匀，空腹服。

（5）治喉闭不通：马蔺花50克，蔓荆子50克。上药，捣细箩为散，每服不计时候，以暖水调下5克。

（二）保健方

（1）咽喉肿痛：绿茶、梅花、马蔺花各10克，分3次放入茶杯中，以沸水冲泡，代茶饮。功能：清热解毒，行气化痰。

（2）喉痹：马蔺花、蔓荆子各30克，共研细末。5克/次，3次/日，白开水送服。功能：消炎解毒。

（3）霉菌性口腔炎：鲜海金沙、马蔺花各15克。沸水冲泡，代茶饮。功能：清热解毒利湿。

（4）疮疖痈肿：马蔺花6克，蒲公英30克，紫花地丁30克，水煎，代茶饮。功能：消痈散瘀。

（5）小便不通：马蔺花10克，小茴香10克，葶苈子10克，炒后研末。6克/次，温酒调服。功能：利尿通淋。

（6）胃肠炎：马蔺花6克，厚朴花5克，生姜10克，放入瓷杯中，沸水冲泡，代茶饮用。功能：解毒利湿。

（7）疝气（睾丸痛）：马蔺花30克研为细末，加入蜂蜜200克调匀。50克/次，温开水调服。功能：理气消肿止痛。

（8）酒渣鼻：马蔺花适量，研为细末，每取少许吹入患侧鼻腔，并以消毒药棉压迫止血。功能：凉血消疮。

本草记载

（1）《本草纲目》：按叶盛《水东日记》云，北方田野人患胸腹饱胀者，取马楝花，擂，凉水服，即泄数行而愈。据此则多服令人泄之说有验，而蠡实之为马蔺，更无疑矣。

（2）《本草述》：按马蔺花即《本草》所谓蠡草花也。蠡草花、实，《本草》云，俱入药用。乃蠡实于方书诸证主治不概见，而花则仅见于淋证及疝耳。观《本草》于花不言治疝，而以治疝归实，乃方书治疝尽主于花也。即兹，不可以明于花、实之通用乎。

参考文献

[1] 国家中医药管理局中华本草编委会. 中华本草：第8卷[M]. 上海：上海科学技术出版社，1999：274.

[2] 孟宇，谢国勇，石璐，等. 马蔺化学成分和药理活性研究进展[J]. 中国野生植物资源，2017，36（3）：42-49.

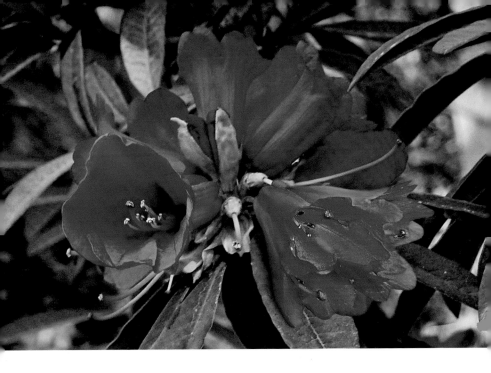

马缨花

别名　马银花、密筒花、红山茶。

基原　为杜鹃花科植物马缨杜鹃 *Rhododendron delavayi* Franch. 的花。

产地　主产于广西、贵州、云南等地。

采收加工　春季采收，鲜用或阴干。

植物形态　常绿灌木或小乔木，高3～12m。枝条粗坚，直立，初生有丛卷毛。树皮棕色，呈不规则片状剥落。芽卵圆形，芽鳞多数，里面密被白色绒毛。单叶互生；叶柄长1～2cm，有腺点；叶片厚革质，簇生枝端，长椭圆状披针形，长7～15cm，宽2～5cm，先端钝或短尖，基部楔形，边缘全缘而微波状，上面深绿色，下面淡棕色，密被黄棕色绒毛，中脉和侧脉显著凹下，侧脉14～18对。花序多花密集，有花10～20朵，簇生于枝端，成伞形总状花序，花序轴密被红褐色绒毛；苞片厚，椭圆形，有短尖头；花萼小，长约2mm，5裂，裂片阔三角形，被绒毛和腺毛；花冠钟形，大而美丽，紫红色，长4～5cm，直径3～5cm，5裂，裂片先端凹缺，基部里面有5个蜜腺囊；雄蕊10，长短不一，长2～4cm，花丝无毛；雌蕊长3.5～4.5cm，子房1，圆锥形，密被淡黄色至红棕色绒毛。蒴果长圆柱形，长1.8cm，有5棱，成熟时5纵裂，被黄棕色绒毛。花期4～5月，果期9～10月。

花药性状　总状花序聚集成簇，花大呈紫红色，花冠漏斗状，直径3～5cm。

化学成分　主要为黄酮类，糖苷，萜类，儿茶素，表儿茶素，epicatechin-(2β-O-7,

4β-8)-ent-epicatechin，(2*S*)-4-(3,4-二羟基苯基)-2-丁醇，(3,4-二羟基苯基)-2-乙醇。

药理作用 具有明显的镇痛、抗炎、止血作用，且具有一定毒性。

性味归经 味苦，性凉，小毒。归肝、肾经。

功能主治 清热解毒，凉血止血。用于骨髓炎，消化道出血，咯血，衄血，崩漏，月经不调。

用法用量 内服：煎汤，9～15克。

🏵 验方

治消化道出血，衄血，咯血，月经不调：马缨花9～15克，煎服。

本草记载 《云南中草药选》：清热拔毒，止血，调经。治骨髓炎，消化道出血，衄血，咯血，月经不调。

参考文献

[1] 国家中医药管理局中华本草编委会.中华本草：第6卷[M].上海：上海科学技术出版社，1999：27.

[2] 宋鹤娇，潘玉银，汪伟光，等.马缨杜鹃化学成分研究[J].中药材，2009，32（12）：1840-1843.

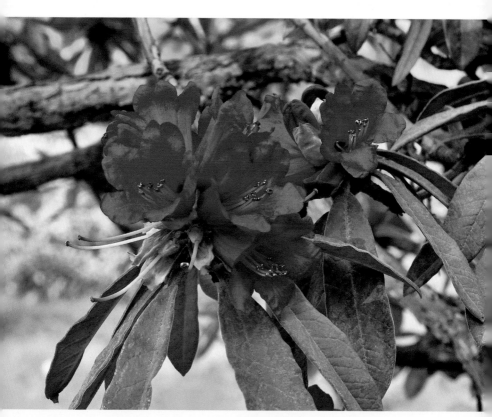

千金花

别名 佩兰花。

基原 为菊科植物佩兰 *Eupatorium fortunei* Turcz. 的花。

产地 主产于河北、陕西、山东、江苏、安徽、浙江、江西、湖北、湖南、广东、广西、四川、贵州云南等地。

采收加工 夏秋季采，洗净，鲜用或阴干。

植物形态 多年生草本，高40～100cm。根茎横走。茎直立，绿色或红紫色，下部光滑无毛。叶对生，在下部的叶常枯萎，中部的叶有短柄。叶片较大，通常3全裂或3深裂，中裂片较大，长椭圆形或长椭圆状披针形，长5～10cm，宽1.5～2.5cm；上部的叶较小，常不分裂，或全部茎叶不分裂，先端渐尖，边缘有粗齿或不规则细齿，两面光滑或沿脉疏被柔毛，无腺点。头状花序多数在茎顶及枝端排成聚伞花序，花序径3～6cm；总苞钟状，长6～7mm；总苞片2～3层，覆瓦状排列，外层短，卵状披针形，中、内层苞片渐长，全部苞片紫红色，外面无毛无腺点，先端钝；每个管状花序具花4～6朵，瘦果圆柱形，熟时黑褐色，5棱，长3～4mm，无毛无腺点；冠毛白色，长约5mm。花、果期7～11月。

花药性状 花白色或带微红色，全部为管状花，两性，花冠外面无腺点，先端5齿裂；雄蕊5，聚药；雌蕊1，子房下位，柱头2裂，伸出花冠外。

化学成分 主要含挥发油，β-香树脂醇乙醚，β-香树脂醇棕榈酸酯，甾醇类，棕榈酸，生物碱，倍半萜类。

药理作用 祛痰，抑制细菌及病毒，抗炎，增强免疫力，抗肿瘤，对循环系统有影响。

性味归经 味苦、辛，性平。归肺、膀胱经。

功能主治 化湿宣气。用于痢疾。

用法用量 内服：酒煮，

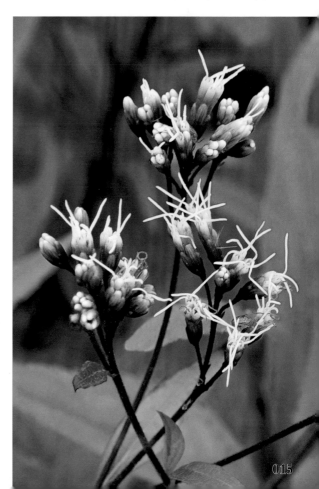

3～6克；或浸酒。

🔲 **验方** 🔲

（1）治疗白滞痢：千金花15克，以适量黄酒煎煮，去渣饮之。

（2）治小便不利：千金花15克，白茅根9克，白术6克，茯苓12克，水煎服。

本草记载 《本草乘雅半偈》："以花煮酒……治滞痢。"《本草纲目拾遗》："千金花……花气香，味苦，浸酒治滞下，以其能利水道，宣气四达之功耳。"

参考文献

[1] 国家中医药管理局中华本草编委会. 中华本草：第7卷[M]. 上海：上海科学技术出版社，1999：837.

[2] 阮成锋. 佩兰和泽兰的鉴定及临床应用[J]. 世界最新医学信息文摘，2016，16（3）：123.

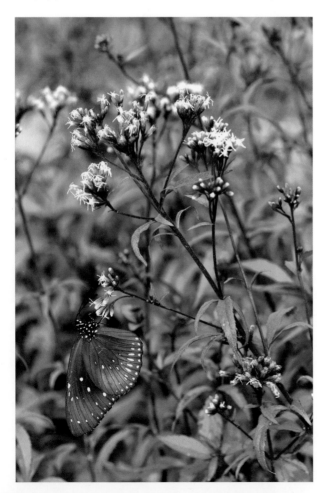

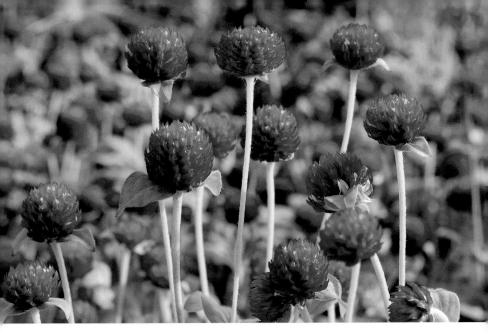

千日红

别名 百日红、千金红、千日白、千年红、蜻蜓红、球形鸡冠花。

基原 为苋科植物千日红 *Gomphrena globosa* L. 的新鲜或干燥花序。

产地 主产于江苏、福建、四川、广西。全国各地均有栽培。

采收加工 7～9月采收，晒干，亦可鲜用。

植物形态 一年生直立草本，高20～60cm；茎粗壮，有分枝，枝略成四棱形，有灰色糙毛，幼时更密，节部稍膨大。叶片纸质，长椭圆形或矩圆状倒卵形，长3.5～13cm，宽1.5～5cm，顶端急尖或圆钝，凸尖，基部渐狭，边缘波状，两面有小斑点、白色长柔毛及缘毛，叶柄长1～1.5cm，有灰色长柔毛。花多数，密生，成顶生球形或矩圆形头状花序，单一或2～3个，直径2～2.5cm，常紫红色，有时淡紫色或白色；总苞为2绿色对生叶状苞片而成，卵形或心形，长1～1.5cm，两面有灰色长柔毛；苞片卵形，长3～5mm，白色，顶端紫红色；小苞片三角状披针形，长1～1.2cm，紫红色，内面凹陷，顶端渐尖，背棱有细锯齿缘；花被片披针形，长5～6mm，不展开，顶端渐尖，外面密生白色绵毛，花期后不变硬；雄蕊花丝连合成管状，顶端5浅裂，花药生在裂片的内面，微伸出；花柱条形，比雄蕊管短，柱头2，叉状分枝。胞果近球形，直径2～2.5mm。种子肾形，棕色，光亮。花果期6～9月。

花药性状 呈球形或长圆球形，通常单生，长2～2.5cm，直径1.5～2cm，由多数花集合而成；花序基部具2枚叶状圆三角形的总苞片，绿色，总苞片的背面密被细长的白柔毛，腹面的毛短而稀；每花有膜质苞2片，带红色。气微弱，无味。

质量要求 以洁白鲜红或紫红色，花头大而均匀者为佳。

化学成分 含千日红素-Ⅰ、千日红素-Ⅱ、千日红素-Ⅲ、千日红素-Ⅴ、千日红素-Ⅵ及硝酸还原酶、亚硝酸还原酶、谷氨酸脱氢酶，及皂苷和少量苋菜红素、异苋菜红素，还含维生素C、维生素E及多种微量元素等。

药理作用 调节内分泌紊乱、解郁降火、补血、健脾胃、通经络、消炎、祛斑等。

性味归经 味甘，性平。归肺、肝经。

功能主治 清肝，散结，止咳定喘。用于头风、目痛、气喘咳嗽、痢疾、百日咳、小儿惊风、瘰疬、疮疡等。

用法用量 内服，煎汤，3～9克。

注意事项 孕妇，经期，脾胃虚寒、腹泻者不宜多饮。

应用举例

（一）验方

（1）治头晕：千日红花10克、荠菜15克，水煎服。

（2）治哮喘：千日红花10克、胡颓子叶9克、黄荆子15克，水煎2次服，每日1剂。

（3）治咯血：千日红花10朵、仙鹤草15克、白及6克、冰糖20克，水煎前3味去渣，加冰糖调服。

（4）治肺结核咯血：千日红花15克、墨旱莲30克、薜草30克、龙葵果15克，水煎服。

（5）治白痢：千日红花15克、辣蓼15克、鬼针草15克，水煎服。

（6）治妇女白带过多：千日红花30克加猪肉适量，煲吃。

（7）治小儿风痫：千日红花10朵、蚱蜢干7个，水炖服。

（8）治小儿肝热：鲜千日红花10克，水煎服。

（9）治小儿夜啼：千日红鲜花序5朵、蝉蜕3个、菊花1.5～2克，水煎服。

（二）保健方

1. 千日红薰衣草茶

制法及用法：将千日红花5朵、薰衣草1茶匙放入杯中，倒入约400毫升沸水，闷泡10分钟，温热时饮用。

茶疗功用：舒缓压力，预防感冒，对刚出现症状的流行性感冒有一定的功效。

2. 千日红菊花茶

制法及用法：将千日红3～5朵、菊花5朵，分别拣净，放入杯中，倒入约400毫升开水，闷泡10分钟，放入冰糖，搅拌均匀即可饮用。

茶疗功用：清肝明目，祛斑养颜。用于因肝经风热所致的目赤肿痛、肝肾不足、目暗昏花等症。

本草记载 《花镜》首载，云："千日红，本高二、三尺，茎淡紫色……夏开深紫色花，千瓣细碎，圆整如球，生于枝梢，至冬叶虽萎而花不蔫"。《植物名实图考》载千日红图也为本种。

参考文献

国家中医药管理局中华本草编委会.中华本草：第2卷[M].上海：上海科学技术出版社，1999：862.

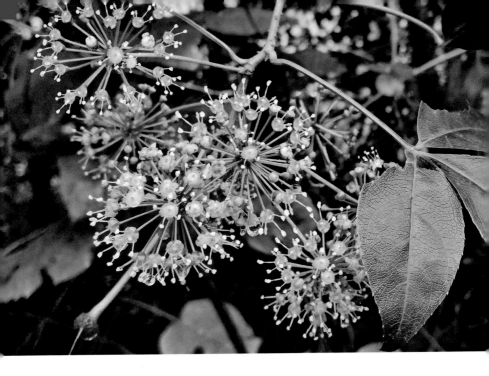

三加花

别名 白簕花、三加皮花、三叶五加花。

基原 为五加科植物白簕 *Acanthopanax trifoliatus* (L.) Merr. 的花。

产地 主产于中南至西南各地。

采收加工 8～11月采摘，洗净，鲜用。

植物形态 攀援状灌木，高1～7m。枝细弱铺散，老枝灰白色，新枝棕黄色、疏生向下的针刺，刺先端钩曲，基部扁平。叶互生，有3小叶，稀4～5；叶柄长2～6cm，有刺或无刺；小叶柄长2～8mm；叶片椭圆状卵形至椭圆状长圆形，稀倒卵形，中央一片最大，长4～10cm，宽36.5cm，先端尖或短渐尖，基部楔形，上面脉上疏生刚毛，下面无毛，边缘有细锯齿或疏钝齿，侧脉5～6对。成熟果黑色。花期8～11月，果期9～12月。

花药性状 伞形花序3～10，稀多至20个组成顶生的伞形花序或圆锥花序，直径1.5～3.5cm；总花梗长2～7mm，无毛；萼筒边缘有5小齿；花黄绿色，花瓣5，三角状卵形，长约2mm，开花时反曲；雄蕊5，花丝长约3mm；子房2室，花柱2，基部或中部以下合生。核果浆果状，扁球形，直径约5mm。

化学成分 主要有黄酮类、咖啡酸单宁、多糖、皂苷、挥发油等。

药理作用 抗炎，抗氧化，抗菌，抗病毒。

性味归经 味苦、辛，性寒。归脾、肝经。

功能主治 解毒敛疮。用于漆疮。

用法用量 外用适量，煎汤洗。

验方

（1）治背疽：白簕花鲜品适量，捣烂，外敷患处。

（2）治跌打损伤：白簕花40克，水煎或浸酒服。

（3）治风湿关节痛：白簕花30～60克。酌加酒水各半，炖服。

参考文献

[1] 国家中医药管理局中华本草编委会. 中华本草：第5卷[M]. 上海：上海科学技术出版社，1999：777.

[2] 修程蕾，胡心怡，屠宇帆，等. 五加属植物白簕活性成分及其应用研究进展[J]. 亚热带植物科学，2016，45（1）：90-94.

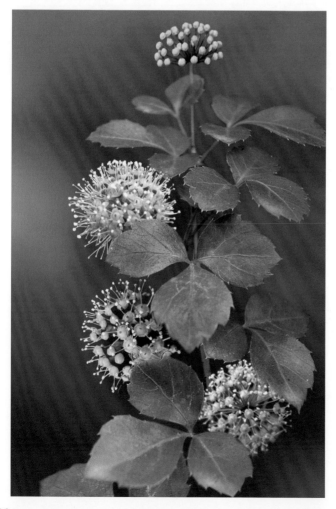

三七花

别名 田七花、山漆花、金不换花、铜皮铁骨花、盘龙七花。

基原 为五加科植物三七 *Panax notoginseng* (Burl.) F.H.Chen 的干燥未开放花序。

产地 主产于云南、广西等地。

采收加工 每年8～10月花盛开时采摘花序，熏蒸晒干。

植物形态 多年生草本，高达30～60cm。根茎短，具有老茎残留痕迹；根粗壮肉质，倒圆锥形或短圆柱形，长2～5cm，直径1～3cm，有数条支根，外皮黄绿色至棕黄色。茎直立，近于圆柱形；光滑无毛，绿色或带多数紫色细纵条纹。掌状复叶，3～4枚轮生于茎端；叶柄细长，表面无毛；小叶3～7枚；小叶片椭圆形至长圆状倒卵形，长5～14cm，宽2～5cm，中央叶片较大，最下2片最小，先端长尖，基部近圆形或两侧不相称，边缘有细锯齿，齿端偶具小刺毛，表面沿脉有细刺毛，有时两面均近于无毛；具小叶柄。总花梗从茎端叶柄中央抽出，直立，长20～30cm；伞形花序单独顶生，直径约3cm；花多数，两性，有时单性花和两性花共存；小花梗细短，基部具有鳞片状苞片；花萼绿色，先端通常5齿裂；花瓣5，长圆状卵形，先端尖，黄绿色；雄蕊5，花药椭圆形，药背着生，内向纵裂，花丝线形；雌蕊1，子房下位，2室，花柱2枚，基部合牛，花盘平坦或微凹。核果浆果状，近于肾形，长6～9mm；嫩时绿色，熟时红色。种子1～3颗，球形，种皮白色。花期6～8月。果期8～10月。

花药性状 呈半球形、球形或伞形，总花梗圆柱形，常弯曲，具细纵纹，展开后，小花柄基部具鳞毛状苞片。花萼黄绿色，先端5齿裂。剖开在放大镜下观察，花瓣5，黄绿色。质脆易碎。气芳香，味微苦回甜。

质量要求 以花型完整、花朵紧抱、成团、不向外生长、颜色翠绿者为佳。

化学成分 主要含皂苷类，挥发油。

药理作用 降血压，降血脂。

性味归经 味甘，性凉。归肝、肾经。

功能主治 清热生津，平肝降压。用于津伤口渴，咽痛喑哑，高血压病。

用法用量 内服：适量，开水泡服。

注意事项 身体属于虚寒之人慎用；经期、妊娠期感冒勿用。

应用举例

（一）验方

（1）护肝、降压、镇静安神：三七花3～5朵，开水200毫升。冲泡饮用。

（2）治眩晕：将三七花10克与鸡蛋2个同煮至熟，捞出蛋敲碎壳，再次放入煮至30分钟，食蛋饮汤，可分两次服用。

（3）治急性咽喉炎：三七花3克，青果5克，沸水冲泡，代茶饮。

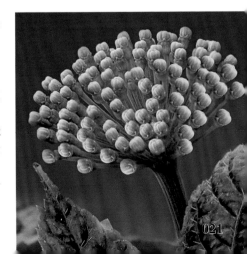

（4）治耳鸣：三七花5～10克，酒50毫升，混匀后入锅中放水煮沸，待冷食用；连服1周为1个疗程。

（5）治气滞血瘀型脂肪肝：三七3克，绿茶3克，沸水冲泡，每天一剂，频饮服。

（二）保健方

1.三七槐花菊花茶

原料：三七花3克，槐花、菊花各10克。

制法及用法：将上述材料混匀，用沸水冲泡，温浸片刻，代茶饮用。

功效：降血压。

2.三七绿茶饮

原料：三七花5朵，绿茶3克。

制法及用法：三七花和绿茶用沸水闷泡10分钟，即可饮用。饮时可加蜂蜜或冰糖调味。

功效：降压降脂，减肥。

3.三七花安神茶

原料：三七花3～5朵。

制法及用法：三七花用沸水闷泡5分钟，即可饮用。

功效：清热，护肝降压，镇静安神。

4.三七青果消炎茶

原料：三七花3克，青果5克。

制法及用法：三七花与青果用沸水泡至微冷时饮用，每日3次。

功用：清热平肝，祛瘀消肿。治疗急性咽喉炎。

5.三七花降压茶

原料：三七花、槐花、菊花各10克。

制法及用法：将上述材料混匀，分3～5次放入瓷杯中，用沸水冲泡，温浸片刻，代茶饮用。

功效：降血压，降血脂。

本草记载 《本草纲目》："生广西、南丹诸州番峒深山中，采根曝干，黄黑色。团结者，状略似白及；长者，如老干地黄，有节。味微甘而苦，颇似人参之味"。《本草纲目拾遗》："人参补气第一，三七补血第一……为药品中之最珍贵者"。

参考文献

[1] 国家中医药管理局中华本草编委会. 中华本草：第5卷[M]. 上海：上海科学技术出版社，1999：851.

[2] 敬松. 中国花膳与花疗——花卉疗法小百科[M]. 成都：四川科学技术出版社，2013：8.

[3] 田燕. 一味中药降血压[M]. 北京：金盾出版社，2015：173.

[4] 顾奎琴. 花养全家更健康[M]. 北京：中国纺织出版社，2013：96.

山茶花

别名　茶花、大茶花、红茶花、红山茶花、滇茶花、山椿花、晚山茶花。

基原　为山茶科植物山茶 Camellia japonica L. 的干燥花。

产地　主产于江苏、浙江、云南、四川等地。

采收加工　春分至谷雨为开花期，一般在含苞待放时采摘，摘后晒干或烘干。

植物形态　灌木或小乔木，高可达10m。树皮灰褐色，幼枝棕色。单叶互生；叶柄长8～15mm；叶片革质，倒卵形或椭圆形，边缘有细锯齿，上面深绿色，有光泽，下面淡绿色，两面均无毛。花两性，单生或对生于叶腋或枝顶，大红色，直径5～8cm；萼片5，宽卵圆形，外被白色柔毛；花瓣5～7，栽培品种多重瓣，有白、淡红等色，花瓣近圆形，先端有凹缺；雄蕊多数，外侧花丝基部连合，附着于花瓣基部，内侧离生。蒴果近球形，果皮厚，光滑无毛，室背开裂。种子近球形，有角棱，暗褐色。花期4～5月，果期9～10月。

花药性状　花多不带子房，全体卷缩成块状或不规则形，黄褐色至棕褐色，花萼背面密布灰白色细绒毛，有丝样光泽，花瓣5～7片，基部合生，上端倒卵形，先端微凹，有脉纹。质柔软。有香气，味甘淡。

质量要求　以身干、色红、花蕾长大尚未开放者为佳。

化学成分　主要含黄酮类，三萜类，鞣质类，甾醇类，山茶皂苷，可可豆碱。

药理作用　保护胃黏膜，止血，调节血糖。

性味归经　味甘、苦、辛、涩，性凉。归肝、肺经。

功能主治　凉血止血，散瘀，消瘿肿。用于吐血，衄血，咯血，便血，痔血，血痢，血淋，血崩，带下，烫伤，跌扑损伤。

用法用量　内服：煎汤，5～10克；或研末。外用：适量，研末，麻油调涂。

注意事项　中焦虚寒而无瘀者慎服；孕妇慎用。

应用举例

（一）验方

（1）治肺癌吐血咳嗽：山茶花瓦上焙黑，调红砂糖，日服不拘多少；或山茶花10朵，红花15克，白及30克，大枣120克。水煎一碗服之，渣再服，红枣不拘时亦取食之。

（2）治胃癌吐血：山茶花30克，猪肉60克。共炖服。

（3）治宫颈癌、卵巢癌带下赤白、腥臭：山茶花、锦鸡儿各30克，鲜玉簪花、三白草各15克，白及60克。炖猪小肠服。

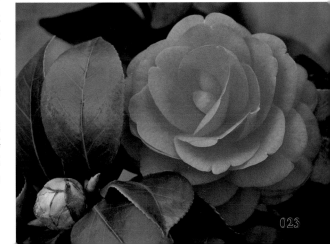

023

（二）保健方

1.茶花芩炭茶

原料：山茶花、黄芩炭各等份。

制法及用法：山茶花和黄芩炭用沸水冲泡，频饮。

茶疗功用：治疗衄血。

2.茶花槐花茶

原料：山茶花、槐花各15克。

制法及用法：将上述材料混匀，分3次沸水冲泡，频饮，每日1剂。

茶疗功用：治疗痔疮出血。

3.茶花冰糖饮

原料：山茶花花蕾3克，冰糖5克。

制法及用法：山茶花去萼分瓣，沸水焖泡10分钟，加冰糖5克，饮用。

茶疗功用：治疗干咳。

（三）食疗方

1.山茶花粥

原料：山茶花10克，大米100克，白糖适量。

制法及用法：将山茶花研碎成末，备用。大米洗净，放入锅内，加入适量清水煮粥，快熟烂时将山茶花末和白糖放入锅内稍煮，即可食用。

功效主治：有凉血止血、润肺养阴之功效。适用于痔疮出血、痢疾等症。

2.山茶花丝瓜汤

原料：山茶花10克，丝瓜50克，冰糖适量。

制法及用法：将山茶花洗净，丝瓜洗净、切成细丝，一同放入锅内，加入适量清水，煮15分钟，即可饮用。

功效：有凉血止血之功效。

本草记载　出自《本草纲目》。《百草镜》：山茶多种，惟宝珠入药。其花大红四瓣，大瓣之中，又生碎瓣极多，味涩，二三月采，阴干用之。若俱是大瓣千叶者，名洋茶，不入药，单瓣者，亦不入药。

参考文献

[1] 王柳萍，辛华，黄克南.常用花类中草药图典[M].福州：福建科学技术出版社，2019：132.

[2] 李冈荣.800种中草药彩色图鉴[M].福州：福建科学技术出版社，2017：295.

[3] 王良信，于敏.本草纲目125种养生中药图册[M].北京：中国医药科技出版社，2017：241.

[4] 郭建生，潘清平，马本玲，等.实用临床中药手册[M].长沙：湖南科学技术出版社，2016：509.

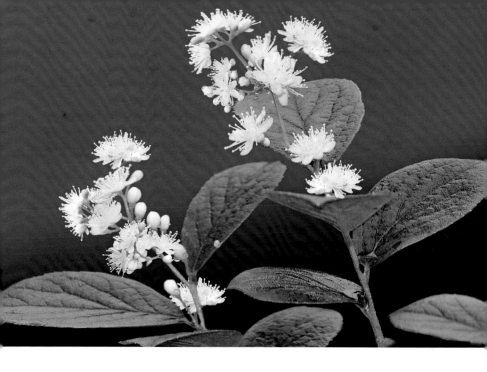

山矾花

基原 为山矾科植物山矾 *Symplocos sumuntia* Buch.-Ham.ex D.Don 的花。

产地 主产于西南及江苏、浙江、江西、福建、台湾、湖北、湖南、广东、海南、广西等地。

采收加工 2～3月采花，晒干。

植物形态 乔木。嫩枝褐色。叶互生；叶柄长0.5～1cm；叶片薄革质，卵形、狭倒卵形、倒披针状椭圆形，长3.5～8cm，宽1.5～3cm，先端常呈尾状渐尖，基部楔形或圆形，边线具浅锯齿或波状齿，有的近全缘；中脉在叶面凹下，侧脉和网脉在两面均凸起，侧脉每边4～6条。总状花序长2.5～4cm，被展开的柔毛；苞片早落，阔卵形至倒卵形，长约1mm，密被柔毛；小苞片与苞片同形；花萼长2～2.5mm，萼筒倒圆锥形，无毛，裂片三角状卵形，与萼筒等长或稍短于萼筒，背面有微柔毛；花冠白色，5深裂直达基部，长4～4.5mm，裂片背面有微柔毛；雄蕊25～35，花丝基部稍合生；花盘环状，无毛；子房3室。核果卵状坛形，黄绿色，长7～10mm，外果皮薄而脆，先端宿萼裂片直立，有时脱落。花期2～3月，果期6～7月。

花药性状 总状花序长2～4cm，被展开的柔毛；苞片阔卵形至倒卵形，密被柔毛，小苞片和苞片圆形；花萼筒倒圆锥形，无毛，裂片三角状卵形，背面有微柔毛；花冠黄褐色，5深裂几达基部，长4～6mm，裂片背面有微柔毛。气微，味淡。

化学成分 主要含醇类，酮类，酯类，醛类，芳香族类和酸类化合物。

药理作用　抗血纤维蛋白溶解，抗炎，解热，镇静。

性味归经　味苦、辛，性平。归肺经。

功能主治　化痰解郁，生津止渴。用于咳嗽胸闷，小儿消渴。

用法用量　内服：煎汤，6～9克。

验方

（1）治咳嗽、胸闷：山矾花15克，陈皮10克，菊花5克。水煎当茶饮。

（2）治小儿消渴症：（山矾）带花枝梢30克，甘蔗（茎梢）15克，水煎作茶饮。

本草记载　《江西草药》记载的为本品。

参考文献

[1] 国家中医药管理局中华本草编委会. 中华本草：第6卷[M]. 上海：上海科学技术出版社，1999：154.

[2] 王艺光，付建新，张超，等. 不同花期山矾花的香气成分及其相对含量[J]. 浙江农林大学学报，2016，33（3）：516-523.

[3] 唐美军，赵俊，李曦昊，等. 山矾科山矾属植物化学成分及药理活性研究进展[J]. 中国中药杂志，2004，29（5）：10-14.

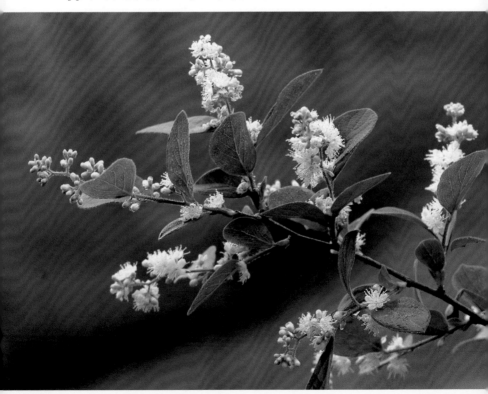

山槐花

别名 朝鲜槐花。

基原 为豆科植物朝鲜槐 *Maackia amurensis* Rupr.et Maxim.的花。

产地 主产于东北、内蒙古、河北、山东等地。

采收加工 6～7月采花，晒或烘干。

植物形态 落叶乔木，高达1.5m。幼时树皮带绿褐色，薄片剥裂，老时暗灰色。叶互生，奇数羽状复叶；小叶5～11，叶片椭圆形、椭圆状卵形或倒卵形，稀近长圆形，长4～10cm，宽2.5～5cm，先端短渐尖或钝，基部圆形或阔楔形，全缘，两面无毛。总状花序顶生；花萼壶形，先端5浅裂；蝶形花冠，白色；雄蕊10，分离，仅基部合生；子房密被柔毛。荚果褐色，长圆形至线状长圆形，腹线和背线呈棱状，长3.5～7cm，宽0.9～1.2cm，被细短毛，稀近无毛。种子肾状长圆形，褐色或绿褐色。花期6～7月，果期8～9月。

花药性状 总花梗及花梗密被锈褐色柔毛；花蕾密被褐色短毛，花密集；花梗长4～6mm；花萼钟状，长、宽各4mm，5浅齿，密被黄褐色平贴柔毛；花冠白色，长7～9mm，旗瓣倒卵形，宽3～4mm，顶端微凹，基部渐狭成柄，反卷，翼瓣长圆形，基部两侧有耳；子房线形，密被黄褐色毛。

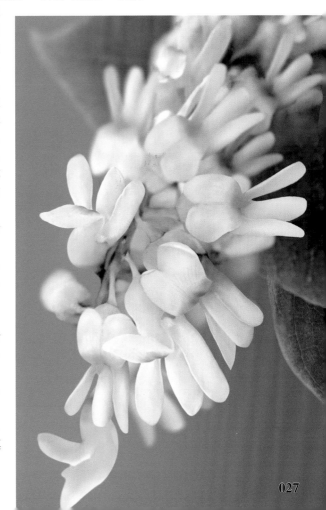

化学成分 主要含苯丙素类，黄酮类，鞣质。

药理作用 改善毛细血管，具有抗炎、扩冠、降压、降脂作用。

性味归经 味苦，性凉。

功能主治 凉血止血，清热解毒。用于各种出血症，痈疽疮毒。

用法用量 内服：煎汤，9～15克。

注意事项 过敏性体质、脾胃虚寒、糖尿病患者慎食用。

应用举例

（一）验方

（1）治大肠下血：山槐花、荆芥穗等分。为末，酒调服，每次服1.5克。

（2）治小便尿血：山槐花（炒）、郁金（煨）各15克。为末。每次服6克，淡豉汤下。

（二）保健方

山槐花100克，白砂糖5克，白酒750毫升。每天服一次，每次服30～50毫升。

功用：具有降低血压、预防中风、健胃消食、消除疲劳之效。

本草记载　《吉林药物图志》记载的为本品。

参考文献

国家中医药管理局中华本草编委会. 中华本草：第4卷[M]. 上海：上海科学技术出版社，1999：553.

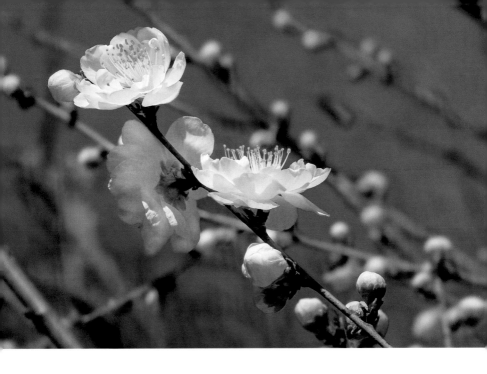

山桃花

别名　毛桃花、桃花、野桃花。

基原　为蔷薇科山桃 *Prunus davidiana* (Carr.) Franch. 的干燥花朵。

产地　主产于我国黄河流域、内蒙古及东北南部、西北等地。

采收加工　花期3～4月，当枝条上的花蕾开始透色时即可采收，阴干。

植物形态　落叶小乔木，高5～9m。叶互生；托叶早落；叶柄长1.5～3cm；叶片卵状披针形，长4～8cm，宽2～3.5cm，花单生，萼片5，花瓣5，阔倒卵形，粉红色至白色。核果近圆形，黄绿色，表面被黄褐色柔毛。果肉离核；核小，坚硬。种子1颗，棕红色。花期3～4月。果期6～7月。

花药性状　花单生，近无花柄，萼筒钟形，萼裂片卵圆形，先端尖，紫红色，边缘有时绿色，无毛；花瓣宽倒卵形或卵形，先端钝圆形，或微凹，基本有爪，淡粉红花或白花。

质量要求　以朵大、完整、色粉红、鲜艳、质轻而脆、香气浓者为佳。

化学成分　主要含黄酮类，香豆素，有机酸，维生素，三叶豆苷，柚皮苷。

药理作用　扩张血管，疏通脉络，润泽肌肤，改善血液循环，抗衰老。

性味归经　味苦，性平。归心、肝、大肠经。

功能主治　泻下通便，逐水消肿。用于腹水，水肿，便秘。

用法用量　内服：煎汤，3～6克；或研末，1.5克。外用：适量，捣敷；或研末调敷。

注意事项　体虚者慎服；孕妇及月经过多的女子忌服；不可长期饮用。

应用举例

（一）验方

（1）治心腹痛：山桃花适量，研末，每取1.2克（小儿0.5克），开水冲泡，服用。

（2）治便秘：山桃花1克，洗净，沸水冲泡服用。

（3）治水肿、腹水：鲜山桃花数朵洗净，淡盐水中漂洗并清洗、沥干，沸水冲泡，服用。

（4）治面部黑斑，常饮可使面白如玉：山桃花5克，冬瓜子5克（去壳），白杨皮2.5克，沸水冲泡，并闷5分钟，频饮。

（二）保健方

1. 山桃花玫瑰花茶

原料：山桃花6朵，玫瑰花5朵，玫瑰茄2朵。

制法及用法：将上述材料用沸水闷泡5分钟，即可饮用。

茶疗功效：美白淡斑，补水保湿，调节内分泌。

2. 山桃花百合柠檬茶

原料：山桃花、百合花各3克，柠檬2～3片。

制法及用法：将上述材料用沸水冲泡，静置10分钟，即可饮用。

茶疗功效：祛斑清火，美容靓肤。

本草记载　《神农本草经》记载的为本品。

参考文献

王柳萍，辛华，黄克南.常用花类中草药图典[M].福州：福建科学技术出版社，2019：78.

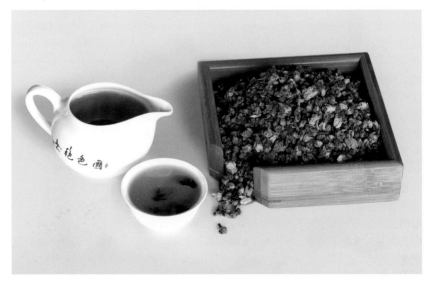

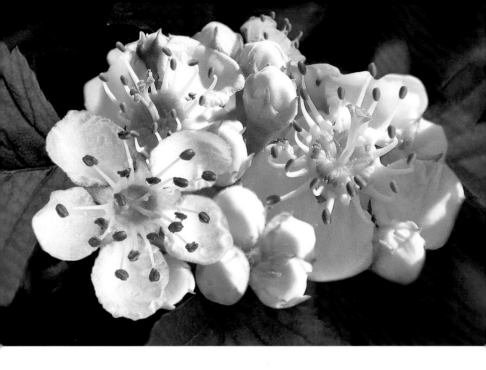

山楂花

别名　山里红花。

基原　为蔷薇科植物山里红 *Crataegus pinnatifida* Bunge var. *major* N.E.Br. 或山楂 *C. pinnatifida* Bunge 的花。

产地　山里红主产于华北及山东、江苏、安徽、河南等地。

山楂主产于东北及内蒙古、河北、山西、陕西、山东、江苏、浙江、江南等地。

采收加工　花开时采收，晒干。

植物形态　山里红　落叶乔木，高达6m。枝刺长1～2cm，或无刺。单叶互生；叶柄长2～6cm；叶片阔卵形或三角卵形，稀菱状卵形，长6～12cm，宽5～8cm，有2～4对羽状裂片，先端渐尖，基部宽楔形，上面有光泽，下面沿叶脉被短柔毛，边缘有不规则重锯齿。伞房花序，直径4～6cm；萼筒钟状，5齿裂；花冠白色，直径约1.5cm，花瓣5，倒卵形或近圆形；雄蕊约20，花药粉红色；雌蕊1，子房下位，5室，花柱5。梨果近球形，直径可达2.5cm，深红色，有黄白色小斑点，萼片脱落很迟，先端留下一圆形深注；小核3～5，向外的一面稍具棱，向内面侧面平滑。花期5～6月。果期8～10月。

山楂　本种与山里红极为相似，仅果形较小，直径1.5cm；叶片亦较小，且分裂较深。

花药性状　伞房花序，花轴有4～7个，在花序顶端生小花的为小花梗，花呈白色，接近圆形，花瓣共五片，其中雄蕊有20枚左右，分两轮排列，外轮高于内轮。雌蕊的柱头成盘状，底部被绒毛包围，花柱有4～5枚。

化学成分 花中总氨基酸含量最高（62.3微克分子/千克绝对干燥原料），花中治疗心律不齐的谷氨酸含量最高，达氨基酸总量的9.2%（4.8微克分子/千克），比叶中高2.7倍，比果实中高15倍。

药理作用 降压，消脂。

性味归经 味甘，性微温。归脾、胃、肝经。

功能主治 用于治疗缺铁性贫血、高血压病、预防动脉粥样硬化、改善心律不齐、增强心肌功能、调节血脂及胆固醇含量等。

用法用量 内服：煎汤，3～10克；或泡茶饮。

注意事项 山楂花苦味，长于消食止泻，不宜多服、久服，以免损伤脾胃的生发之气，故脾胃虚弱，无积滞者慎用。

应用举例

（一）验方

治高血压、冠心病、心绞痛、阵发性心动过速等：山楂花3～4克，水煎服，每日1～2次。

（二）保健方

（1）凉血止血，散瘀消肿：山楂花（干品）3～5朵，泡茶。

（2）消食化积：山楂鲜花适量，可凉拌，炒食，做汤。

本草记载 《陕西中草药》记载的为本品。

参考文献

国家中医药管理局中华本草编委会. 中华本草：第4卷[M]. 上海：上海科学技术出版社，1999：133.

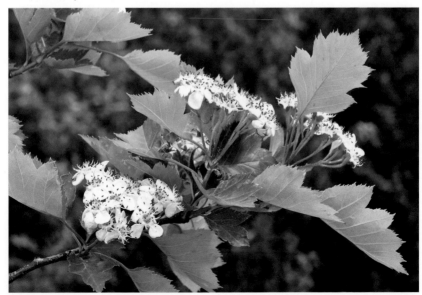

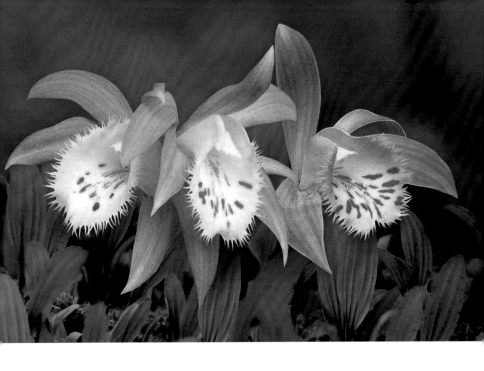

山慈菇花

别名 金灯花。

基原 为兰科植物杜鹃兰 *Cremastra appendiculata* (D.Don) Makino 或独蒜兰 *Pleione bulbocodioides* (Franch.) Rolfe 等的花。

产地 主产于山西南部（介休、夏县）、陕西南部、甘肃南部、江苏、安徽、浙江、江西（庐山）、台湾、河南、湖北、湖南、广东北部（乳源）、四川、贵州、云南西南部至东南部（凤庆、西畴）和西藏。

采收加工 夏秋季采挖，除去杂质，洗净，蒸后，晾至半干，再晒干。

植物形态 杜鹃兰　多年生草本，高40cm左右。假球茎卵球形，肉质。顶端生叶1（～2）片，叶片披针状长椭圆形，长20～30cm，宽4～5cm，先端略尖，基部楔形，具纵向主脉3条，全缘，具叶柄。花茎直立，疏生3叶鞘，抱茎；总状花序长10～20cm，有花10～20朵，偏侧而生；苞片线状披针形，薄膜质，长3cm左右，先端锐尖；花下垂，绿色至红紫色；萼片及花瓣呈线状倒披针形，长3～3.5cm，先端锐尖，唇瓣肥厚，长约3cm，基部稍膨大，先端近3裂，侧裂片披针形，中间裂片长椭圆形，长9mm左右，先端截形，反曲；蕊柱长2.5厘米。蒴果长2～2.5cm，无梗，下垂。花期夏季。

　　独蒜兰　又名：冰球子。多年生草本。假球茎狭卵形或圆锥状长颈瓶形，高1.5～2cm。叶1片，椭圆状披针形，长约10cm，宽约2cm，生于假球茎的顶端。花葶直立，生花1朵，下部有2～3个鞘；苞片长圆形，长2～3cm；萼片近直立，披针形，长4cm；花瓣近线形，长4.5cm；唇瓣从楔形基部起逐渐扩大，长4cm，有不明显的3裂，中部为不等边四方形，边缘为啮蚀的撕裂状，上面没有龙骨突起；子房下位，细瘦。蒴果长圆形，直立，连于房柄长近3cm。

花药性状　总状花序，花苞片披针形至卵状披针形，花常偏花序一侧，多少下垂，不完全开放，有香气，狭钟形，淡紫褐色；花瓣倒披针形或狭披针形，向基部明显收狭，先端渐尖；唇瓣与花瓣近等长，线形，上部1/4处3裂；侧裂片近线形；中裂片卵形至狭长圆形，基部在两枚侧裂片之间具1枚肉质突起；肉质突起大小变化甚大，上面有时有疣状小突起；蕊柱细长，顶端略扩大，腹面有时有很狭的翅。

化学成分　含秋水仙碱及葡配甘露聚糖、甘露糖、葡萄糖。

药理作用　具有抗炎、清热作用。

性味归经　味甘、微辛，性寒。入肝、脾、膀胱经。

功能主治　治小便血淋涩痛。

用法用量　熬汤，3～9克。外用：磨汁涂或研末调敷。

应用举例

（一）验方

治前列腺炎：山慈菇花30克，凌霄花20克。做法：将山慈菇花、凌霄花共研为细末。每次取6克，白开水送服，每日3次。

（二）保健方

（1）尿路结石：山慈菇花10克，加水煎20分钟，取汁液与粳米50克，同煮粥食。功效：利尿通淋。

（2）尿道炎，淋病，膀胱炎：山慈菇花30克，山栀花20克，研末，加入蜂蜜250克。50克/次，3次/日，以温开水冲服。功效：清热利湿。

（3）前列腺炎：山慈菇花30克，凌霄花20克，同研细末。6克/次，3次/日，以白开水送服。功效：消炎利尿。

本草记载　《本草纲目》记载的为本品。

参考文献

国家中医药管理局中华本草编委会. 中华本草：第4卷[M]. 上海：上海科学技术出版社，1999：219.

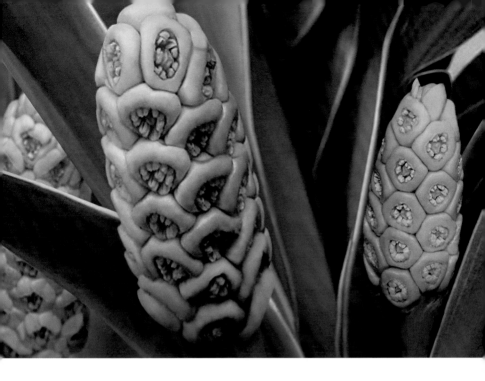

万年青花

基原 为百合科植物万年青 *Rohdea japonica*（Thunb.）Roth 的花蕾。

产地 主产于山东、江苏、浙江、江西、湖北、湖南、广西、四川、贵州等地，各地常有盆栽。

采收加工 5～6月花开时采收，阴干或烘干。

植物形态 多年生常绿草本。根茎粗1.5～2.5cm，有多数粗纤维根。叶基生；叶片3～6枚，长圆形、披针形或倒披针形，长15～30cm，宽2.5～7cm，先端急尖，基部稍狭，绿色，厚纸质，纵脉明显突出；鞘叶披针形，长5～12cm。花葶短于叶，长2.5～4cm；穗状花序长3～4cm，宽1.2～1.7cm，具几十朵密集的花；苞片卵形，膜质，短于花，长2.5～6mm，宽2～4mm；花被合生，球状钟形，长4～5mm，宽6mm，裂片6，不十分明显，内向，厚肉质，淡黄色或褐色；雄蕊6，花药卵形，长1.4～1.5mm；子房球形，花柱不明显，柱头3裂。浆果直径约8mm，熟时红色。花期5～6月，果期9～11月。

花药性状 穗状花序，苞片卵形，膜质，花被合生，球状钟形，长4～5mm，宽6mm，裂片6，淡黄色或褐色。

化学成分 主要为皂苷类、多糖类、挥发油类、黄酮类、萜类、生物碱类及微量元素等。

药理作用 抗肿瘤，增强免疫，镇痛抗炎，抗氧化，降血糖。

性味归经 味甘、辛，性平。入肝、肾经。

功能主治　祛瘀止痛，补肾。用于跌打损伤，肾虚腰痛。

用法用量　内服：煎汤，3～9克，或入丸剂。

注意事项　胃弱者忌服。

验方

（1）治肾虚腰痛，不能转侧：万年青花、糯米、黑豆、红枣、枸杞子、猪腰子（切碎），装入猪大肠内炖服。

（2）治一切跌打损伤：万年青花、山芝麻、橡栗树花、铁脚威灵仙汁为丸黄豆大。每服一丸，陈酒下。

本草记载　《本草纲目拾遗》记载的为本品。

参考文献

[1] 国家中医药管理局中华本草编委会.中华本草：第8卷[M].上海：上海科学技术出版社，1999：155.

[2] 李心冬，高陆.虎眼万年青化学成分与药理作用研究进展[J].亚太传统医药，2016，12（22）：52-54.

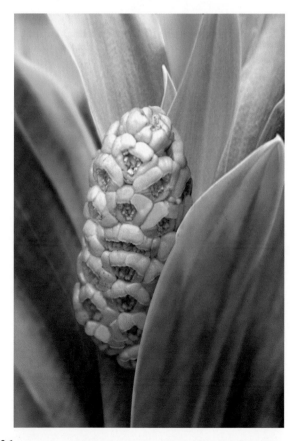

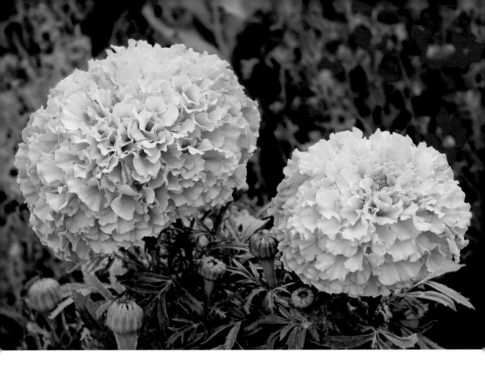

万寿菊花

别名　万盏菊、千寿菊、臭菊花、臭芙蓉、蜂窝菊。

基原　为菊科植物万寿菊 *Tagetes erecta* L. 的干燥头状花序。

产地　全国各地均有栽培。

采收加工　花初开放时采集，鲜用或晒干。

植物形态　一年生草本，高50～150cm。茎直立、粗壮，具纵细条棱，分枝向上平展。叶对生；叶片羽状深裂，长5～10cm，宽4～8cm，裂片长椭圆形或披针形，边缘具锐锯齿，上部叶裂片的齿端有长细芒；沿叶缘有少数腺体。头状花序单生，直径5～8cm，花序梗顶端棍棒状膨大。总苞长1.8～2cm，宽1～1.5cm，杯状，先端具齿尖；舌状花黄色或暗橙色，长2.9cm，舌片倒卵状，长达1.4cm，长约9mm，先端具5齿裂。瘦果，线形，基部缩小，黑色或褐色，长8～11mm被短微毛；冠毛有1～2个长芒和2～3个短而钝的鳞片。花期7～9月。

花药性状　头状花序，单生；花序梗顶端膨大成棍棒状；总苞杯状，顶端具齿尖。舌状花黄色或暗橙色，舌片倒卵形，基部收缩成长爪，顶端微凹；管状花黄色，外露。

质量要求　以花朵完整、色金黄、气清香者为佳。

化学成分　主要含黄酮类，胡萝卜素类，酚和酚酸类，三萜类，脂肪酸类，挥发油。

药理作用　抑菌，镇静，解痉，抗炎。

性味归经　味苦，性凉。入肺、肝、心经。

功能主治 清热解毒，止咳。用于风热感冒，咳嗽，百日咳，痢疾，腮腺炎，乳痈，疔肿，牙痛，口腔炎，目赤肿痛。

用法用量 内服：煎汤，9～15克；或研末。外用：适量，研末醋调敷；或鲜品捣敷。

注意事项 胃寒者勿用。

应用举例

（一）验方

（1）治风热感冒：万寿菊10克，一枝黄花20克，水煎服。

（2）治咳嗽：鲜万寿菊30克，水朝阳9克，紫菀6克，水煎服。

（3）治肺热咳嗽：万寿菊10克，水煎兑蜂蜜服。

（4）治痢疾：万寿菊10克，鸡矢藤20克，水煎服。

（5）治口腔炎、牙痛：万寿菊10克，水煎含漱，亦可内服。

（6）治疔疮、乳痈：万寿菊、重楼、金银花各适量，研末，加醋调外敷患部。

（7）治乳腺炎、腮腺炎：万寿菊适量，捣烂加醋外敷。

（二）保健方

1. 万寿菊茶

原料：万寿菊20克。

制法及用法：万寿菊用沸水冲泡，分2次服。

主治：治疗牙痛。

2. 万寿菊红糖茶

原料：万寿菊10～15朵，红糖适量。

制法及用法：万寿菊水煎去渣，加红糖调匀，分2次服。连服3～6天。

主治：治疗百日咳。

3. 万寿菊木香茶

原料：万寿菊15克，鬼针草38克，青木香8克，野菊花15克。

制法及用法：上述材料水煎，分2次服。

主治：治疗高血压。

4. 万寿菊蒲公英茶

原料：万寿菊20克，蒲公英15克，平地木20克，胡颓子叶15克，黄荆子15克。

制法及用法：上述材料水煎，分2次服。连服3～6天。

主治：治疗气管炎。

本草记载 《民间常用草药汇编》："祛风降火，化痰止咳。"《植物名实图考》记载的为本品。

参考文献

[1] 国家中医药管理局中华本草编委会. 中华本草：第7卷[M]. 上海：上海科学技术出版社，1999：983.

[2] 王柳萍，辛华，黄克南. 常用花类中草药图典[M]. 福州：福建科学技术出版社，2019：132.

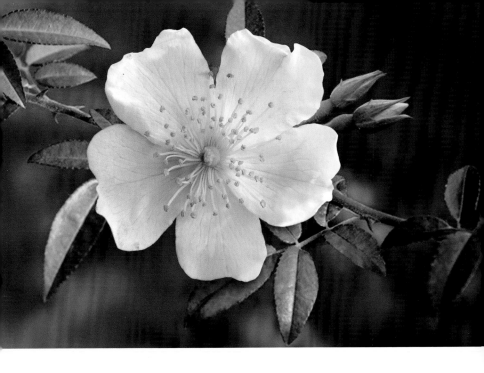

小果蔷薇花

别名　小刺花、野蔷薇花、七叶朝春花。

基原　为蔷薇科植物小果蔷薇 *Rosa cymosa* Tratt. 的花。

产地　主产江西、江苏、浙江、安徽、湖南、四川、云南、贵州、福建、广东、广西、台湾等地。

采收加工　5～6月花盛开时采摘，除去杂质，晾干或晒干。

植物形态　攀援灌木，高2～5m；小枝圆柱形，无毛或稍有柔毛，有钩状皮刺。小叶3～5，稀7；连叶柄长5～10cm；小叶片卵状披针形或椭圆形，稀长圆披针形，长2.5～6cm，宽8～25mm，先端渐尖，基部近圆形，边缘有紧贴或尖锐细锯齿，两面均无毛，上面亮绿色，下面颜色较淡，中脉突起，沿脉有稀疏长柔毛；小叶柄和叶轴无毛或有柔毛，有稀疏皮刺和腺毛；托叶膜质，离生，线形，早落。花多朵成复伞房花序；花直径2～2.5cm，花梗长约1.5cm，幼时密被长柔毛，老时逐渐脱落近于无毛；萼片卵形，先端渐尖，常有羽状裂片，外面近无毛，稀有刺毛，内面被稀疏白色绒毛，沿边缘较密；花瓣白色，倒卵形，先端凹，基部楔形；花柱离生，稍伸出花托口外，与雄蕊近等长，密被白色柔毛。果球形，直径4～7mm，红色至黑褐色，萼片脱落。花期5～6月，果期7～11月。

花药性状　小果蔷薇的花在江苏亦作蔷薇花使用，其花萼背面疏生刺状毛，花柱有白毛，其他与上种同。

质量要求　以无花托及叶片掺杂、花瓣完整为佳。

化学成分　含有机酸、皂苷、树脂、糖类、淀粉、蛋白质、无机盐等。

药理作用　对大肠杆菌有抑制作用。

性味归经　味甘、酸，性凉。归脾、胃经。

功能主治　健脾，解暑。用于食欲不振，暑热口渴。

用法用量　内服：煎汤，3 ~ 9克。

验方

　　治疟疾：野蔷薇花3 ~ 9克，拌茶煎服。

本草记载　《中药大辞典》："小果蔷薇的花在江苏亦作蔷薇花使用，其花萼背面疏生刺状毛，花柱有白毛，其他与上种同。"《福建药物志》记载的为本品。

参考文献

国家中医药管理局中华本草编委会. 中华本草：第4卷[M]. 上海：上海科学技术出版社，1999：219.

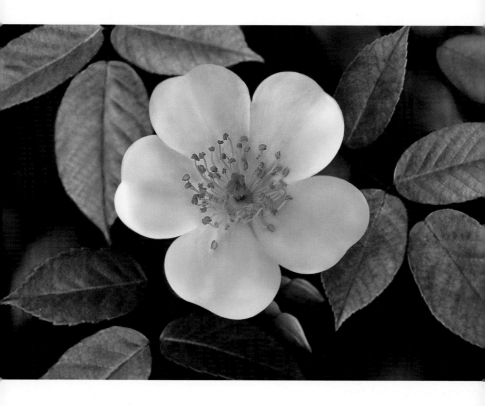

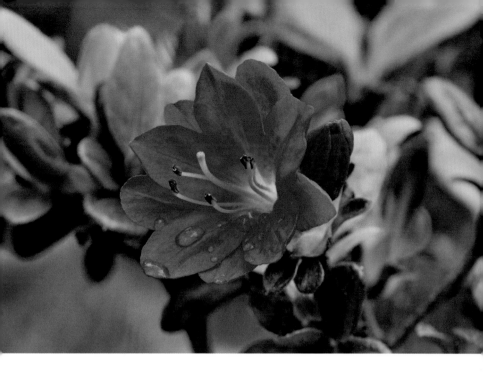

小叶杜鹃

别名 黑香柴。

基原 为杜鹃花科植物头花杜鹃 *Rhododendron capitatum* Maxim. 的花。

产地 主产于陕西南部、甘肃、青海、四川、云南等地。

采收加工 叶全年可采,鲜用或阴干、或切段蒸馏取挥发油用;花6～7月采,鲜用或晒干。

植物形态 常绿小灌木,高50～100cm。茎直立,多分枝,微弯曲,节间短,幼枝淡绿色,密生鳞片,老枝深褐色,皮剥落。叶小,互生,近革质,密集于幼枝顶端;叶片长椭圆形,长1.5～2cm,宽6～8mm,先端圆钝,具短尖头,基部楔形,下延至叶柄,两面密被鳞片。顶生伞形花序,排成头状,有花5～8朵,花梗极短,有鳞片;花萼5深裂,裂片长圆形,不等大;花冠钟状,蓝紫色,长约1.5cm,上部5裂,裂片圆形,开展;雄蕊10,伸出花冠外,花丝下部有柔毛;子房1,密被鳞片,花柱细长,柱头头状。蒴果卵形,长4～5mm,粗3mm,被鳞片,花萼宿存。花期6～7月,果期8～9月。

花药性状 叶片多破碎,完整者展平后呈卵圆形,长1.0～1.5cm,宽4～7mm,两端钝圆,全缘,边缘微向下反卷,上面密被银白色或绿色腺鳞;叶柄长约3mm,被鳞片。花皱缩破碎,淡棕黄色、淡蓝色或紫蓝色,完整者,花萼5深裂,裂片卵圆形,花冠漏斗状,雄蕊10,花药卵形,棕红色。气浓香,味苦、微涩。

化学成分 主要为香豆素、黄酮类、萜类、挥发油、杜鹃素、槲皮素等。

药理作用 治疗慢性支气管炎、咳喘多痰，祛痰，暖胃止痛等。

性味归经 味辛，性温。归肺经。

功能主治 祛痰止咳，暖胃止痛。用于咳喘多痰，胃寒腹痛。

用法用量 内服：煎汤，6～9克；或浸酒；或研末，3～5克。

应用举例

（一）验方

（1）慢性气管炎、哮喘：小叶杜鹃（干品）100克，陈皮50克，白酒500毫升。将上两种药用白酒浸泡7日后，去渣服用。每服15毫升，每日服两次。

（2）藏验方：益母索贡（绢毛菊）200克，八达里（小叶杜鹃）100克，直打酒增（短穗兔耳草）100克，如打（木香）100克，玛奴（青木香）100克，各哲（秃鹫食管）100克。功用：主治食管癌。用法用量：以上6味药，共研为细末，过筛，以水泛丸，每丸重1克。每日3次，每次2～3克。

（二）保健方

治疗哮喘：小叶杜鹃、陈皮放在500毫升白酒中浸泡，七天后用细筛过滤去渣，取出白酒储存，每天服两次，每次15毫升。

本草记载 《陕甘宁青中草药选》记载的为本品。

参考文献

[1] 国家中医药管理局中华本草编委会. 中华本草：第6卷[M]. 上海：上海科学技术出版社，1999：23.

[2] 李干鹏，罗阳，李尚秀，等. 小叶杜鹃花的化学成分研究[J]. 中草药，2014，45（12）：1668-1672.

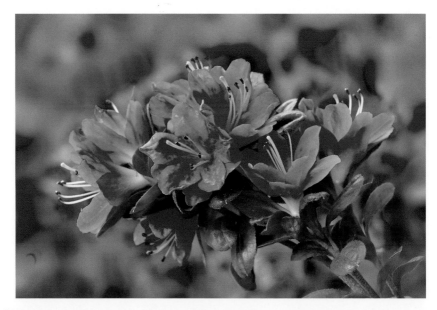

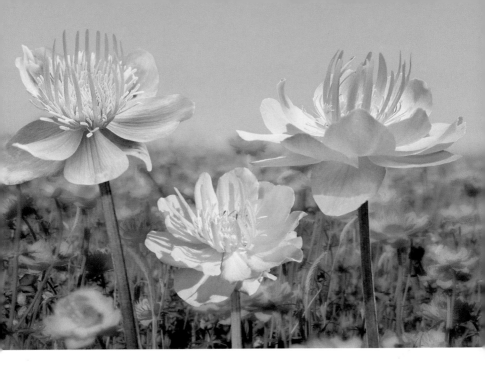

长瓣金莲花

基原　为毛茛科植物长瓣金莲花 *Trollius macropetalus* Fr. Schmidt 的花。

产地　主产辽宁、吉林、黑龙江。

采收加工　花期前采收，阴干即可。

植物形态　多年生草本。全株无毛。茎高70～100cm，疏生3～4叶。基生叶2～4，有长柄；叶片五角形，长5.5～9.2cm，宽11～16cm，基部心形，3全裂，全裂片分开，中央全裂片菱形，3裂达中部，边缘密生稍不相等的三角形锐锯齿，侧全裂片斜扇形，二深裂近基部，上面深裂片与中全裂片相似，下面深裂片较小，斜菱形。花单独顶生或2～3朵组成稀疏的聚伞花序；花直径3.5～4.5cm；萼片5～7，金黄色，干时变橙黄色，宽卵形或倒卵形，顶端圆形，生不明显小齿，长1.5～2.5cm，宽1.2～1.5cm；花瓣14～22个，长度超过萼片，有时与萼片近等长，狭线形，顶端渐变狭，常尖锐，长1.8～2.6cm，宽约1mm；雄蕊长1～2cm，花药长3.5～5mm；心皮20～40枚。蓇葖果，长约1.3cm，宽约4mm，喙长3.5～4mm。种子狭倒卵球形，长约1.5mm，黑色，具4～7个棱角。花期7～9月，果期7月开始。

花药性状　花皱缩，湿润展平，直径2.5～4.2cm；萼片5～7，橙黄色，宽卵形或倒卵形，长1.5～2.3cm，宽1.2～1.5cm，先端圆形，具不明显小齿；花瓣14～22，棕色，狭线形，长2～3cm，先端尖锐；雄蕊多数；子房20～30个聚合，花柱短尖，棕黄色。气微香，味苦。

化学成分　主要含牡荆苷，荭草苷，藜芦酸，金莲酸。

药理作用　具有抑菌、抗急性阑尾炎、痢疾、上呼吸道感染及铜绿假单胞菌感染等作用。

性味归经　味苦，性寒。归肺经。

功能主治　清热解毒。用于上呼吸道感染，急、慢性扁桃体炎，急性结膜炎，急性中耳炎，急性淋巴结炎，急性痢疾，急性阑尾炎。

用法用量　内服：煎汤，3～6克。

应用举例

（一）验方

（1）治慢性扁桃体炎：长瓣金莲花5克。开水泡，当茶常喝并含漱。如是急性，用量加倍，或再加鸭跖草等量用。

（2）治急性中耳炎，急性鼓膜炎，急性结膜炎，急性淋巴管炎：金莲花、菊花各15克，生甘草5克。水煎服。

（二）保健方

（1）干金莲花5克，将长瓣干金莲花放入杯中，用沸水冲泡，代茶饮用，每日1～2剂，能清热解毒，同时治上呼吸道感染，扁桃体炎，咽炎，主要用于咽喉肿痛、慢性扁桃体炎、痈肿疮毒、口疮、目赤等症，如遇急性可以加量，但切勿长期加量饮用，长期饮用会伤肾。

（2）长瓣金莲花枸杞茶：长瓣金莲花、枸杞子、甘草、玉竹、冰糖适量，开水冲泡，长期饮用可清咽润喉，提神醒脑，消食去腻，使人精神振作，嗓音清亮。

（3）金莲菊花茶：长瓣金莲花、贡菊各3克，沸水冲泡，代茶饮。可清暑解热。

（4）柠檬金莲花茶：长瓣金莲花3克，沸水冲泡后，兑入几滴柠檬汁，清热解毒，苦酸爽口，常喝可去口臭。

（5）金莲薄荷茶：长瓣金莲花2朵，薄荷3克，薰衣草半匙（一杯为量），沸水冲泡，代茶饮用，可以滋润舒缓喉咙，防止喉咙沙哑干涩。

本草记载　《长白山植物药志》记载的为本品。

参考文献

[1] 国家中医药管理局中华本草编委会.中华本草：第3卷[M].上海：上海科学技术出版社，1999：280.

[2] 刘丽娟，王秀坤，匡海学.长瓣金莲花茎叶化学成分的研究[J].药学学报，1992，（11）：837-840.

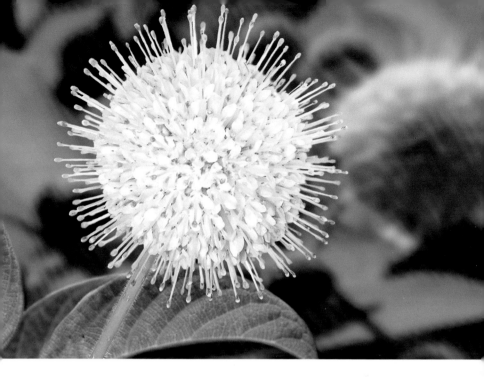

风箱树花

基原 为茜草科植物风箱树 *Cephalanthus occidentalis* L. 的花序。

产地 主产于长江以南各地和台湾省。

采收加工 夏、秋季采摘，除去总花梗及杂物，阴干。

植物形态 常绿灌木，高1～4m。分枝极多。叶对生，很少轮生，圆形或椭圆披针形，近革质，长7～13cm，宽2.5～8cm，先端短尖、长尖或钝头，基部浑圆或近心形，全缘，下面被柔毛或茸毛；叶柄长5～10mm；托叶三角形，先端削尖，常具1黑色腺点。头状花序顶生或腋生，或排成总状花序，花两性；萼长约3mm，外面被毛，裂片极短；花冠管漏斗形，白色，长约8.3mm，里面有柔毛，裂片4，钝头；雄蕊4，花丝短；子房下位，花柱线形，外露。蒴果倒圆锥形，花萼宿存。种子短圆形。花期秋末冬初。

花药性状 头状花序不计花冠直径8～12mm，顶生或腋生，总花梗长2.5～6cm，不分枝或有2～3分枝，有毛；小苞片棒形至棒状匙形；花萼管长2～3mm，疏被短柔毛，基部常有柔毛，萼裂片4，顶端钝，密被短柔毛，边缘裂口处常有黑色腺体1枚；花冠白色，花冠管长7～12mm，外面无毛，内面有短柔毛，花冠裂片长圆形，裂口处通常有1枚黑色腺体；柱头棒形，伸出于花冠外。

化学成分 含生物碱，主要有异钩藤碱和钩藤碱等。

药理作用 具有抗菌、降血压作用。

性味归经 味苦，性凉。归大肠、小肠经。

功能主治　清热利湿，收敛止泻。用于泄泻，痢疾。

用法用量　内服：煎汤，15 ～ 20 克。

验方

　治肠炎，菌痢：风箱树花序 15 克，水煎服。

本草记载　广东部队《常用中草药手册》记载的为本品。

参考文献

国家中医药管理局中华本草编委会. 中华本草：第 6 卷 [M]. 上海：上海科学技术出版社，1999：404.

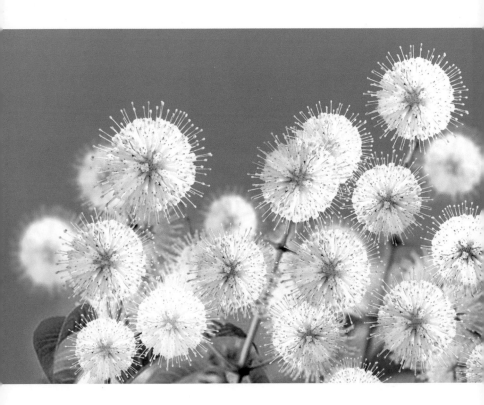

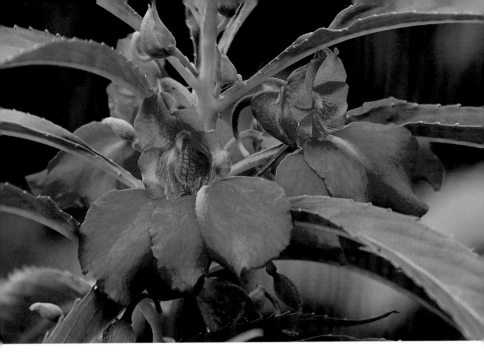

凤仙花

别名 金凤花、灯盏花、好女儿花、指甲花、海莲花、指甲桃花、金童花、竹盏花。

基原 为凤仙花科植物凤仙花 *Impatiens balsamina* L.的花。

产地 主产于全国南北各地。

采收加工 夏、秋季开花时采收，鲜用或阴、烘干。

植物形态 一年生草本，高40～100cm。茎肉质，直立，粗壮。叶互生；叶柄长1～3cm，两侧有数个腺体；叶片披针形，长4～12cm，宽1～3cm，先端尖或渐尖，基部渐狭，边缘有锐锯齿，侧脉5～9对。花梗短，单生或数枚簇生叶腋，密生短柔毛；花大，通常粉红色或杂色，单瓣或重瓣；萼片2，宽卵形，有疏短柔毛；旗瓣圆，先端凹，有小尖头，背面中肋有龙骨突；翼瓣宽大，有短柄，2裂，基部裂片近圆形，上部裂片宽斧形，先端2浅裂；唇瓣舟形，被疏短柔毛，基部突然延长成细而内弯的距；花药卵球形，顶端钝。蒴果纺锤形，熟时一触即裂，密生茸毛。种子多数，球形，黑色。

花药性状 花单生或2～3朵簇生于叶腋，无总花梗，白色、粉红色或紫色，单瓣或重瓣；花梗长2～2.5cm，密被柔毛；苞片线形，位于花梗的基部；侧生萼片2，卵形或卵状披针形，长2～3mm，唇瓣深舟状，长13～19mm，宽4～8mm，被柔毛，基部急尖成长1～2.5cm内弯的距；旗瓣圆形，兜状，先端微凹，背面中肋具狭龙骨状突起，顶端具小尖，翼瓣具短柄，长23～35mm，2裂，下部裂片小，倒卵状长圆形，上部裂片近圆形，先端2浅裂，外缘近基部具小耳；雄蕊5，花丝线形，花药卵球形，顶端钝；子房纺锤形，密被柔毛。

质量要求　以红、白二色者入药较佳。

化学成分　主要含各种花色苷，山柰酚，槲皮素及萘醌成分。

药理作用　对癣菌和细菌有抑制作用。

性味归经　味甘、苦，性微温。归肝经。

功能主治　祛风除湿，活血止痛，解毒杀虫。用于风湿肢体痿废，腰胁疼痛，妇女经闭腹痛，产后瘀血未尽，跌打损伤，骨折，痈疽疮毒，毒蛇咬伤，白带，鹅掌风，灰指甲。

用法用量　内服：煎汤，1.5～3克，鲜品可用至3～9克；或研末。外用：适量，鲜品研烂涂；或煎水洗。

注意事项　血虚无瘀者慎用。孕妇忌用。儿童慎用。

应用举例

（一）验方

（1）治百日咳，呕血，咯血：鲜凤仙花7～15朵，水煎服，或和少许冰糖炖服更佳。

（2）治腰胁引痛不可忍者：凤仙花，研饼，晒干，为末，空心每酒服15克。

（3）治跌扑损伤筋骨，并血脉不行：凤仙花150克，当归尾100克，浸酒饮。

（4）治骨折疼痛异常，不能动手术投接，可先服本酒药止痛：干凤仙花5克（鲜者15克），泡酒，内服一小时后，患处麻木，便可投骨。

（5）治风湿卧床不起：凤仙花、柏子仁、芒硝、木瓜，煎汤洗浴，每日二三次。内服独活寄生汤。

（6）治白带：凤仙花15克（或根50克），墨鱼50克。水煎服，每日一剂。

（7）治蛇伤：凤仙花，捣酒服。

（8）治鹅掌风：鲜凤仙花外擦。

（9）治灰指甲：白凤仙花捣烂外敷。

（二）保健方

凤仙花酒

原料：凤仙花90克，红花30克，白矾2克，60°白酒1千克。

功用：活血化瘀，消肿止痛。适用于跌打损伤、瘀血肿痛、风湿关节疼痛等。

制作：将凤仙花切碎，与红花、白矾同装纱布袋内，扎紧袋口，浸于白酒中，密封20天，经常摇动，过滤去渣，装瓶备用。

用法：将纱布浸于药酒中20分钟，取出，外敷于伤处；若纱布干时，可随时往纱布上洒药酒液令湿润。每日或隔日1次。

注意：本酒方去白矾，加当归30克，用同样方法制取酒液，可用于内服，每日3次，每次饮服30毫升，主治功效相同。

本草记载　《救荒本草》记载的为本品。

参考文献

国家中医药管理局中华本草编委会. 中华本草：第5卷[M]. 上海：上海科学技术出版社，1999：138.

凤尾兰

别名 白棕、剑麻、菠萝花。

基原 为龙舌兰科植物凤尾丝兰 *Yucca gloriosa* L. 的花。

产地 我国有引种栽培。

采收加工 花开时采摘，鲜用或晒干。

植物形态 常绿木本植物。具短茎或高达5m的茎，常分枝。叶坚硬，挺直，条状披针形，长40～80cm或更长，宽4～6cm，长渐尖，先端坚硬成刺状，边缘幼时具少数疏离的齿，老时全缘，稀具分离的细纤维。圆锥花序长1～1.5cm，通常无毛；花下垂，白色至淡黄白色，先端常带紫红色；花被片6，卵状菱形，长4～5.5cm，宽1.5～2cm；柱头3裂。果实倒卵状长圆形。花期10～11月。

花药性状 顶生狭圆锥花序，长1～1.5m，花下垂，乳白色，花被片6，长圆形或卵状椭圆形，具突尖，长4～5.5cm，宽2～2.7cm；雄蕊6，花丝扁，上部较宽厚且向内折，长2cm，宽2～4mm，不伸出花冠外，花药长约4mm，箭头状，子房上位，二棱形，长约1.5cm，直径7mm，3心皮3室，每室具多数胚珠，柱头3裂，每个又2裂。

化学成分 主要含皂苷类，碳烯类。

药理作用 杀虫，杀菌，抗炎，抗癌。

性味归经 味辛、微苦，性平。归肺经。

功能主治 止咳平喘。用于支气管哮喘，咳嗽。

用法用量 内服：煎汤，3～9克。

验方

（1）治支气管哮喘：凤尾兰花、紫苏叶各3～9克。水煎，加冰糖适量调服。

（2）气管炎、哮喘、咳嗽：凤尾兰9克，水煎服。

本草记载 《浙江药用植物志》："治支气管炎哮喘。"记载的为本品。

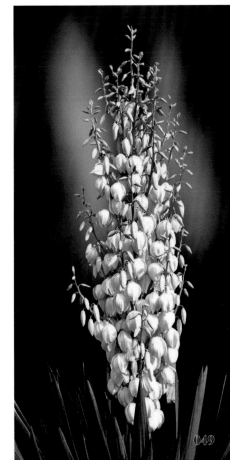

参考文献

[1] 国家中医药管理局中华本草编委会.中华本草：第8卷[M].上海：上海科学技术出版社，1999：201.

[2] 陈庆敏.凤尾兰提取物抑菌活性研究[D].山东农业大学，2007.

火秧笏蕊

别名 金刚纂花。

基原 为大戟科植物金刚纂 *Euphorbia antiquorum* L. 的花。

产地 主产于浙江、福建、台湾、广东、海南、广西、四川、贵州、云南等地。

采收加工 4～5月采摘,鲜用。

植物形态 灌木,高达1m。含白色乳汁;分枝圆柱状或具不明显的3～6棱,小枝肉质,绿色,扁平或有3～5个肥厚的翅,翅的凹陷处有一对利刺。单叶互生,具短柄;托叶皮刺状,坚硬;叶片肉质,倒卵形,卵状长圆形至匙形,先端钝圆有小尖头,基部渐狭,两面光滑无毛。杯状聚伞花序,每3枚簇生或单生,总花梗短而粗壮;总苞半球形,直径约1cm,黄色,5浅裂,裂片边缘撕裂;雌雄花同生于总苞内;雄花多数,有一具柄雄蕊,鳞片倒披针形,边缘撕裂,中部以下合生;腺体4枚,2唇形,下唇大,宽倒卵形,无花瓣状附属物;雌花无柄,生于总苞中央,仅有一个3室的上位子房,花柱分离,基部多少合生,先端2裂。蒴果球形,光滑无毛,直径约1cm,分果爿压扁状。花期4～5月。

花药性状 花序基部具柄;苞叶2枚,膜质,早落;总苞阔钟状,边缘5裂,裂片半圆形;腺体5,肉质,边缘厚,全缘。雄花多枚,苞片丝状;雌花1枚。

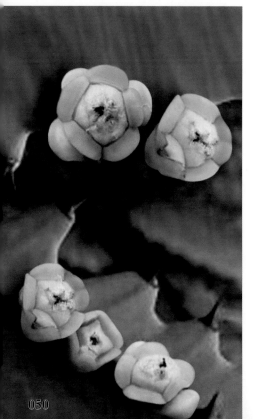

化学成分 主要为萜类、香豆素、黄酮类、糖苷等。

药理作用 抗微生物,抑菌,抗肿瘤。

性味归经 味甘,性寒。归肝经。

功能主治 利尿,解毒。用于臌胀。

用法用量 内服:煎鸡蛋包好。

验方

治虚蛊:煎鸡蛋包好(火秧笏蕊),用八角茶送吞。

本草记载 《生草药性备要》:"解毒消肿。治中蛊胀。"记载的为本品。

参考文献

[1] 国家中医药管理局中华本草编委会.中华本草:第4卷[M].上海:上海科学技术出版社,1999:777.

[2] 李芸芳,田学军,杨光忠,等.金刚纂化学成分研究[J].华中师范大学学报(自然科学版),2008,42(3):396-399.

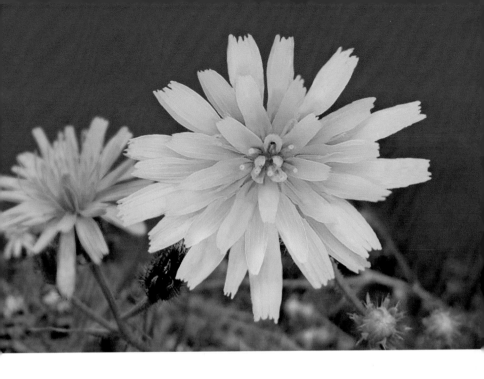

毛连菜

别名　毛叶菊、黄花菜。

基原　为菊科植物毛连菜 *Picris hieracioides* L. 的花序。

产地　主产于华北、西北、华东、华中、西南和西藏等地。

采收加工　夏季花开时采收，洗净，晒干。

植物形态　一年生草本，高25～200cm。全株被钩状分叉刚毛。茎上产常分枝。基部叶和茎下部叶长圆状倒披针形或长圆状披针形，长6～22cm，宽1.5～4cm，基部变狭成具翅的叶柄，边缘疏齿；基生叶在花期枯萎；中部叶披针形，无柄；上部叶条状披针形。头状花序，多数，在枝顶排成伞房状；苞叶条形；总苞片3层，背面被硬毛和短柔毛；外层苞片短，条形，内层苞片较长，条状披针形；小花舌状，黄色，先端具5小齿。瘦果无喙，长3.5～4.5mm，微弯曲，红褐色，有5条纵棱及横皱纹；冠毛污折色。花、果期7～9月。

花药性状　头状花序，直径1～1.5cm，总苞筒状钟形，长8～12cm，宽约10mm，总苞片3层，外层者短，长约5mm，内层者较长，长约1.2cm被疏毛，外表面墨绿色，内表面绿色，边缘膜质。全部舌状花，黄色；瘦果，棕色至红褐色，狭纺锤形，稍弯曲，有纵棱及横皱纹；冠毛污白色，长约7mm，两层，外层较短，内层较长，羽状。气微，味微苦。

化学成分　主要含黄酮类，有机酸类，苷类，倍半萜类。

药理作用　降血糖、降血脂、抗炎、抗氧化等。

性味归经　味苦、咸，性微温。入肺经。

功能主治　理肺止咳，化痰平喘，宽胸。用于咳嗽痰多，咳喘，嗳气，胞腹闷胀。

用法用量　内服：煎汤，3～9克。

注意事项　尿失禁患者少用。

🔖验方🔖

（1）咳嗽痰多、吐痰不畅、胸满气喘：毛连菜15克，五匹风15克，枇杷叶15克，陈皮10克，甘草10克。水煎服。

（2）治风热感冒：毛连菜、桑叶、薄荷、荆芥、葛根各三钱，水煎服。

（3）治无名肿毒，疮痈疔肿：毛连菜、蒲公英、野菊花各五钱，水煎服；并可单毛连菜适量捣烂外敷患处。

（4）治跌打损伤：毛连菜五钱，煨酒服；并用药渣外搽患处。

本草记载　《西藏常用中草药》记载的为本品。

参考文献

[1] 国家中医药管理局中华本草编委会.中华本草：第7册[M].上海：上海科学技术出版社，1999：916.

[2] 司有奇.黔南本草：下册[M].贵阳：贵州科技出版社，2015：696.

[3] 叶方，杨凌霄，黄良永，等.毛连菜属植物的研究进展[J].医药导报，2018，37（11）：1366-1370.

[4] 乌兰图娅，高娃.蒙药材毛连菜的生药鉴定[J].中国民族医药杂志，2008，（4）：38-39.

[5] 张志勇.毛连菜中总黄酮及总皂苷的含量测定[A].中国植物学会药用植物及植物药专业委员会、新疆植物学会.第七届全国药用植物和植物药学术研讨会暨新疆第二届药用植物学国际学术研讨会论文集[C].中国植物学会药用植物及植物药专业委员会、新疆植物学会：中国植物学会，2007：4.

木槿花

别名 里梅花、喇叭花、白槿花、白玉花、藩篱花、猪油花、桐树花、大碗花、碗盖花、槿树花、木荆花、木红花、白棉花。

基原 为锦葵科植物木槿 *Hibiscus syriacus* L. 的花。

产地 主产于华东、中南、西南及河北、陕西、台湾等地。

采收加工 夏、秋季选晴天早晨，花半开时采摘，晒干。

植物形态 落叶灌木，高3～4m。小枝密被黄色星状绒毛。叶互生；叶柄长5～25mm，被星状柔毛；托叶线形，长约6mm，疏被柔毛；叶片菱形至三角状卵形，长3～10cm，宽2～4cm，具深浅不同的3裂或不裂，先端钝，基部楔形，边缘具不整齐齿缺，下面沿叶脉微被毛或近无毛。花单生于枝端叶腋间，花梗长4～14mm，被星状短绒毛；小苞片6～8，线形，长6～15mm，宽1～2mm，密被星状疏绒毛；花萼钟形，长14～20mm，密被星状短绒毛，裂片5，三角形；花钟形，淡紫色，直径5～6cm，花瓣倒卵形，长3.5～4.5cm，外面疏被纤毛和星状长柔毛；雄蕊柱长约3cm；花柱枝无毛。蒴果卵圆形，直径约12mm，密被黄色星状绒毛。种子肾形，背部被黄色长柔毛。花期7～10月。

花药性状 本品多皱缩成团或不规则形，长2～4cm，宽1～2cm，全体被毛。花萼钟形，黄绿色或黄色，先端5裂，裂片三角形，萼筒外方有苞片6～7，条形，萼筒下常带花梗，长3～7mm，花萼、苞片、花梗表面均密被细毛及星状毛；花瓣5片或重瓣，黄白色至黄棕色，基部与雄蕊合生，并密生白色长柔毛；雄蕊多数，花丝下部连合成筒状，包围花柱，柱头5分歧，伸出花丝筒外。质轻脆，气微香，味淡。

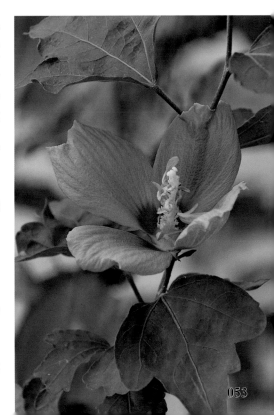

化学成分 主要含胡萝卜素类、糖苷类、叶黄素、隐黄质、菊黄质、花药黄质、木槿黏液质等。

药理作用 抗肿瘤，抗氧化，促凝血，消炎抑菌。

性味归经 味甘、苦，性凉。归脾、肺、肝经。

功能主治 清热利湿，凉血解毒。用于肠风泻血，赤白下痢，痔疮出血，肺热咳嗽，咯血，白带，疮疖痈肿，烫伤。

用法用量 内服：煎汤，3～9克，鲜者30～60克。外用：适量，研末或鲜品捣烂调敷。

注意事项 孕妇慎用。

应用举例

（一）验方

（1）治下痢噤口：红木槿花去蒂，阴干为末，先煎面饼两个，蘸末食之。

（2）治风痰壅逆：木槿花晒干，焙研，每服一二匙，空心沸汤下，白花尤良。

（3）治吐血、下血、赤白痢疾：木槿花9～13朵。酌加开水和冰糖炖半小时，饭前服，日服两次。

（4）治反胃：千叶白槿花，阴干为末，陈米汤调送三五口；不转，再用米饮调服。

（5）治痔疮出血：木槿花、槐花炭各15克，地榆炭9克。煎服。

（6）治妇人白带：木槿花10克，为末，入人乳半钟，将花末拌于乳内，饭上蒸熟，食之效。

（7）治白带：白木槿花、败酱草、白鸡冠花各15克，每日1剂，水煎，分2次服。

（8）治盗汗：取木槿花开而再合者，焙干为末，每用5克，猪皮煎汤调下，食后临卧。

（二）保健方

（1）木槿花6克，鲜生姜适量，加水煎煮取汁，加入红糖调匀饮用。功用：清热利湿，凉血解毒，用于治疗痢疾。

（2）木槿花9克，白蜜适量，用开水冲泡，代茶饮。功用：清热，凉血，利湿。适用于白带过多等症。

本草记载 《日华子本草》："治肠风泻血，赤白痢，并焙入药；作汤代茶，治风。"记载的为本品。

参考文献

[1] 国家中医药管理局中华本草编委会.中华本草：第5卷[M].上海：上海科学技术出版社，1999：354.

[2] 申万祥，崔超，刘向辉，等.木槿药学研究概况[J].畜牧与饲料科学，2011，32（11）：54-55，60.

木锦鸡儿

别名 金雀花。

基原 为豆科植物木锦鸡儿 *Caragana frutex*（L.）C. Koch 的花。

产地 主产于河北、宁夏及新疆等地。

采收加工 春末夏初开花时采收，晒干。

植物形态 直立灌木，高 1.5～2m。老枝暗褐色，幼枝灰绿色，具白色纵条棱，无毛。托叶三角形，长 1～3mm，先端钻状，脱落或硬化成针刺；叶轴长 2～3mm，被毛，短枝上者脱落，长枝上硬化成针刺；小叶4，假掌状，倒卵形，长 1.5～2.5cm，宽 1～2cm，先端圆或微凹，具细尖，基部楔形，两面被短柔毛。花单生，少有 2～3 朵簇生，花梗长 2～2.5cm，疏被短柔毛，中部以上具关节；花萼管状钟形，基部偏斜，具突起，长约1cm，宽约5mm，萼齿三角形，具刺尖，边缘具短柔毛，长约2mm；花冠蝶形，黄色，旗瓣宽倒卵形，长1.8～2cm，基部渐狭成爪，翼瓣三角形，长1.8cm，向上渐宽。荚果圆筒形，长2.5～4cm，宽 3～4mm，红褐色。花期5～6月，果期7～8月。

花药性状 花单生，疏被短柔毛，中部以上具关节；花萼管状钟形，基部偏斜，具突起，萼齿三角形，具刺尖，边缘具短柔毛；花冠蝶形，黄色，旗瓣宽倒卵形，基部渐狭成爪，翼瓣三角形，向上渐宽。

化学成分 主要含黄酮和香豆素类。

性味归经 味甘，性平。归肝经。

功能主治 活血补血。用于跌打损伤，劳伤，痘疹透发不畅。

用法用量 内服：煎汤，10～15克。

验方

治跌打损伤：木锦鸡儿花3克，研末，冲酒服。

本草记载 《全国中草药汇编》："补血，活血。主治跌打损伤，痘疮。"记载的为本品。

参考文献

国家中医药管理局中华本草编委会. 中华本草：第4卷[M]. 上海：上海科学技术出版社，1999：389.

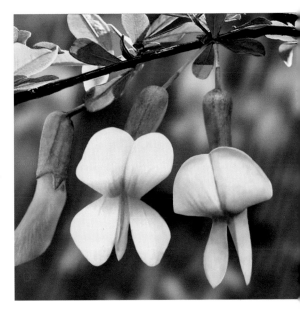

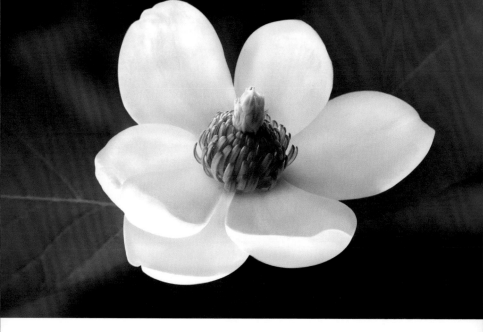

木兰花

基原　为木兰科植物天目木兰 *Magnolia amoena* Cheng、天女木兰 *Magnolia sieboldii* K. Koch、黄山木兰 *Magnolia cylindrica* Wils. 的花蕾。

产地　天目木兰　主产于江苏南部、安徽南部、浙江、江西。为我国特产树种。

天女木兰　主产于辽宁、安徽、浙江、江西等地。

黄山木兰　主产于安徽南部、浙江西部、江西及福建北部。

采收加工　春季采摘未开放之花蕾，晒干。

植物形态　天目木兰　落叶乔木，高 8 ～ 12m。树皮灰色或灰白色，纵裂。小枝较细，带紫色；顶芽被白色长绢毛。单叶互生；叶柄长 0.5 ～ 2cm；叶片倒披针状椭圆形，倒卵状椭圆形至椭圆形，长 7 ～ 15cm，宽 2 ～ 7.5cm，先端短尖或渐尖，基部楔形，常一侧稍偏斜，全缘，背面沿叶脉疏生绒毛。花先叶开放，单生于枝顶；花杯状，芳香，直径约 6cm；花被 9 片，肉质，乳白色或粉红色；雄蕊多数，长 9 ～ 10mm，药隔伸出成短尖头，花丝紫红色；雌蕊群圆柱形，长约 2cm，花柱直伸。聚合果圆柱形，长 4 ～ 6cm，常因部分心皮不发育而弯曲。蓇葖果扁球形，表面有瘤状突起。种子成不规则的扁圆形，外种皮肉质，呈深红色。花期 4 ～ 5 月，果期 9 ～ 10 月。

天女木兰　落叶小乔木或灌木，高 1.5 ～ 3m 或更高。树皮淡灰褐色；小枝细长，疏生细长毛，嫩枝密被短柔毛。冬芽椭圆形或长圆形，被棕色有光泽的短毛。单叶互生；叶柄长 1 ～ 4cm；托叶痕长为叶柄的 1/2；叶片披针状椭圆形或倒卵状椭圆形，长 6 ～ 14cm，宽 4 ～ 10cm，先端尖或短渐尖，基部楔形，上面深绿色，无毛，下面灰绿色，除沿叶脉疏生绒毛外，余无毛。花与叶同时开放，单生于枝顶，有香气，呈杯状，直径约6cm；花被9片，肉质，乳白色或淡粉红色至粉红色，倒披针形或近匙形；雄蕊多数，长约1cm，花丝长约4mm，呈紫红色，花药药隔先端尖呈黄色；雌蕊群椭圆形，雌蕊柄长约5mm，花柱细而弯曲。聚合果长圆柱形，熟时深红色，木质。种子呈不规则的扁圆形，外种皮肉质，呈红色。花期5～6月，果期8～10月。

黄山木兰　落叶乔木，高6～10m。树皮灰白色，近光滑。小枝淡褐色，初时有毛，后变无毛。顶芽卵形，被淡黄色长绢毛。单叶互生；叶柄长1～2.5cm；叶片倒披针形、倒披针状长椭圆形或长椭圆状倒卵形，长6～14cm，宽3～7cm，先端细尖或钝圆，稀短尾状钝尖，基部楔形，全缘，上面深绿色，无毛，下面淡绿色，被极细短毛，羽状侧脉7～10对。花白色，先叶开放，花梗粗长，直立，长1～1.5cm，密被淡黄色长绢毛；花被9，外轮3片较小，膜质，萼片状，内两轮白色，基部带红色；雄蕊多数，圆柱状卵形；心皮多数，每心皮有2个胚珠。聚合果圆柱形，长5～8cm，直径1.8～2.5cm，下垂，幼时绿色，稍带紫红色，熟时暗紫黑色，果梗长约1cm，密生黄色长绒毛。花期5～6月，果期8～9月。

花药性状　天目木兰花　花蕾毛笔头形，长1.5～2.5cm，花被片9，萼片与花瓣同型，外表面紫棕色，密被灰白色长柔毛，内表面光滑。雄蕊多数，花丝紫红色，花药线形，黄色。雌蕊多心皮，离生。基部有短花梗，具毛茸。气清香，味微辛。

天女木兰花　花被片9，外轮3，长圆形，其余6片倒卵形，外表面紫棕色，有毛茸，内表面黄棕色。雄蕊多数，花丝紫褐色；雌蕊心皮少数，离生，紫黑色。气清香，味淡。

黄山木兰花　花被片9，外轮3枚较小，卵状披针形或三角形，长约为内轮的1/4，内两轮卵形。雄蕊多数，黄白色，细长条；雌蕊多数，分离。气清香，味辛微辣。

化学成分　主要含内酯类，挥发油，木脂素类，生物碱类，黄酮及甾醇类。

药理作用　抗菌、抗炎、抗过敏、钙拮抗活性及抗过氧化、抗肿瘤，对心脑血管作用、抗抑郁等。

性味归经　味苦，性寒。归肝、脾经。

功能主治　利尿消肿，润肺止咳。用于肺虚咳嗽，痰中带血，酒皶，重舌，痈肿。

用法用量　内服：煎汤，15～30克。

◆验方◆

治肺损咳嗽，痰中带血：天目木兰干花苞30克，人参、桔梗、明党参各15～18克，甘草6～9克。水煎，每日早晚饭前各服1次。

本草记载　《本草纲目》："鱼哽骨哽"。记载的为本品。

参考文献

国家中医药管理局中华本草编委会. 中华本草：第2卷[M]. 上海：上海科学技术出版社，1999：871.

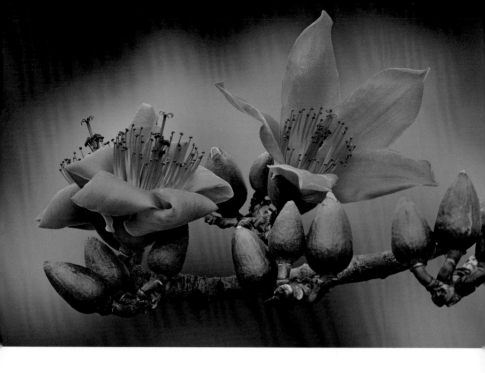

木棉花

别名　木棉、斑枝花、琼枝、红棉花、攀枝花、英雄花。

基原　为木棉科植物木棉*Bombax malabaricum* DC.的干燥花。

产地　主产于云南、广东、广西、福建、台湾及江西等地。

采收加工　春末采收，阴干。

植物形态　落叶大乔木，高达25m。树皮深灰色，树干常有圆锥状的粗刺，分枝开展。掌状复叶；总叶柄长10～20cm；小叶5～7枚，长圆形至长圆状披针形，长10～16cm，宽3.5～5.5cm；小叶柄长1.5～4cm。花生于近枝顶叶腋，先叶开放，红色或橙红色，直径约10cm；萼杯状，厚，3～5浅裂；花瓣肉质，倒卵状长圆形，长8～10cm，两面被星状柔毛；雄蕊多数，下部合生成短管，排成3轮，内轮部分花丝上部分2叉，中间10枚雄蕊较短，不分叉，最外轮集生成5束，花药1室，肾形，盾状着生；花柱长于雄蕊；子房5室。蒴果长圆形，木质，长10～15cm，被灰白色长柔毛和星状毛，室背5瓣开裂，内有丝状绵毛。种子多数，倒卵形，黑色，藏于绵毛内。花期春季，果期夏季。

花药性状　呈干缩的不规则团块状。花萼杯状，3或5浅裂，裂片钝圆、反卷，厚革质而脆，外表棕褐色或棕黑色，具不规则细皱纹；内表面灰黄色且密被有光泽的绢毛。花瓣5片，皱缩或破碎，完整者倒卵状椭圆形或披针状椭圆形，外表棕黄色或深棕色，密被星状毛，内表面紫棕色或红棕色，疏被星状毛。气微，味淡，微甘涩。

质量要求 以花朵大、完整、色棕黄者为佳。

化学成分 主要含蛋白质，碳水化合物，三萜类，黄酮类，挥发油。

药理作用 抗炎，抗菌，抗肿瘤，保肝。

性味归经 味甘、淡，性凉。归脾、肝、大肠经。

功能主治 清热，利湿，解毒，止血。用于泄泻，痢疾，咯血，吐血，血崩，金疮出血，疮毒，湿疹。

用法用量 内服：煎汤，9～15克，或研末服。

应用举例

（一）验方

（1）治咯血，呕血：木棉花14朵，呕血加猪瘦肉，咯血加冰糖同炖服。

（2）治细菌性痢疾、急慢性胃肠炎：鲜木棉花60克，水煎，蜂蜜冲服。

（3）清热祛湿：木棉花15克，土茯苓20克，鸡蛋花15克，菊花15克，槐花15克，薏苡仁20克，葛根15克，甘草5克。水煎服。

（二）保健方

1.木棉花茶

原料：木棉花2克，白术3克，绿茶3克。

制法及用法：上述材料用沸水冲泡后饮用。

功效：清热利湿，解毒。

2.木棉花蜜茶

原料：木棉花3克，蜂蜜适量。

制法及用法：木棉花用沸水冲泡10分钟，温度降至60℃左右加入蜂蜜饮用。

主治：治疗肠炎，胃痛。

3.木棉陈皮茶

原料：木棉花6朵，陈皮少量。

制法及用法：木棉花和陈皮用沸水闷泡15分钟，即可饮用。

功效：健脾祛湿，凉血止血，润肺止咳。

本草记载 《生草药性备要》："治痢症，白者更妙。"记载的为本品。

<hr>

参考文献

国家中医药管理局中华本草编委会.中华本草：第5卷[M].上海：上海科学技术出版社，1999：375.

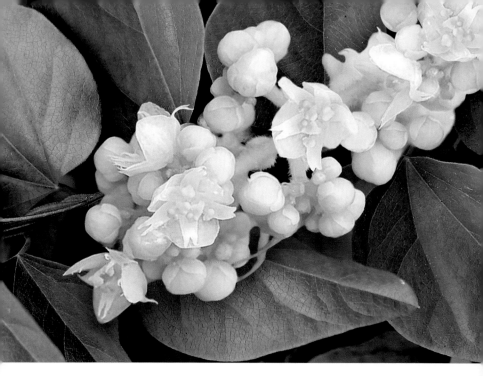

木防己花

基原　为防己科植物木防己 *Cocculus orbiculatus* (L.) DC. 和毛木防己 *Cocculus orbiculatus* (L.) DC. var. *mollis* (Wall. ex Hook. F. et Thoms.) Hara 的花。

产地　木防己　主产于华东、中南、西南以及河北、辽宁、陕西等地。

　　　毛木防己　主产于广西、贵州、云南等地。

采收加工　秋季采收，除去杂质，晒干。

植物形态　木防己　木质藤本。嫩枝密被柔毛，老枝近于无毛，表面具直线纹。单叶互生；叶柄长1～3cm，被白色柔毛；叶片纸质至近革质，形状变异极大，线状披针形至阔卵状近圆形、狭椭圆形至近圆形、倒披针形至倒心形，有时卵状心形，长3～8cm，少数超过10cm，宽1.5～5cm，先端渐尖、急尖或钝而有小凸尖，有时微缺或2裂，基部楔形、圆形或心形，边全缘或3裂，有时掌状5裂，两面被密柔毛至疏柔毛，有时两面近无毛。聚伞花序单生或作圆锥花序式排列，腋生或顶生，长达10cm或更长，被柔毛；花单性，雌雄异株。雄花：淡黄色；萼片6，无毛，外轮卵形或椭圆状卵形，长1～2mm，内轮阔椭圆形，长达2.5mm；花瓣6，倒披针状长圆形，先端2裂，基部两侧有耳，并内折，长1～2mm；雄蕊6，较花瓣短。雌花：萼片和花瓣与雄花相似；退化雄蕊6，微小；心皮6。核果近球形，成熟时紫红色或蓝黑色，长7～8mm。花期5～8月，果期8～10月。

　　毛木防己　本变种与木防己相似，主要区别点是：毛木防己的萼片背面被白色柔毛。

花药性状　聚伞花序少花，腋生，或排成多花，狭窄聚伞圆锥花序，顶生或腋生，被柔毛。雄花：紧贴花萼，被柔毛；萼片6，外轮卵形或椭圆状卵形，内轮阔椭圆形至近圆形，有时阔倒卵形；花瓣6，下部边缘内折，抱着花丝，顶端2裂，裂片叉开，渐尖或短尖；雄蕊6，比花瓣短。雌花：萼片和花瓣与雄花相同；退化雄蕊6，微小；心皮6，无毛。

化学成分　主要含生物碱，多糖。

药理作用　抑菌。

性味归经　味苦、辛，性寒。归膀胱、肾、脾经。

功能主治　解毒化痰。用于慢性骨髓炎。

用法用量　内服：煎汤5～10克；鲜品用量加倍；或炖鸡食。

▌验方▐

　　治慢性骨髓炎：鲜木防己花30克，母鸡1只去肠杂，同煎煮，不放盐，吃肉喝汤，每周1剂，连服数剂。

本草记载　《安徽中草药》记载的为本品。

◤ 参考文献 ◢

[1] 国家中医药管理局中华本草编委会. 中华本草 [M]. 上海：上海科学技术出版社，1999：862.

[2] 陈海生，梁华清，廖时萱. 木防己化学成分研究[J]. 药学学报，1991，（10）：755-758.

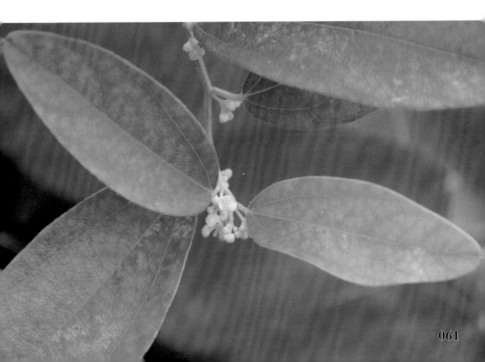

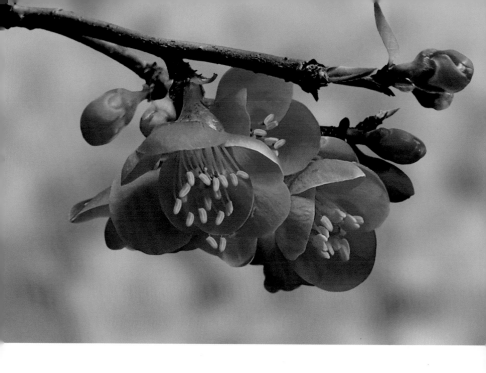

木瓜花

别名　皱皮木瓜花。

基原　为蔷薇科植物皱皮木瓜 *Chaenomeles speciose* (Sweet) Nakai 的花。

产地　主产于华东、华中、西南及陕西等地。

采收加工　花开时采收，晒干。

植物形态　落叶灌木，高约2m。枝条直立开展，有刺，小枝圆柱形，微屈曲，无毛，紫褐色或黑褐色，有疏生浅褐色皮孔。叶片卵形至椭圆形，稀长椭圆形，长3～9cm，宽1.5～5cm，基部楔形至宽楔形，边缘有尖锐锯齿，齿尖开展，无毛或下面沿叶脉有短柔毛；叶柄长约1cm；托叶大形，草质，肾形或半圆形，边缘有尖锐重锯齿，无毛。花先叶开放，3～5朵簇生于二年生老枝上；花梗短粗，长约3mm或近于无柄；花直径3～5cm；萼筒钟状，外面无毛；萼片直立，先端圆钝，全缘或有波状齿；花瓣倒卵形或近圆形，基部延伸成短爪，长10～15mm，宽8～13mm，猩红色，稀淡红色或白色；雄蕊45～50，长约花瓣一半；花柱5，基部合生，无毛或稍有毛，柱头头状，有不明显分裂，约与雄蕊等长。果实球形或卵球形，直径4～6cm，黄色或带黄绿色，有稀疏不明显斑点，味芳香；萼片脱落，果梗短或近于无梗。花期3～5月。果期9～10月。

花药性状　花数朵簇生，绯红色，也有白色或粉红色，花梗极短；萼片5，直立，紫红色，近于长圆形，长约5mm，边缘和内面有黄色柔毛；花瓣5，近圆形，长约1.7cm；雄蕊多数，约分4层，花药背着，长圆形，2室；雌蕊1，子房下位，5

室，花柱5，下部稍连合。

化学成分　主要含黄酮类、有机酸类、三萜类、皂苷类、糖类、鞣质等。

药理作用　具有抗炎作用。

性味归经　性凉，味甘；归脾、胃经。

功能主治　补益脾胃，养颜润肤。用于脾胃亏虚、食欲不振、纳差食少等，还用于治面黑粉滓。

用法用量　外用：研末，盥洗手、面。

应用举例

（一）验方

治鼻渊：木瓜花9克，薤白9克，猪鼻管120克，水煎服。

（二）保健方

木瓜花粥

原料：木瓜花5朵，大米100克，白糖适量。

制法：将木瓜花择净，放入锅中，加适量清水，浸泡约10分钟，水煎取汁，加大米煮粥，待粥熟时下白糖，再煮一二沸即成，或待粥熟时将木瓜花调入粥中，再煮一二沸即成。

用法：每日1剂，连食3～5天。

功效主治：健脾养胃。适用于脾胃亏虚、纳差食少、乳房瘦小等。

本草记载　《本草纲目》记载的为本品。

参考文献

[1] 国家中医药管理局中华本草编委会.中华本草：第4卷[M].上海：上海科学技术出版社，1999：119.

[2] 方志先，赵晖，赵敬华.土家族药物志：下册.北京：中国医药科技出版社，2007：1007.

[3] 王娟，黄成汉，胡献国.花花食界：花卉的食疗方法.济南：山东画报出版社，2016：115.

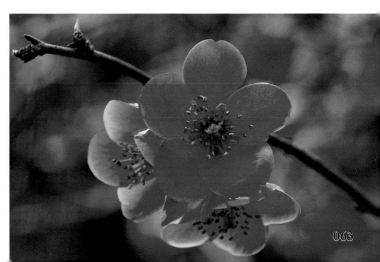

水红木花

基原 为忍冬科植物水红木 *Viburnum cylindricum* Buch.-Ham.ex D. Don.的花。

产地 主产甘肃、湖北、湖南、广东、广西、四川、贵州、云南及西藏等地。

采收加工 夏季采摘，阴干。

植物形态 常绿灌木或小乔木，高达8m。幼枝被微毛，老枝红褐色，变无毛，疏生皮孔。叶对生；叶柄长1～3.5cm；叶革质，叶片椭圆形至长圆形或卵状长圆形，长6～16cm，宽3～5cm，粗壮枝上的叶较薄较大，长达17～24cm，宽10cm，先端渐尖至急渐尖，基部狭窄至宽楔形，全缘或在中、上部常具少数不整齐疏齿，上面暗绿色，下面灰绿色，疏被红色或黄色微小腺点，近基部两侧有1至数个腺体，侧脉3～5对，弧形；革质。聚伞花序伞形式，直径4～10cm，被微毛至仅有微小腺点；总梗长1～6cm，第1级辐射枝通常7条；花通常着生于第3级辐射枝上；萼筒长约1.5mm，具细小腺点，萼齿极小；花冠白色或有红晕，钟状，长4～6mm，裂片5，圆卵形，长约1mm，先红后紫黑；核卵圆形，扁，有1条浅腹沟和2条浅背沟。花期6～7月，果期8～10月。

花药性状 聚伞花序伞形式，顶圆形，无毛或散生簇状微毛，连同萼和花冠有时被微细鳞腺；萼筒卵圆形或倒圆锥形，萼齿极小而不显著；花冠白色或有红晕，钟状，有微细鳞腺，裂片圆卵形，直立；雄蕊高出花冠约3mm，花药紫色，矩圆形。

化学成分 主要含乌索酸，槲皮素，阿曼托双黄酮，芹菜素，木犀草素，糖苷，芦丁，甾醇。

性味归经 味苦，性凉。归肺经。

功能主治 润肺止咳。用于肺燥咳嗽。

用法用量 内服：煎汤，9～15克；或泡酒。

本草记载 《中华本草》记载的为本品。

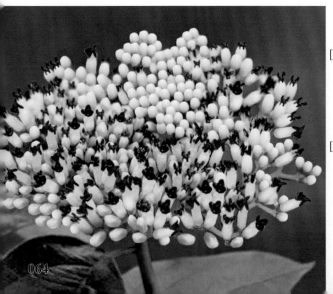

参考文献

[1] 国家中医药管理局中华本草编委会.中华本草：第7卷[M].上海：上海科学技术出版社，1999：550.

[2] 杨军，李振杰，宋娜丽.傣药水红木化学成分研究[J].云南中医中药杂志，2016，37（10）：72-74.

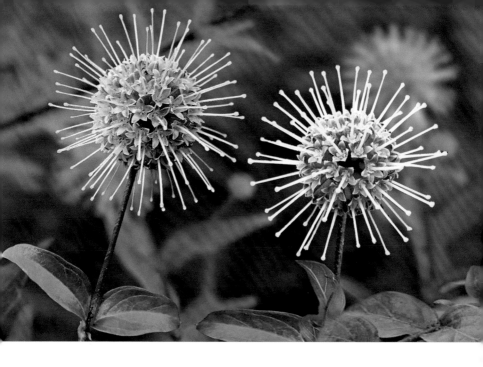

水团花

别名 水黄凿、青龙珠、穿鱼柳、假杨梅、水加檜、溪棉条、满山香、球花水杨梅、水里斜、水里树。

基原 为茜草科植物水团花 *Adina pilulifera* (Lam.) Franch. ex Drake 的花。

产地 主产于长江以南各地。

采收加工 夏季采摘花朵，洗净，鲜用或晒干。

植物形态 常绿灌木或小乔木，高2m左右，可达5m。树皮灰黄白色；枝柔弱，有不整齐的近椭圆形皮孔，红棕色。叶对生；叶柄长3～10mm；托叶2裂，长5～7mm，早落；叶纸质，叶片长椭圆形至长圆状披针形或倒披形，长3～12cm，宽1～3cm，先端长尖而钝，基部楔形，全缘，上面深绿色，两面中脉均突起，侧脉8～10对。头状花序球形，盛开时直径1.5～2cm，单生于叶腋；总花梗长2.5～4.5cm，中下部着生轮生的5枚苞片；花萼5裂，裂片线状长圆形；花冠白色，长漏斗状，5裂，裂片卵状长圆形，长约1mm，被柔毛；雄蕊5；花盘杯状；子房下位，花柱丝状，伸出花冠管外。蒴果楔形，长约3mm。种子多数，长圆形，两端有狭翅。花期7～8月，果期8～9月。

花药性状 头状花序明显腋生，极稀顶生，直径不计花冠4～6mm，花序轴单生，不分枝；小苞片线形至线状棒形，无毛；总花梗长3～4.5cm，中部以下有轮生小苞片5枚；花萼管基部有毛，上部有疏散的毛，萼裂片线状长圆形或匙形；花冠白色，窄漏斗状，花冠管被微柔毛，花冠裂片卵状长圆形；雄蕊5枚，花丝短，着生花冠喉部；子房2室，每室有胚珠多数，花柱伸出，柱头小，球形或卵圆球形。

化学成分 主要含甾醇，三萜类为苷元的皂苷。

药理作用 平喘，止咳，祛痰，抗菌。

性味归经 味苦、涩，性凉。归肝、脾、大肠经。

功能主治 清热祛湿，散瘀止痛，止血敛疮。用于痢疾，肠炎，浮肿，痈肿疮毒，湿疹，溃疡不敛，创伤出血。

用法用量 内服：煎汤，10～15克。

验方

（1）治菌痢：水团花花球10克。水煎服。

（2）治风火牙痛：水团花鲜花球60克。水煎，每日含漱数次。

（3）治创伤出血：取适量的水团花的花，以冷开水洗净，捣烂包敷于创口。

本草记载 《本草纲目拾遗》曰："《李氏草秘》：生溪涧近水处。叶如腊梅树，皮似大叶杨，五、六月开白花，圆如杨梅，叶皮皆可用。"记载的为本品。

参考文献

国家中医药管理局中华本草编委会. 中华本草：第6卷[M]. 上海：上海科学技术出版社，1999：397.

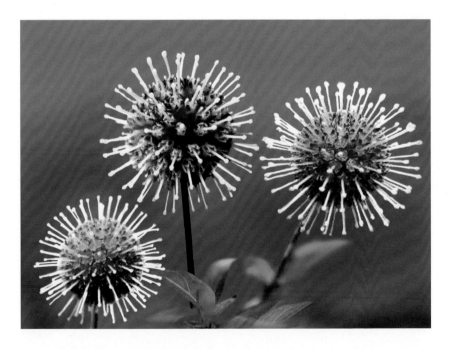

水翁花

别名 水雍花、大蛇药花、水榕花、水香花、酒翁花。

基原 为桃金娘科植物水翁 *Cleistocalyx operculatus* (Roxb.) Merr. et Perry 的干燥花蕾。

产地 主产于我国广东、海南、广西、福建等地。

采收加工 在端午节的前后，摘取带有花蕾的枝条，然后用水淋湿并堆放3～5天，使花蕾自行脱落，晒至三成干，复堆闷1～2天后再晒；以后晒一天，闷一天；待完全干燥后，筛净残存的枝梗，储存备用。

植物形态 乔木，高达15m。树皮灰褐色，颇厚，嫩枝压扁，有沟。叶对生；叶柄长1～2cm；叶片薄革质，长圆形至椭圆形，长11～17cm，宽4.5～7cm，先端急尖或渐尖，基部阔楔形或略圆，两面多透明腺点；羽状脉，网脉明显。圆锥花序生于无叶的老枝上，花无梗，2～3朵簇生；花蕾卵形，长约5mm，宽约3.5mm；萼管半球形，长约3mm，萼片连成帽状体，长2～3mm，先端有短喙；花瓣4，常附于帽状萼上，花开时一并脱落；雄蕊多数，分离，长5～8mm，花药卵形；子房下位，2室，花柱长3～5mm。浆果阔卵圆形，长10～12mm，直径10～14mm，成熟时紫黑色。花期5～6月。

花药性状 呈卵形或球形，两端尖。萼筒倒钟形或杯形，棕色至棕黑色。花瓣5枚合生似帽状，浅棕黄色至棕黄色，外表皱缩，有4条以上纵向棱突起，除去帽状体，见重叠的雄蕊，花丝棕黑色，中央有一锥形花柱。质干硬。气微香，味苦。

质量要求 以黄黑色、干燥、无枝梗者为佳。

化学成分 主要含黄酮苷类，有机酸类，氨基酸类，糖类。

药理作用 强心，抑菌，抗氧化。

性味归经 味苦、微甘，性凉，无毒。归肺、脾、胃经。

功能主治 清热解毒，祛暑生津，消滞利湿。用于外感

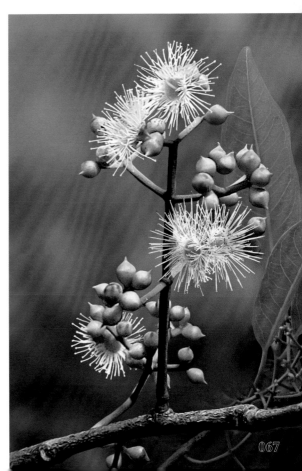

发热头痛，暑热烦渴，热毒泻痢，积滞腹胀。

用法用量　内服：煎汤，15～30克；泡水代茶；或煮粥。

注意事项　脾胃虚寒者慎服。

应用举例

（一）验方

（1）治感冒：水翁花15克，岗梅根、地胆头、葫芦茶各9克，水煎服。

（2）治风热感冒，发热头痛，咽喉肿痛，上呼吸道炎，扁桃体炎：水翁花5克，滑石10克，连翘10克，芦根10克，板蓝根10克，淡竹叶5克，薄荷3克，大青叶5克，甘草1克，用水煎服。

（二）保健方

（1）水翁花茶：水翁花15～30克。水煎服。茶疗功用：治疗感冒发热，急性胃肠炎，菌痢，消化不良，腹部闷胀。

（2）水翁布渣叶茶：水翁花、布渣叶各15克。水煎服。茶疗功用：治疗食滞腹泻。

（3）水翁狗肝菜茶

原料：水翁花、狗肝菜各15克。

制法及用法：水翁花与狗肝菜用水煎服。

茶疗功用：治疗斑痧发热。

本草记载　《岭南采药录》："清热，散毒，消食化滞。"记载的为本品。

参考文献

国家中医药管理局中华本草编委会. 中华本草：第5卷[M]. 上海：上海科学技术出版社，1999：627.

水仙花

别名 金盏银台、俪兰、女星、女史花、姚女花。

基原 为石蒜科植物水仙 *Narcissus tazetta* L. var. *chinensis* Roem. 的花。

产地 主产于江苏、浙江、福建、广东、四川、贵州等地。

采收加工 春季采摘花，鲜用或晒干。

植物形态 多年生草本。鳞茎卵球形。叶基生，直立而扁平，宽线形，长20～40cm，宽8～15mm，先端钝，全缘，粉绿色。花茎中空，扁平，几与叶等长；伞房花序有花4～8朵，花轴承平伸或下垂；总苞片佛焰苞状，膜质；花芳香；花梗突出苞外；花被管细，近三棱形，长约2cm，灰绿色；花被裂片6，卵圆形至阔椭圆形，先端具短尖头，扩展，白色，副花冠浅杯状，淡黄色，不皱缩，短于花被；雄蕊6，着生于花被管内，花药基着；子房3室，每室有胚珠多数，花柱细长，柱头3列。蒴果室背开裂。花期春季，果期4～5月。

花药性状 花皱缩成小团块。展开后，花被管细，先端裂片6，卵圆形，淡黄色，其内可见黄棕色环状副花冠，有的花被呈重瓣状。气芳香，味微苦。

化学成分 主要含 α-香树脂醇，β-谷甾醇，硬脂酸，亚麻酸，亚油酸，芸香苷，石蒜碱，甘露糖，蔗糖，葡萄糖，果糖，挥发油。

药理作用 抗肿瘤、抗菌、抗病毒、抗疟、降血压等。

性味归经 味辛，性凉。归肝、肺经。

功能主治 清心悦神，理气调经，解毒辟秽。用于神疲头昏，月经不调，痢疾，疮肿。

用法用量 内服：煎汤，9～15克；或研末。外用：适量，捣敷或研末调涂。

应用举例

（一）验方

治妇人五心烦热：水仙花、干荷叶、赤芍等分。为末，白汤每服10克。

（二）保健方

活血祛风茶：水仙花0.5克，白芍3克，绿茶3克。用法：用前两味药的水煎液泡茶饮用。功效：祛风除热，活血调经。

本草记载 《本草会编》记载的为本品。

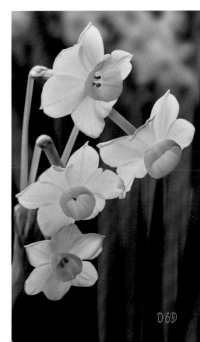

参考文献

[1] 国家中医药管理局中华本草编委会. 中华本草：第8卷[M]. 上海：上海科学技术出版社，1999：211.

[2] 季宇彬，辛国松，曲中原，等. 石蒜属植物生物碱类化学成分和药理作用研究进展[J]. 中草药，2016，47（1）：157-164.

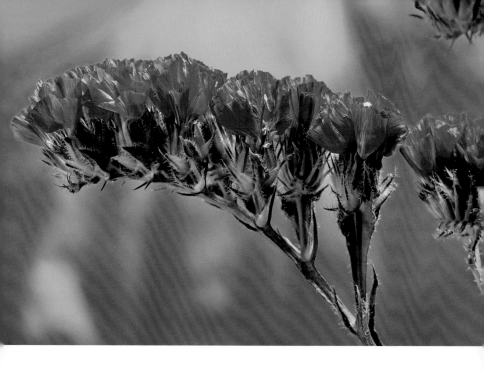

勿忘我

别名 星辰花、不凋花、三角花、矾松花、补血草花。

基原 为白花丹科植物勿忘我草 *Latouchea fokiensis* Franch. 的干燥花序。

产地 原产于地中海沿岸地区，我国多地有栽培。

采收加工 通常当每个小花枝上花瓣开展达25%～30%时摘采，一般采收时间为早晨或傍晚。

植物形态 多年生草本，高30～60cm。全株光滑无毛，茎不分枝。叶大部分基生，平铺地面；具短柄，柄有翅；叶片倒卵状匙形，长8～10cm，宽3～6cm，先端圆形，基部渐狭成短柄，边缘具微波状齿，下面羽状叶脉明显；茎生叶对生，2～3对，无柄，匙形，长1.5～2cm，宽0.7～7cm，先端钝，基部圆，半抱茎，边缘具波状齿。轮生聚伞花序，每轮有花5～8朵，每花下有2枚小苞片，苞片线状披针形；花梗长8～10mm；萼筒短，花萼4深裂至基部，裂片线状披针形；花冠钟形，半裂，淡绿色，长1～1.2cm；雄蕊4，着生于花冠裂片间弯曲处，与裂片互生；子房不完全2室，无柄，花柱短，腺体轮状着生于子房基部。蒴果无柄，上半部扭曲，具宿存的喙状花柱。种子多数，深褐色，表面具纵脊状突起。

花药性状 花萼杯状，花冠膜质，有紫、淡紫、玫瑰粉、蓝、红、白、黄等色。

质量要求 以花序完整、新鲜、小花蓝色、气味清香、少梗叶者为佳。

化学成分 主要含黄酮类，维生素。

药理作用 抗病毒，提高免疫力，延缓衰老，防癌抗癌。

性味归经　性寒，味甘。入肝、脾、肾经。

功能主治　清热解毒，滋阴补肾，清心明目。用于养颜美容，养血调经，补血养血，促进机体新陈代谢，延缓细胞衰老，提高免疫力。

注意事项　脾胃不好的人勿用；孕妇禁用。

应用举例

（一）验方

（1）治痛经：勿忘我、月季花各10克，水煎服或用开水冲泡饮用。疏肝清热，用于痛经、经来不畅。

（2）治小便淋沥涩痛：勿忘我、慈竹叶各10克，泡饮，或水煎服。清热通淋，用于小便淋沥涩痛等。

（3）治遗精：勿忘我、莲子心各10克，泡饮，或水煎服。清热通淋，用于遗精、梦遗等。

（二）保健方

1.勿忘我美颜茶

原料：勿忘我4克，绿茶1茶匙，蜂蜜少许。

制法及用法：将勿忘我、绿茶用沸水冲泡约3分钟，加入蜂蜜，即可饮用。

功效：祛斑，美白肌肤，滋阴补肾。

2.勿忘我菊花茶

原料：勿忘我5克，菊花5克。

制法及用法：勿忘我与菊花用沸水冲泡，静待3～5分钟，加入蜂蜜或冰糖，即可饮用。

功用：清热疏肝，养颜美容。用于高血压头目眩晕、视物昏花。

3.勿忘我百合茶

原料：勿忘我5朵，百合花3克，决明子3克，山楂5粒。

制法及用法：用沸水冲泡10分钟，即可饮用；可反复冲泡2～3次。

功效：减肥养颜，养血调经。

4.勿忘我番泻叶茶

原料：勿忘我5克，番泻叶3克。

制法及用法：用沸水闷泡约5分钟后，即可饮用。

功用：泻火，减脂，通便。用于大便秘结。

本草记载　《中华本草》记载的为本品。

参考文献

王柳萍，辛华，黄克南.常用花类中草药图典[M].福州：福建科学技术出版社，2019：45.

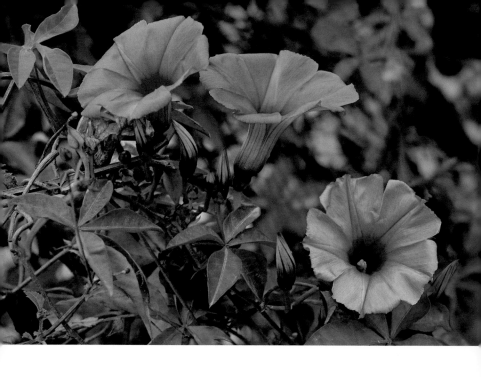

五爪金龙花

基原 为旋花科植物五爪金龙 *Ipomoea cairica* (L.) Sweet 的花。

产地 主产于台湾、福建、广东、广西、云南等地。

采收加工 夏季采收，晒干或鲜用。

植物形态 灌木或小乔木，高 2 ~ 8m。全株有乳汁；嫩枝中空，枝、叶、叶柄和花序托（榕果）均被金黄色广展的长硬毛。单叶互生；叶柄粗壮，长 2 ~ 7cm；托叶卵状披针形，长 1 ~ 3cm，膜质，红色，被柔毛；叶片多型，卵状椭圆形、长圆状披针形或倒卵状披针形，长 8 ~ 25cm，宽 4 ~ 18cm，先端渐尖或短尖，基部狭，浑圆形或心形，边缘有锯齿，全线或 3 ~ 5 深裂，叶表面粗糙，疏生短硬毛，下面除金黄色长硬毛外，有时密生柔毛，基生脉 3 ~ 7 条，侧脉 5 ~ 7 对。隐头花序成对腋生或生于已落叶枝的叶腋，呈球形或椭圆球形，无柄或近无柄，直径 8 ~ 20mm，幼时顶部苞片形成脐状突起，基生苞片卵状披针形，长 1 ~ 3cm，红色，被长硬毛；雄花、瘿花生于同一花序托中，雄花着生近口部，有梗，花被片 4，雄蕊 2 ~ 3；瘿花花被片与雄花同数，子房球形，花柱短，侧生；雌花生于另一植株花序托中，球形，花被片 4，有梗或无梗。瘦果，表面有小瘤体，花柱侧生，柱头棒状。花、果期 3 ~ 11 月。

花药性状 聚伞花序腋生，花序梗长 2 ~ 8cm，具 1 ~ 3 花，或偶有 3 朵以上；苞片及小苞片均小，鳞片状，早落；花梗长 0.5 ~ 2cm，有时具小疣状突起；萼片稍不等长，外方 2 片较短，卵形，长 5 ~ 6mm，外面有时有小疣状突起，内萼片稍宽，长 7～9mm，萼片边缘干膜质，顶端钝圆或具不明显的小短尖头；花冠紫红色、紫色或淡红色，偶有白色，漏斗状，长 5～7cm；雄蕊不等长，花丝基部稍扩大下延贴生于花冠管基部以上，被毛；子房无毛，花柱纤细，长于雄蕊，柱头2球形。

化学成分　主要含槲皮素-4',7-二甲醚，山奈素-4',7-二甲醚，β-胡萝卜苷，β-谷甾醇。

药理作用　消除氧自由基，抗氧化，抗肿瘤，抗菌，抗病毒，扩张血管。

性味归经　味甘，性寒。归肺经。

功能主治　止咳除蒸。用于骨蒸劳热，咳嗽咯血。

用法用量　内服：煎汤，3～6克。

验方

（1）治骨蒸劳热盗汗：五爪金龙花（干）14朵，老母鸭一只，炖服。

（2）治咯血：五爪金龙花（鲜）14朵，煎汤调蜜服。

本草记载　《泉州本草》记载的为本品。

参考文献

[1] 国家中医药管理局中华本草编委会. 中华本草：第6卷[M]. 上海：上海科学技术出版社，1999：512.

[2] 尹永芹，严优芍，沈志滨，等. 五爪金龙的化学成分研究[J]. 亚太传统医药，2011，7（1）：17-18.

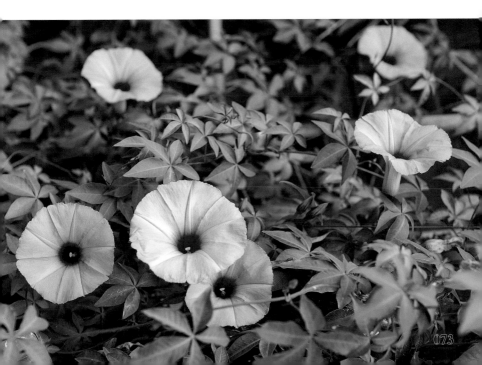

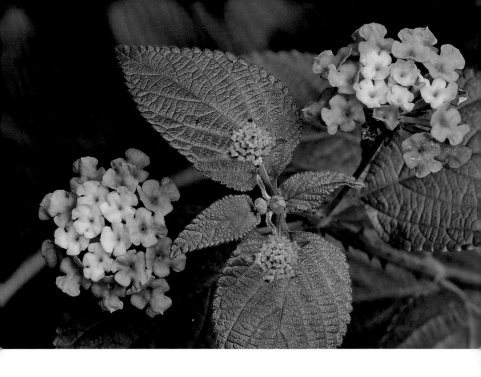

五色梅

别名　龙船花、山大丹、大红乡球、珊瑚球、臭金凤、如意花、土红花、杀虫花、臭牡丹、臭草、五色花、五雷箭、五彩花、红花刺。

基原　为马鞭草科植物马缨丹 *Lantana camara* L. 的花。

产地　主产广东、广西、福建、江西、湖南等地。

采收加工　全年均可采，鲜用或晒干。

植物形态　直立或蔓性灌木。植株有臭味，高 1～2m，有时呈藤状，长可达 4m。茎、枝均呈四方形，有糙毛，常有下弯的钩刺或无刺。单叶对生；叶柄长约 1cm；叶片卵形至卵状长圆形，长 3～9cm，宽 1.5～5cm，基部楔形或心形，边缘有钝齿，先端渐尖或急尖，表面有粗糙的皱纹和短柔毛，背面具小刚毛，侧脉约 5 对。头状花序腋生，花序直径 1.5～2.5cm；花序梗粗壮，长于叶柄；苞片披针形，长为花萼的 1～3 倍，有短柔毛；花萼筒状，先端有极短的齿；花冠黄色、橙色、粉红色至深红色，花冠管长约 1cm，两面均有细短毛，直径 4～6cm；雄蕊 4，内藏果实圆球形，成熟时紫黑色。全年开花。

花药性状　花序直径 1.5～2.5cm；花序梗粗壮，长于叶柄；苞片披针形，长为花萼的 1～3 倍，外部有粗毛；花萼管状，膜质，长约 1.5mm，顶端有极短的齿；花冠黄色或橙黄色，开花后不久转为深红色，花冠管长约 1cm，两面有细短毛，直径 4～6mm；子房无毛。

化学成分　主要含挥发油，花色苷类色素。

药理作用 抗氧化，抑菌，抗凝。

性味归经 味甘、淡，性凉，有毒。归肺、肝、肾经。

功能主治 清凉解毒，活血止血，润肺止咳，解暑热。用于肺痨吐血，伤暑头痛，腹痛吐泻，阴痒，湿疹，跌打损伤。

用法用量 内服：煎汤，10～15克。外用：煎水洗。

注意事项 孕妇及体弱者忌用。

验方

（1）治腹痛吐泻：鲜马缨丹花10～15朵，水炖，调食盐少许服；或干花研末10～25克，开水送服。

（2）治跌打损伤：马缨丹鲜花或鲜叶捣烂，搓擦患处，或外敷。

（3）治湿疹：马缨丹干花研末5克，开水送服。外用鲜茎叶煎汤浴洗。

（4）治小儿嗜睡：马缨丹花15克，葵花10克。水煎服。

本草记载 《常用中草药手册》记载的为本品。

参考文献

国家中医药管理局中华本草编委会. 中华本草：第6卷[M]. 上海：上海科学技术出版社，1999：582.

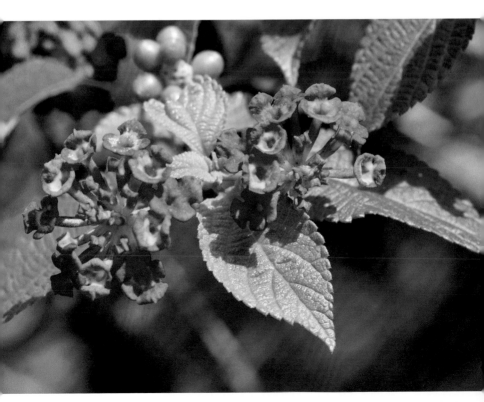

月季花

别名　四季花、月月红、斗雪红、月月开、艳雪红、月七花。

基原　为蔷薇科植物月季 *Rosa chinensis* Jacq. 的干燥花。

产地　主产于江苏、湖北、山东等地。以江苏产量大，品质佳。

采收加工　全年均可采收，花微开时采摘，阴干或低温干燥。

植物形态　常绿直立灌木。枝圆柱形，有三棱形钩状皮刺。单数羽状复叶互生；小叶3～5，稀为7枚；小叶有柄，柄上有腺毛及刺；小叶片阔卵形至卵状长椭圆形，长2～7cm，宽1～4cm，先端渐尖或急尖，基部阔楔形或圆形，边缘有尖锯齿；总叶柄基部有托叶，边缘具腺毛。花通常数朵簇生，稀单生，红色或玫瑰色，重瓣；总苞2，披针形，先端长尾状，表面有毛，边缘有腺毛；花萼5，向下反卷，有长尾状锐尖头，羽状裂，外面光滑，内面密被白色绵毛；花瓣倒卵形，先端圆形，脉纹明显，呈覆瓦状排列；雄蕊多数，着生于花萼筒边缘的花盘上；雌蕊多数，包于壶状花托的底部，子房有毛。果实卵形或陀螺形。花期5～9月。

花药性状　呈类球形。花托长圆形，萼片5，暗绿色，先端尾尖；花瓣呈覆瓦状排列，有的散落，长圆形，紫红色或淡紫红色；雄蕊多数，黄色。体轻，质脆。气清香，味淡、微苦。

质量要求　以不散瓣、紫红色、半开放的花蕾、气味清香者为佳。

化学成分　主要含挥发油，蛋白质，碳水化合物，鞣质，维生素，矿物质。

药理作用　抗真菌，抗肿瘤，抗病毒，抗氧化。

性味归经　性温，味甘。归肝、肾经。

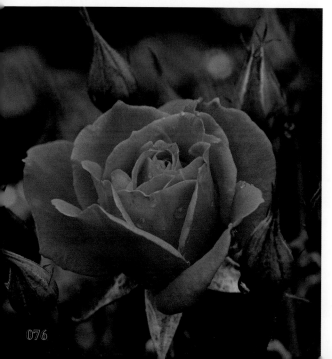

功能主治　活血调经，疏肝解郁。用于气滞血瘀，月经不调，痛经，闭经，胸胁胀痛。

用法用量　内服：煎汤或开水泡服，3～6克，鲜品9～15克。外用：适量，鲜品捣敷患处，或干品研末调搽患处。

注意事项　脾胃虚弱者、孕妇慎用。

应用举例

（一）验方

（1）治痢疾：月季花15克，水煎，代茶饮。

（2）治高血压：月季花15克，开水泡服。

（3）治筋骨疼痛及

轻微跌打损伤：月季花适量，黄酒少许。月季花焙干，研末。每次3克与黄酒调服。每日1剂。

（4）治跌打损伤，瘀血肿痛：月季花适量，土鳖虫3克，捣烂外敷伤处。

（5）治淋巴结结核、肿痛未溃：月季鲜花适量，夏枯草、生牡蛎各6克，混合捣烂，局部外敷。

（6）治肝阳上亢眩晕、烦躁：月季花9～15克，开水泡服，每日1次。

（二）保健方

1.月季冰糖茶

原料：月季花10克。

制法：开水冲泡8分钟，加入适量冰糖即可。

主治：用于治疗咳嗽咯血。

2.月季玫瑰红糖饮

原料：月季花6克，玫瑰花5克，陈皮3克，水200毫升，红糖适量。

制法：小火水煎5分钟，滤去药渣，放入红糖搅匀，趁热服用。

功用：疏肝解郁，理气开胸。用于肝气郁结引起的胸胁苦满、胁肋疼痛、抑郁等；经前乳房胀痛，月经量少者；乳腺增生患者；面色晦暗，面生色斑者。

注意：本饮不宜用于孕妇，各种出血证患者。

3.月季贝母雪梨茶

原料：月季花3克，贝母5克，雪梨2个，银耳50克，冰糖适量。

制法及用法：月季花洗净，贝母用醋浸，雪梨切片，银耳泡软时去掉硬根。锅内加水，放入梨片、银耳、贝母、冰糖，煮30分钟，加入月季花稍煮片刻即可。

功效：润肺止咳。

4.月季蒲黄酒

原料：月季花50克，蒲黄9克，米酒适量。

制法及用法：把上药加入水、酒各一半煎服。每日1次，月经前连服数日。

功用：调理月经，预防乳腺疾病。用于月经先后不定期，肝郁型。症见经量或多或少，经行不畅，胸胁、乳房、少腹胀痛，胸闷不舒，时欲叹息，郁郁不乐。

本草记载 始载于《本草纲目》草部，云："处处人家多栽插之，亦蔷薇类也。青茎长蔓硬刺，叶小于蔷薇，而花深红，千叶厚瓣，逐月开花，不结子也。"记载的为本品。

参考文献

国家中医药管理局中华本草编委会. 中华本草：第4卷[M]. 上海：上海科学技术出版社，1999：215.

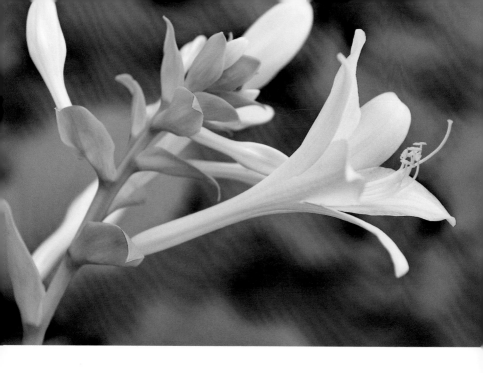

玉簪花

别名 内消花、白鹤花、白鹤仙、白萼、玉泡花、银净花。

基原 为百合科植物玉簪 *Hosta plantaginea* (Lam.) Ascherson. 的花。

产地 我国各地均有栽培。

采收加工 在7～8月份花似开非开时采摘，晒干。

植物形态 多年生草本。具粗根茎。叶根生，成丛；叶片卵形至心脏卵形，长15～25cm，宽10～15cm，先端急尖。绿色，有光泽，主脉明显；叶柄长达20～30cm。花茎从叶丛中抽出，长40～65cm，较叶长，顶端常有叶状的苞片1枚；花白色，夜间开放，芳香，向上生长；花柄基部常有膜质卵形苞片；花被漏斗状，上部6裂，下部花被筒很长，喉部扩大；雄蕊6，与花被等长；雌蕊1，子房无柄，花柱线形，柱头小。蒴果窄长，长4～5cm。种子黑色，光泽，边缘有翼，花期7～8月。果期8～9月。

花药性状 花葶高40～80cm，具几朵至十几朵花；花的外苞片卵形或披针形，长2.5～7cm，宽1～1.5cm；内苞片很小；花单生或2～3朵簇生，长10～13cm，白色，芬香；花梗长约1cm；雄蕊与花被近等长或略短，基部15～20mm贴生于花被管上。

化学成分 主要含有甾体类、生物碱类、黄酮醇以及苷类、脂肪酸等。

药理作用 有抑制肿瘤作用，抑菌，抗炎，镇痛。

性味归经 味苦、甘，性凉，小毒。归肺、膀胱经。

功能主治　清热解毒，利水，通经。用于咽喉肿痛，疮痈肿痛，小便不利，经闭。

用法用量　内服：煎汤，3～6克。外用：适量，捣敷。

■验方■

（1）治咽喉肿痛：玉簪花5克，板蓝根25克，玄参25克。水煎服。

（2）治小便不通：①玉簪花、蛇蜕各10克，丁香5克。共为末，每服5克，酒调送下。②玉簪花5克，萹蓄20克，车前草20克，灯心草5克。水煎服。

本草记载　出自《本草品汇精要》："玉簪花，苗高尺余，叶生茎端，淡绿色，六、七月抽茎分歧，生数蕊，长二、三寸，清香莹白，形如冠簪，故名玉簪花也……至秋作荚四瓣如马蔺子，其实若榆钱而狭长也。"

●参考文献●

[1] 国家中医药管理局中华本草编委会. 中华本草：第8卷[M]. 上海：上海科学技术出版社，1999：107.

[2] 冯婧，胡林峰，唐雨. 玉簪花的化学成分与药理作用研究进展[J]. 中药与临床，2017，8（1）：59-61.

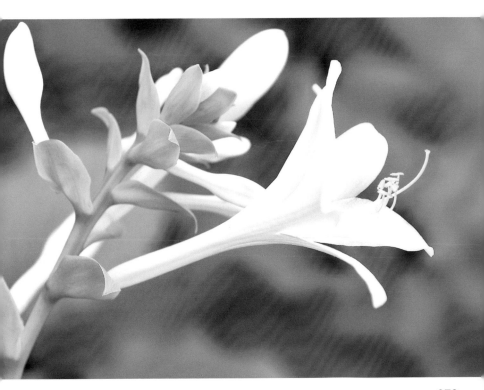

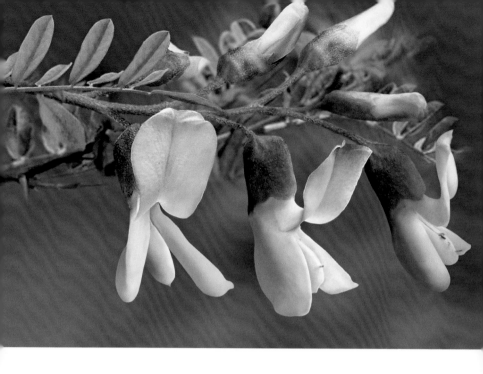

白刺花

别名 白花刺、苦刺花。

基原 为豆科植物白刺花 *Sophora davidii*（Franch.）的花。

产地 主产于西南及河北、陕西、甘肃、江苏、浙江、河南、湖北、广西等地。

采收加工 3～5月花未放足时采收，鲜用或晒干。

植物形态 灌木，高1～2.5m。树皮灰褐色，多疣状突起，枝条棕色，近于无毛，具锐刺。奇数羽状复叶，互生，长4～6cm；小叶11～21枚，椭圆形或长卵形，长5～8mm，宽4～5mm，先端圆，微凹而具小尖，基部近圆形，全缘，两面疏被白色平伏的短柔毛。总状花序生于小枝顶端；花疏生而下弯，6～12朵，白色或蓝白色，有短花梗；萼钟状，5浅裂，紫蓝色，密生短柔毛；花冠蝶形，旗瓣匙形，反曲，龙骨瓣2瓣分离，基部有锐耳；雄蕊10，离生；心皮纤细，有毛。荚果细长，串珠状，有长喙，密生白色柔毛。种子1～7颗，椭圆形。花期3～5月，果期6～8月。

花药性状 呈白色或蓝白色，有短花梗。萼钟状，5浅裂，紫蓝色，密生短柔毛。花冠蝶形，旗瓣匙形，反卷，龙骨瓣2瓣，分离，基部有锐耳。雄蕊10，离生。心皮纤细，有毛。气微，味微涩、苦。

化学成分 主要含槐果碱、苦参碱、木犀草素、槲皮素、苷类、β-谷甾醇。

药理作用 抗炎，抗过敏。

性味归经 味苦，性凉。归肝、膀胱经。

功能主治　清热解毒，凉血消肿。用于痈肿疮毒。

用法用量　内服：1～3克。泡茶饮服。

应用举例

（一）验方

治扁桃体炎：白刺花12克，山胡椒叶9克，马蹄蕨11克，水湿柳叶菜9克，牛奶树15克，小万年草9克，光板猫叶草16克，肺心草10克，赤小豆花5克，无莿根25克，水梨藤15克，夜关门13克。水煎服。

（二）保健方

白刺花酒：白刺花5克，杭菊5克，生甘草3克，斑庄根1克，食用橘子粉2汤匙（约10克），白糖50克，柠檬酸（食用级）1克（或加绿茶1克亦佳），上7味，除橘子粉、柠檬酸外，以洁净水1200毫升煮沸，保温20～30分钟，趁热过滤，去渣，后加入橘子粉、柠檬酸，拌匀，即可。或以滚开水冲泡后，饮用。嗜酒者，可加粮食酒约50毫升兑饮之。功效：清热，解暑，利尿，祛风，败毒。

本草记载　《文山中草药》：清热解毒，利湿消肿。治痢疾，膀胱炎，血尿，水肿。记载的为本品。《贵州草药》记载的为本品。

参考文献

[1] 国家中医药管理局中华本草编委会. 中华本草：第4卷[M]. 上海：上海科学技术出版社，1999：633.

[2] 董刘宏，太志刚，杨亚滨，等. 白刺花花的化学成分研究[J]. 华西药学杂志，2010，25（6）：636-640.

[3] 温敏，马云宝，毛晓健，等. 白刺花的花中化学成分研究[J]. 中国药学杂志，2010，45（19）：1451-1454.

[4] 汪毅. 黔本草. 第1卷［M］. 贵阳：贵州科技出版社，2015：11.

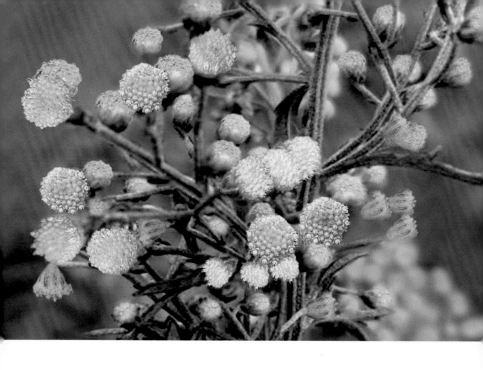

白蒿花

别名 大籽蒿花。

基原 为菊科植物大籽蒿 *Artemisia sieversiana* Ehrhartex（Willd.）的花。

产地 主产于东北、华北、西北、西南等地区。

采收加工 6 ～ 8 月采收，鲜用或晾干。

植物形态 一二年生草本，高 50 ～ 150cm。主根单一，狭纺锤形。茎下部稍木质化，纵棱明显，多分枝，茎、枝被类白色微柔毛。叶互生；叶柄长 1 ～ 4cm；下部与中部叶宽卵形或宽卵圆形，长 4 ～ 8cm，宽 3 ～ 6cm，二至三回羽状全裂，每侧有裂片 2 ～ 3 枚，裂片常再成不规则的羽状全裂或深裂，小裂片线形或线状披针形，长 2 ～ 10mm，宽 1 ～ 2mm，先端钝或渐尖，基部有小型羽状分裂的假托叶；上部叶及苞片叶羽状全裂或一分裂，椭圆状披针形或披针形，无柄。头状花序，多数，半球形或近球形，直径 3 ～ 6mm，具短梗，基部常有线形的小苞叶，在分枝上排成总状或复总状花序，总苞 3 ～ 4 层，外层、中层背面被灰白色微柔毛或近无毛，中肋绿色，边缘狭膜质，内层膜质；花序托半球形，具白色托毛；雄花 2（～ 3）层，20 ～ 30 朵，花冠檐部具 2 ～ 4 裂齿，花柱线形，先端 2 叉；两性花多层，80 ～ 120 朵，花冠管状，花药上端附属物尖，长三角形，基部有短尖头，花柱与花冠等长，先端叉开，叉端截形，有睫毛。瘦果长圆形。花、果期 6 ～ 10 月。

花药性状 头状花序大，多数，半球形或近球形，直径（3 ～）4 ～ 6mm，具短梗，稀近无梗，基部常有线形的小苞叶，在分枝上排成总状花序或复总状花序，而在茎上组成开展或略狭窄的圆锥花序；总苞片3～4层，近等长，外层、中层总苞片长卵形或椭圆形，背面被灰白色微柔毛或近无毛，中肋绿色，边缘狭膜质，内层长椭圆形，膜质；花序托凸起，半球形，有白色托毛；雌花2（～3）层，20～30朵，花冠狭圆锥状，檐部具（2～)3～4裂齿，花柱线形，略伸出花冠外，先端2叉，叉端钝尖；两性花多层，80～120朵，花冠管状，花药披针形或线状披针形，上端附属物尖，长三角形，基部有短尖头，花柱与花冠等长，先端叉开，叉端截形，有睫毛。

化学成分　主要含有黄酮、木脂素、倍半萜和挥发油等。

药理作用　祛痰，平喘，消炎，提高耐缺氧能力，预防肺水肿，抗菌。

性味归经　味苦，性凉。入脾、肺二经。

功能主治　清热解毒，收湿敛疮。用于痈肿疔毒，湿疮，湿疹。

用法用量　内服：煎汤，10～15克。外用：适量，煎水洗。

🔳 **验方**

（1）治痈肿疔毒：白蒿花9～15克。水煎服。

（2）治黄水疮，皮肤湿疹，宫颈糜烂：白蒿花适量。煮水，洗患处。

本草记载　《中国沙漠地区药用植物》记载的为本品。

参考文献

[1] 国家中医药管理局中华本草编委会. 中华本草：第7卷[M]. 上海：上海科学技术出版社，1999：696.

[2] 桑吉，土旦卓玛，徐福春. 藏药大籽蒿化学成分的研究现状[J]. 西藏科技，2012，（12）：77-78.

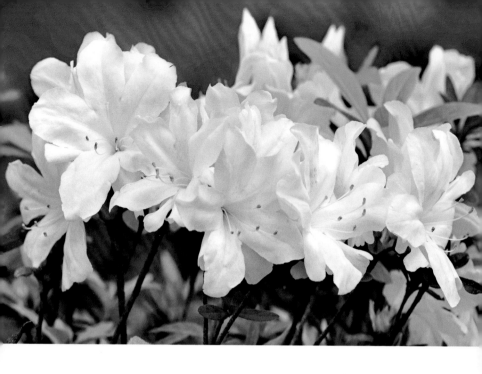

白花映山红

别名 白映山红、白艳山红。

基原 为杜鹃花科植物白花杜鹃 *Rhododendron mucronatum*（Bl.）G. Den 的花。

产地 主产于河北、山西、陕西、江苏、浙江、江西、福建、湖南、广东、广西、四川、贵州。

采收加工 4月采花，鲜用或晒干。

植物形态 常绿或半常绿灌木，高2～3m。分枝多而密，幼枝密被灰色柔毛，有时混生少数腺毛。花芽卵圆形，鳞片脊上有细毛和黏质。叶近轮生，二型：春叶早落，膜质，披针形至卵状披针形，长3.5～5.5cm，宽1～2.5cm，先端急尖或钝尖，基部楔形，两面均有灰棕色柔毛；夏叶宿存，半革质，椭圆形或椭圆状披针形，长1.5～3.5cm，宽1～2cm，先端钝尖，有短尖头，基部楔形，全缘，上面绿色，疏被灰褐色伏毛，下面青绿色，被棕褐色伏毛，叶脉上尤多。花序顶生，有花1～3朵，芳香；花萼大，5裂，裂片披针形，绿色，长约1.5cm，有腺毛与绒毛；花冠宽钟形，纯白色，有时有红色条纹，长2.8～3.5cm，5裂，裂片卵状椭圆形；雄蕊10，有时退化为8，花丝细长，近基部有腺毛，花药黄白色或紫色；雌蕊1，密被柔毛和糙伏毛，花柱细长，长4～6cm，柱头头状。蒴果圆锥状卵形，长约1cm，短于萼片，被微毛。花期3～5月，果期8～9月。

花药性状 伞形花序顶生，具花1～3朵；花梗长达1.5cm，密被淡黄褐色长柔毛和腺头毛；花萼大，绿色，裂片5，披针形，长1.2cm，密被腺状短柔毛；花冠白色，有时淡红色，阔漏斗形，长3～4.5cm，5深裂，裂片椭圆状卵形，长约与花冠管等长，无毛，也无紫斑；雄蕊10，不等长，花丝中部以下被微柔毛；子房卵球形，5室，长4mm，直径2mm，密被刚毛状糙伏毛和腺头毛，花柱伸出花冠外很长，无毛。

化学成分　主要含杜鹃黄苷和少量的杜鹃黄素。

药理作用　抗乙酰胆碱酯酶活性，抗氧化。

性味归经　味辛、甘，性温。归肝、肾、大肠经。

功能主治　和血，散瘀，止咳。用于吐血，便血，痢疾，崩漏，咳嗽，跌打损伤。

用法用量　内服：煎汤，15～30克。外用：适量，煎水洗。

验方

（1）治白带：白花映山红花15克，和猪脚适量同煮，吃肉喝汤。

（2）治流鼻血：白花映山红花（鲜品）15～30克。水煎服。

本草记载　《四川中药志》：花及根，治吐血红崩，赤白痢下，肠风下血及跌打损伤。记载的为本品。

参考文献

[1] 国家中医药管理局中华本草编委会. 中华本草：第6卷[M]. 上海：上海科学技术出版社，1999：38.

[2] 杨赟，刘敏，李建，等. 药用植物中乙酰胆碱酯酶抑制活性和抗氧化活性的筛选[J]. 中国实验方剂学杂志，2013，19（2）：213-218.

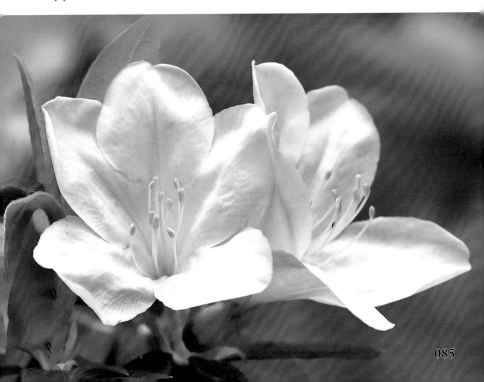

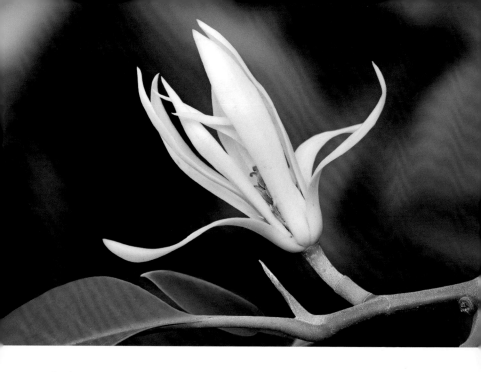

白兰花

别名　白缅花、白木兰、黄桷兰、缅桂花。

基原　为木兰科植物白兰花 *Michelia alba* DC. 的花。

产地　主产于浙江、福建、台湾、湖南、湖北、广东、广西、四川、云南等地。

采收加工　夏、秋开花时采收，鲜用或晒干备用。

植物形态　乔木，高10～20m，在较寒冷地区常呈灌木状，高仅1～2m。树皮灰色，幼枝密被淡黄白色柔毛，后渐脱落。叶互生；叶柄长1.5～2cm；托叶痕为叶柄的三分之一或四分之一；叶薄革质；叶片长圆形或披针状椭圆形，长10～27cm，宽4～9.5cm，先端长渐失或尾状渐尖，基部楔形，两面无毛或下面疏生微柔毛。花白色，清香，单生于叶腋；花被10片以上，长约3cm；雄蕊多数，花丝扁平，药隔顶端伸出成长尖头；雄蕊群有柄，长约4mm，心皮多数，通常部分心皮不发育，形成疏生的聚合果。花期4～9月，夏季盛开，少见结实。

花药性状　狭钟形，长2～3cm，红棕色至棕褐色。花被片多为12片，外轮狭披针形，内轮较小；雄蕊多数，花药条形，淡黄棕色，花丝短，易脱落；心皮多数，分离，柱头褐色，外弯，花柱密被灰黄色细绒毛。花梗长2～6mm，密被灰黄色细绒毛。质脆，易破碎。气芳香，味淡。

质量要求　以朵大、完整、洁净、气香者为佳。

化学成分　主要含挥发油成分。

药理作用　镇咳，平喘，祛痰。

性味归经 味苦、辛，性微温。入肺、脾经。

功能主治 化湿，行气，止咳。用于胸闷腹胀，中暑，咳嗽，前列腺炎，白带。

用法用量 内服：煎汤，6～15克。

注意事项 痰热咳喘不宜用。孕妇、儿童慎用。

应用举例

（一）验方

（1）治湿阻中焦，气滞腹胀：白兰花5克，厚朴10克，陈皮5克。水煎服。

（2）治中暑头晕胸闷：白兰花5～7朵，茶叶少许。开水泡服。

（3）治脾虚湿盛的白带：白兰花10克，薏苡仁30克，白扁豆30克，车前子5克。煎服。

（4）治鼻炎流涕，鼻塞不通：白兰花10克，苍耳子10克，黄芩10克，薄荷10克，防风5克。水煎服。

（二）保健方

（1）白兰花饮：干白兰花3朵，沸水冲泡后饮用。可祛湿温肺，消除疲劳，润肺清心。

（2）白兰花乌龙饮：白兰花10克，乌龙茶叶5克。沸水冲泡5分钟后饮用。可止咳化痰，治疗咳嗽痰多、支气管炎等病症。

本草记载 《四川中药志》："治白浊及女子白带。"记载的为本品。

参考文献

[1] 国家中医药管理局中华本草编委会. 中华本草：第2卷[M]. 上海：上海科学技术出版社，1999：892.

[2] 侯冠雄，王永江，张周鑫，等. 白兰花挥发油化学成分及其抑菌拒食活性研究[J]. 天然产物研究与开发，2018，30（12）：2063-2069.

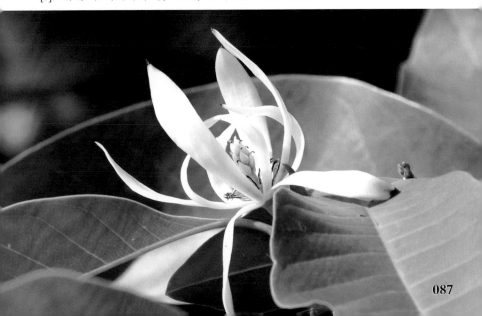

白马鬃铃花

别名　大白花杜鹃、大白杜鹃、大白花、羊角菜、白花菜、白豆花。

基原　为杜鹃花科植物大白花杜鹃 *Rhododendron decorum* Franch. 的花。

产地　主产于四川、贵州、云南、西藏等地。

采收加工　春季花盛开时采摘，晒干。

植物形态　常绿灌木或小乔木，高达 1～8m。小枝粗壮，无毛，幼枝绿色，初被白粉。叶簇生于枝顶；叶柄长 1.5～3cm，粗壮，上面近平坦，具槽；叶片厚革质，长圆形或矩圆状椭圆形，先端钝或圆形，具短凸尖，基部楔形或钝，有时圆形或近心形；叶面光泽、侧脉 12～16 对。伞房状花序顶生，有花 8～10 朵，总花序轴长约 3cm，疏生腺体；花萼小，杯状，6～7 裂，边缘疏生腺毛；花冠漏斗状钟形，长 3～5m，白色或带蔷薇色，有时有淡绿色或粉红色斑点，里面基部有毛，裂片 6～8，近圆形，先端有微缺；雄蕊，12～16，不等长，花丝基部有微毛；雌蕊长 4～4.5cm，子房圆柱形 10 室，密生腺体，花柱绿色，被白色或淡黄色腺体。蒴果长圆柱形，长 4cm。花期 4～7 月，果期 10～11 月。

花药性状　花序伞房状，花约 10 朵；花冠白色或带蔷薇色，漏斗状钟形。

化学成分　主要含脂类、蛋白质等。

药理作用　从大白花杜鹃中分离得到大白花毒素Ⅰ和大白花毒素Ⅱ，大白花毒素Ⅱ以 1～100μg/kg 给予大鼠有明显降压作用，作用快而短，给药后 1～2 分钟血压降到最低值，一般 15 分钟后恢复正常。大白花毒素Ⅱ给小鼠腹腔注射的半数致死量为 1.05mg/kg。

性味归经　味酸，性温，小毒。

功能主治　止咳，固精。用于久咳，遗精。

用法用量　内服，煎汤，3～9 克。

本草记载　《原色中国本草图鉴》记载的为本品。

参考文献

国家中医药管理局中华本草编委会.中华本草：第 6 卷[M].上海：上海科学技术出版社，1999：27.

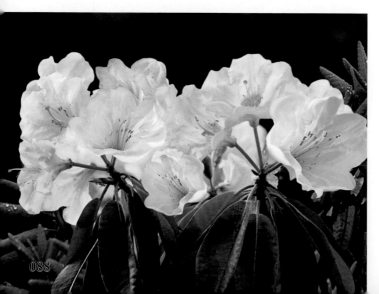

白茅花

别名 菅花、茅花、茅盏花、茅针花。

基原 为禾本科植物白茅 *Imperata cylindrica* (L.) Beauv. var. *major* (Nees) C.E. Hubb. 的花穗。

产地 主产于东北、华北、华东、中南、西南及陕西、甘肃等地。

采收加工 4～5月花盛开前采收。摘下带茎的花穗，晒干。

植物形态 多年生草本。高20～100cm。根茎白色，匍匐横走，密被鳞片。秆丛生，直立，圆柱形，光滑无毛，基部被多数老叶及残留的叶鞘。叶线形或线状披针形；根出叶长几与植株相等；茎生叶较短，宽3～8mm，叶鞘褐色，无毛，或上部及边缘和鞘口具纤毛，具短叶舌。圆锥花序紧缩呈穗状，顶生，圆筒状，长5～20cm，宽1～2.5cm；小穗披针形或长圆形，成对排列在花序轴上，其中一小穗具较长的梗，另一小穗的梗较短；花两性，每小穗具1花，基部被白色丝状柔毛；两颖相等或第1颖稍短而狭，具3～4脉，第2颖较宽，具4～6脉；稃膜质，无毛，第1外稃卵状长圆形，内稃短，第2外稃披针形，与内稃等长；雄蕊2，花药黄色，长约3mm；雌蕊1，具较长的花柱，柱头羽毛状。颖果椭圆形，暗褐色，成熟的果序被白色长柔毛。花期5～6月，果期6～7月。

花药性状 干燥的花穗呈圆柱形，长5～20cm，小穗基部和颖片密被细长丝状毛，占花穗的绝大部分，灰白色，质轻而柔软，若棉絮状。小穗黄褐色，介于细长丝状毛中，不易脱落，外颖矩圆状披针形，膜质；雌蕊花柱2裂，裂片线形，裂片上着生黄棕色毛。花序柄圆柱形，青绿色。气微，味淡。

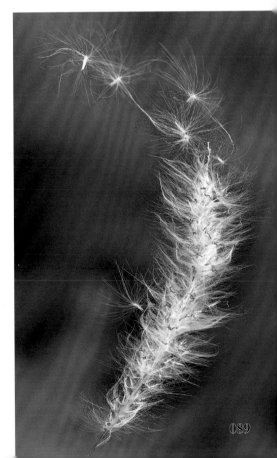

质量要求 以干燥、洁白、无叶、柄短者为佳。

化学成分 主要含有三萜类、黄酮类、木脂素类、内酯类、糖类、甾体类及有机酸类。

药理作用 止血，降低血管通透性。

性味归经 味甘，性温，无毒；入肺、肝二经。

功能主治 止血，镇痛。用于吐血、衄血，刀伤。

用法用量 内服：煎汤，9～15克。外用：罨敷或塞鼻。

应用举例

（一）验方

（1）治鼻衄：白茅花25克，猪鼻一个。同炖约一小时，饭后服，服多次，可望根治。

（2）治鼻出血：白茅花15克。用法：将上药用水煎代茶饮用。

（3）治疗难产：白茅花6克。用法：烧灰冲酒服。

（二）保健方

草霜饮：白茅花30克，百草霜15克，灶心土15克，血余炭15克。

制法及用法：先将血余炭焙焦研细末，然后再将其他三味药同煎为汁一大碗，冲服血余炭，每次3克，一日两次。

功效：温脾养血，止血化瘀。

适应证：本方主要用于鼻衄，妇女月经过多及胃肠道出血属于脾阳虚血失统摄之证。

本草记载　《日华子本草》："罯刀箭疮，止血并痛。"记载的为本品。

参考文献

[1] 国家中医药管理局中华本草编委会.中华本草：第8卷[M].上海：上海科学技术出版社，1999：361.

[2] 刘荣华，付丽娜，陈兰英，等.白茅根化学成分与药理研究进展[J].江西中医学院学报，2010，22（4）：80-83.

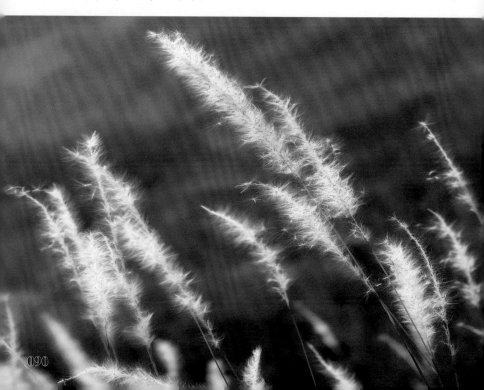

白茅针

别名　茅苗、茅笋、茅针、茅锥、茅蜜、茅荑、茅擿、茅芽。

基原　为禾本科植物白茅 *Imperata cylindrica* (L.) Beauv. var. *major* (Nees) 的初生未开放花序。

产地　主产于东北、华北、华东、中南、西南及陕西、甘肃等地。

采收加工　4～5月采摘未开放的花序，鲜用或晒干。

植物形态　多年生草本。高20～100cm。根茎白色，匍匐横走，密被鳞片。秆丛生，直立，圆柱形，光滑无毛，基部被多数老叶及残留的叶鞘。叶线形或线状披针形；根出叶长几与植株相等；茎生叶较短。圆锥花序紧缩呈穗状，顶生，圆筒状；小穗披针形或长圆形，成对排列在花序轴上；花两性，每小穗具1花，基部被白色丝状柔毛。颖果椭圆形，暗褐色，成熟的果序被白色长柔毛。花期5～6月，果期6～7月。

花药性状　圆锥花序紧缩呈穗状，顶生，圆筒状；小穗披针形或长圆形，每小穗具1花，基部被白色丝状柔毛。

性味归经　味甘，性平。归心、肺、胃、膀胱经。

功能主治　止血，解毒。用于衄血，尿血，大便下血，外伤出血，疮痈肿毒。

用法用量　内服：煎汤，9～15克。外用：适量，捣敷或塞鼻。

验方

（1）治鼻衄、咯血、失血之病发热口渴：白茅针5～10克，水煎服。

（2）治喉痈：白茅针10克，皂角刺10克，连翘10克，甘草节5克，紫花地丁10克，七叶一枝花10克，金果榄5克（冲服）。加水400毫升，煎至200毫升，待稍凉服，并服2煎。

本草记载　《中华本草》记载的为本品。

参考文献

国家中医药管理局中华本草编委会. 中华本草：第8卷[M]. 上海：上海科学技术出版社，1999：361.

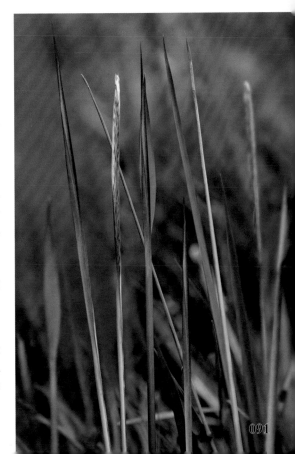

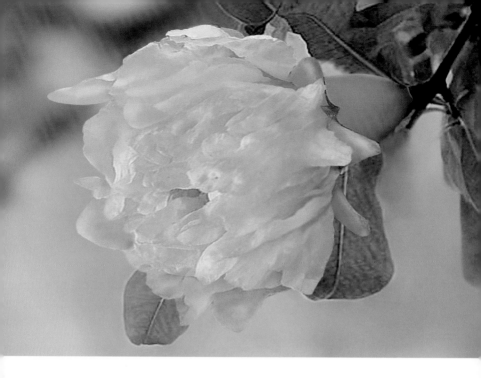

白石榴花

别名 重瓣白石榴花。

基原 为石榴科植物白石榴 *Punica granatum* L. ev. Albescens DC. 或重瓣白石榴 *Punica granatum* L. ev. multiplex Sweet 的花瓣。

产地 产于我国南北各地。

采收加工 5～6月花盛开时采摘，置通风处晾干或晒干。

植物形态 落叶灌木或小乔木，高通常3～5m，稀达10m。枝顶常成尖锐长刺，幼枝具棱角，无毛，老枝近圆柱形。叶对生或簇生于短枝上；具短叶柄；叶片纸质，长圆状披针形，长2～9cm，宽约1.5cm，先端短尖、钝尖或微凹，基部短尖至稍钝形，上面光亮，侧脉稍细密。花白色，生枝顶；萼筒长2～3cm，裂片卵状三角形，外面近顶端有1黄绿色腺体，边缘有小乳突；花瓣长1.5～3cm，宽1～2cm，多皱褶，先端圆形；雄蕊多数，花丝无毛，长达13mm；子房下位，多室，花柱长超过雄蕊。浆果近球形，直径5～12cm，先端有宿存花萼裂片，皮厚。种子多数，具晶莹、多汁、味酸甜的外种皮。花期5～6月。

花药性状 干燥的花瓣多皱缩，呈黄白色或棕黄色。完整者，以温水浸泡后铺平观察，全体呈卵形，顶端钝圆，基部略窄，边缘常有破缺。自花瓣基部发出较粗大的主脉，侧脉细小，网状，均呈棕色。质柔软，薄而微透明。

质量要求 以色泽黄白、气味微香者为佳。

化学成分 β-1,4,6-三-*O*-没食子酰基葡萄糖、butylbrevifolin c-arboxylate、短叶苏

木酚酸甲酯、短叶苏木酚、β-1,6-二-O-没食子酰基葡萄糖、鞣花酸、鹰嘴豆芽素A、retusin-8-methylether、蒲公英赛醇、谷甾醇、β-谷甾醇棕榈酸酯、crispin A。

药理作用　止咳，止血。

性味归经　味酸、甘，性平。归肺经。

功能主治　涩肠止血。用于久痢，便血，咯血，衄血，吐血。

用法用量　内服：煎汤，6～9克，鲜品15～30克。外用：适量，研末吹鼻。

◆验方◆

（1）治咯血、吐血、便血：白石榴花15～20朵，水煎服。

（2）治久痢：白石榴花15～25克。水煎服。

（3）治痢疾、脱肛：白石榴花12～18克，水煎，分3次饭前服。

（4）治肺痈：白石榴花7朵，夏枯草8克，水煎服。

（5）肺结核患者：白石榴花24克，夏枯草30克，鱼腥草36克，水煎服。每日1剂（在服用抗结核药物的同时作辅助治疗）

本草记载　《四川中药志》："散郁结。治肺劳吐血及衄血。"记载的为本品。

◆参考文献◆

国家中医药管理局中华本草编委会. 中华本草：第5卷[M]. 上海：上海科学技术出版社，1999：665.

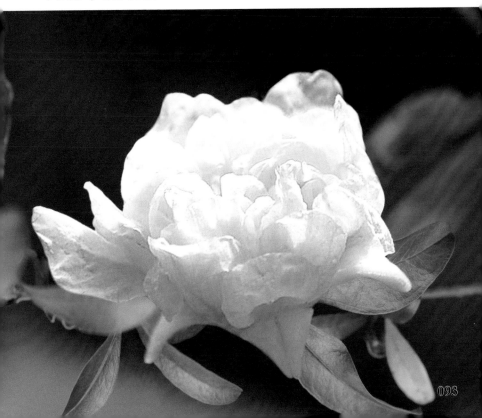

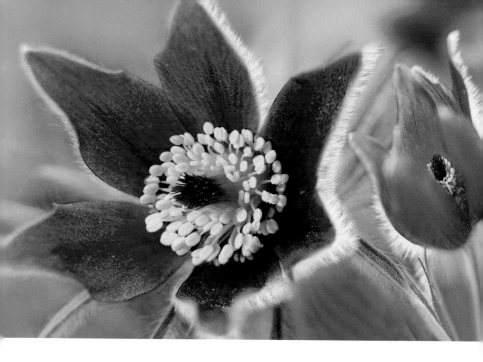

白头翁花

别名　毛姑朵花、老婆子花、老公花。

基原　为毛茛科植物白头翁 *Pulsatilla chinensis* (Bunge)、细叶白头翁 *Pulsatilla turczaninovii* Kryl.、兴安白头翁 *Pulsatilla dahurica* (Fisch.)的干燥花。

产地　主产于东北、华北及陕西、江苏、河南、安徽等地。

采收加工　播种后第2年4月中旬采收鲜花，晒干。

植物形态　白头翁　多年生草本，高15～35cm。根状茎粗，直径8～15mm。基生叶4～5，开花时长出地面，叶3全裂；叶柄长7～15cm，被密长柔毛；叶片轮廓宽卵形，长4.5～14cm，宽6.5～16cm，上面疏被毛，后期脱落无毛，下面密被长柔毛，3全裂，中央全裂片有柄或近无柄，3深裂，中央深裂片楔状卵形，或狭楔形，全缘或有齿，侧深裂片不等2浅裂；侧全裂片无柄或近无柄，不等3深裂。花葶1～2，花后生长，高15～35cm，苞片3，基部合生，筒长3～10mm，裂片条形，外面密被长柔毛，内面无毛；花两性，单朵，直立，花梗长2.5～5.5cm，萼片6，排成2轮，狭卵形或长圆状卵形，长2.8～4.4cm，宽9～20mm，蓝紫色，外面密被柔毛；花瓣无；雄蕊多数，长约为萼片之半；心皮多数，被毛。瘦果长3～4mm，被长柔毛，顶部有羽毛状宿存花柱，长3.5～6.5cm。花期4～5月，果期6～7月。

　　细叶白头翁　多年生草本，高15～25cm。基生叶4～5，开花时长出地面，叶二至三回羽状复叶；叶柄长5～8cm，有时长达14cm，疏被白色柔毛；叶片轮廓狭椭圆形或卵形，长7～8.5cm，宽2.5～4cm，羽片3～4对，下部的有柄，上部的无柄，羽片又作羽状细裂，裂片线状披针形或线形，有时卵形，宽1～2.5mm，先端常锐尖，边缘稍反卷，成长叶两面无毛，或沿叶脉稍被长柔毛。花葶有柔毛；苞片3，长2.8～3.4cm，基部合生，筒长5～6mm，裂片线形或线状披针形，宽1～1.5mm，外面被长柔毛；花两性，单朵，直立，花梗长约1.5cm，结果时长达15cm；萼片6，排成2轮，卵状长圆形或椭圆形，长2.2～4.2cm，宽1～1.3cm，蓝紫色，先端微尖或钝，外面被长柔毛；花瓣无；雄蕊多数，长约为萼片之半；心皮多数。瘦果长约4mm，密被长柔毛，顶部有羽毛状宿存花柱，长约3cm。花期5月，果期6月。

兴安白头翁　多年生草本，高25～40cm。根状茎粗5～7mm。基生叶7～9，开花时长出地面，叶3全裂；叶柄长2.8～15cm，被柔毛；叶片轮廓卵形，长4.5～7.5cm，宽3～6cm，上面近无毛，下面沿叶脉疏被柔毛，3全裂或近羽状分裂，中央全裂片有细长柄，又3全裂，裂片深裂，深裂片宽线形或狭楔形，全缘或上部有2～3小裂片或牙齿；侧全裂片无柄或近无柄，不等3深裂，深裂片全缘或有数牙齿或2～3小裂片。花葶2～4个，有柔毛；苞片3，长4～5cm，基部合生，筒长1.2～1.4cm，裂片似基生叶的裂片，外面密被柔毛；花两性，单朵，近直立，花梗长约7.5cm，结果时增长，被密柔毛；萼片6，排成2轮，椭圆状卵形，紫色，长约2cm，宽0.5～1cm，先端微钝，外面密被短柔毛；花瓣无；雄蕊多数；心皮多数，被柔毛。瘦果长约3mm，密被柔毛，顶部有羽毛状宿存花柱，长5～6cm。花期5～6月，果期6～7月。

花药性状　花萼片6，瓣状，排列成内外2轮，带紫色，卵状长圆形，背面密被柔毛；雄蕊多数，长约为萼片的1/2，花丝基着，黄色；雌蕊多数，花柱丝状，密被白色长毛；花梗长短不一，有柔毛。气微，味稍苦。

质量要求　以朵大、纯净无杂质者为佳。

化学成分　主要含白头翁皂苷。

药理作用　抗炎。

性味归经　味苦，性微寒。归肝、脾经。

功能主治　清热解毒，杀虫。用于疟疾，头疮，白秃疮。

用法用量　内服：煎汤，3～6克。外用：适量，研末调敷。

保健方

白头翁花茶：白头翁花6克。开水冲泡饮用。茶疗功用：治疗风湿性关节炎肿痛。

本草记载　《本草纲目》："治疟疾寒热，白秃头疮。"记载的为本品。

参考文献

[1] 南京中医药大学. 中药大辞典：上册[M]. 第2版. 上海：上海科学技术出版社，2006：1027.

[2] 国家中医药管理局《中华本草》编委会. 中华本草：第3册[M]. 上海：上海科学技术出版社，1999：243.

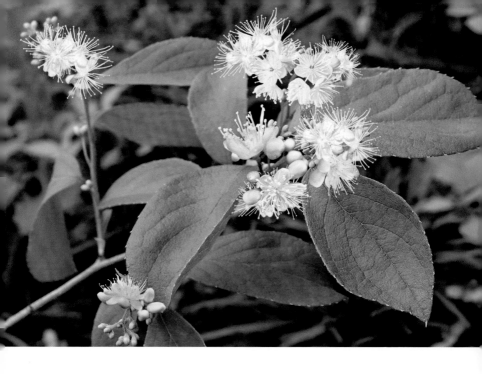

白檀

别名 砒霜子、蛤蟆涎、白花茶、牛筋叶、檀花青。

基原 为山矾科植物白檀 *Symplocos paniculata*（Thunb.）Miq. 的花。

产地 主产于东北、华北、长江以南各地及台湾。

采收加工 花于5～7月采收，晒干。

植物形态 落叶灌木或小乔木。嫩枝有灰白色柔毛，老枝无毛。叶互生；叶柄长3～5mm；叶片膜质或薄纸质，阔倒卵形、椭圆状倒卵形或卵形，长3～11cm，宽2～4cm，先端急尖或渐尖，基部阔楔形或近圆形，边缘有细尖锯齿，叶面无毛或有柔毛，叶背通常有柔毛或仅脉上有柔毛；中脉在叶面凹下，侧脉在叶面平坦或微凸起，每边4～8条。圆锥花序长5～8cm，通常有柔毛；苞片通常条形，有褐色腺点，早落；花萼长2～3mm，萼筒褐色，无毛或有疏柔毛，裂片半圆形或卵形，稍长于萼筒，淡黄色，有纵脉纹，边缘有毛；花冠白色，长4～5mm，5深裂几达基部；雄蕊40～60；子房2室，花盘具5个凸起的腺点。核果熟时蓝色，卵状球形，稍扁斜，长5～8mm，先端宿萼裂片直立。花期5月，果熟期7月。

花药性状 圆锥花序长5～8cm，通常有柔毛；苞片早落，通常条形，有褐色腺点；花萼长2～3mm，萼筒褐色，无毛或有疏柔毛，裂片半圆形或卵形，稍长于萼筒，淡黄色，有纵脉纹，边缘有毛；花冠白色，长4～5mm，5深裂几达基部；雄蕊40～60枚，子房2室，花盘具5凸起的腺点。

化学成分 主要含三萜、黄酮、木脂素、甾体等。

药理作用 抗菌，抗肿瘤，抗炎镇痛，解热。

性味归经 味苦，性微寒。归脾、胃、肺经。

功能主治 清热解毒，调气散结，祛风止痒。用于乳腺炎，淋巴腺炎，肠痈，疮疖，疝气，荨麻疹，皮肤瘙痒。

用法用量 内服：煎汤，9～24克，单用根可至30～45克。外用：适量，煎水洗，或研末调敷。

验方

（1）治乳腺炎，淋巴腺炎：白檀9～24克。水煎服。

（2）治肠痈，胃癌：白檀9克，茜草6克，鳖甲6克。水煎服。

（3）治疮疖：白檀15克，干檀香6克。水煎服。

本草记载 《浙江中药资源名录》记载的为本品。

参考文献

[1] 国家中医药管理局中华本草编委会. 中华本草：第6卷[M]. 上海：上海科学技术出版社，1999：152.

[2] 王宁辉. 白檀化学成分及其生物活性研究[D]. 陕西科技大学，2015.

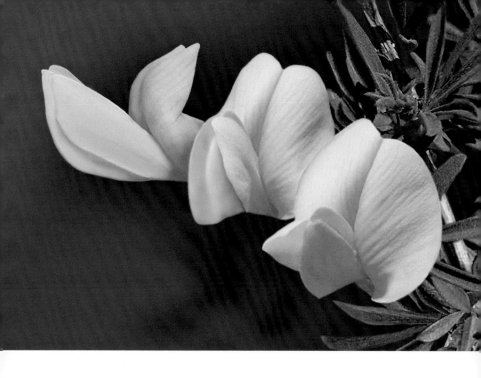

白皮锦鸡儿花

别名 金雀花、锦鸡儿花。

基原 为豆科植物白皮锦鸡儿 *Caragana leucophloea* Pojark. 的花。

产地 主产内蒙古、甘肃、新疆等地。

采收加工 春末、夏初花将开放时采收，晒干。

植物形态 灌木，高 1～1.5m。树皮黄白色或黄色，有光泽；小枝有条棱，嫩时被短柔毛，常带紫红色。假掌状复叶有 4 片小叶，托叶在长枝者硬化成针刺，长 2～5mm，宿存，在短枝者脱落；叶轴在长枝者硬化成针刺，长 5～8mm，宿存，短枝上的叶无柄，簇生，小叶狭倒披针形，长 4～12mm，宽 1～3mm，先端锐尖或钝，有短刺尖，两面绿色，稍呈苍白色或稍带红色，无毛或被短伏贴柔毛。花梗单生或并生，长 3～15mm，无毛，关节在中部以上或以下；花萼钟状，长 5～6mm，宽 3～5mm，萼齿三角形，锐尖或渐尖；花冠黄色，旗瓣宽倒卵形，长 13～18mm，瓣柄短，翼瓣向上渐宽，瓣柄长为瓣片的 1/3，耳长 2～3mm，龙骨瓣的瓣柄长为瓣片的 1/3，耳短；子房无毛。荚果圆筒形，内外无毛，长 3～3.5cm，宽 5～6mm。花期 5～6 月，果期 7～8 月。

花药性状 花梗单生或并生，长 3～15mm，无毛，关节在中部以上或以下；花萼钟状，长 5～6mm，宽 3～5mm，萼齿三角形，锐尖或渐尖；花冠黄色，旗瓣宽倒卵形，长 13～18mm，瓣柄短，翼瓣向上渐宽，瓣柄长为瓣片的 1/3，耳长 2～3mm，龙骨瓣的瓣柄长为瓣片的 1/3，耳短；子房无毛。

化学成分 主要含黄酮类化合物等。

药理作用 抑菌，抗氧化。

性味归经 味甘，性微温。归肝、肺经。

功能主治 止咳，化滞，祛风止痛。用于肺虚久咳，小儿疳积，肝阳头痛眩晕，跌打损伤。

用法用量 内服：煎汤，3 ～ 9克。

验方

（1）治高血压病，头痛眩晕：锦鸡儿花15克。水煎服。

（2）治肺虚久咳，小儿疳积：锦鸡儿花9克。炖鸡蛋服。

（3）治跌打损伤：锦鸡儿花120克，桑枝120克，红花15克，独活15克，白酒500克。浸泡7天后，每日饮酒9 ～ 15克。

本草记载 《新疆中草药》："祛风平肝，止咳。"记载的为本品。

参考文献

国家中医药管理局中华本草编委会. 中华本草：第4卷[M]. 上海：上海科学技术出版社，1999：392.

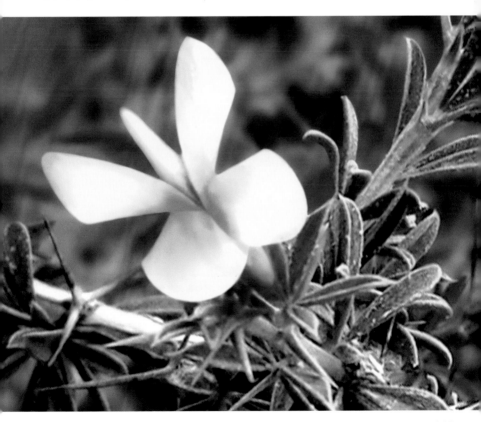

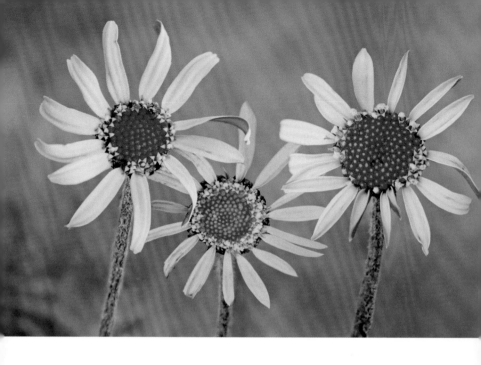

打箭菊

别名 鞑靼新菊。

基原 为菊科植物川西小黄菊 *Pyrethrum tatsienense* (Bur.et Franch.) Ling 的干燥头状花序。

产地 主产于青海、四川、云南、西藏等地。

采收加工 8～9月采收，除去杂质，晾干。

植物形态 多年生草本，高7～25cm。根状茎上有残存叶鞘；地上茎1至数个簇生，被白色有光泽的茸毛。基生叶或茎下部叶具与叶片近等长的叶柄；基生叶多数，长圆形，长1.5～7cm，宽1～2.5cm，二回羽状分裂，裂片条形或钻状；茎生叶互生，羽状深裂，裂片细条状钻形，羽轴上下基本等宽；最上部不裂或近于不裂；全部叶被疏的长柔毛或几无毛。头状花序，单生茎顶；总苞直径1～2cm；总苞片约4层，全部苞片边缘黑褐色或褐色膜质；舌状花，橘红色或橘黄色，舌片先端3齿裂；管状花筒状。瘦果长约3mm，有5～8条突起的纵肋，冠毛冠状；筒状花的冠毛小，呈不等大的圆耳状，或无冠毛。花果期7～9月。

花药性状 花序皱缩成团，直径约10mm。花序梗微弯曲，长短不一，具纵棱，必被白色丝光毛，或毛脱落呈紫色。总苞半球形，苞片多数，3～4层，条状披针形，外层背面密被白色长柔毛。舌状花1层，舌片多皱缩，展开后长约13mm，先端3齿裂，上面橘黄色，下面橘红色。管状花深黄棕色，两性，雄蕊5枚，取药，雌蕊柱头2裂，画笔头状，黄棕色，子房下位，无冠毛。体轻，质软。气香，味微苦。

质量要求　以花冠橘黄色至橘红色、气香者为佳。

化学成分　主要含黄酮类，氨基酸，有机酸，醛酮，生物碱。

药理作用　抗炎，镇痛，抗缺氧，抗心肌缺血，保肝。

性味归经　味苦，性寒。归肝、脾、肾经。

功能主治　散瘀，止痛。用于跌打损伤，胸背痛，头痛。

用法用量　内服：煎汤，3～9克。

注意事项　孕妇忌用，虚寒者忌用。

验方

　　十三味红花散：陈天灵盖（炭）7.5克、龙骨12.5克、獐牙菜5克、红花5克、金腰子2.5克、打箭菊5克、铁棒锤（幼苗）2克、榜嘎5克、熊胆2.5克、炉甘石2.5克、波棱瓜子2.5克、马尿泡4克、石花1.5克。以上十三味，除熊胆另研细粉外，其余共研成细粉，过筛，加入熊胆粉，混匀，即得。功能与主治：清热镇痛，凉血，杀虫。用于赤巴症引起的头痛，脑炎，黑白"亚玛"头痛，热性脑部疾病。用法与用量：一次1.5克，一日2次。

本草记载　《西藏常用中草药》记载的为本品。

参考文献

[1] 国家中医药管理局中华本草编委会. 中华本草：第7卷[M]. 上海：上海科学技术出版社，1999：921.

[2] 张亚梅，杜小浪，钟国跃. 藏族药打箭菊的研究进展[J]. 中国实验方剂学杂志，2015，21（19）：222-225.

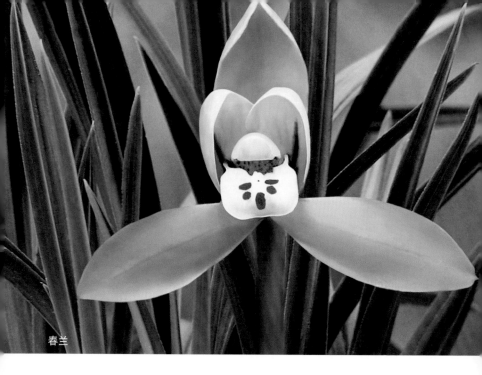

春兰

兰花

别名 幽兰、蕙、兰蕙。

基原 为兰科植物建兰 *Cymbidium ensifolium* (L.) Sw.、春兰 *Cymbidium goeringii* (Reichb.f.) Reichb.f.、蕙兰 *Cymbidium faberi* Rolfe、多花兰 *Cymbidium floribumdum* Lindl. 或台兰 *Cymbidium floribundum* Lindl. var. *pumilum* (Rolfe) Y.S.Wu et S.C.Chen 的花。

产地 主产于华东、中南、西南、华南及甘肃、陕西、云南等地。

采收加工 花将开放时采收，鲜用或晒干。

植物形态 建兰 陆生植物。叶 2～6 枚丛生，薄革质，带形，较柔软，弯曲而下垂，长 30～50cm，宽 1～1.7cm，略有光泽，先端渐尖，边缘有不甚明显的钝齿。花葶直立，高 20～35cm，较叶为短。通常有 4～7 花，最多达 13 朵花；花苞片在花序轴中上部者长不及 1cm，最下 1 枚达 1.5cm；花浅黄绿色，有清香气；萼片狭长圆状披针形，长 3cm 左右，宽 5～7mm，浅绿色，先端较绿，基部较淡，具 5 条较深色的脉；花瓣较短，互相靠拢，色浅而有紫色斑纹；唇瓣不明显 3 裂，侧裂片浅黄褐色，唇盘中央具 2 条半月形褶片，白色，中裂片反卷，浅黄色带紫红色斑点。花期 7～10 月。

春兰 陆生植物。假鳞茎集生成丛。叶 4～6 枚丛生，狭带形，长 20～40cm，宽 6～11mm，先端渐尖，边缘具细锯齿。花葶直立，远比叶短，被 4～5 枚长鞘；花苞片长而宽，比子房连花梗长；花单生，少为 2 朵，直径 4～5cm，浅黄绿色，有清香气；萼片近相等。狭长圆形，长3.5cm左右，通常宽6～8mm，先端急尖，中脉基部具紫褐色条纹；花瓣卵状披针形，比萼片略短；唇瓣不明显3裂，比花瓣短，浅黄色带紫褐色斑点，先端反卷，唇盘中央从基部至中部具2条褶片。花期2～3月。

质量要求　兰花品种甚多，以花色纯白者为上。

化学成分　蕙兰花主要含挥发组分。春兰花主要含酸性磷酸酶，酯化酶，天冬氨酸转氨酶同工酶。

药理作用　抗菌。

性味归经　味辛，性平。归肺、脾、肝经。

功能主治　调气和中，止咳，明目。用于胸闷，腹泻，久咳，青盲内障。

用法用量　内服：泡茶或水炖，3～9克。

应用举例

（一）验方

（1）治疗头晕目眩：兰花30克，菊花15克，麦冬15克，仙鹤草20克，水煎服，每日1剂，连服4～6天。

（2）治大便秘结，大小肠滞积，舌苔厚腻，咽干肺燥，口臭：兰花20～30朵，兰叶50克，水煎后，待微温冲蜂蜜30克，每日2～3次。

（二）保健方

（1）兰花茶：兰花2克，绿茶3克，冰糖10克。用开水冲泡后饮用。功用：清热生津。

（2）治疗干咳不止：用兰花3～50朵，水煎，放冰糖，每日2次。

本草记载　《本草纲目拾遗》记载的为本品。

参考文献

国家中医药管理局中华本草编委会. 中华本草：第8卷[M]. 上海：上海科学技术出版社，1999：698.

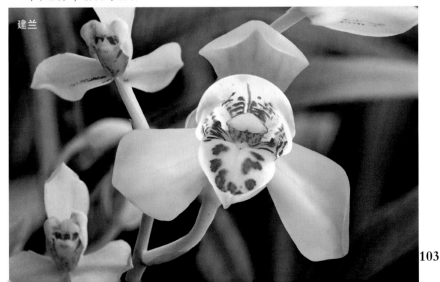

建兰

103

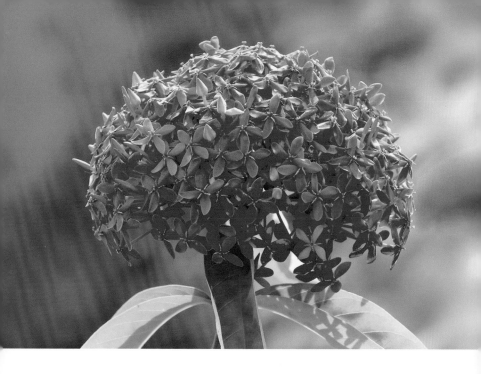

龙船花

别名　百日红、映山红、番海棠、大将军、罗伞木、红樱花、五月花。

基原　为茜草科植物龙船花 *Ixora chinensis* Lam. 的花。

产地　主产于福建、台湾、广东、广西等地。

采收加工　全年可采，鲜用或晒干。

植物形态　常绿灌木，高0.5～2m。小枝深棕色。叶对生，柄长约5mm；托叶绿色，长6～8mm，抱茎，顶端具软刺状突起；叶片薄革质，椭圆形或倒卵形，长7.5～13cm，宽3～3.5cm，先端急尖，基部楔形，全缘。聚伞花序顶生，密集成伞房状；花序柄深红色；苞片极小，红色，齿状；花萼深红色，光滑无毛，4浅裂，裂片钝齿状；花冠略肉质，红色，花冠筒长3～3.5cm，4裂，裂片近圆形，顶端圆，开放时直径约1cm；雄蕊4，花丝极短，雌蕊1，红色，子房下位，2室，柱头2裂，略张开。浆果近球形，直径7～8mm，熟时紫红色。花期4～8月。

花药性状　花序卷曲成团，展平后呈伞房花序。花序具短梗，有红色的分枝。花径1～5mm，具极短花梗；萼4裂，萼齿远较萼筒短；花冠4浅裂，裂片近圆形，红褐色，肉质；花冠筒扭曲，红褐色，长3～3.5cm；雄蕊与花冠裂片同数，着生于花冠筒喉部。气微，味微苦。

质量要求　以花朵完整、色红褐者为佳。

化学成分　主要含D-甘露、1,5-环辛二烯、龙船花脂酸等。

药理作用　降血压，消肿，活血化瘀，抗菌。

性味归经　味甘、淡，性凉。归肝经。

功能主治　清热凉血，散瘀止痛。用于高血压，月经不调，闭经，跌打损伤，疮疡疖肿。

用法用量　内服：煎汤，10～15克。外用：适量，捣烂敷。

■ 验方

（1）治高血压：龙船花15～25克，水煎服。

（2）治月经不调，闭经：龙船花15～25克，水煎服。

本草记载　《生草药性备要》："消疮，咂脓，祛风，止痛，理痰火。"记载的为本品。

参考文献

[1] 国家中医药管理局中华本草编委会.中华本草：第6卷[M].上海：上海科学技术出版社，1999：442.

[2] 任赛赛，罗彭，潘为高，等.龙船花的化学成分研究[J].中草药，2012，43(11)：2116-2119.

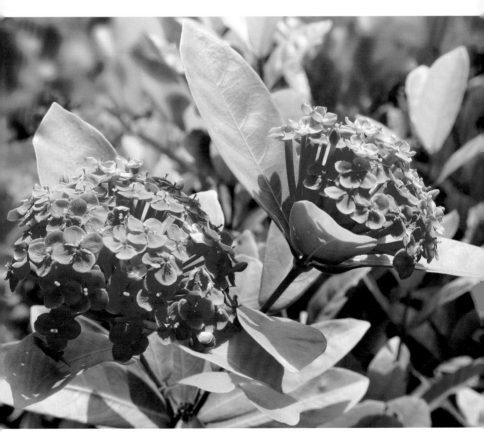

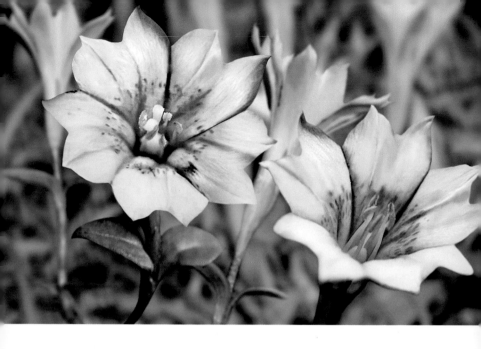

龙胆花

别名 达巴尼、榜间噶保、鸟巴拉嘎尔保、榜间完保、榜间那保。

基原 为龙胆科植物黄花龙胆 *Gentiana algala pall*.var. *Przewarskii* (Marim.) Kasnez 和大花龙胆 *Gentiana szechenyii* Kantiz.的干燥花。

产地 主产于东北及内蒙古、陕西、新疆等地。

采收加工 秋季花期采收，阴干。

植物形态 黄花龙胆　一年生草本植物，高4～10cm。茎密被乳突，从基部起多分枝，枝细瘦，铺散，斜升。基生叶大，卵状椭圆形至矩圆状披针形；茎生叶小，疏离，短于节间，卵形、卵状椭圆形至披针形。花多数，单生于小枝顶端；花梗密被乳突，长2～3mm，果时伸长至8mm；花萼钟形，短于萼筒，钻形；花冠上部淡黄色，基部淡紫色，喉部具黄色斑点，筒状钟形。蒴果外露，倒卵形或卵形，先端钝，基部渐狭，边缘具翅，柄粗，长至12mm；种子矩圆形或狭矩圆形，表面具细网纹。花果期8～10月。

　　大花龙胆　多年生草本，高5～7cm。主根粗大，圆柱形，具多数略肉质的须根。花枝数个丛生，较短，黄绿色，光滑。叶常对折，边缘白色软骨质，密被乳突，中脉白色软骨质，在两面均明显，叶柄白色膜质，光滑；莲座丛叶剑状披针形，茎生叶密集。花单生枝顶，基部包于上部叶丛中；无花梗；花萼筒白色膜质，有时上部带粉红色，倒锥状筒形，长1.2～1.7cm，裂片稍不整齐，椭圆形。花冠筒状钟形，上部蓝色或蓝紫色，下部黄白色，裂片卵圆形。蒴果内藏，狭椭圆形，先端渐尖，基部钝，柄粗壮；种子深褐色，矩圆形，表面具浅蜂窝状网隙。花果期6～11月。

花药性状 完整者呈钟状；花萼呈漏斗状，淡黄色或紫色，上端紫蓝色，边缘白色，顶端裂片5，披针形；花冠呈钟状，淡绿色至淡黄色，裂片5，椭圆形，有芒尖头，具有兰紫色条纹。气微，味涩、微苦。

质量要求 以色淡蓝和淡黄者为佳。

化学成分 主要含龙胆苦苷，龙胆碱，獐牙菜苦苷。

药理作用 保肝，促进胃液分泌，抗炎，利尿，降压。

性味归经 味苦、涩，性寒。归肝、胆经。

功能主治 泻肝胆火，清热解毒。用于肝炎，胃炎，脑膜炎，咽喉肿痛，阴痒，阴囊湿疹。

用法用量 内服：煎汤，5～15克。

应用举例

（一）验方

（1）湿热黄疸、阴囊肿痛：龙胆花（干品）3～5克。开水冲泡直接饮用，每天早晚两次。

（2）治疗鼻炎、鼻窦炎：龙胆花10克，辛夷15克，藏红花2克，牛黄1克，蛇胆1枚（风干），川芎15克，叶下珠20克，白芷10克。将上八味共研成细面待用。

（3）治阳痿：龙胆花（酒炒）4.5克，炒黄芩8克，栀子（酒炒）9克，当归（酒洗）9克，生地黄（酒洗）9克，泽泻6克，木通6克，车前子6克，柴胡3克，生甘草3克。上为粗末，水煎空腹服。

（4）治高血压：龙胆花6克，夏枯草12克，益母草9克，芍药9克，甘草6克。水煎服，每日1剂，口服2次。

（二）保健方

（1）咽喉肿痛，声音嘶哑：龙胆花20克，泡水代茶饮。

（2）调理气血，镇定安神，美容养颜：龙胆花5克，康仙花5克。用沸水冲泡5分钟，即可饮用。

（3）治打呼噜：龙胆花10克，当归10克。浸泡1小时以上，快火烧开，慢火20分钟，倒出药水后再用同样方法熬第二遍。两遍药水混在一起分两次服用。睡前服用，连服三晚有效。

本草记载 《中华本草》记载的为本品。

参考文献

王柳萍，辛华，黄克南.常用花类中草药图典[M].福州：福建科学技术出版社，2019：14.

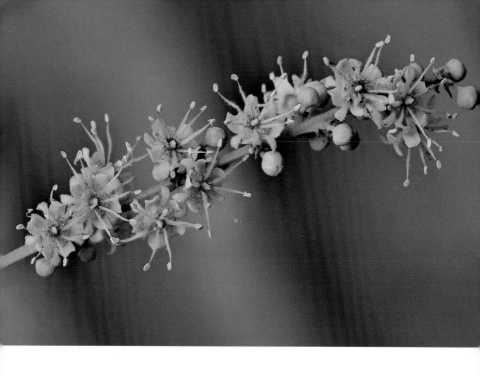

龙眼花

别名　桂圆花。

基原　为无患子科植物龙眼 *Dimocarpus longan* Lour. 的花。

产地　主产于我国西南部至东南部，福建、台湾、广东、广西及云南等地。

采收加工　春季花开时采摘，晾干备用。

植物形态　常绿乔木，高通常10m左右。具板根。小枝粗壮，被微柔毛，散生苍白色皮孔。偶数羽状复叶，互生；叶连柄长15～30cm，或更长；小叶4～5对，很少3或6对，小叶柄长通常不超过5mm；叶片薄革质，长圆状椭圆形至长圆状披针形，两侧常不对称，长6～15cm，宽2.5～5cm，先端渐尖，有时稍钝头，上面深绿色，有光泽，下面粉绿色，两面无毛。花序大型，多分枝，顶生和近枝腋生，密被星状毛；花梗短；萼片近革质，三角状卵形，长约2.5mm，两面均被黄褐色绒毛和成束的星状毛；萼片、花瓣各5，花瓣乳白色，披针形，与萼片近等长，仅外面被微柔毛；雄蕊8，花丝被短硬毛。果近球形，核果状，不开裂，直径1.2～2.5cm，通常黄褐色或有时灰黄色，外面稍粗糙，或少有微凸的小瘤体；种子茶褐色，光亮，全部被肉质的假种皮包裹。花期3～4月，果期7～9月。

花药性状　花序大型，多分枝，顶生和近枝腋生，密被星状毛；花梗短；萼片近革质，三角状卵形，长约2.5mm，两面均被黄褐色绒毛和成束的星状毛；萼片、花瓣各5，花瓣乳白色，披针形，与萼片近等长，仅外面被微柔毛；雄蕊8，花丝被短硬毛。

化学成分 主要含鞣质，酚羟酸，黄酮类化合物。花含鞣质：1-*O*-没食子酰-3,6 (R)-HHDP-4-*O*-短叶老鹳草羧基-*β*-D-吡喃葡萄糖，鞣（料）云实精，石岩枫酸A，叶下珠鞣质C，夫罗星鞣质，老鹳草鞣质。酚羟酸：短叶老鹳草羟酸，对香豆酸。黄酮类化合物：木犀草素，山柰酚，金圣草（黄）素，槲皮素，金丝桃苷。

药理作用 具有显著的降血糖作用。

性味归经 味微苦、甘，性平。归肺、肾经。

功能主治 通淋化浊。用于淋证，白浊，白带，消渴。

用法用量 内服：煎汤，9～15克。

📖 **验方**

（1）治月经不调：白鸡冠花15克，龙眼花12克，益母草10克，和瘦猪肉炖服。兼治白带，可加白椿根皮10克。

（2）久泻不止，崩漏，白带：龙眼花35克，水煎，加红糖服。

本草记载 《泉州本草》："诸种淋证，龙眼花煎汤服；下消、小便如豆腐，龙眼花一两，合猪肉炖食，3至5次。"记载的为本品。

参考文献

国家中医药管理局中华本草编委会. 中华本草：第5卷[M]. 上海：上海科学技术出版社，1999：112.

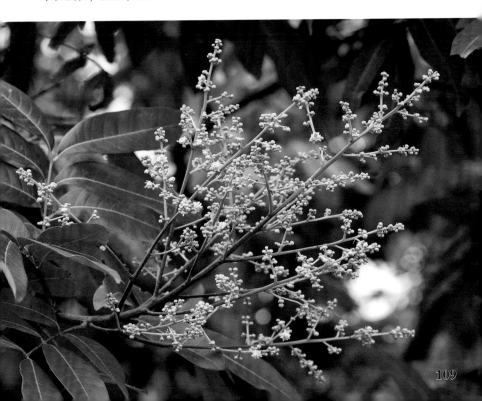

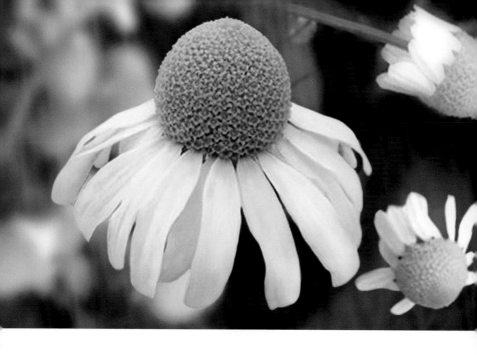

母菊

别名 洋甘菊、欧药菊。

基原 菊科植物西洋甘菊 *Matricaria recutita* L. 的干燥花。

产地 主产于新疆。湖南、四川等有少量栽培。

采收加工 5～7月采收花朵与全草，晒干。

植物形态 一年生草本，高30～60cm。有香气。茎直立，无毛，上部多分枝。叶互生，二回羽状全裂，无柄，基部稍扩大，裂片细线形；上部叶卵形或长卵形。头状花序异型，排列成伞房状，直径1.2～2.5cm，着生于枝梢或叶腋，花序梗长3～6cm；总苞半球形；总苞片2层，绿色，边缘膜质，全缘；花托长圆锥状，中空；1层白色舌状花生于花序外围，雌性，先端平截或微凹，白色；其内为管状花，多数，两性，花冠先端4～5齿裂，黄色，冠檐5裂；花药基部圆钝。瘦果长圆形或倒卵形，通常有3～5条细肋；无冠毛。花、果期4～8月。

花药性状 花总苞半球形；总苞片2层，绿色，边缘膜质，全缘；花托长圆锥状，中空；1层白色舌状花生于花序外围，雌性，先端平截或微凹，白色；其内为管状花，多数，两性，花冠先端4～5齿裂，黄色，冠檐5裂。气香，味微苦。

质量要求 以花朵完整、花瓣白色、中心淡黄色者为佳。

化学成分 主要含挥发油、黄酮类。

药理作用 抗炎，解痉，抑菌，祛风，抗过敏，抗溃疡。

性味归经 味辛、微苦，性凉。入肺经。

功能主治 清热解毒，止咳平喘，祛风湿。用于感冒发热，咽喉肿痛，肺热咳喘，热痹肿痛，疮肿。

用法用量 内服，煎汤，10～15克。

注意事项 孕妇禁用。

应用举例

（一）验方

（1）治周期性伤寒，陈旧性伤寒：取适量洋甘菊，煎水内服。

（2）治眼痛：取适量洋甘菊，浸泡在适量水和葡萄中，煎沸熏眼或趁温洗眼。

（3）治泪囊炎，视物模糊，眼痒疼痛，沙眼：取适量新鲜洋甘菊，研成糊状，敷于患处。

（4）治口腔炎：取适量新鲜洋甘菊，放在口中咀嚼。

（5）治各种膀胱炎肿：取适量洋甘菊，加热外敷于膀胱区。

（6）治皮肤瘙痒，肝脏炎肿：取适量洋甘菊，研成糊状，敷于患处。

（二）保健方

1.洋甘菊红花茶

原料：新鲜洋甘菊10朵，红花1小匙，菩提1小匙，紫罗兰1小匙。

制法及用法：将新鲜洋甘菊洗净，用热开水冲1遍，红花、菩提及紫罗兰先用热开水泡30秒再冲净。将上述材料用沸水浸泡3～5分钟，即可饮用。

功效：清热祛湿。

2.洋甘菊丁香花茶

原料：洋甘菊3朵，丁香3克，薰衣草1克，金盏菊2朵。

制法及用法：上述材料用沸水冲泡，稍待几分钟，即可饮用。

功用：治疗疲惫证，醒神明目。

3.洋甘菊茉莉花茶

原料：洋甘菊1小匙，茉莉花茶2小匙，枸杞子10颗。

制法及用法：上述材料用沸水浸泡3分钟，即可饮用。

功效：镇定止痛。

本草记载 《湖南药物志》："驱风解表。治感冒，风湿疼痛。"记载的为本品。

参考文献

国家中医药管理局中华本草编委会. 中华本草：第7卷[M]. 上海：上海科学技术出版社，1999：911.

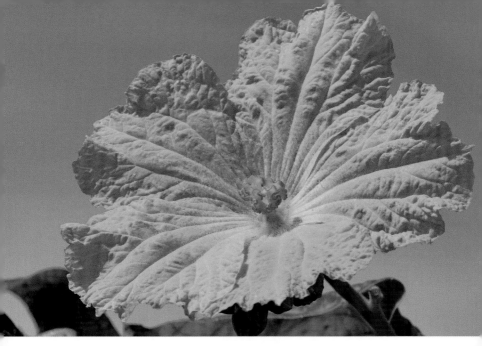

丝瓜花

别名　水瓜花。

基原　为葫芦科植物丝瓜 *Luffa cylindrica* (L.) Roem 或粤丝瓜 *Luffa acutangula* (L.) Roxb. 的干燥花蕾。

产地　丝瓜全国各地有产，粤丝瓜主产于滇南地区。

采收加工　夏季开花时采收，晒干或鲜用。

植物形态　一年生攀援草本。茎枝粗糙，有棱沟，有微柔毛。茎须粗壮，通常 2～4 枝。叶互生；叶柄粗糙，长 10～12cm，近无毛；叶片三角形或近圆形，长宽均为 10～12cm，通常掌状 5～7 裂，裂片三角形，中间较长，长 8～12cm，先端尖，边缘有锯齿，基部深心形，上面深绿色，有疣点，下面浅绿色，有短柔毛，脉掌状，具白色长柔毛。花单性，雌雄同株；雄花通常 10～20 朵生于总状花序的顶端，花序梗粗壮，长 12～14cm，花梗长 2cm；花萼筒钟形，被短柔毛；花冠黄色，幅状，开后直径 5～9cm，裂片 5，长圆形，长 0.8～1.3cm，宽 0.4～0.7cm，里面被黄白色长柔毛，外面具 3～5 条突起的脉，雄蕊 5，稀 3，花丝 6～8mm，花初开放时稍靠合，最后完全分离；雌花单生，花梗长 2～10cm；花被与雄花同，退化雄蕊 3，子房长圆柱状，有柔毛，柱头 3，膨大。果实圆柱状，直或稍弯，长 15～30cm，直径 5～8cm，表面平滑，通常有深色纵条纹，未成熟时肉质，成熟后干燥，里面有网状纤维，由顶端盖裂。种子多数，黑色，卵形，扁，平滑，边缘狭翼状。花、果期夏秋季。

花药性状　花萼呈筒钟形，被短柔毛。花冠外面黄色，裂片 5，长圆形，里面被黄白色长柔毛，外面具 3～5 条突起的脉。气微，味甘、微苦。

质量要求 以朵大、色黄、味甘者为佳。

化学成分 主要含各种氨基酸。

药理作用 抗氧化，保护心血管系统。

性味归经 味甘、微苦，性寒。归心、肝、小肠经。

功能主治 清热解毒，化痰止咳。用于肺热咳嗽，咽痛，鼻窦炎，疔疮肿毒，痔。

用法用量 内服：煎汤，6～9克。外用：适量，捣敷。

应用举例

（一）验方

（1）治肺热咳嗽，喘急气促：丝瓜花9克。水煎服。

（2）治红肿热毒疮，痔：丝瓜花25克，铧头草25克。生捣涂敷。

（3）治外伤出血：丝瓜花、秋葵叶各适量，晒干研粉。加冰片少许，同研末外用。

（4）治痔引起大便带血：丝瓜花30克，槐花15克。水煎服。

（二）保健方

1. 丝瓜花蜜茶

原料：丝瓜花5克，蜂蜜适量。

制法及用法：丝瓜花用沸水浸泡，加适量蜂蜜搅匀即可。

功用：清肺热，化痰止咳。用于肺热咳嗽，气喘，慢性支气管炎。

2. 丝瓜花辛夷茶

原料：丝瓜花30克，辛夷10克。

制法及用法：丝瓜花与辛夷用沸水冲泡片刻即可。

茶疗功用：清肺热。治疗鼻窦炎。

3. 丝瓜花槐花茶

原料：丝瓜花20克，槐花10克。

制法及用法：丝瓜花与槐花用沸水冲泡片刻即可。

茶疗功用：清热解毒。治疗疮疖，痔。

4. 丝瓜花绿豆饮

原料：鲜丝瓜花8朵，绿豆60克，白糖30克。

制法及用法：将鲜丝瓜花和绿豆加水适量，先武火烧沸，再用文火煎煮35分钟，过滤加白糖即可。

茶疗功用：清利热毒。治疗孕妇早期各种瘙痒症。

本草记载 《滇南本草》："清肺热，消痰，下气，止咳，止咽喉疼，消烦渴，泻命门相火。"记载的为本品。

参考文献

[1] 国家中医药管理局中华本草编委会.中华本草：第5卷[M].上海：上海科学技术出版社，1999：555.

[2] 王柳萍，辛华，黄克南.常用花类中草药图典[M].福州：福建科学技术出版社，2019：12.

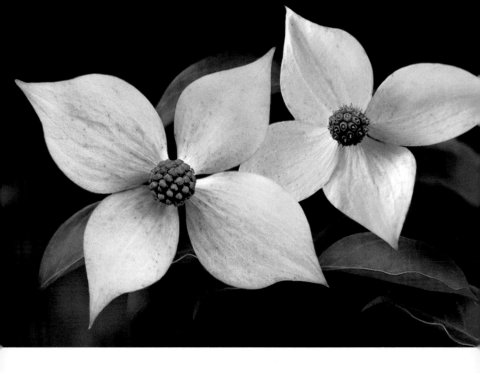

四照花

别名 野荔枝，山荔枝。

基原 为山茱萸科植物四照花 *Dendrobenthamia japonica* (DC.) Fang var. *Chinensis* (Osborn) Fang 的花。

产地 主产于西南及内蒙古、山西、陕西、甘肃、江苏、安徽、浙江、江西、福建、台湾、河南、湖北、湖南等地。

采收加工 夏、秋季采摘，鲜用或晒干。

植物形态 落叶小乔木，高3～5m。树皮灰白色；小枝暗绿色，嫩枝被柔毛。叶对生于短侧枝梢端；叶柄长5～10mm，疏生棕色柔毛；叶片纸质或厚纸质，卵形或卵状椭圆形，长5.5～12cm，宽3.5～7cm，先端渐尖，基部宽楔形或圆形，上面绿色，下面粉绿色，两面均疏被白色柔毛。头状花序球形，由40～50朵花聚集而成；总花梗长4.5～7.5cm；总苞片4，白色，两面近于无毛；花萼管状，上部4裂，花萼内侧有1圈褐色短柔毛；花瓣4，黄色；雄蕊4，与花瓣互生；子房下位，2室，花柱1，从垫状花盘中伸出，被白色柔毛。果序球形，成熟时暗红色，直径1.5～2.5cm；总果梗纤细，长5.5～9cm，近于无毛，花期6～7月，果期9～10月。

花药性状 总苞片4个，大形，黄白色，花瓣状，卵形或卵状披针形，长5～6cm；花萼筒状4裂，花瓣4，黄色；雄蕊4，子房下位，2室。

化学成分 主要含黄酮类、糖苷类、甾醇类、没食子酸、抗炎剂、齐墩果酸等。

药理作用 抗炎，止痛，消肿，活血。

性味归经 味苦、涩，性凉。归肝经。

功能主治 清热解毒，收敛止血。用于痢疾，肝炎，水火烫伤，外伤出血。

用法用量 内服：煎汤，9～15克。外用：适量，捣敷，研末撒或调敷。

【 **验方** 】

（1）治痢疾：野荔枝花9～15克。水煎服。

（2）治外伤出血：鲜野荔枝叶捣敷，或干叶及花研末外敷。

（3）治骨折：鲜野荔枝花、叶、杜仲、大接骨丹，捣烂外敷。

本草记载 《万县中草药》记载的为本品。

【 参考文献 】

[1] 国家中医药管理局中华本草编委会. 中华本草：第5卷[M]. 上海：上海科学技术出版社，1999：745.

[2] 韩维栋. 四照花类群种质资源及其开发利用[J]. 中国野生植物资源，1993，（1）：37-40.

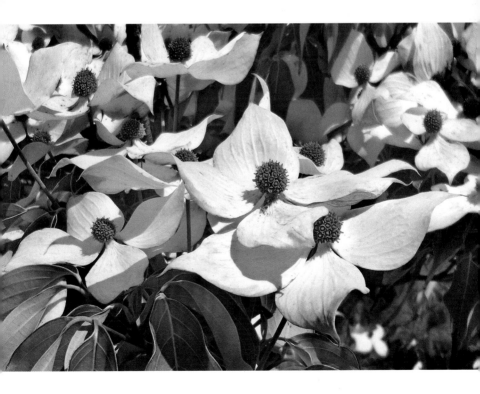

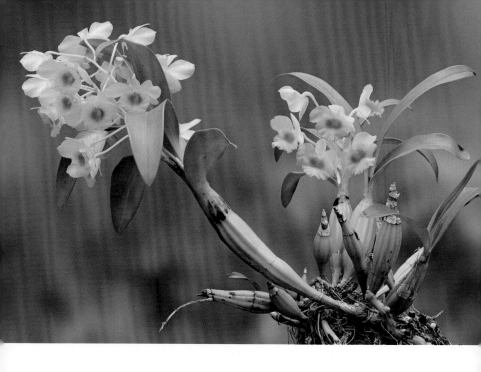

石斛花

别名 金钗花、吊兰花。

基原 为兰科植物鼓槌石斛 *Dendrobium chrysotoxum* Lindl. 的新鲜或干燥的花。

产地 主产于长江以南各地区。

采收加工 夏季花开时采收,晒干。

植物形态 茎直立,肉质,纺锤形,具2～5节间,具多数圆钝的条棱,近顶端具2～5枚叶。叶革质,长圆形。总状花序近茎顶端发出,斜出或稍下垂,长达20cm;花质地厚,金黄色,稍带香气;花瓣倒卵形,等长于中萼片,宽约为萼片的2倍,先端近圆形,具约10条脉;唇瓣的颜色比萼片和花瓣深,近肾状圆形。花期3～5月。

花药性状 总状花序,金黄色。花苞片卵状披针形,先端急尖;花梗和子房黄色;中萼片长圆形,先端稍钝;花瓣倒卵形,等长于中萼片,宽约为萼片的2倍,先端近圆形。气微,味甘。

质量要求 以朵大、完整、色泽金黄者为佳。

化学成分 主要含石斛碱,石斛次碱,石斛胺,黏液质,淀粉。

药理作用 抗氧化。

性味归经 味甘,性寒。归胃、肾经。

功能主治 清热生津,养胃滋阴。用于病后虚热,胃痛呕吐,肠燥便秘,热病伤阴,口干燥渴。

用法用量　内服：煎汤，6～15克。

注意事项　体虚无火者禁食。

应用举例

（一）验方

治病后虚弱，产后乳少：石斛花4朵，清鸡汤2000克，干燕菜15克，熟瘦火腿50克，母鸡肉200克，绿叶菜。酿熟食。

（二）保健方

石斛花茶：石斛花若干克。将石斛花蒸制后，沸水冲泡即可。功效：调节肠胃功能，舒缓精神压力。

本草记载　《中华本草》记载的为本品。

参考文献

王柳萍，辛华，黄克南.常用花类中草药图典[M].福州：福建科学技术出版社，2019：211.

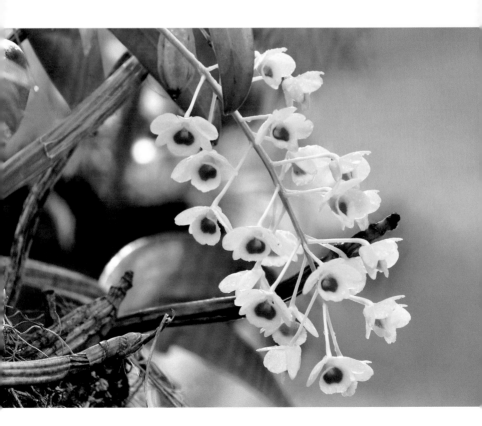

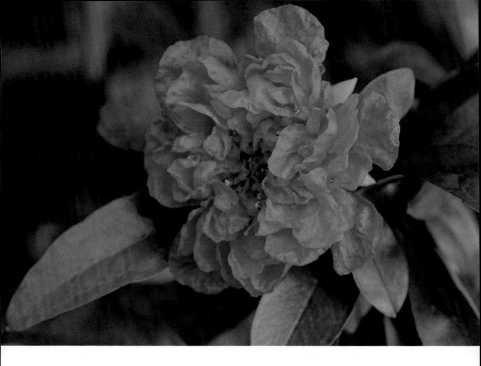

石榴花

别名　榴花、酸石榴花。

基原　为石榴科植物石榴 *Punica granatum* L. 的干燥花。

产地　全国各地均有栽培，以江苏、河南等地种植面积较大。

采收加工　5～7月开花时采收，鲜用或烘干备用。

植物形态　落叶灌木或乔木，高通常3～5m，稀达10m。枝顶常成尖锐尖长刺，幼枝有棱角，无毛，老枝近圆柱形。叶对生或簇生；叶柄短；叶片长圆状披针形，纸质，长2～9cm，宽1～1.8cm，先端尖或微凹，基部渐狭，全缘，上面光亮；侧脉稍细密。花1～5朵生枝顶；花梗长2～3mm；花径约3cm；萼筒钟状，长2～3cm，通常红色或淡黄色，6裂，裂片略外展，卵状三角形，外面近顶端有一黄绿色腺体，边缘有小乳突；花瓣6，红色、黄色或白色，与萼片互生，倒卵形，长1.5～3cm，宽1～2cm，先端圆钝；雄蕊多数，着生于萼管中部，花药球形，花丝细短；雌蕊1，子房下位或半下位，柱头头状。浆果近球形，直径5～12cm，通常淡黄褐色、淡黄绿色或带红色，果皮肥厚，先端有宿存花萼裂片。种子多数，钝角形，红色至乳白色。花期5～6月。果期7～8月。

花药性状　花萼筒红色或淡黄色，裂片略外展，卵状三角形，外面近顶端有1黄绿色腺体，边缘具小乳突；花瓣较大，红色、黄色或者白色，顶端圆形。气微，味酸。

质量要求　以朵大，色鲜艳者为佳。

化学成分　主要含酚类，三萜类，黄酮类，胡萝卜甾醇，微量元素。

药理作用　抗氧化，抗炎，降糖，降血压，降血脂，保护心血管系统，护肝，止血。

性味归经　味酸、涩，性平。归肺，大肠，脾经。

功能主治　凉血，止血。用于衄血，吐血，外伤出血，月经不调，红崩白带，中耳炎。

用法用量　内服：煎汤，3～6克；或入散剂。外用：适量，研末撒或调敷。

应用举例

（一）验方

（1）治中耳炎：石榴花，瓦上焙干，加冰片少许，研细，吹耳内。

（2）鼻出血：取鲜石榴花适量，将其揉成小团，压迫填塞。

（3）崩漏：取鲜石榴花5克，水煎，加黄酒少许服。

（4）耳内流脓：取鲜石榴花适量，将其晒干，加入冰片少许，共研细末，吹入耳内。

（5）烧烫伤：取鲜石榴花适量，将其晒干、研末，用麻油调成糊状，用棉签蘸取药糊擦患处。

（6）牙痛：取鲜石榴花20克，水煎代茶饮。

（7）治肺痈：石榴花、牛膝各10克，银花藤25克，百部15克，白及、冰糖各5克，煨水服。

（二）保健方

1.石榴花茶

原料：石榴花1克，蒲公英3克，绿茶3克。

制法及用法：上述材料用沸水冲泡后饮用。

茶疗功用：清热，凉血止血。

2.石榴草茶

原料：石榴花7朵，夏枯草8克。

制法及用法：上述材料用沸水冲泡10分钟，即可饮用。

茶疗功用：治疗肺热咯血。

本草记载　《本草纲目拾遗》记载的为本品。

参考文献

[1] 国家中医药管理局中华本草编委会. 中华本草：第5卷[M]. 上海：上海科学技术出版社，1999：664.

[2] 王柳萍，辛华，黄克南. 常用花类中草药图典[M]. 福州：福建科学技术出版社，2019：135.

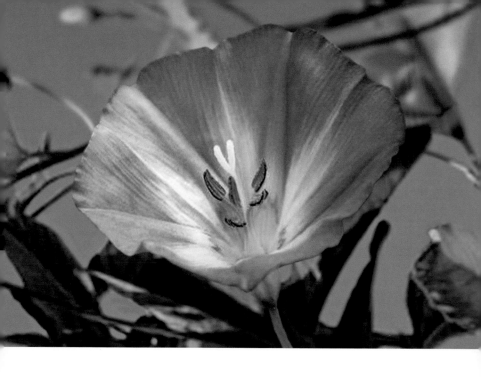

田旋花

别名 拉拉菀、野牵牛、车子蔓、扶田秧、面根藤、三齿藤、燕了草、田福花。

基原 为旋花科植物田旋花 *Convolvulus arvensisi* L.的全草及花。

产地 主产于东北、华北、西北及山东、江苏、河南、四川、西藏等地。

采收加工 全草夏、秋季采收，洗净，鲜用或切段晒干。花在6～8月开花时摘取，鲜用或晾干。

植物形态 多年生草本。根茎横走；茎平卧或缠绕，有纵纹及棱角，无毛或上部被疏柔毛。单叶互生；叶柄长1～2cm；叶片卵状长圆形至披针形，长2.8～7cm，宽1～3cm，先端钝或具小尖头，基部大多戟形，或为箭形及心形，全缘或3裂，侧裂片展开，微尖，中裂片卵状椭圆形、狭三角形或披针状长圆形，微尖或近圆；基部叶脉常状。花1至多朵生于叶腋；总花梗长3～8cm；苞片2，线形；花萼5，有毛，稍不等，内萼片边缘膜质；花冠漏斗形，白色或粉红色，或白色具粉红或红色的瓣中带，或粉红色具红色或白色的瓣中带，5浅裂；雄蕊5，稍不等长，花丝基部扩大，有小鳞毛；雌蕊较雄蕊稍长，子房有毛，2室，柱头2，线形。蒴果卵状球形，或圆锥形，无毛。种子4颗，卵圆形，暗褐色或黑色。花期6～8月。

花药性状 多皱缩卷曲成团状，根茎细长，具须根。茎细圆柱形，具棱角及条纹，上部被疏毛。叶倒生，多卷曲脱落，完整者展平后呈三角状卵形、卵状长圆形或狭披针形，长2.8～7cm，宽0.4～3cm，先端钝圆，具小尖头，基部戟形、心形或箭形，全缘；叶柄长1～2mm。花序腋生，花1～3朵；花冠宽漏斗状，白色或粉红色，花梗细弱，长3～8cm。蒴果球形。种子4颗，黑褐色。气微，味咸。

化学成分　全草主要含β-甲基马栗树皮革素；地上部分主要含黄酮苷，苷元为槲皮素，山柰酚，正烷烃，正烷醇，α-香树脂醇，菜油甾醇，豆甾醇及β-谷甾醇；地下部分主要含咖啡酸，红古豆碱。

药理作用　降压，扩张血管，使心率变慢，抗电惊厥。

性味归经　味辛，性温，有毒。归肾经。

功能主治　祛风止痒，止痛。用于风湿痹痛，牙痛，神经性皮炎。

用法用量　内服：煎汤，6～10克。外用：适量，酒浸涂患处。

▥▥ 验方

（1）治牙痛：鲜田旋花三份，胡椒一份，共研末。混匀，塞蛀孔或置病牙上咬紧，勿咽下。

（2）治神经性皮炎：鲜田旋花适量；70%乙醇浸泡一昼夜，每天涂擦两次。

本草记载　《宁夏中草药手册》记载的为本品。

参考文献

国家中医药管理局中华本草编委会. 中华本草：第6卷[M]. 上海：上海科学技术出版社，1999：499.

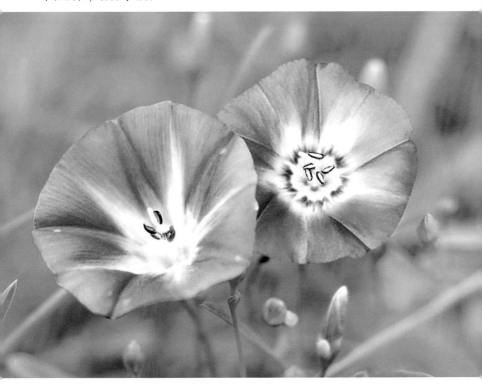

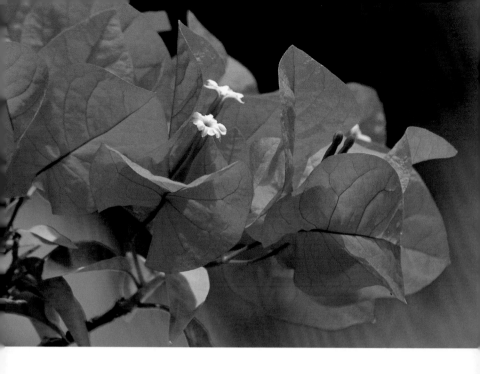

叶子花

别名 宝巾、芳杜鹃、九重葛、三角花、紫三角、紫亚兰。

基原 为紫茉莉科植物光叶子花 *Bougainvillea glabra* Chioxy 的花。

产地 主产于福建、广东、海南、广西、云南等地。

采收加工 冬、春季节开花时采收，晒干备用。

植物形态 攀援灌木。茎粗壮，枝常下垂，有腋生直刺。叶互生；有柄，长 1～2.5cm；叶片纸质，卵形至卵状披针形，或阔卵形，长5～10cm，宽3～6cm，先端渐尖，基部圆形或阔楔形，全缘，表面无毛，背面初时有短柔毛。花顶生，通常3朵簇生在苞片内，花梗与苞片的中脉合生；苞片3枚，叶状，暗红色或紫色，长圆形或椭圆形，长3～5cm，宽2～4cm；花被筒长2cm，淡绿色，有短柔毛，顶端5浅裂；雄蕊6～8，内藏；子房上位，1心皮，1室，花柱侧生，线状，柱头尖。瘦果有5棱。种子有胚乳。花期冬春间，华北温室栽培的花期3～7月。

花药性状 花常3朵簇生在苞片内，花柄与苞片的中脉合生。苞片叶状，暗红色或紫色，椭圆形，长3～3.5cm，纸质。花被管长1.5～2cm，淡绿色，疏生柔毛，有棱；雄蕊6～8，子房具5棱。

化学成分 主要含脂肪酸，2-葡萄糖基芸香糖，甜菜花青素，蛋白质。

药理作用 抑制TMV病毒，抑制血小板凝集，抗微生物作用，降血糖。

性味归经 味苦、涩，性温。归肝经。

功能主治 活血调经，化湿止带。用于血瘀经闭，月经不调，赤白带下。

用法用量 内服：煎汤，9～15克。

（1）治痈疮痛肿：鲜叶子花适量，捣烂敷患处。

（2）治妇女赤白带下：叶子花9～15克，水煎服。

（3）治白带增多：叶子花10克，月季花、黄柏各8克，加入适量的水，煎煮后服用。

（4）治白带异常、月经不调：叶子花9克，加入适量的水煎煮，分3次服用。

（5）治月经不调：叶子花15克，当归、白芍、鸡冠花、玫瑰花各9克，加适量的水煎煮，分2次服用。

本草记载 《昆明民间常用草药》："调和气血。治妇女赤白带下，月经不调。"记载的为本品。

参考文献

国家中医药管理局中华本草编委会．中华本草：第2卷[M]．上海：上海科学技术出版社，1999：746．

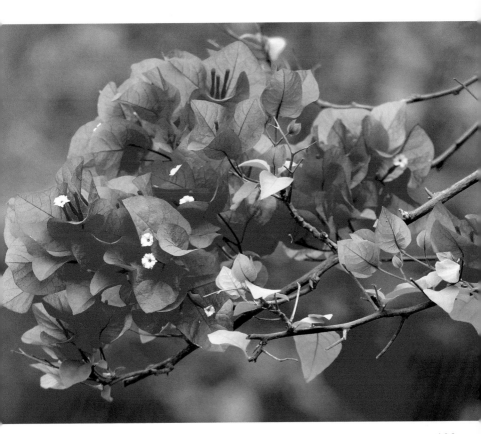

玉米须

别名 玉蜀黍须，蜀黍须，包谷须，棒子毛。

基原 禾本科植物玉蜀黍 Zea mays L.的花柱和花头。

产地 全国各地广泛栽培。

采收加工 秋季收获玉米时采收，晒干或烘干。

植物形态 高大的一年生栽培植物。秆粗壮，直立，高1～4m，常不分枝，基部节处常有气生根。叶片宽大，线状披针形，边缘呈波状皱折，中脉强壮。秆顶着生圆锥花序的雄花序；雄花序分枝三棱状，每节有2雄小穗，1无柄，1短柄；每1雄小穗有2小花，颖片膜质，先端尖；均透明膜质；叶腋内有圆柱状的雌花序，外包有多数鞘状苞片，颖片宽阔，先端圆形或微凹，外稃膜质透明。

花药性状 常集结成疏松团簇，花柱线状或须状，完整者长至30mm，直径约0.5mm，淡绿色、黄绿色至棕红色，有光泽，略透明，柱头2裂，叉开，长至3mm，质柔软。

质量要求 以柔软、有光泽者为佳。

化学成分 含脂肪油、挥发油、树胶样物质、树脂、苦味糖苷、皂苷、生物碱、隐黄素、抗坏血酸、泛酸、肌醇、维生素K、谷甾醇、豆甾醇、苹果酸、柠檬酸、酒石酸、草酸等。

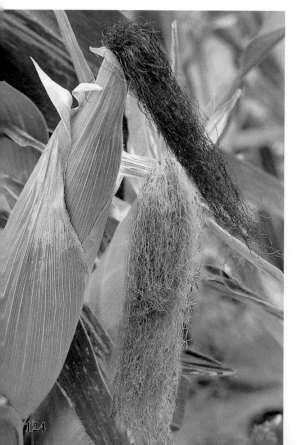

药理作用 利尿，降血糖，降血压，保肝，抗炎，止血。

性味归经 味甘、淡，性平。归膀胱、肝、胆经。

功能主治 利尿消肿，平肝利胆。用于急、慢性肾炎，水肿，急、慢性肝炎，高血压，糖尿病，慢性鼻窦炎，尿路结石，胆道结石，小便不利、湿热黄疸等症。并可预防习惯性流产。

用法用量 内服：煎汤，30～60克；或烧存性研末。外用：烧烟吸入。

注意事项 煮食去苞须；不作药用时勿服。

验方

（1）治急慢性肝炎：玉米须、太子参各30克。水煎服，每日1剂，早晚分服。有黄疸者加茵陈同煮服；慢性者加虎杖根30克同煎服。

（2）治糖尿病：玉米须60克，薏苡仁、绿豆各30克。水煎服。

（3）治急性肾炎：玉米须60克，西瓜皮30克，蝼蛄7个，生地黄15克，肉桂1.5克。水煎，去渣，温服。隔日1剂，连服4剂。

（4）治产后小便不通：鲜玉米须80克（干品30克），鲜冬瓜皮50克（干品30克），陈皮15克。水煎，去渣，温服。每日1剂。

（5）治尿路感染：玉米须15克，金钱草45克，草薢30克。水煎，去渣，温服。

（6）治尿血：玉米须30克，荠菜花15克，白茅根18克。水煎去渣，1日2次。

（7）降血糖：玉米须20克，猪胰150克。猪胰处理干净，放入砂锅中，加清水和玉米须一起煲汤。喝汤，食猪胰。每天1次。

（8）治黄疸：玉米须30克，茵陈20克。水煎去渣，温水送服。每日2次，早晚服。

（9）治水肿：玉米须60克。煎水服，忌食盐。

（10）治胆石症：玉米须、芦根各30克，茵陈15克。水煎服，每日1剂。

本草记载 《滇南本草》："宽肠下气。治妇人乳结……乳汁不通，红肿疼痛，怕冷发热，头痛体困。"《岭南采药录》："和猪肉煎汤治糖尿病。又治小便淋沥砂石，苦痛不可忍，煎汤频服。"《四川中药志》："清血热，利小便。治黄疸，风热，出疹，吐血及红崩。"

参考文献

国家中医药管理局中华本草编委会. 中华本草：第八册[M]. 上海：上海科学技术出版社，1999：434.

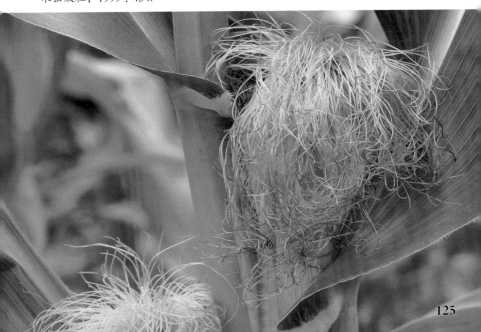

玉米花

别名　玉蜀黍花。

基原　为禾本科植物玉蜀黍 *Zea mays* L. 的干燥雄花穗。

产地　全国各地广泛栽培。

采收加工　夏、秋季采收，晒干。

植物形态　同玉米须。

花药性状　圆锥花序，分枝三棱状，每节有2雄小穗，1无柄，1有短柄；每1雄小穗含2小花，颖片膜质，先端尖；外稃及内稃均透明膜质。气微，味甘。

质量要求　以梗短、花多、味甘者为佳。

化学成分　主要含多糖、脂肪油、挥发油、皂苷等。

药理作用　抗动脉粥样硬化，抗心肌缺血、缺氧，改善微循环作用，降低脑内自由基水平，抑制脂质过氧化，抗疲劳。

性味归经　味甘，性凉。归肝、脾、肺经。

功能主治　疏肝利胆。用于肝炎，胆囊炎。

用法用量　内服：煎汤，9～15克。

验方

　　高血压：玉米穗适量，熬水当茶喝。

本草记载　《福建药物志》："清热利尿。治胆囊炎，肝炎。"记载的为本品。

参考文献

[1] 国家中医药管理局中华本草编委会. 中华本草：第8卷[M]. 上海：上海科学技术出版社，1999：435.

[2] 王柳萍，辛华，黄克南. 常用花类中草药图典[M]. 福州：福建科学技术出版社，2019：33.

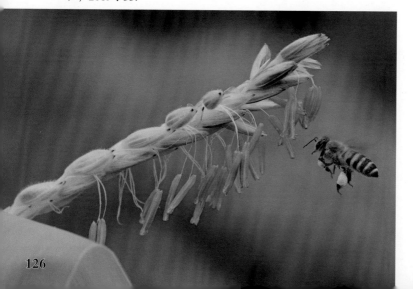

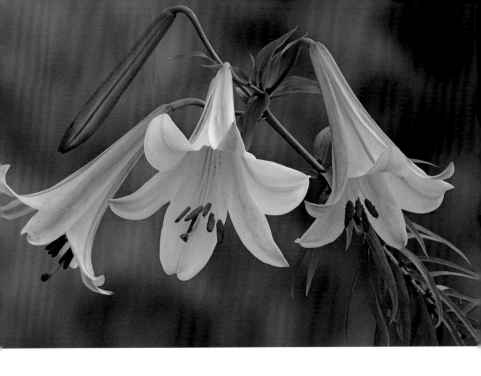

百合花

别名 倒仙、百合蒜、重迈、中缝花、灯伞花。

基原 为百合科植物百合 *Lilium brownii* F.E.Brown ex Miellez var. *viridulum* Baker、山丹 *Lilium pumilum* DC. 的干燥花。

产地 主产于河北、陕西、甘肃、山东、浙江、江西、河南、湖北、江苏、安徽、湖南、广东、贵州、云南、四川等地。

采收加工 6～7月采摘，阴干或晒干。

植物形态 百合 多年生草本，高70～150cm。茎上有紫色条纹，无毛；鳞茎球形，直径约5cm，鳞茎瓣广展，无节，白色。叶散生，具短柄；上部叶常小于中部叶，叶片倒披针形至倒卵形，长7～10cm，宽2～3cm，先端急尖，基部余窄，全缘，无毛，有3～5条脉。花1～4朵，喇叭形，有香味；花被片6，倒卵形，长15～20cm，宽3～4.5cm，多为白色，背面带紫褐色，无斑点，先端弯而不卷，蜜腺两边具小乳头状突起；雄蕊6，前弯，花丝长9.58～11cm，具柔毛，花药椭圆形，丁字着生，花粉粒褐红色；子房长柱形，长约3.5cm，花柱长11cm，无毛，柱头3裂。蒴果长圆形，长约5cm，宽约3cm，有棱。种子多数。花、果期6～9月。

山丹 多年生草本，高20～60cm。鳞茎圆锥形或长卵形，直径1.8～3.5cm，具薄膜，鳞瓣长圆形或长卵形，长2～3.5cm，宽0.7～1.2cm，白色。叶散生于茎中部，无柄；叶片条形，长3～10cm，宽1～3mm，无毛，先端锐尖，基部渐窄，有1条明显的脉。花一至数朵，生于茎顶或在茎端叶腋间，俯垂，鲜红色或紫红色；花被片6，长3～4.5cm，宽5～7mm，内花被片稍宽，反卷，无斑点或有少数斑点，蜜腺两边有乳头状突起；雄蕊6，短于花被，花丝无毛，花药长椭圆形，黄色，具红色花粉粒；子房圆柱形，长约9mm，花柱比子房长1.5～2倍。蒴果长圆形。花期7～8月，果期8～10月。

花药性状 百合 呈喇叭形，鲜红色或紫红色；花被6片，内花被片反卷，无斑点或具少数斑点，蜜腺两边具乳头状突起。气微，味甘、苦。

山丹 鲜红色或紫红色；花被6片，内花被片反卷，无斑点或具少数斑点，蜜腺两边具乳头状突起。气微，味甘、苦。

质量要求 以片大、完整、气香者为佳。

化学成分 主要含己糖激酶，蛋白质，脂肪，淀粉，还原糖，维生素，泛酸，并含胡萝卜素等。

药理作用 镇咳，安神，抗氧化。

性味归经 味甘、苦，性微寒。归肺经。

功能主治 清热润肺，宁心安神。用于咳嗽痰少或黏，眩晕，夜寐不安，天疱湿疮。

用法用量 内服：煎汤，6～12克。外用：研末调敷。

注意事项 肺有风邪者忌用。

应用举例

（一）验方

治老弱虚晕，有痰有火，头目昏晕：百合花三朵，皂角子七个（微焙）。或蜜或沙糖同煎服。

（二）保健方

（1）治产后腹痛：百合花15克，红糖10克，水煎服，每日1剂。

（2）清热润肺，养心安神，养颜抗衰：百合花（干品）5朵，西洋参1克，枸杞子3克，竹叶1克。沸水冲泡10分钟即可。

（3）辅助治疗抑郁症：百合花4朵，杭白菊5朵，分别洗净后，放入茶杯内，用开水500毫升冲泡，加盖闷3～5分钟，代茶频饮。

本草记载 《滇南本草》："止咳嗽，利小便，安神宁心定志。"记载的为本品。

参考文献

[1] 国家中医药管理局中华本草编委会. 中华本草：第8卷[M]. 上海：上海科学技术出版社，1999：118.

[2] 王柳萍，辛华，黄克南. 常用花类中草药图典[M]. 福州：福建科学技术出版社，2019：200.

百脉根花

别名　三月黄花。

基原　为豆科植物百脉根 *Lotus corniculatus* L. 的花。

产地　主产于西南及陕西、甘肃、湖北、湖南、广西、西藏等地。

采收加工　5～7月采花，晒干备用。

植物形态　多年生草本，高10～60cm。茎丛生，有疏长柔毛或后来无毛。小叶5片，3小叶生于叶柄的顶端，2小叶生于叶柄的基部；小叶柄极短，长约1mm；叶纸质，叶片卵形或倒卵形，长5～20mm，宽3～12mm，先端尖，基部圆楔形，全缘，无毛或于两面主脉上有疏长毛。花3～4朵排成顶生的伞形花序，具叶状总苞；花长1～1.4cm；花萼黄绿色，宽钟形，近于膜质，内外均具长硬毛，萼齿5，三角形；蝶形花冠，黄色，旗瓣宽倒卵形，具较长的爪，翼瓣较龙骨瓣稍长，龙骨瓣弯曲；雄蕊10，二体；子房无柄，花柱长而弯曲，柱头小。荚果长圆筒形，褐色，内含多粒种子。花期5～7月，果期8～9月。

花药性状　伞形花序；花梗短，基部有苞片3枚；苞片叶状，与萼等长，宿存；萼钟形，萼齿近等长，狭三角形，渐尖，与萼筒等长；花冠黄色或金黄色，干后常变蓝色，旗瓣扁圆形。

化学成分　主要含槲皮糖苷，苦味苷，氢氰酸。

性味归经　味微苦、辛，性平。归肝经。

功能主治　清肝明目。用于风热目赤，视物昏花。

用法用量　内服：煎汤，6～10克。

验方

　治风热目赤、视物昏花：百脉根花10克，为末，蒸鸡蛋或鸡肝服。

本草记载　《四川中药志》记载的为本品。

参考文献

国家中医药管理局中华本草编委会.中华本草：第4卷[M].上海：上海科学技术出版社，1999：552.

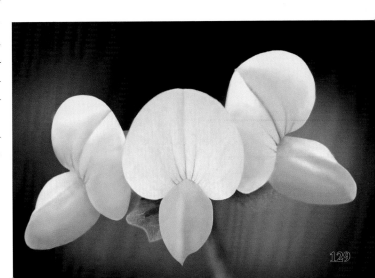

地涌金莲

别名　地金莲、地涌莲。

基原　为芭蕉科植物地涌金莲 *Musella lasiocarpa* (Franch.) C. Y. Wu ex H. W. Li 的花。

产地　主产于云南中部至西部等地。

采收加工　夏、秋季花期采收，晒干或鲜用。

植物形态　多年生丛生草本，具水平向根茎。假茎矮小，高不及60cm，基径约15cm，基部不膨大，有宿存的叶鞘。叶片长椭圆形，长达0.5m，宽约20cm，先端锐尖，基部近圆形，两侧对称，有白粉。花序直立，直接生于假茎上，密集如球穗状，长20～25cm，苞片干膜质，黄色或淡黄色，有花2列，每列4～5花；合生花被片卵状长圆形，先端具5（3+2）齿裂，离生花被片先端微凹，凹陷处具短尖头。浆果三棱状卵形，外面密被硬毛，果内具多数种子；种子大，扁球形，宽6～7mm，黑褐色或褐色，光滑，腹面有大而白色的种脐。

花药性状　花序密集如球穗状，长20～25cm，苞片黄色或淡黄色，有花2列，每列4～5花。

化学成分　主要含挥发油、甾醇、甾烷、硬脂酸、糖苷、脂肪酸等。

药理作用　抑菌，收敛止血。

性味归经　味苦、涩，性寒。归大肠经。

功能主治　止带，止血。用于白带，崩漏，便血。

用法用量　内服：煎汤，10～15克。

验方

治白带，红崩，大肠下血：地涌金莲15克。水煎，点水酒内服。

本草记载　《滇南本草》："治妇人白带，红崩日久，大肠下血……又血症日久欲脱，用之亦可固脱。"记载的为本品。

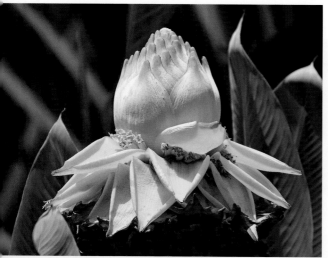

参考文献

[1] 国家中医药管理局中华本草编委会. 中华本草：第8卷[M]. 上海：上海科学技术出版社，1999：587.

[2] 杨维力，田军，白冰如，等. 地涌金莲的化学成分[J]. 中草药，2001，32（8）：12-14.

防风花

别名 关防风花、屏风花。

基原 为伞形科植物防风*Saposhnikovia divaricata* (Turcz.) Schischk.的花。

产地 主产于东北、华北及陕西、甘肃、宁夏、山东等地。

采收加工 8～9月花开时采收,阴干。

植物形态 多年生草本,高30～80cm。根粗壮,长圆柱形,有分枝,淡黄棕色,根头处密生纤维状叶柄残基及明显的环纹。茎单生,二歧分枝,分枝斜上升,与主茎近等长,有细棱。基生叶丛生,有扁长的叶柄,基部有宽叶鞘,稍抱茎;叶片卵形或长圆形,二至三回羽状分裂,第一回裂片卵形或长圆形,有柄,第二回裂片下部具短柄,末回裂片狭楔形;顶生叶筒化,有宽叶鞘。复伞形花序多数,生于茎和分枝顶端;小伞形花序有花4～10,小总苞片4～6,线形或披针形;萼齿三角状卵形;花瓣倒卵形,白色,先端微凹,具内折小舌片。双悬果狭圆形或椭圆形,幼时有疣状突起,成熟时渐平滑。花期8～9月,果期9～10月。

花药性状 小伞形花序有花4～10;无总苞片;小总苞片4～6,线形或披针形;花瓣倒卵形,白色无毛,先端微凹,具内折小舌片。

化学成分 主要含有挥发性、色原酮类、香豆素类、多糖类、有机酸类、聚乙炔类、甘油酯类等。

药理作用 解热,镇痛,镇静,抗炎,抗菌,抗肿瘤,提高机体免疫功能,抗过敏,抗凝血。

性味归经 味辛,性微温。归脾、胃、肝经。

功能主治 理气通络止痛。用于脘腹痛,四肢拘挛,骨节疼痛。

用法用量 内服:煎汤,3～6克。

本草记载 《药性论》:"主心腹痛,四肢拘急,行履不得,经脉虚羸,骨节间疼痛。"记载的为本品。

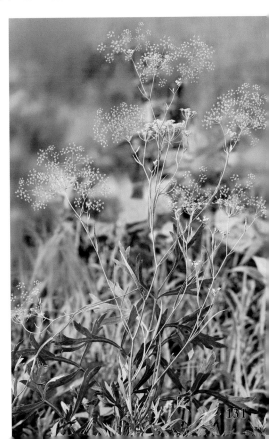

参考文献

[1] 国家中医药管理局中华本草编委会. 中华本草:第5卷[M]. 上海:上海科学技术出版社, 1999:1031.

[2] 窦红霞, 高玉兰. 防风的化学成分和药理作用研究进展[J]. 中医药信息, 2009, 26(2):15-17.

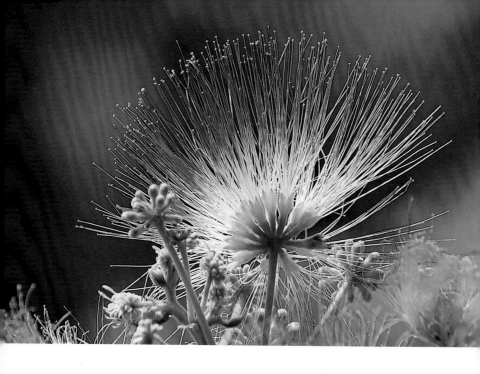

合欢花

别名　夜合花、乌绒。

基原　为豆科植物合欢 *Albizia julibrissin* Durazz. 的干燥花序或花蕾。

产地　主产于浙江、安徽、江苏、四川等地。

采收加工　夏季花初开时采收，除去枝叶，晒干。干燥花序称为"合欢花"；花蕾称为"合欢米"。

植物形态　落叶乔木，高可达16m。树干灰黑色；嫩枝、花序和叶轴被绒毛或短柔毛。托叶线状披针形，较小叶小，早落；二回羽状复叶，互生；总叶柄长3～5cm，总花柄近基部及最顶1对羽片着生处各有一枚腺体；羽片4～12对，栽培的有时达20对；小叶10～30对，线形至长圆形，长6～12mm，宽1～4mm，向上偏斜，先端有小尖头，有缘毛，有时在下面或仅中脉上有短柔毛；中脉紧靠上边缘。头状花序在枝顶排成圆锥花序；花粉红色；花萼管状，长3mm；花冠长8mm，裂片三角形，长1.5mm，花萼、花冠外均被短柔毛；雄蕊多数，基部合生，花丝细长；子房上位，花柱几与花丝等长，柱头圆柱形。荚果带状，长9～15cm，宽1.5～2.5cm，嫩荚有柔毛，老荚无毛。花期6～7月；果期8～10月。

花药性状　合欢花　干燥花序呈团块状，有如棉絮。小花长0.8～1cm，弯曲，淡黄褐色或绿黄色；花冠筒状，先端5裂，裂片披针形，疏生短柔毛；花萼细筒状，绿黄色，先端5小齿，疏生短柔毛；雄蕊多数，花丝细长，黄棕色或黄褐色，下部合生，上部分离，伸出花冠外，交织紊乱。体轻易断。气微香，味淡。

合欢米 干燥花蕾米粒状，青绿色或黄绿色，有毛，下部1/3被萼筒包裹。

质量要求 以干爽、色淡黄棕、梗短、无杂质者为佳。

化学成分 主要含芳香成分，糖苷。

药理作用 镇静催眠，抑菌，抗抑郁，对抗肥胖。

性味归经 味苦、甘，性平。归心、脾经。

功能主治 解郁安神，理气开胃，消风明目，活血止痛。用于忧郁失眠，胸闷纳呆，风火眼疾，视物不清，腰痛，跌打伤痛。

用法用量 内服：煎汤，3～9克；或入丸、散。

注意事项 阴虚津伤者及孕妇慎用。

应用举例

（一）验方

（1）治神烦不宁，抑郁失眠：合欢花、柏子仁各9克，白芍6克，龙齿15克，琥珀粉3克（分2次冲服），煎服。

（2）治湿浊中阻，食欲不振：合欢花、扁豆花、厚朴花各6克。煎服。

（3）治腰脚疼痛久不瘥：合欢花120克，牛膝（去苗）30克，红蓝花30克，石盐30克，杏仁（汤浸去皮，麸炒微黄）15克，桂心30克。上药捣箩为末，炼蜜和捣百余杵，丸如梧桐子大。每日空心，以温酒下三十丸，晚食前再服。

（二）保健方

（1）治风火眼疾：合欢花配鸡肝、羊肝或猪肝，蒸服。

（2）治打磕损疼痛：合欢花末，酒调服3克。

（3）治湿浊中阻，食欲不振：合欢花、扁豆花、厚朴花各6克。煎服。

本草记载 《本草衍义》记载的为本品。

参考文献

[1] 国家中医药管理局中华本草编委会. 中华本草：第4卷[M]. 上海：上海科学技术出版社，1999：322.

[2] 王柳萍，辛华，黄克南. 常用花类中草药图典[M]. 福州：福建科学技术出版社，2019：202.

合叶子

别名 旋果蚊子草花。

基原 为蔷薇科植物旋果蚊子草 *Filipendula ulmaria* (L.) Maxim. 的花。

产地 主产于新疆。

采收加工 初夏采收花序，晒干。

植物形态 多年生草本，高80～120cm。茎有棱，光滑无毛。羽状复叶，有小叶2～5对，叶柄无毛顶生小叶3～5裂，裂片披针形到长圆披针形，顶端渐尖，边缘有重锯齿或不明显裂片，上面无毛，下面被白色绒毛；侧生小叶比顶生小叶稍小或几等长，长圆状卵形或椭圆披针形，顶端渐尖、基部圆形，边缘有重锯齿或不明显裂片；托叶草质，绿色，半心形或卵状披针形，边缘有锐齿。顶生圆锥花序，花梗疏被短柔毛；花直径约5mm；萼片5，卵形，顶端急尖或圆钝，花后宿存反折；花瓣5，白色，倒卵形；雄蕊多数；雌蕊数十枚，彼此分离，花柱顶生。瘦果弯曲如螺旋状着生于果托上，几无柄。花果期6～9月。

花药性状 圆锥花序，花直径约5mm；萼片卵形，顶端急尖或圆钝；花瓣白色，倒卵形。

化学成分 主要含挥发油、葡萄糖苷等。

药理作用 抗溃疡，抗凝血。

性味归经 味酸、涩，性平。归肝经。

功能主治 平肝降压，祛腐敛疮。用于高血压，疮疡脓血。

用法用量 内服：煎汤，9～15克。外用：适量，研末调敷。

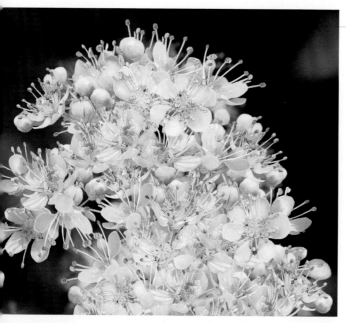

验方

治高血压：合叶子、益母草、白芍、夏枯草各9克。水煎服。

本草记载 《新疆中草药》记载的为本品。

参考文献

国家中医药管理局中华本草编委会. 中华本草：第4卷[M]. 上海：上海科学技术出版社，1999：146.

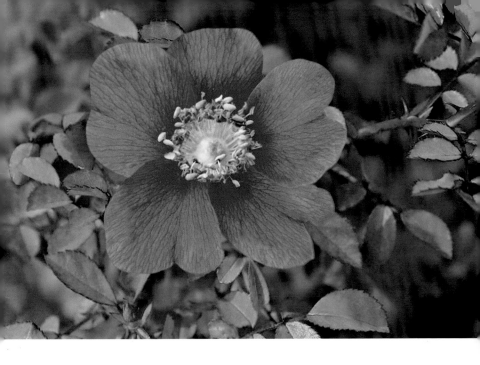

红刺玫花

别名　白残花。

基原　为蔷薇科植物粉团蔷薇 *Rosa multiflora* Thunb. var. *cathayensis* Rehd. 的花。

产地　主产于河北、河南、山东、安徽、浙江、甘肃、陕西、江西、湖北、广东、福建等地。

采收加工　春、夏间花将开放时采摘，除去萼片等杂质，晒干。

植物形态　落叶小灌木，高约2m。茎、枝多尖刺。单数羽状复叶互生；小叶通常5～9枚，椭圆形，先端钝或尖，基部钝圆形，边缘具齿，两面无毛，托叶大部贴生于叶柄。花多数簇生，为圆锥形伞房花序；花粉红色，芳香；花梗上有少数腺毛；萼片5；花瓣5，单瓣；雄蕊多数；花柱无毛。瘦果，生在环状或壶状花托里面。花期5～6月，果期8～9月。

花药性状　圆锥状花序，花梗长1.5～2.5cm，无毛或有腺毛，有时基部有篦齿状小苞片；花直径1.5～2cm，萼片披针形，有时中部具2个线形裂片，外面无毛，内面有柔毛；花瓣粉红色，单瓣，宽倒卵形，先端微凹，基部楔形；花柱结合成束，无毛，比雄蕊稍长。

质量要求　以干燥、色红、无霉、花蕾长大尚未开放者为佳。

化学成分　主要成分乙酸顺式-3-己烯酯（41.84%）、1*R*-α-蒎烯（27.11%）、罗勒烯（6.21%），占挥发物总质量分数的75.16%；花瓣挥发物成分25种，主要成分D-香茅醇（41.9%）、苯乙醇（15.62%）、1*R*-α-蒎烯（13.4%），占挥发物总质量分数的70.92%。

药理作用　具有抑菌作用。

性味归经　味苦、涩，性寒。归胃、大肠经。

功能主治　消暑化湿，顺气和胃。用于暑热胸闷，口渴，呕吐，食少，口疮，口糜，烫伤。

用法用量　内服：煎汤，3～9克。外用：适量，研末调敷。

应用举例

（一）验方

（1）治暑热胸闷、口渴、胃呆：红刺玫花、佩兰、滑石、生甘草等各适量。水煎服。

（2）治口角生疮，口腔糜烂，日久不愈：红刺玫花、金银花、连翘、玄参、生地黄等各适量。水煎服。

（3）治暑热胸闷，吐血口渴，呕吐不思饮食：红刺玫花5～15克。煎服。

（二）保健方

（1）暑热烦渴，不思饮食：红刺玫花10克，刺梨15克。煎水饮。

（2）清热除湿，利尿。用于脾胃湿热，呕逆少食，腹泻，小便短赤：红刺玫花10克，茶叶3克。沸水冲泡，代茶饮。

本草记载　《浙江药用植物志》记载的为本品。

参考文献

国家中医药管理局中华本草编委会. 中华本草：第4卷[M]. 上海：上海科学技术出版社，1999：233.

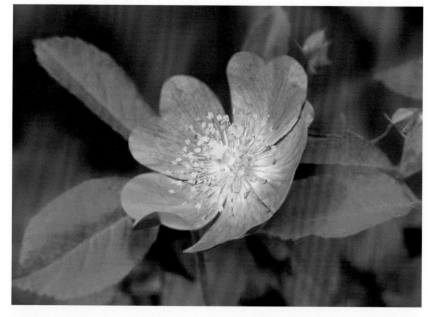

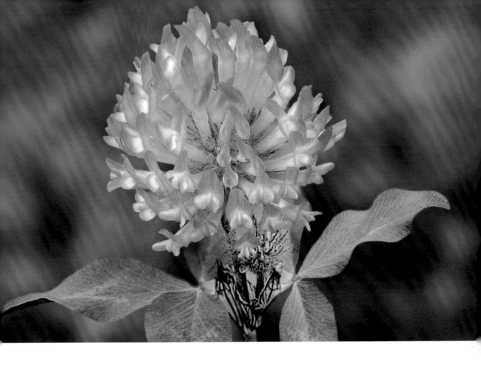

红车轴草

别名 红三叶、红菽草、红荷兰翘摇、红花苜蓿、金花菜、红花车子、三叶草。

基原 为豆科植物红车轴草 *Trifolium pratense* L. 的花序及带花枝叶。

产地 主产于东北、华北及江苏、安徽、浙江、江西、贵州、云南等地。

采收加工 夏季采摘花序或带花嫩枝叶，阴干。

植物形态 多年生草本，高30～60cm。茎直立或斜升，分枝多，疏生白色柔毛。三出复叶；小叶3，无柄；叶片椭圆形卵状至宽椭圆形，长2.5～4cm，宽1～2cm，先端钝圆，基部圆楔形，叶脉沿伸至叶缘，稍突出成不明显细齿，背面有长毛；托叶卵形，先端锐尖，贴生于叶柄上，基部抱茎。花序头状，腋生，具大型总苞，总苞卵圆形，具横脉；花萼筒状，萼齿5，线状披针形，最下面1萼齿较长，比其他齿超出1倍；花冠蝶形，紫色或淡紫红色，旗瓣狭菱形，翼瓣长圆形，基部具耳及爪，龙骨瓣稍短于翼瓣；子房椭圆形，花柱丝状，细长。荚果小，倒卵形，长约2mm，包被于宿存萼内，果皮膜质，具纵脉。种子1颗，肾形，黄褐色。花、果期5～9月。

花药性状 头状花序扁球形或不规则球形，直径2～3cm，近无总花梗。有大型总苞，总苞卵圆形，有纵脉。花萼钟状，萼齿线状披针形，有长毛。花瓣暗紫红色，具爪。有时花序带有枝叶，三出复叶；托叶卵形，基部抱茎。小叶3，多卷缩或脱落，完整者展平后呈卵形或长椭圆形，长2.5～4cm，宽1～2cm，叶面有浅色斑纹。气微，味淡。

化学成分　主要含三叶豆苷、异鼠李素、车轴草醇等黄酮类、水杨酸、对羟基桂皮酸及挥发油等。

药理作用　在体外有抑制草履虫的作用，抗疟、祛痰、解痉作用以治百日咳及支气管炎，雌激素样作用，抗肿瘤作用，花粉对某些革兰阴性杆菌有抗菌作用。

性味归经　味甘、苦，性微寒。归肺经。

功能主治　清热止咳，散结消肿。用于感冒，咳喘，硬肿，烧伤。

用法用量　内服：煎汤，15～30克。外用：适量，捣敷；或制成软膏涂敷。

◆验方◆

（1）治乳腺癌：红车轴草花，不拘量，每日用开水冲，作茶饮用。

（2）治各种癌症：红车轴草、堇菜叶、钝叶酸模根等量混合，水煎服，每日1剂。

本草记载　《中国药植图鉴》："镇痉，止咳，止喘。全草制成软膏，治局部溃疡。"记载的为本品。

参考文献

国家中医药管理局中华本草编委会. 中华本草：第4卷[M]. 上海：上海科学技术出版社，1999：671.

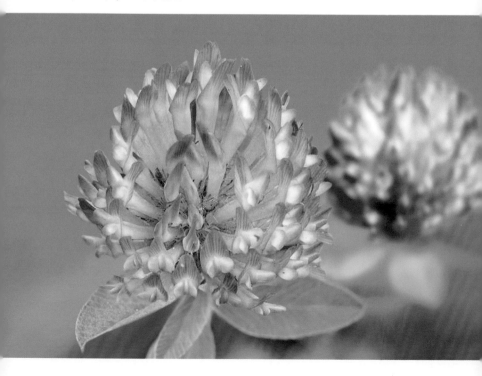

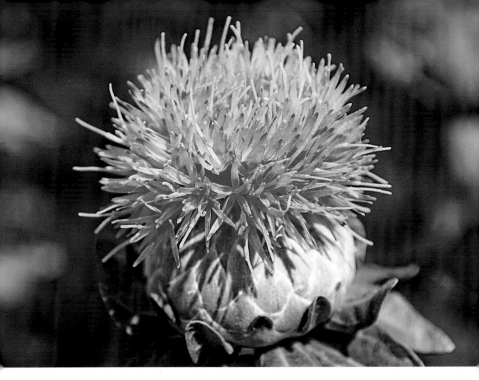

红花

别名 刺红花、红蓝花、草红花。

基原 为菊科植物红花 *Carthamus tinctorius* L. 的干燥花。

产地 主产于我国东北、华北、西北及山东、浙江、贵州、四川、西藏等地。

采收加工 5 月下旬开花，5 月底至 6 月中、下旬盛花期，分批采摘。选晴天，每日早晨 6 ～ 8 时，待管状花充分展开呈金黄色时采摘，过迟则管状花发蔫并呈红黑色，收获困难，质量差，产量低。采回后阴干或用 40 ～ 60℃低温烘干。

植物形态 一年生草本，高 50 ～ 100cm。茎直立，上部分枝，白色或淡白色，光滑无毛。叶互生；无柄；中下部茎生叶披针形、卵状披针形或长椭圆形，长 7 ～ 15cm，宽 2.5 ～ 6cm，边缘具大锯齿、重锯齿、小锯齿或全缘，稀羽状深裂，齿顶有针刺，刺长 1 ～ 1.5mm，向上的叶渐小，披针形，边缘有锯齿，齿顶针刺较长，可达 3mm；全部叶质坚硬，革质，两面无毛，无腺点，有光泽。头状花序多数，在茎枝顶端排成伞房花序，为苞叶所围绕；苞片椭圆形或卵状披针形，连先端针刺长 2.5 ～ 3cm，边缘有或无针刺；总苞卵形，直径 2.5cm；总苞片 4 层，外层竖琴状，中部或下部有收缢，收缢以上叶质绿色，边缘无针刺或有篦齿状针刺，收缢以下黄白色；中内层硬膜质，倒披针状椭圆形至长倒披针形，长达 2.2cm，先端渐尖；全部苞片无毛，无腺点；小花红色、橘红色，全部为两性，花冠长 2.8cm，细管部长 2cm，花冠裂片几达檐部基部。瘦果倒卵形，长 5.5mm，宽 5mm，乳白色，有 4 棱，无冠毛。花果期 5 ～ 8 月。

花药性状 不带子房的筒状花，长1～2cm。表面红黄色或红色。花冠筒细长，先端5裂，裂片呈狭条形，长5～8mm。雄蕊5，花药聚合成筒状，黄白色。柱头长圆柱形，顶端微分叉。质柔软。气微香，味微苦。

质量要求 以花冠长、色红、鲜艳、质柔软无枝刺者为佳。

化学成分 主要含红花黄色素及红花苷。红花苷经盐酸水解，得葡萄糖和红花素。还含烯酮。另尚含脂肪油（称红花油），是棕榈酸、硬脂酸、花生酸、油酸、亚油酸、亚麻酸等的甘油酯类。

药理作用 抗血栓，抗凝血，镇痛，抗炎，抗心肌缺血，改善微循环，抗凝血，降血脂，提高缺氧耐受力，解痉，免疫促进，兴奋子宫。

性味归经 味辛，性温。归心、肝经。

功能主治 活血通经，祛瘀止痛。用于经闭，痛经，产后瘀阻腹痛，胸痹心痛，癥瘕积聚，跌打损伤，关节疼痛，中风偏瘫，斑疹紫暗。

用法用量 内服：煎汤，3～10克。养血和血宜少用；活血祛瘀宜多用。

注意事项 孕妇及月经过多者忌服。

应用举例

（一）验方

（1）治经闭：红花6克，鸡血藤24克。水煎，调黄酒适量服。

（2）治女子经脉不通，如血膈者：红花（细擘）、苏木（捶碎）、当归等分：每用30克，以水一升半，先煎花、木。然后入酒一盏并当归再煎。服半升，分两服，空心，食前，温服。

（3）治逆经咳嗽气急：红花、黄芩、苏木各2.4克，天花粉1.8克。水煎空心服。

（4）治子宫颈癌：红花、白矾各6克，瓦松30克。水煎，先熏后洗外阴部，每日1～2次，每次30～60分钟，下次加热后再用，每剂药可反复应用3～4天。

（5）治肿毒初起，肿痛不可忍者：红花、穿山甲（炒）各15克，当归尾9克。黄酒二盅，煎一盅。调阿魏1.5克，麝香0.15克服。

（6）治赤游肿、半身红，渐渐展引不止：红花末，醋调敷之。

（7）治聤耳，累年脓水不绝，臭秽：红花0.3克，白矾30克（烧灰）。上件药，细研为末，每用少许，纳耳中。

（8）治跌打：红花0.9克，木香0.6克，川麻0.3克，甘草1.2克。研末，用黄酒送下。

（二）保健方

1.红花茶

原料：红花5克，红茶3克，桃仁3克。

制法及用法：将桃仁磨成粉后，与红花、红茶一起用沸水冲泡10分钟即可代茶饮用。

功效：活血通经。

2.红花玫瑰茶

原料：红花7.5克，玫瑰花14克，鹿茸胶7.5克。

制法及用法：将玫瑰花用布包起来用水滤过后，与红花、鹿茸胶一起用沸水冲泡15～20分钟，滤过，即可饮用。

功效：温肾通经。

3.红花桃仁茶

原料：红花5克，桃仁5克，少量冰糖。

制法及用法：将红花装入布袋后，桃仁首先放入锅中，加水煎煮15分钟，再放入红花一起再煮10分钟，滤过，加少许冰糖即可饮用。

功效：活血化瘀，润肠通便。

4.红花川芎茶

原料：红花3克，川芎3～6克，茶叶3～6克。

制法及用法：将上述材料加水煎煮取汁即可。

功效：活血化瘀，祛风止痛。

5.红花饮酒

配方：红花10克，苏木10克，当归10克，白酒50毫升，红糖适量。

功效与主治：活血化瘀，通络止痛。适用于骨折血肿疼痛，也可治妇女痛经。

本草记载　《本草图经》："即红花也……叶，颇似蓝，又名黄蓝。"；《本草经疏》："红蓝花，乃行血之要药。"《本草汇言》："红花，破血、行血、和血、调血之药也。"

参考文献

[1] 国家中医药管理局中华本草编委会.中华本草：第7卷[M].上海：上海科学技术出版社，1999，763.

[2] 王柳萍，辛华，黄克南.常用花类中草药图典[M].福州：福建科学技术出版社，2019：162.

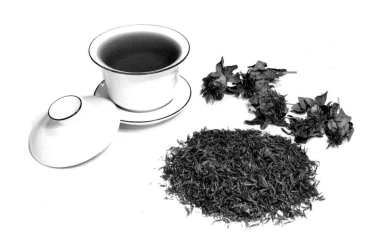

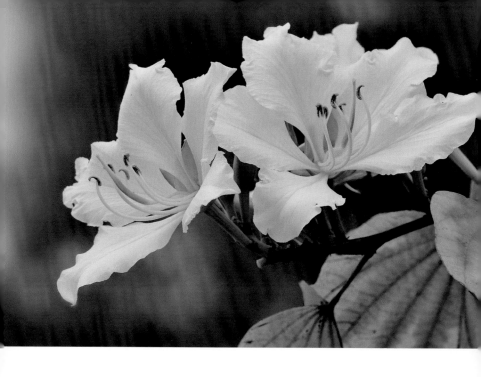

老白花

别名　白花羊蹄甲、红花紫荆、红紫荆、弯叶树、埋修（傣名）。

基原　为豆科植物羊蹄甲 *Bauhinia variegata* L. 的花。

产地　主产于福建、广东、广西、云南等地。

采收加工　春、夏季花盛开时采收，烘干

植物形态　落叶乔木，高5～8m。树皮暗褐色，近光滑；幼嫩部分常被灰色短柔毛；枝广展，硬而稍呈之字曲折，无毛。单叶互生；叶柄长2.5～3.5cm，被毛或近无毛；叶形变化大，广卵形至近圆形，长5～9cm，宽7～11cm，先端2裂达叶长的1/3，裂片阔，钝头或圆，基部浅至深心形，有时近截形，两面无毛或下面略被灰色短柔毛；基出脉9～15条；叶近革质。总状花序顶生或侧生，极短缩，多呈伞房花序式，少花，被灰色短柔毛；萼佛焰苞状，被短柔毛，一侧开裂为广卵形，长2～3cm的裂片；花瓣倒披针形或倒卵形，长4～5cm，具瓣柄，紫红色或淡红色，杂以黄绿色及暗紫色的斑纹，近轴一片较阔；能育雄蕊5，花丝纤细，无毛，长约4cm，退化雄蕊1～5，丝状，较短；子房具柄，被柔毛，尤以缝线上被毛较密，柱头小。荚果带状，扁平，长15～25cm，宽1.5～2cm，具长柄及喙；种子10～15颗，近圆形，扁平。花期全年，3月最盛。

花药性状　总状花序侧生或顶生，少花，长6～12cm，有时2～4个生于枝顶而成复总状花序，被褐色绢毛；花蕾多少纺锤形，具4～5棱或狭翅，顶钝；花梗长7～12mm；萼佛焰状，一侧开裂达基部成外反的2裂片，裂片长

2～2.5cm，先端微裂，其中一片具2齿，另一片具3齿；花瓣桃红色，倒披针形，长4～5cm，具脉纹和长的瓣柄；能育雄蕊3，花丝与花瓣等长；退化雄蕊5～6，长6～10mm；子房具长柄，被黄褐色绢毛，柱头稍大，斜盾形。

化学成分　主要含山柰酚-3-半乳糖苷和山柰酚-3-鼠李葡糖苷等黄酮类。

药理作用　具有抗炎，抗菌，抗氧化作用。

性味归经　味淡，性凉。归肝、肺经。

功能主治　消炎解毒，止咳。用于肺炎，气管炎，肺结核，咯血，肝炎。

用法用量　内服：煎汤，9～15克。

验方

（1）治疗燥热伤肺引发的咳嗽：老白花12克，桑叶、枇杷叶各9克，杏仁、桔梗各6克，甘草3克。水煎服。

（2）治痰热壅肺引发的气管炎：老白花9克，杏仁10克，生石膏、紫花地丁、败酱草、鱼腥草各30克，甘草、桔梗各6克，黄芩、百部、莱菔子各12克，金银花25克，桑白皮15克，炙麻黄、川贝粉3克（冲服）。水煎服。

本草记载　《云南思茅中草药选》："消炎解毒。治肝炎，肺炎，气管、支气管炎，肺热咳嗽。"记载的为本品。

参考文献

[1] 国家中医药管理局中华本草编委会. 中华本草：第4卷[M]. 上海：上海科学技术出版社，1999：368.

[2] 卢海啸，陈永红. 红花羊蹄甲抑菌活性的研究[J]. 玉林师范学院学报（自然科学版），2008，29（3）：87-90.

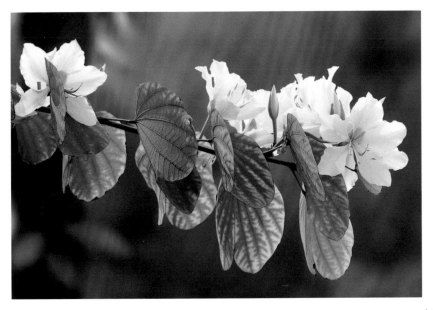

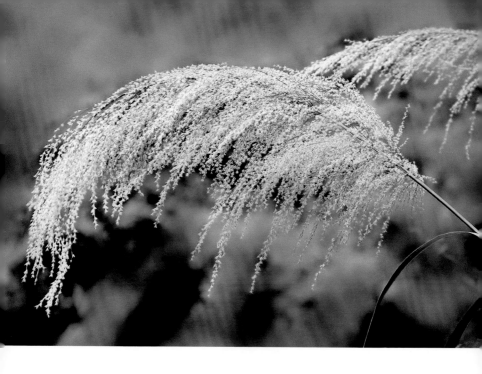

芒花

别名　芭茅花。

基原　为禾本科植物芒 *Miscanthus sinensis* Anderss. 的花序。

产地　主产于南北各地。

采收加工　秋季采收，晒干。

植物形态　宿根，多年生草本，秆较高大，高 1 ~ 2m。无毛或在花序以下疏生柔毛。叶鞘均长于节间，除鞘口有长柔毛外，余均无毛；叶舌钝圆，长 1 ~ 2mm，先端具纤毛；叶片线形，长 20 ~ 50cm，宽 6 ~ 10mm，无毛，或下面疏具柔毛并被白粉。圆锥花序扇形，长 15 ~ 40cm，主轴无毛或被短毛，延伸至中部以下；分枝较强壮而直立，长 10 ~ 30cm，每节具 1 短柄和 1 长柄小穗；穗轴节间长 4 ~ 8mm，无毛；小穗柄无毛，先端膨大，短柄 1.5 ~ 2（~ 3）mm，长柄向外开展，长 4 ~ 6mm；小穗披针形，长 4.5 ~ 5mm，基盘具白色至黄褐色之丝状毛，其毛稍短或等长于小穗；第 1 颖先端渐尖，具 2 脊，背部全部无毛，具 3 脉，第 2 颖舟形，先端渐尖，背部无毛，边缘具小纤毛；第 1 外稃长圆状披针形，先端钝，较颖稍短；第 2 外稃较狭，较颖短 1/3，在先端 1/3 处以上具 2 齿，齿间具 1 芒，芒长 8 ~ 10mm，膝曲，芒柱稍扭曲，内稃微小，长约为外稃之半，先端不规则齿裂。花、果期 7 ~ 11 月。

花药性状　圆锥花序直立，长 15 ~ 40cm，主轴无毛，延伸至花序的中部以下，节与分枝腋间具柔毛；分枝较粗硬，直立，不再分枝或基部分枝具第二次分枝，长

10～30cm；小枝节间三棱形，边缘微粗糙，短柄长2mm，长柄长4～6mm；小穗披针形，长4.5～5mm，黄色有光泽，基盘具等长于小穗的白色或淡黄色的丝状毛；第一颖顶具3～4脉，边脉上部粗糙，顶端渐尖，背部无毛；第二颖常具1脉，粗糙，上部内折之边缘具纤毛；第一外稃长圆形，膜质，长约4mm，边缘具纤毛；第二外稃明显短于第一外稃，先端2裂，裂片间具1芒，芒长9～10mm，棕色，芒柱稍扭曲，长约2mm，第二内稃长约为其外稃的1/2；雄蕊3枚，花药长2.2～2.5mm，稃褐色，先雌蕊而成熟；柱头羽状，长约2mm，紫褐色，从小穗中部之两侧伸出。

化学成分 主要含洋李苷和芒花苷。

药理作用 对小鼠IgE形成具有抑制作用，对注射二硝基苯-卵清蛋白抗原引起的原发性和继发性免疫反应均有抑制作用。

性味归经 味甘，性平。归心、肝经。

功能主治 活血通经。用于月经不调，闭经，产后恶露不净，半身不遂。

用法用量 内服：煎汤，30～60克。

验方

治半身不遂：芒花序60～90克，瘿桃干30克。水煎，冲烧酒服，早晚各1次。

本草记载 《全国中草药汇编》："活血通经。主治月经不调，半身不遂。"记载的为本品。

参考文献

[1] 国家中医药管理局中华本草编委会. 中华本草：第8卷[M]. 上海：上海科学技术出版社，1999：372.

[2] 高松. 辽宁中药志植物类[M]. 沈阳：辽宁科学技术出版社，2010：1162.

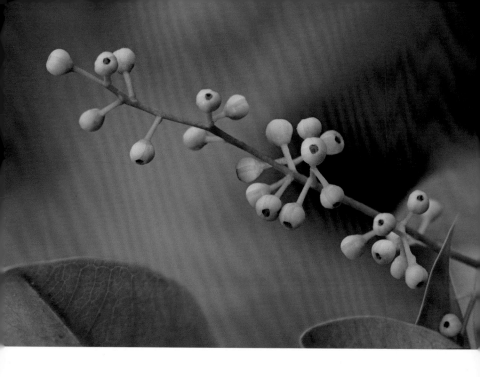

米仔兰花

别名 逻罗花、米兰花、树兰花。

基原 为楝科植物米仔兰 *Aglaia odorata* Lour. 的花。

产地 主产于福建、台湾、广东、广西、四川及云南等地。

采收加工 夏季采收，将苞待放的花，用竹竿轻轻打下，去净杂质，收集阴干。

植物形态 常绿灌木或小乔木，高 4～7m。多分枝，幼嫩部分常被星状锈色鳞片。奇数羽状复叶互生，长 5～12cm，叶轴有狭翅；小叶 3～5，对生，倒卵形至长圆形，长 2～7cm，宽 1～3.5cm，先端钝，基部楔形，全缘，无毛。圆锥花序腋生；花杂性，雌雄异株；花萼 5 裂，裂片圆形；花瓣 5，黄色，长圆形至近圆形，极香；雄蕊 5，花丝合生成筒，筒状花瓣略短，先端全缘；子房卵形，密被黄色粗毛，花柱极短，柱头有散生的星状鳞片。浆果卵形或近球形，直径约 1cm，幼时被散生的星状毛，后变无毛。种子有肉质假种皮。花期 6～11 月。

花药性状 干燥花呈细小均匀的颗粒状，棕红色。下端有一细的花柄，基部有小花萼 5 片；花冠由 5 片花瓣紧包组成，内面有不太明显的花蕊，淡黄色。体轻，质硬稍脆。气清香。

质量要求 以色金黄、香气浓者为佳。

化学成分 主要含挥发油、三萜类、孕甾类、木脂素类等。

药理作用 抗肿瘤、抗病毒、抗炎。

性味归经 味辛、甘，性平。归肺、胃、肝经。

功能主治 行气宽中，宣肺止咳。用于胸膈满闷，噎膈初起，感冒咳嗽。

用法用量 内服：煎汤，3～9克；或泡茶。

注意事项 孕妇忌服。

验方

（1）治胸膈胀满：米仔兰花、藿香、枇杷叶、石斛、竹茹、橘红各9克。水煎服。

（2）治噎膈初起：米仔兰花、郁金、紫苏子各9克，沉香1.5克，白豆蔻3克，芦根汁酌加。水煎服。

（3）治气郁胸闷，食滞腹胀：米仔兰花3～9克。水煎服。

（4）治肝胆湿热、急性胆囊炎：米仔兰花6克，桑白皮10克，百合花10克，鸡根12克，三消草20克，无风独摇草30克，枇杷核9克，柚花3克，大金牛草30克，大火草根6克，千针万线草15克，二色内风消20克。水煎，每日一剂。

本草记载 《广西本草选编》记载的为本品。

参考文献

[1] 国家中医药管理局中华本草编委会.中华本草：第5卷[M].上海：上海科学技术出版社，1999：31.

[2] 张峰，陈亚娟，岑娟.米仔兰属化学成分及生物活性研究进展[J].天然产物研究与开发，2016，28（4）：619-626，560.

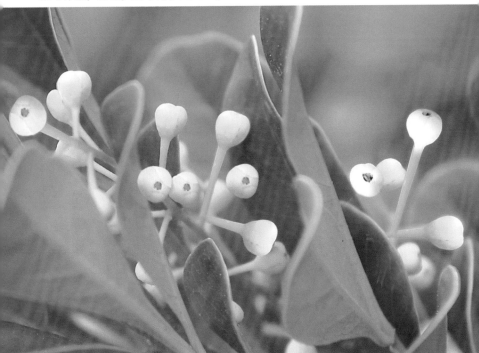

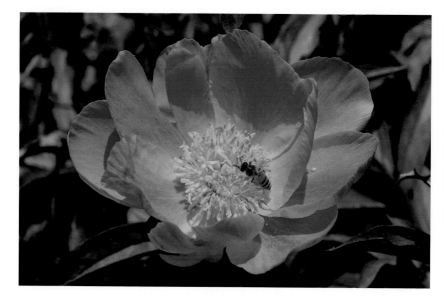

芍药花

别名 白芍花、赤芍花、小牡丹花、婪尾春、没骨花。

基原 为毛茛科植物芍药 *Paeonia lactiflora* Pall. 的干燥花。

产地 主产于江苏、华北、东北、陕西及甘肃等地。

采收加工 春末夏初开花，摘花晒干。

植物形态 多年生草本，高40～70cm，无毛。根肥大，纺锤形或圆柱形，黑褐色。茎直立，上部分枝，基部有数枚鞘状膜质鳞片。叶互生；叶柄长达9cm，位于茎顶部者叶柄较短；茎下部叶为二回三出复叶，上部叶为三出复叶；小叶狭卵形、椭圆形或披针形，先端渐尖，基部楔形或偏斜，边缘具白色软骨质细齿，近革质。花两性，数朵生茎顶和叶腋；苞片4～5，披针形，大小不等；萼片4，宽卵形或近圆形，绿色，宿存；花瓣9～13，倒卵形，白色，有时基部具深紫色斑块或粉红色，栽培品花瓣各色并具重瓣；雄蕊多数，花丝长7～12mm，花药黄色；花盘浅杯状，包裹心皮基部，先端裂片钝圆；心皮2～5，离生，无毛。蓇葖果卵形或卵圆形，长2.5～3cm，直径1.2～1.5cm，花期5～6月，果期6～8月。

花药性状 白色；花瓣5～13枚，倒卵形；花丝黄色，顶端钝圆；花瓣可达上百枚。气微，味酸、苦。

质量要求 以朵大、整齐、不掉瓣、无霉而新鲜者为佳。

化学成分 主要含牡丹酚，β-谷甾醇，芍药苷，芍药花苷，苯甲酸，挥发油，鞣质，树脂，糖类，淀粉，蛋白质和多种三萜类化合物。

药理作用 解痉，镇静，镇痛，抗惊厥，抗炎，解热，抗溃疡。

性味归经 味苦、酸，性微寒。归肝、脾经。

功能主治 养血柔肝，平肝抑阳，敛阴止汗，缓中止痛。用于痞闷腹痛，胸腹胁肋疼痛，阴虚发热，自汗盗汗，月经不调，崩漏带下。

用法用量 内服：煎汤，5～12克；或入丸、散。大剂量可用15～30克。

注意事项 虚寒腹痛泄泻者慎用。

应用举例

（一）验方

（1）治妇人胁痛：香附子200克（黄子醋两碗，盐50克，煮干为度），肉桂、延胡索（炒）、白芍。为细末，每服10克，沸汤调，无时服。

（2）治妇人怀妊腹中疼痛：当归15克，芍药500克，茯苓200克，白术200克，泽泻250克，川芎250克。上六味，杵为散。取1克，酒和，日三服。

（3）治产后血气攻心腹痛：芍药100克，肉桂（去粗皮）、甘草（炙）各50克。上三味，粗捣筛，每服三钱匕，水200毫升，煎至140毫升，去滓，温服，不拘时候。

（4）治痛经：白芍100克，干姜40克。共为细末，分成八包，月经来时，每日服一包，黄酒为引，连服三个星期。

（5）治妇女赤白带下，年月深久不瘥者：白芍150克，干姜25克。细锉，熬令黄，捣下筛，空肚，和饮汁服3克，日再。

（6）治下痢便脓血，里急后重，下血调气：芍药5克，当归2.5克，黄连2.5克，槟榔、木香各10克，甘草10克（炒），大黄15克，黄芩25克，官桂12.5克。上细切，每服7.5克，水400毫升，煎至200毫升，食后温服。

（二）保健方

1. 芍药花蜜茶

原料：芍药花瓣1茶匙，红糖或蜂蜜适量。

制法及用法：将芍药花瓣用沸水焖泡10分钟，加入适量红糖或蜂蜜，即可饮用。

功效：养颜祛斑，养血柔肝。

2. 芍药花茶

原料：芍药花1朵。

制法及用法：芍药花用沸水焖泡5分钟，即可饮用。

功效：敛阴止汗，养血柔肝。

本草记载 白芍是芍药的一种，芍药始载于《神农本草经》中品。陶弘景始分赤、白两种，云："今出白山、蒋山、茅山最好，白而长大。余处亦有而多赤，赤者小利。"《开宝本草》载："此有两种，赤者利小便下气，白者止痛散血，其花亦有红白二色。"《本草图经》载："芍药二种，一者金芍药，二者木芍药。救病用金芍药，色白，多脂肉，木芍药色紫瘦，多脉。"又载："今处处有之，淮南者胜。春生红芽作丛，茎上三枝五叶，似牡丹而狭长，高一二尺。夏开花。"

参考文献

[1] 国家中医药管理局中华本草编委会. 中华本草[M]. 上海：上海科学技术出版社，1999：862.

[2] 王柳萍，辛华，黄克南. 常用花类中草药图典[M]. 福州：福建科学技术出版社，2019：214.

西红花

别名 番红花、藏红花、撒馥兰、番栀子蕊、泊夫蓝。

基原 为鸢尾科植物番红花 *Crocus sativus* L. 的干燥柱头。

产地 主产于西班牙。法国、伊朗、希腊及原苏联中亚西亚一带亦产。我国西藏、新疆、上海、江苏、浙江等地有少量栽培。

采收加工 10～11月下旬，晴天早晨日出时采花，再摘取柱头，随即晒干，或在55～60℃下烘干。

植物形态 多年生草本。球茎扁圆球形，直径约3cm，外有黄褐色的膜质包被。叶基生，9～15片，条形，灰绿色，长15～20cm，宽2～3mm，边缘反卷；叶丛基部包有4～5片膜质的鞘状叶。花茎甚短，不伸出地面；花1～2朵，淡蓝色、红紫色或白色，有香味，直径2.5～3cm；花被裂片6，2轮排列，内外轮花被裂片皆为倒卵形，顶端钝，长4～5cm；雄蕊3，直立，长2.5cm，花药黄色，先端尖，略弯曲；花柱橙红色，长约4cm，上部3分枝，分枝弯曲而下垂，柱头略扁，先端楔形，有浅齿，较雄蕊长，子房狭纺锤形。蒴果椭圆形，长约3cm，宽约1.5cm，具3钝棱。种子多数，圆球形。花期10～11月。

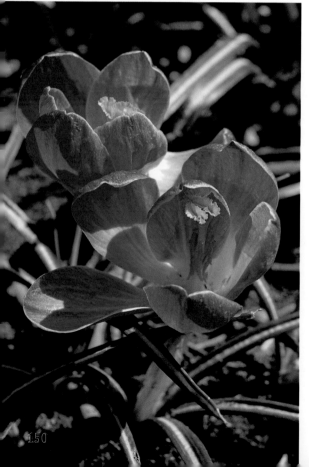

花药性状 呈弯曲的细丝状或呈线形，具三分枝，暗红色。上部较宽大，顶端边缘具不整齐的齿状，下端有残留的黄色花柱。长约2.5mm，直径约1.5mm。紫红色或暗红棕色、微有光泽。体轻，质松软，干燥后质脆易断，无油润光泽。气特异，微有刺激性，味微苦。

质量要求 以柱头色棕红、黄色花柱少、无杂质、有香气者为佳。

化学成分 主要含胡萝卜素类及挥发油。

药理作用 抗精神失常，抗抑郁，抗焦虑，抗凝血，抗心肌缺血，降血压，促进肠平滑肌收缩，降血脂，利胆，免疫促进，抗缺氧，抗肝损伤。

性味归经　味甘，性平。归心、肝经。

功能主治　活血化瘀，凉血解毒，解郁安神。用于经闭癥瘕，产后瘀阻，温毒发斑，忧郁痞闷，惊悸发狂。

用法用量　1～3克，煎服或沸水泡服。

注意事项　孕妇慎用。

应用举例

（一）验方

（1）治月经不调：西红花5克，丹参、益母草各20克，水煎服。

（2）治跌打损伤：西红花5克，煎汁后加白酒少许，外洗伤处。

（3）治温病热入营血：西红花5克，板蓝根、大青叶各20克，水煎冲服。

（二）保健方

1.西红花益母草茶

原料：西红花5克，益母草5克。

制法及用法：西红花与益母草用沸水冲泡5分钟，即可饮用。

主治：治疗月经不调，痛经，闭经。

2.西红花黑豆茶

原料：西红花5～10克，黑豆50克，红糖适量。

制法及用法：西红花与洗净后炒至口感焦脆的黑豆用沸水冲泡10分钟，加入红糖，即可饮用。

主治：治疗月经不调引起的腰腹酸痛。

3.西红花茶

原料：西红花5克。

制法及用法：西红花用沸水冲泡5分钟，即可饮用。

主治：治疗月经引起的小腹疼痛，腰背酸痛。

本草记载　番红花之名，始见于《本草品汇精要》。本品在元代以"泊夫蓝"之名收载在《饮膳正要》中。《本草纲目》列入隰草类。但李时珍限于当时条件，未能对番红花作比较深入的观察，仅云："番红花，出西番回回地面及天方国，即彼地红蓝花也。元时，以入食馔用……按：张华《博物志》言，张骞得红蓝花种于西域，则此即一种，或方域地气稍有异耳。"

参考文献

[1] 国家中医药管理局中华本草编委会.中华本草：第8卷[M].上海：上海科学技术出版社，1999：261.

[2] 王柳萍，辛华，黄克南.常用花类中草药图典[M].福州：福建科学技术出版社，2019：164.

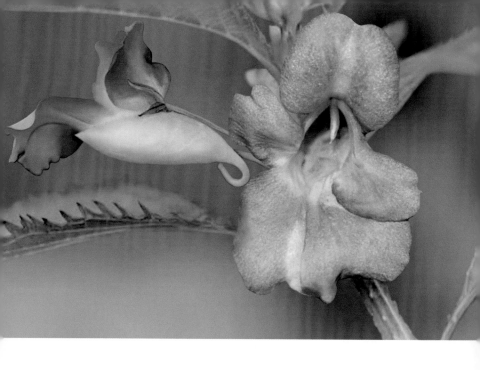

西藏凤仙花

别名 凤仙花。

基原 为凤仙花科植物锐齿凤仙花 *Impatiens argute* Hook. f. et Thoms. 的花。

产地 主产于云南、西藏等地。

采收加工 夏、秋季开花时采收，阴干或烘干。

植物形态 一年生草本，高30～70cm。茎坚硬，直立，分枝。叶互生；叶柄长1～4cm，基部有2个具柄腺体；叶片卵形或卵状披针形，长4～15cm，宽2～4.5cm，先端急尖或渐尖，基部楔形，两面无毛，边缘有锐锯齿；侧脉7～8对。总花梗极短，腋生，花1～2朵，花梗细长，基部有2刚毛状苞片；花大，粉红色或紫红色；萼片4，外面2个半卵形，长突尖，内面2个狭披针形；旗瓣圆形，背面中肋有狭龙骨状突起，先端具小突尖，翼瓣无柄，2裂，基部裂片宽长圆形，上部裂片大，斧形，先端2浅裂，背面有明显的小耳，唇瓣囊状，基部延长成内弯的短距；雄蕊5，花药钝。蒴果纺锤形，先端喙尖。种子少数，圆球形，稍有光泽。花期7～9月，果期6～10月。

花药性状 总花梗短，长5～15mm，具2～5花，稀单花，花梗细，中部具刚毛状或刚毛状披针形的苞片，被短柔毛。花金黄色，长达2.5cm；侧生萼片2，圆形，被微柔毛；旗瓣圆形，中肋背面具鸡冠状突起；翼瓣无柄，基部裂片圆形，上部裂片长圆状斧形，背面有反折的小耳；唇瓣囊状，多少被微毛或脱落，基部急狭成内弯的短距。花药钝。子房纺锤状，被密柔毛。

化学成分 主要含黄酮类、萘醌类、香豆素类、甾醇等。

药理作用 抗过敏，抗炎，抗真菌，促透皮作用，COX-2选择性抑制作用，5a-还原酶抑制作用。

性味归经 味甘、淡，性温。归心、肾、肺经。

功能主治 活血通经，利水。用于血瘀经闭，产后恶露不尽，小便不利，痈疽疔毒。

用法用量 内服：煎汤，3～9克。

验方

（1）治白带：凤仙花15克，墨鱼50克。水煎服，每日一剂。

（2）治百日咳，呕血，咯血：鲜凤仙花7～15朵。水煎服，或和冰糖少许炖服更佳。

（3）治灰指甲：新鲜凤仙花适量，捣烂外敷。

本草记载 《全国中草药汇编》记载的为本品。

参考文献

[1] 国家中医药管理局中华本草编委会.中华本草：第5卷[M].上海：上海科学技术出版社，1999：134.

[2] 鞠培俊，孔德云，李晓波.凤仙花化学成分及药理作用研究进展[J].沈阳药科大学学报，2007，24（5）：320-324.

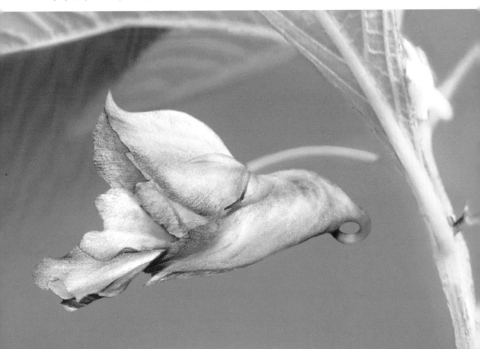

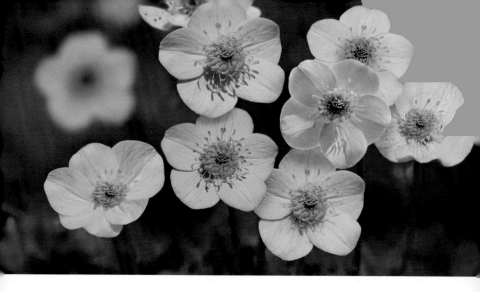

西藏鸡爪草花

别名　毛茛状金莲花。

基原　为毛茛科植物毛茛状金莲花 *Trollius ranunculoides* Hemsl. 的花。

产地　主产于云南、西藏、四川、青海、甘肃等地。

采收加工　夏季开花时采收，阴干。

植物形态　多年生草本。植株全部无毛。茎高 4～18cm，不分枝。基生叶 3～10，茎生叶 1～3，生茎下部，柄长 3～13cm，基部有鞘；叶片圆五角形，基部深心形，3 全裂，中央全裂片宽菱形或菱状宽倒卵形，二回细裂，末回裂片近邻接或分开，有尖牙齿，侧全裂片斜扇形，不等 2 裂近基部。花单生茎顶；萼片 5～8，黄色，倒卵形或扇状倒卵形；花瓣多数，匙状线形，长 4.5～6mm；雄蕊多数；花药长圆形；心皮 7～9。聚合果直径约 1cm，蓇葖果。种子椭圆形，有光泽。花期 5～7 月，果期 8 月。

花药性状　花皱缩，湿润展平，圆形，萼片 5～8，黄绿色，倒卵形；花瓣棕色，匙状线形；雄蕊多数。气微，味辛。

性味归经　味辛、微苦，性寒。归肺、脾经。

功能主治　解热，排脓。用于胸中烦热，创伤化脓。

用法用量　内服：研末，3～6 克。外用：适量，研末外敷。

本草记载　《中华本草》记载的为本品。

参考文献

[1] 国家中医药管理局中华本草编委会. 中华本草：第 3 卷 [M]. 上海：上海科学技术出版社，1999：281.

[2] 南京中医药大学. 中药大辞典：上册 [M]. 第 2 版. 上海：上海科学技术出版社，2014：1017.

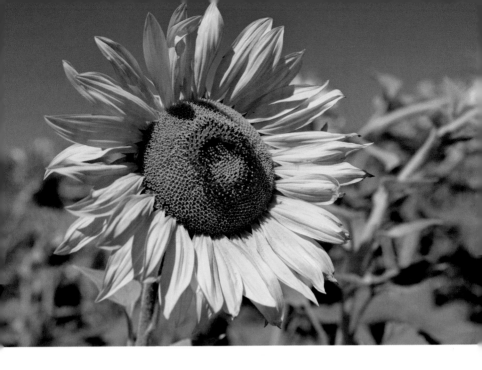

向日葵花

别名 葵花。

基原 为菊科植物向日葵 *Helianthus annuus* L. 的干燥花。

产地 全国各地有产。

采收加工 夏季开花时采摘，鲜用或晒干。

植物形态 一年生草本，高1～3m。茎直立，粗壮，中心髓部发达，被粗硬刚毛。叶互生，有长柄；叶片宽卵形或心状卵形，长10～30cm或更长，宽8～25cm，先端渐尖或急尖，基部心形或截形，边缘具粗锯齿，两面被糙毛，具3脉。头状花序，序单生于茎端，直径可达35cm；总苞片卵圆形或卵状披针形，先端尾状渐尖，被长硬刚毛；雌花舌状，金黄色，不结实；两性花，筒状，花冠棕色或紫色，结实；花托平；托片膜质。瘦果倒卵形或卵状长圆形，稍扁，浅灰色或黑色；冠毛具2鳞片，呈芒状。脱落。花期6～7月。

花药性状 头状花序；总苞片卵状披针形或卵圆形，先端渐尖，尾状，被长硬刚毛；雌花舌状，金黄色；两性花筒状，花冠紫色或棕色，具膜质托片。气微，味微甘。

质量要求 以花瓣完整、干燥、纯净、色鲜艳者为佳。

化学成分 主要含槲皮黄苷、皂苷、甾醇等。

药理作用 扩张血管，降低血压，增强小肠收缩，退热。

性味归经 味微甘，性平。归肝经。

功能主治　祛风，平肝，利湿。用于头晕，耳鸣，小便淋沥。

用法用量　内服：煎汤，15～30克。

注意事项　孕妇忌服。

应用举例

（一）验方

（1）治肝肾虚头晕：鲜向日葵花30克。炖鸡服。

（2）治牙痛：向日葵花40克。晒干，加入旱烟内吸。

（3）治小便淋沥：向日葵花1握。水煎五七沸饮之。

（4）治一切疮：葵花、栀子、黄连、黄柏各等分。为末，冷水调，贴痛处。

（5）治风热头痛：干向日葵花盘24～30克（或加鸡蛋1个）。水煎成半碗，饭后服，1日2次。

（二）保健方

1. 向日葵花茶

原料：向日葵花30克，麦秸30克。

制法及用法：向日葵花与麦秸制成粗末，用沸水冲泡或煎水，即可。

功效：利尿降压。

2. 向日葵花枸杞茶

原料：向日葵花5克，枸杞子5克，冰糖适量。

制法及用法：向日葵花与枸杞子加水煮沸后转小火，加入冰糖待完全溶化后，即可。

功效：消除视疲劳，增强视力。

3. 葵花茶

原料：鲜向日葵花30～60克。

制法及用法：向日葵花水煎代茶。

功用：清热化痰，治疗哮喘。

本草记载　《民间常用草药汇编》："祛风、明目。治头昏，面肿，又可催生。"记载的为本品。

参考文献

[1] 国家中医药管理局中华本草编委会.中华本草：第7卷[M].上海：上海科学技术出版社，1999：858.

[2] 王柳萍，辛华，黄克南.常用花类中草药图典[M].福州：福建科学技术出版社，2019：82.

向阳花

别名 辣子草花。

基原 为菊科植牛膝菊 Galinsoga parviflora Cav. 的花。

产地 主产于浙江、江西、四川、贵州、云南及西藏等地。

采收加工 秋季采摘，晒干。

植物形态 一年生草本，高 10～80cm。茎直立，圆形，分枝，有细条纹，节膨大。单叶对生，叶片草质，卵圆形至披针形，先端渐尖，基部圆形至宽楔形，边缘有浅圆齿或近全缘，基出 3 脉，或不明显五出脉，叶脉在上面凹下，下面凸起。头状花序小，直径 3～4mm，顶生或腋生，有细长的梗；总苞半球形；花异型，全部结实；舌状花 4～5 个，白色，1 层；管状花黄色，先端 5 齿裂；花托凸起，有披针形托片。瘦果有棱角，先端具睫毛状鳞片。花、果期 7～10 月。

花药性状 头状花序半球形，有长花梗。总苞半球形或宽钟状；总苞片 1～2 层，约 5 个。舌状花 4～5 个，舌片白色，顶端 3 齿裂；管状花花冠黄色。托片倒披针形或长倒披针形。

化学成分 主要含挥发油。

药理作用 祛痰，平喘，杀菌，镇呕止吐，杀螨。

性味归经 味微苦、涩，性平。归肝经。

功能主治 清肝明目。用于夜盲症，视物模糊。

用法用量 内服：煎汤，15～25 克。

验方

治夜盲症，视物模糊：向阳花（干品）15～25 克。煎汤，内服。

本草记载 《昆明民间常用草药》记载的为本品。

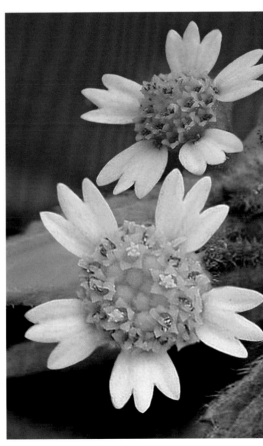

参考文献

[1] 国家中医药管理局中华本草编委会. 中华本草：第 7 卷 [M]. 上海：上海科学技术出版社，1999：844.

[2] 杨再波，龙成梅，毛海立，等. 微波辅助顶空固相微萃取法分析辣子草不同部位挥发油化学成分 [J]. 黔南民族师范学院学报，2010，30（6）：22-26，47.

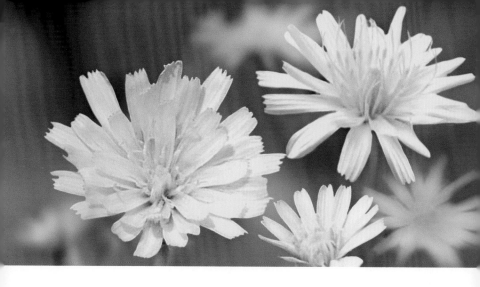

兴安毛连菜花

基原 为菊科植物兴安毛连菜 *Picris hieracioides* L. subsp. Davarica (Fisch.) Kitag. 的花。

产地 主产于黑龙江、吉林、辽宁等地。

采收加工 夏季采摘，阴干。

植物形态 两年生草本，高40～80cm。茎单一或上部少分枝，密被硬毛或叉状分歧毛。基部叶花期枯萎；茎生叶互生，无柄；叶片长圆状披针形至长圆状倒披针形，先端钝尖，边缘有微牙齿，叶两面均被硬毛或叉状分歧毛。头状花序排成伞房状圆锥花序；总苞片多层，线状披针形，外侧2～3列较小，被密毛；舌状花淡黄色，舌片基部疏生白色。瘦果纺锤状，稍弯曲，红褐色，有纵的棱条，粗糙，冠毛羽毛状。花期7～8月，果期8～9月。

花药性状 头状花序排成伞房状圆锥花序；总苞片多层，线状披针形，外侧2～3列较小，被密毛；舌状花淡黄色，舌片基部疏生白色。

化学成分 主要含咖啡酸、绿原酸、5-*O*-咖啡酰基莽草酸等。

药理作用 抗氧化，抗炎。

性味归经 味苦、咸，性微温。入肺经。

功能主治 降气化痰，止咳平喘。用于咳喘痰多，嗳气，胸脘闷胀。

用法用量 内服：煎汤，5～15克。

本草记载 《中华本草》记载的为本品。

参考文献

[1] 国家中医药管理局中华本草编委会. 中华本草：第7卷[M]. 上海：上海科学技术出版社，1999：917.

[2] 陶鑫，许枬，王秀兰，等. 兴安毛连菜中有机酸化学成分及其抗氧化活性的研究[J]. 中草药，2016，47（4）：544-548.

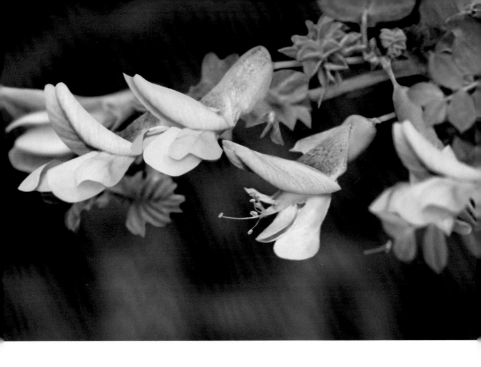

阳雀花

别名　渣玛兴（藏名）、云南锦鸡儿花。

基原　为豆科植物云南锦鸡儿 *Caragana franchetiana* Kom. 的花。

产地　主产于四川、云南及西藏等地。

采收加工　夏季采花，晒干。

植物形态　直立灌木，高 1～1.5m。枝条粗壮，伸长，树皮灰褐色。托叶三角形或卵状披针形，膜质，先端有或无针尖；偶数羽状复叶，长 2～6cm，小叶常 5～7 对，小叶片倒卵状披针形或长椭圆形，长 6～10mm，宽 3～4mm，上面无毛，下面沿主脉被疏毛；托叶卵状三角形，被毛；长枝上的叶轴宿存，并硬化成粗壮的刺，无毛，花单生，花梗长短不一，在中部具关节；苞片卵形，渐尖头，小苞片 2，线形，贴生于萼上；萼圆筒形，长 1～1.5cm，基部明显囊状突起，被疏柔毛，后变为无毛，萼齿长约为萼筒的 1/2，密生短柔毛；花冠蝶形，黄色，旗瓣近圆形，长 18～20mm，先端圆，具短尖，翼瓣具耳 2 片，下耳条形，与爪等长，上耳呈牙齿状，龙骨瓣与爪近相等；子房密被柔毛。荚果圆柱状，长 3～4cm，宽 3～4mm，外面和里面均密被绒毛。花期 6 月，果期 7～8 月。

花药性状　花梗长 5～20mm，被柔毛，中下部具关节；苞片披针形，小苞片 2，线形；花萼短管状，长 8～12mm，宽 5～7mm，基部囊状，初被疏柔毛，萼齿披针状三角形，长 2～5mm；花冠黄色，有时旗瓣带紫色，长约 23mm，旗瓣近圆形，先端不凹，具长瓣柄，翼瓣的瓣柄稍短于瓣片，具 2 耳，下耳线形，与瓣柄近等长，上耳齿状，短小，有时不明显，龙骨瓣先端钝，瓣柄与瓣片近相等，耳齿状；子房被密柔毛。

性味归经　味甘，微苦，性平。归肾经。

功能主治　补气益肾，健脾。用于肾虚耳鸣，头晕眼花，头痛，肺痨咳嗽，小儿疳积。

用法用量　内服：煎汤，3～9克。

验方

（1）治头晕头痛：阳雀花15克，天麻3克。水煎，每日分三次服。

（2）治虚劳咳嗽：阳雀花（蜜炙）15克，枇杷芋、羌活各9克。水煎，每日分三次服。

（3）治头晕耳鸣，肺虚咳嗽，小儿消化不良：阳雀花20克。水煎，每日分三次服。

（4）治湿热黄疸：阳雀花30克，凤尾草30克。水煎，每日分三次服。

（5）治头风痛：阳雀花50克，南布正50克。水煎，每日分三次服。

本草记载　出自《西藏常用中草药》，同属植物川青锦鸡儿花及根亦供药用，功用与阳雀花相同。

参考文献

国家中医药管理局中华本草编委会. 中华本草：第4卷[M]. 上海：上海科学技术出版社，1999：389.

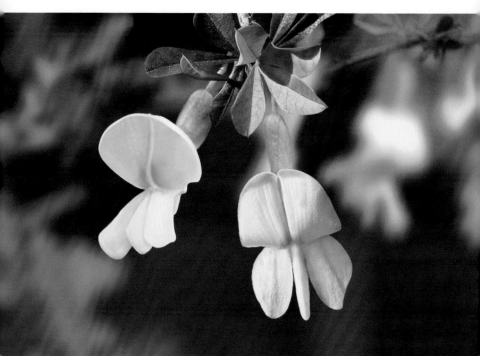

阳桃花

别名　杨桃花、羊桃花、五敛子花。

基原　为酢浆草科植物阳桃 *Averrhoa carambola* L. 的干燥花。

产地　主产于福建、台湾、广东、海南、广西、云南等地。

采收加工　7～8月花刚开时采收，鲜用或晒干。

植物形态　乔木，高5～12m。幼枝被柔毛及小皮孔。奇数羽状复叶，具小叶5～11枚，小叶卵形至椭圆形。圆锥花序生于叶腋或老枝上，长约3cm；花萼5，红紫色，覆瓦状排列；花冠近钟形，白色至淡紫色，花瓣倒卵形，旋转状排列；雄蕊10；子房5室，具5棱槽，每室胚珠多数。浆果卵状或椭圆状，淡黄绿色，光滑，具3～5翅状棱。花期7～8月，果期8～9月。

花药性状　花萼5，红紫色，覆瓦状排列；花冠近钟形，淡紫色或暗棕色，花瓣倒卵形，旋转状排列。气微，味酸涩。

质量要求　以纯净、色紫者为佳。

化学成分　主要含芸香苷和槲皮素葡萄糖苷。

药理作用　抗氧化，保护心血管。

性味归经　味甘，性平。归肝、胆经。

功能主治　截疟，止痛，解毒，杀虫。用于疟疾，胃痛，漆疮，疥癣。

用法用量　内服：煎汤，9～30克。外用：适量，捣汁涂。

应用举例

（一）验方

（1）治寒热往来：阳桃花25～40克。酌冲开水炖服，日服两次。

（2）解鸦片毒：阳桃花15克。水250～300毫升煎服。

（二）保健方

阳桃花茶：阳桃花6克。用沸水冲泡10分钟即可。功效：解毒止痛。

本草记载　《岭南采药录》记载的为本品。

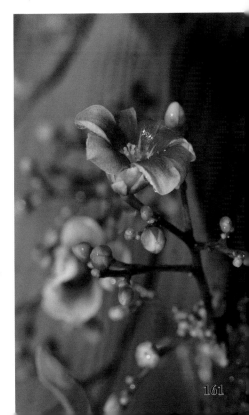

参考文献

[1] 国家中医药管理局中华本草编委会. 中华本草：第4卷[M]. 上海：上海科学技术出版社，1999：714.

[2] 王柳萍，辛华，黄克南. 常用花类中草药图典[M]. 福州：福建科学技术出版社，2019：128.

优若藜

别名 驼绒藜花。

基原 为藜科植物驼绒藜 Ceratoides latens (J.F.gmel.) Revealet Holmgren 的花序。

产地 主产于内蒙古、甘肃、青海、新疆、西藏等地。

采收加工 6～7月采收花序，晾干备用。

植物形态 灌木，高0.3～1m。多分枝，集中于下部，有星状毛。叶互生；有短柄；叶片线形、长圆形或披针形，长1～2cm，宽2～5mm，先端尖或钝，基部渐狭或楔形，全缘，两面均有星状毛，1脉。花单性，雌雄同株；雄花数个成簇，在枝端集成穗状花序，长达4cm，雌花腋生，无花被；苞片2，密生星状毛，合生成管，两侧压扁，呈椭圆形，其上部有2个角状裂片，裂片长为管长的1/3，叉开，果期管外两侧各有2束等长的长毛。胞果椭圆形或倒卵形，直立，被毛。种子和胞果同形，侧扁，直立；胚马蹄形。花、果期6～9月。

花药性状 花序黄白色，上部为排列紧密的雄花序，数花成簇，在枝端集成穗状花序。雌花位于下部，1～2朵腋生于叶腋，由2小苞片合生成雌花管，上部有2个角状裂片，叉开。气微，味淡。

质量要求 以朵大色黄白、完整、杂质少者为佳。

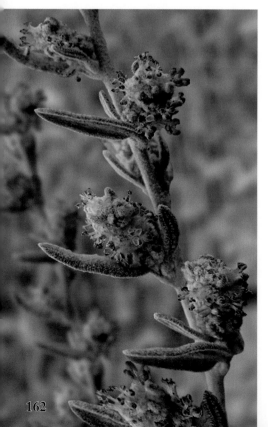

化学成分 槲皮素，β-谷甾醇，胡萝卜苷。

药理作用 祛痰止咳，抗炎，抗菌。

性味归经 味淡，性微寒。归肺经。

功能主治 清肺化痰，止咳。用于气管炎，肺结核。

用法用量 内服：煎汤，3～6克。

注意事项 有的藏医亦用菊科植物二色帚菊的花作本品使用，应注意。

本草记载 《青藏高原药物图鉴》记载的为本品。

参考文献

[1] 国家中医药管理局中华本草编委会.中华本草：第2卷[M].上海：上海科学技术出版社，1999：810.

[2] 潘晓辉，李硕，李瑜.驼绒藜化学成分研究[J].天然产物研究与开发，2005，17（3）：290-293.

芋头花

别名 芋苗花。

基原 为天南星科植物芋 Colocasia esculenta (L.) Schott 的花序。

产地 我国南方及华北各地均有栽培。

采收加工 花开时采收，鲜用或晒干。

植物形态 湿生草本。根茎卵形，常生多数小球茎，褐色。叶基生，2～3枚或更多，叶柄肉质，长20～90cm，绿色，基部呈鞘状；叶片卵状广椭圆形，长20～50cm，质厚，盾状着生，先端短而锐尖，基部耳形，耳片钝头，全缘，呈波状。花序柄常单生，短于叶柄；佛焰苞长短不一，一般为长20cm左右；管部绿色，长约4cm，长卵形；檐部披针形或椭圆形，展开成舟状，边缘内卷，淡黄色至绿白色；肉穗花序长约10cm，短于佛焰苞。花期2～8月。

花药性状 雌花序长圆锥状；中性花序细圆柱状；雄花序圆柱形。

性味归经 味辛，性平，有毒。归胃、大肠经。

功能主治 理气止痛，散瘀止血。用于气滞胃痛，噎膈，吐血，子宫脱垂，小儿脱肛，内外痔，鹤膝风。

用法用量 内服：煎汤，15～30克。外用：适量，捣敷。

注意事项 无炎症及出血者忌用。

▌验方▐

（1）治吐血：芋头花15～50克，炖腊肉或猪肉服。

（2）治子宫脱垂，小儿脱肛，痔核脱出：鲜芋头花三至六朵，炖陈腊肉服。

（3）治鹤膝风：芋头花、生姜、葱子、灰面。共捣烂，酒炒，包患处。

（4）治盗汗：芋头花21～30克，瘦猪肉60克，同煮熟。

本草记载 《民间常用草药汇编》："治胃气痛，除湿。"记载的为本品。

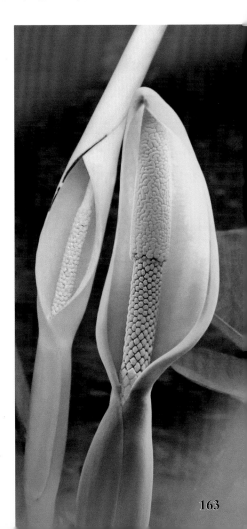

（参考文献）

国家中医药管理局中华本草编委会．中华本草：第8卷[M]．上海：上海科学技术出版社，1999：497．

朱蕉花

别名　铁树花。

基原　为龙舌兰科植物朱蕉 *Cordyline fruticosa*（L.）A. Cheval. 的花。

产地　主产于我国南部热带地区。

采收加工　8～9月采收，晒干。

植物形态　灌木，高可达3m。茎通常不分枝。叶在茎顶呈2列状旋转聚生；叶柄长10～15cm，腹面宽槽状，基部扩大，抱茎；叶片披针状椭圆形至长圆形，绿色或染紫红，中脉明显，侧脉羽状平行，先端渐尖，基部渐狭。圆锥花序生于上部叶腋，多分枝；花序主轴上的苞片条状披针形，分枝上花基部的苞片小，卵形；花淡红色至紫色，稀为淡黄色，近无梗；花被片条形，长1～1.3cm，宽约2mm，约1/2互相靠合成花被管；花丝略比花被片短，约1/2合生并与花被管贴生；子房下位，3室。蒴果每室有种子数颗。花期7～9月。

花药性状　圆锥花序长30～60cm，侧枝基部有大的苞片，每朵花有3枚苞片；花淡红色、青紫色至黄色，长约1cm。

化学成分　含酚类、氨基酸、糖等。

药理作用　含铁树素及新铁树素甲、新铁树素乙，具有抗癌活性。

性味归经　味甘、淡，性凉。入脾、胃经。

功能主治　清热化痰，凉血止血。用于痰火咳嗽，咯血，吐血，尿血，血崩，痔疮出血。

用法用量　内服：煎汤，9～15克。

验方

（1）咳嗽咯血：朱蕉花15～30克（干花减半），冰糖适量，炖汤服。

（2）治肺结核咯血，先兆流产，月经过多，尿血，痔出血，肠炎菌痢，风湿骨痛，跌打肿痛：朱蕉花（干品）15～25克，水煎服。

本草记载　《岭南采药录》记载的为本品。

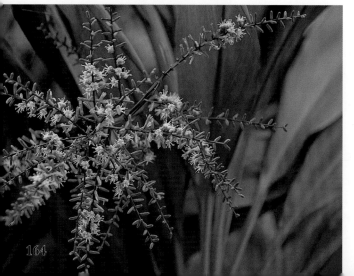

参考文献

国家中医药管理局中华本草编委会. 中华本草：第8卷[M]. 上海：上海科学技术出版社，1999：198.

阿尔泰紫菀

别名 燥原蒿、铁杆蒿。

基原 为菊科植物阿尔泰狗娃花 *Heteropappus altaicus* (Willd.) Novopokr. 的花。

产地 主产于东北、华北、内蒙古、陕西、甘肃、青海、新疆、湖北和四川等地。

采收加工 夏、秋开花时采收，阴干或鲜用。

植物形态 多年生草本。有横走或垂直的根。茎直立，高20～60cm，稀达100cm，有分枝，被腺点和毛。叶互生：下部叶条形或长圆状披针形、倒披针形或近匙形，长2.5～6cm，稀达10cm，宽0.7～1.5cm，全缘或有疏浅齿，两面或下面被粗毛或细毛，常有腺点，上部叶渐小，条形。头状花序直径2～3.5cm，稀4cm，生于枝端排成伞房状；总苞半球形，直径0.8～1.8cm，总苞片2～3层，近等长或外层稍短，长圆状披针形或条形，草质，被毛，常有腺，边缘膜质；舌状花约20个，舌片浅蓝紫色，长圆状条形，长10～15mm，宽1.5～2.5mm；管状花长5～6mm，裂片5，其中1裂片较长，被疏毛。瘦果扁，倒卵状长圆形，长2～2.8mm，宽0.7～1.4mm，灰绿色或褐色，被绢毛，上部有腺点；冠毛污白色或红褐色，长4～6mm，有不等长的微糙毛。花、果期5～9月。

化学成分 主要含大牻牛儿烯D，丁香烯环氧化物，金合欢醇，5-*O*-去甲基川陈皮素，左旋哈氏豆属酸，车桑子酸，1-乙酰氧基-11-甲酯基3,7,15-三甲基十六碳-2E、6E、10E、14-四烯，酯类，苷类。

药理作用 镇咳，祛痰，抗真菌，刺激支气管，平喘。

性味归经 味微苦，性凉。归肺、肝、胆经。

功能主治 清热降火，排脓止咳。用于热病，肝胆火旺，肺脓疡，咳吐脓血，膀胱炎，疱疹疮疖。

用法用量 内服：煎汤，5～10克。外用：适量，捣敷。

验方

（1）治肺脓疡，虚劳咳嗽：阿尔泰紫菀、贝母、知母、五味子各9克，阿胶、甘草、桔梗各6克。水煎服。

（2）治阴虚咯血：阿尔泰紫菀、五味子、知母、麦冬各9克。水煎服。

（3）治膀胱炎：阿尔泰紫菀花6～9克。水煎服。

本草记载 《内蒙古中草药》记载的为本品。

参考文献

[1] 国家中医药管理局中华本草编委会. 中华本草：第7卷[M]. 上海：上海科学技术出版社，1999：863.

[2] 赵云荣，权玉萍. 阿尔泰紫菀精油成分分析[J]. 南阳师范学院学报，2013，12（3）：23-25.

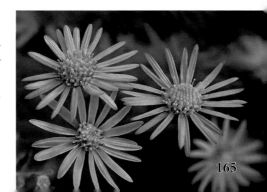

芭蕉花

别名　甘蕉花、板蕉花、牙蕉花、扇仙花。

基原　为芭蕉科植物芭蕉 *Musa basjoo* Sieb. 的干燥花蕾或花。

产地　我国南方地区多栽培。

采收加工　花开时采收，鲜用或阴干。

植物形态　多年生丛生草本，高 2.5～4m。叶柄粗壮，长达 30cm；叶片长圆形，长 2～3m，宽 25～30cm，先端钝，基部圆形或不对称，叶面鲜绿色，有光泽。花序顶生，下垂；苞片红褐色或紫色；雄花生于花序上部，雌花生于花序下部；雌花在每一苞片内 10～16 朵，2 列；合生花被片长 4～4.5cm，具 5（3+2）齿裂，离生花被片几与合生花被片等长，先端具小尖头。浆果三棱状，长圆形，长 5～7cm，具 3～5 棱，近无柄，肉质，内具多数种子。种子黑色，具疣突及不规则棱角，宽 6～8mm。花期 8～9 月。

花药性状　苞片红褐色或紫色，佛焰苞状。雄花生于花序上部，雌花生于花序下部。雌花在每一苞片内 10～16 朵，排成两列，合生花被片具有 5 齿裂，离生花被片顶端具小尖头。气微，味甘，微辛，具有独特鲜甜味。

质量要求　以花未全开、粗壮者为佳。

化学成分　主要含豆甾醇，胡萝卜苷。

药理作用　抗菌，抑制葡萄糖苷酶活性。

性味归经　味甘、微辛，性凉。归心、肝、胃、大肠经。

功能主治　化痰消痞，散瘀止痛。用于胸膈饱胀，脘腹痞痛，吞酸反胃，呕吐痰涎，头目昏眩，心痛，怔忡，风湿疼痛。

用法用量　内服：煎汤，5～10 克；或烧存性研末，每次 6 克。

注意事项　忌鱼、羊、生冷、蛋、蒜。

应用举例

（一）验方

（1）治肺痨：芭蕉花 100 克，猪肺 250 克。水炖，服汤食肺，每日一剂。

（2）治心痹痛：芭蕉花烧存性，研，盐汤点服10克。

（3）治心绞痛：芭蕉花250克，猪心一个。水炖服。

（4）治反胃吐呃饮食酸痰，胃、腹疼痛，胸膈饱胀：芭蕉花10克。水煎，点水酒服。忌鱼、羊、生冷、蛋、蒜。

（5）治胃痛：芭蕉花、花椒树上寄生茶各25克。煨水服，一日两次。

（6）治怔忡不安：芭蕉花一朵。煮猪心食。

（二）保健方

1.巴蕉贝母花茶

原料：巴蕉花2克，川贝母2克，花茶3克。

制法及用法：用川贝母的煎煮液泡巴蕉花、花茶饮用。

功效：化痰软坚，祛瘀通经。

2.芭蕉花茶

原料：芭蕉花适量。

制法及用法：芭蕉花用沸水闷泡15分钟，即可饮用。

主治：用于脑溢血的辅助治疗。

本草记载 《日华子本草》：治心痹痛。记载的为本品。

参考文献

[1] 国家中医药管理局中华本草编委会.中华本草：第8卷[M].上海：上海科学技术出版社，1999：584.

[2] 王柳萍，辛华，黄克南.常用花类中草药图典[M].福州：福建科学技术出版社，2019：176.

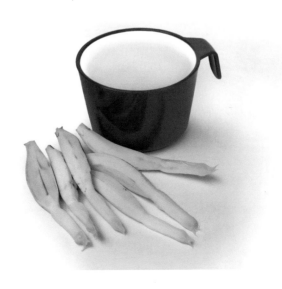

苍耳花

别名 蒙古苍耳花。

基原 为菊科植物苍耳 *Xanthium sibiricum* Patrin ex Widder. 及蒙古苍耳 *Xanthium mongolicum* Kitag. 的花。

产地 主产于黑龙江、辽宁、内蒙古及河北等地。

采收加工 夏季采收，鲜用或阴干。

植物形态 苍耳 一年生草本，高20～90cm。根纺锤状，分枝或不分枝。茎直立不分枝或少有分枝，下部圆柱形，上部有纵沟，被灰白色糙伏毛。叶互生；有长柄，长3～11cm；叶片三角状卵形或心形，长4～9cm，宽5～10cm，近全缘，或有3～5不明显浅裂，先端尖或钝，基出三脉，上面绿色，下面苍白色，被粗糙或短白伏毛。头状花序近于无柄，聚生，单性同株；雄花序球形，总苞片小，1列，密生柔生，花托柱状，托片倒披针形，小花管状，先端5齿裂，雄蕊5，花药长圆状线形；雌花序卵形，总苞片2～3列，外列苞片小，内列苞片大，结成一个囊状卵形、2室的硬体，外面有倒刺毛，顶有2圆锥状的尖端，小花2朵，无花冠，

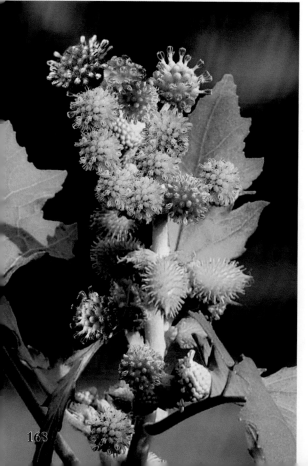

子房在总苞内，每室有1花，花柱线形，突出在总苞外。成熟具瘦果的总苞变坚硬，卵形或椭圆形，连同喙部长12～15mm，宽4～7mm，绿色、淡黄色或红褐色，外面疏生具钩的总苞刺，总苞刺细，长1～1.5mm，基部不增粗，喙长1.5～2.5mm；瘦果2，倒卵形，瘦果内含1颗种子。花期7～8月，果期9～10月。

蒙古苍耳 本种与苍耳的区别是：成熟的具瘦果的总苞椭圆形，连喙长18～20mm，宽8～10mm，外面具较疏的总苞刺，总苞刺坚硬，刺长2～5.5mm（通常5mm），基部增粗。

花药性状 雄性的头状花序球形，直径4～6mm，有或无花序梗，总苞片长圆状披针形，长1～1.5mm，被短柔毛，花托柱状，托片倒披

针形，长约2mm，顶端尖，有微毛，有多数的雄花，化冠钟形，管部上端有5宽裂片；花药长圆状线形；雌性的头状花序椭圆形，外层总苞片小，披针形，长约3mm，被短柔毛，内层总苞片结合成囊状，宽卵形或椭圆形，绿色，淡黄绿色或有时带红褐色。

化学成分　主要含倍半萜内酯，挥发油和水溶性苷类。

药理作用　抗微生物，抗凝血，免疫抑制，抗氧化，抗炎，镇痛作用。

性味归经　味辛、苦，性凉。归心、大肠经。

功能主治　祛风，除湿，止痒。用于白癞顽痒，白痢。

用法用量　内服：煎汤，6～15克。外用：适量，捣敷。

验方

　　治妇人风瘙隐疹，身痒不止：苍耳花15克，苍耳子15克，苍耳叶15克。共研为末，每次服10克，以酒吞服。

本草记载　《本草纲目》："白癞顽痒。"记载的为本品。

参考文献

[1] 国家中医药管理局中华本草编委会.中华本草：第7卷[M].上海：上海科学技术出版社，1999：1013.

[2] 韩婷，秦路平，郑汉臣，等.苍耳及其同属药用植物研究进展[J].解放军药学学报，2003，19（2）：122-125.

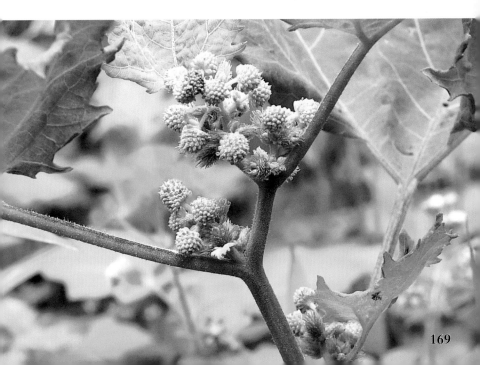

赤小豆花

别名　腐婢。

基原　为豆科植物赤小豆 *Vigna umbellata*（Thunb.）Ohwi et Ohashi 或赤豆 *Vigna angularis*（Willd.）Ohwi et Ohashi 的花。

产地　赤小豆主产于浙江、江西、湖南、广东、广西、贵州、云南等地。

采收加工　夏季采收，阴干或鲜用。

植物形态　赤小豆　一年生半攀援草本。茎长可达1.8m，密被倒毛。三出复叶；叶柄长8～16cm；托叶披针形或卵状披针形；小叶3枚，披针形、长圆状披针形，长6～10cm，宽2～6cm，先端渐尖，基部阔三角形或近圆形，全缘或具3浅裂，两面均无毛，纸质；小叶具柄，脉3出。总状花序腋生，小花多枚，花柄极短；小苞2枚，披针状线形，长约5mm，具毛；萼宽钟状，萼齿5；花冠蝶形，黄色，旗瓣肾形，顶面中央微凹，基部心形，翼瓣斜卵形，基部具渐狭的爪，龙骨瓣狭长，有角状突起；雄蕊10，二体，花药小；子房上位，密被短硬毛，花柱线形。荚果线状扁圆柱形。种子6～10颗，暗紫色，长圆形，两端圆，有直而凹陷的种脐。花期5～8月，果期8～9月。

　　赤豆　一年生直立草本，高30～90cm。茎上有白色长硬毛。三出复叶；托叶披针形，被白色长柔毛，小托叶线形；叶柄长达20cm，被疏长毛；顶生小叶卵形，侧生小叶斜方状卵形，长5～10cm，宽3.5～7cm，先端短尖或渐尖，基部三角形或近圆形，全缘或微3裂，两面被疏长毛；小叶柄很短；基出脉3条。花2～6朵，着生于腋生的总花梗顶部，黄色；小苞片线形，较萼长；萼钟状，5齿裂，萼齿三角形；旗瓣扁圆形或近肾形，常稍歪斜，顶端凹，翼瓣宽于龙骨瓣，具短爪及耳，龙骨瓣上端弯曲近半卷，其中一片在中下部有一角状突起，基部有爪；雄蕊10枚，分成9与1二体；子房线形，花柱弯曲，近先端有毛。荚果圆柱形稍扁，成熟时种子间缢缩，含种子6～10粒。种子椭圆形，两端截形或圆形，暗红色，种脐白色，不

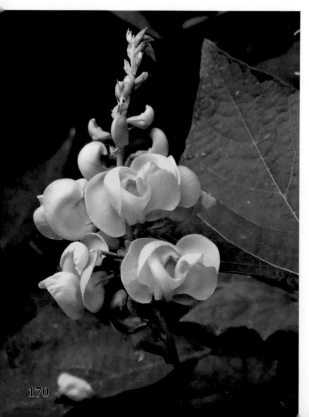

凹。花期7～8月，果期8～9月。

花药性状　总状花序腋生，短，有花2～3朵；苞片披针形；花梗短，着生处有腺体；花黄色，长约1.8cm，宽约1.2cm；龙骨瓣右侧具长角状附属体。荚果线状圆柱形，下垂，长6～10cm，宽约5mm，无毛，种子6～10颗，长椭圆形，通常暗红色，有时为褐色、黑色或草黄色，直径3～3.5mm，种脐凹陷。

化学成分　主要含黄酮类、糖苷类、没食子酸乙酯、丙二醇等。

药理作用　抗氧化，降血糖，降血脂。

性味归经　味辛，性微凉。归心、脾、胃、大肠经。

功能主治　解毒消肿，行气利水，明目。用于疔疮丹毒，饮酒过度，腹胀食少，水肿，肝热，目赤昏花。

用法用量　内服：煎汤，9～15克，或入散剂。外用：适量，研末撒；或鲜品捣敷。

验方

（1）主瘰疬，寒热邪气，泄痢，阴气不足，止渴及病酒头痛：小豆花于豉中煮，五味调和，作羹食之。

（2）治疗肿：小豆花为末敷之。

本草记载　《药性论》："消酒毒，明目。散气满不能食，煮一顿服之。又下水气，并治小儿丹毒热肿。"记载的为本品。

参考文献

[1] 国家中医药管理局中华本草编委会. 中华本草：第4卷[M]. 上海：上海科学技术出版社，1999：702.

[2] 陈俏，刘晓月，石亚图，等. 赤小豆化学成分的研究[J]. 中成药,2017,39（7）：1419-1422.

[3] 宁颖，孙建，吕海宁，等. 赤小豆的化学成分研究[J]. 中国中药杂志，2013，38（12）：1938-1941.

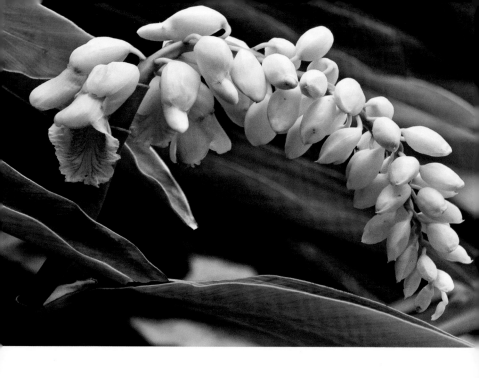

豆蔻花

别名 白蔻花、白豆蔻花、圆豆蔻花。

基原 为姜科植物白豆蔻 *Amomum kravanh* Pierre ex gagnep. 的花。

产地 主产于云南、广东等地。

采收加工 夏季采收，晒干。

植物形态 多年生草本，高 1.5～3m。根茎粗壮，棕红色。叶近无柄；叶片狭椭圆形或卵状披针形，长约 60cm，宽 5～12cm，先端尾状，基部楔形，两面光滑无毛；叶舌圆形，长 3～10mm；叶鞘口及叶舌密被长粗毛。穗状花序 2 至多个，自茎基处抽出，圆柱形或圆锥形，长 7～14cm，直径 3～5cm，密被覆瓦状排列的苞片；苞片三角形，长 3.5～4cm，麦秆黄色，被柔毛，具明显的方格状网纹；花着生于苞片内；花萼管状，白色微透红，长约 1.2cm，先端 3 齿裂；花冠管与花萼管近等长，裂片 3，白色，椭圆形；唇瓣椭圆形，长 1.5～2cm，宽约 1cm，勺状，白色，中央黄色，基部具瓣柄；雄蕊下弯，长约 6mm，花药宽椭圆形，长约 3mm，药隔附属体 3 裂；子房下位，被柔毛，具二枚棒状附属体。蒴果近球形，白色或淡黄色，略具钝三棱，直径 1.5～1.8cm，易开裂。种子团 3 瓣，每瓣有种子 7～10 颗。花期 2～5 月，果期 7～8 月。

花药性状 穗状花序自近茎基处的根茎上发出，圆柱形，稀为圆锥形，长 8～11cm，宽 4～5cm，密被覆瓦状排列的苞片；苞片三角形，长 3.5～4cm，麦秆黄色，具明显的方格状网纹；小苞片管状，一侧开裂；花萼管状，白色微透红，外被长柔毛，顶端具三齿，花冠管与花萼管近等长，裂片白色，长椭圆形，长约1cm，宽约5mm；唇瓣椭圆形，长约1.5cm，宽约1.2cm，中央黄色，内凹，边黄褐色，基部具瓣柄；雄蕊下弯，药隔附属体三裂，长约3mm；子房被长柔毛。

化学成分　主要为挥发油，萜类。

药理作用　抗菌。

性味归经　味辛，性微温。归脾、胃经。

功能主治　行气化湿，温中止呕。用于湿阻中焦，脾胃不和，脘腹胀满，不思饮食，舌苔浊腻，呕吐呃逆。

用法用量　内服：煎汤，1.5 ~ 4.5 克。

注意事项　阴虚内热者忌用。

验方

　　治胀闷呕吐、肠鸣泄泻：豆蔻花 3 ~ 5 克，水煎服。

本草记载　《中药大辞典》记载的为本品。

参考文献

[1] 南京中医药大学. 中药大辞典：上册[M]. 第2版. 上海：上海科学技术出版社，2014：1337.

[2] 冯佳祺. 白豆蔻香气成分萃取、分析及功能性研究[D]. 哈尔滨商业大学，2015.

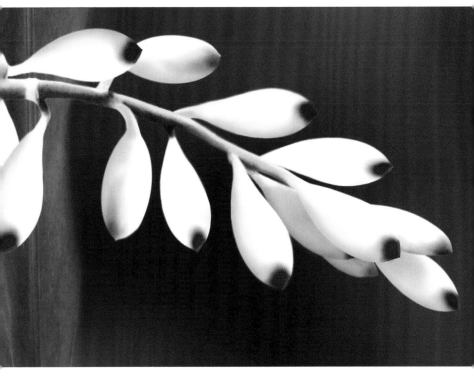

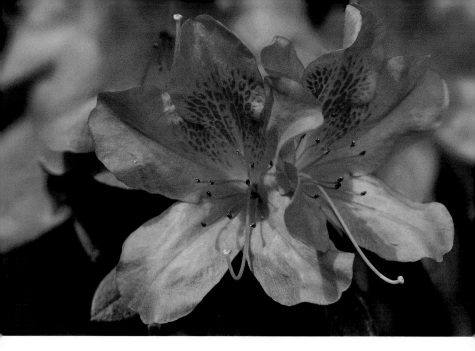

杜鹃花

别名 山石榴、映山红、红踯躅、山踯躅、清明花、迎山红、艳山花、报春花、满山红、虫鸟花、长春花。

基原 为杜鹃花科植物杜鹃花 *Rhododendron simsii* Planch. 的干燥花。

产地 主产于河南、湖北及长江以南各地。

采收加工 4～5月花盛开时采收，烘干。

植物形态 落叶或半常绿灌木，高2～5m。多分枝，幼枝密被红棕色或褐色扁平糙伏毛，老枝灰黄色、无毛，树皮纵裂。花芽卵形，背面中部被褐色糙伏毛，边缘有睫毛。叶二型；春叶纸质，较短，夏叶革质，较长，卵状椭圆形或长卵状披针形，长3～6cm，宽2～3cm，先端锐尖，具短尖头，基部楔形，全缘，表面疏被淡红棕色糙伏毛，背面密被棕褐色糙伏毛，脉上更多。花2～6朵，成伞形花序，簇生枝端；花梗长5～8mm；花萼5深裂，裂片卵形至披针形，长3～7mm，外面密被糙伏毛和睫毛；花冠宽漏斗状，玫瑰色至淡红色、紫色，长3～5cm，5裂，裂片近倒卵形，上方1瓣及近侧2瓣里面有深红色斑点；雄蕊10，稀7～9，花丝中下部有微毛，花药紫色；子房卵圆形，5室，长5～8mm，密被扁平长糙毛，花柱细长。蒴果卵圆形，长1～1.2cm，密被棕色糙毛，花萼宿存。花期4～6月，果期7～9月。

花药性状 花萼5片，椭圆状卵形，宿存，密被褐色硬毛；花冠阔漏斗状，淡红色至玫瑰色，裂片近倒卵形，具深红色斑点。气微，味甘、酸。

质量要求 以朵大完整、玫瑰红色、无杂质者为佳。

化学成分 主要含花色苷类和黄酮苷类。

药理作用 止咳，祛痰。

性味归经 味甘、酸，性平。归肝、脾、肾经。

功能主治 和血，调经，止咳，祛风湿，解疮毒。用于吐血，衄血，崩漏，月经不调，咳嗽，风湿痹痛，痈疖疮毒。

用法用量 内服：煎汤，9～15克。外用：适量，捣敷。

注意事项 ①少数可出现头晕、胃肠不适、口干等，不宜超量使用。②无瘀阻症状者慎用。③孕妇忌用。

应用举例

（一）验方

（1）治流鼻血：杜鹃花（生的）25～50克。水煎服。

（2）治白带：杜鹃花（用白花）25克，和猪脚适量同煮，吃肉喝汤。

（3）治月家病，经闭干瘦：杜鹃花100克。水煎服。

（二）保健方

1.杜鹃花茶

原料：杜鹃花瓣适量，甘草适量。

制法及用法：杜鹃花与甘草用沸水冲泡即可代茶饮。

功效：清热除湿，润肺止咳，和血调经，镇痛。

2.杜鹃花祛风湿茶

原料：新鲜杜鹃花3朵，或干杜鹃花1茶匙，冰糖或蜂蜜适量。

制法及用法：将上述材料用沸水冲泡，待香味溢出后，加冰糖或蜂蜜即可代茶饮。

功效：祛风湿，清热解毒，止咳化痰。

3.杜鹃和血茶

原料：杜鹃花1茶匙，红玫瑰花1茶匙，辛夷1茶匙，茉莉花1茶匙。

制法及用法：将上述材料用沸水冲泡15分钟即可代茶饮。

功效：和血养颜，通鼻散热。

4.杜鹃薰衣草淡斑茶

原料：杜鹃花1茶匙，薰衣草1茶匙。

制法及用法：杜鹃花与薰衣草用沸水冲泡5分钟即可代茶饮。

功效：润肤淡斑，活血排毒。

本草记载 《本草纲目》："山蹢躅时珍曰：处处山谷有之。高者四、五尺，低者一、二尺。春生苗叶，浅绿色，枝少而花繁，一枝数萼，二月始开，花如羊蹢躅而蒂如石榴，花有红者、紫者、五出者、千叶者。小儿食其花，味酸无毒……其黄色者即有毒羊蹢躅也。"记载的为本品。

参考文献

[1] 国家中医药管理局中华本草编委会. 中华本草：第6卷[M]. 上海：上海科学技术出版社，1999：42.

[2] 王柳萍，辛华，黄克南. 常用花类中草药图典[M]. 福州：福建科学技术出版社，2019：84.

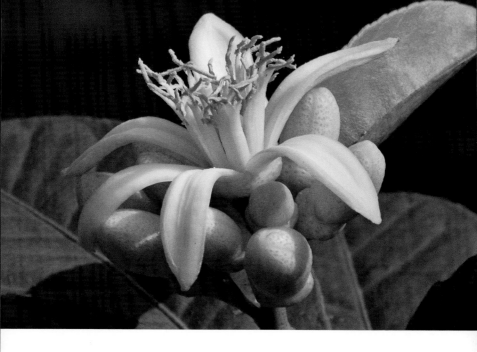

佛手花

别名 佛柑花。

基原 为芸香科植物佛手 *Citrus medica* L. var. *sarcodactylis*（Noot.）Swingle 的干燥花和花蕾。

产地 主产于浙江、四川、广东、江西、福建、云南等地。

采收加工 4～5月早晨日出前疏花时采摘，或拾取落花，晒干或炕干。

植物形态 常绿小乔木或灌木。老枝灰绿色，幼枝略带紫红色，有短而硬的刺。单叶互生；叶柄短，长3～6mm，无翼叶，无关节；叶片革质，长椭圆形或倒卵状长圆形，长5～16cm，宽2.5～7cm，先端钝，有时微凹，基部近圆形或楔形，边缘有浅波状钝锯齿。花单生，簇生或为总状花序；花萼杯状，5浅裂，裂片三角形；花瓣5，内面白色，外面紫色；雄蕊多数；子房椭圆形，上部窄尖。柑果卵形或长圆形，先端分裂如拳状，或张开似指尖，其裂数代表心皮数，表面橙黄色，粗糙，果肉淡黄色。种子数颗，卵形，先端尖，有时不完全发育。花期4～5月，果熟期10～12月。

花药性状 呈淡棕黄色，基部带有短花柄；花萼呈杯状或略呈五角形，略有皱纹；花瓣5枚，呈长披针形，外表淡棕黄色，两边向内卷曲，具棕褐色麻点；体轻，质脆。气香，味微苦。

质量要求 以朵大、完整、香气浓厚者为佳。

化学成分 主要含挥发油类、黄酮类成分。

药理作用　抗氧化。

性味归经　味微苦，性微温。归肝、胃经。

功能主治　疏肝理气，和胃快膈。用于肝胃气痛，食欲不振。

用法用量　内服：煎汤，3 ～ 6克。

应用举例

（一）验方

治夏日伤暑，湿浊中阻，胃纳不佳：佛手花10克，扁豆花10克，厚朴花10克，石菖蒲3克。水煎温服。

（二）保健方

1.佛手花茶

原料：佛手花5克，绿茶2克。

制法及用法：佛手花与绿茶用沸水冲泡，即可饮用。

功效：理气散结，疏肝解郁。

2.理气和胃佛手花茶

原料：佛手花4克，绿茶3克，厚朴花3克。

制法及用法：上述材料用沸水闷泡10分钟，即可饮用。

功效：行气解郁，和胃。

3.佛手花姜茶

原料：佛手花10克，红茶3克，嫩生姜3克。

制法及用法：将佛手花研成粗末，嫩生姜剁碎，再与红茶一同用沸水闷泡数分钟，即可饮用。

功效：理气和胃，温中止痛。

4.佛手花枣茶

原料：佛手花10克，大枣5枚，红糖10克。

制法及用法：将佛手花研成粗末，大枣去核切片后一同用沸水闷泡数分钟，加入红糖，即可饮用。

功效：理气止痛，健脾和胃。

5.佛手花绞股蓝茶

原料：佛手花8克，绞股蓝5克，绿茶3克。

制法及用法：将绞股蓝研成细末，与佛手花、绿茶一同用沸水闷泡15分钟，即可饮用。

功效：行气健胃，解毒。

本草记载　《随息居饮食谱》记载的为本品。

参考文献

[1] 国家中医药管理局中华本草编委会 . 中华本草：第4卷[M]. 上海：上海科学技术出版社，1999：913.

[2] 王柳萍，辛华，黄克南 . 常用花类中草药图典[M]. 福州：福建科学技术出版社，2019：108.

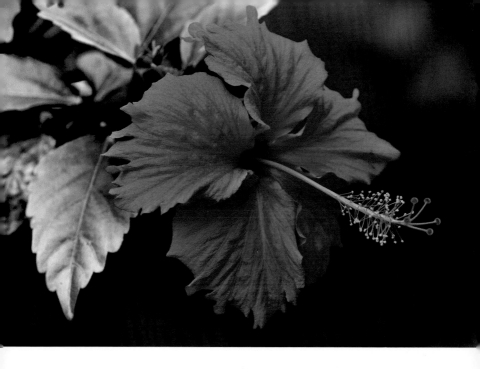

扶桑花

别名　朱槿、花上花、大红花、土红花、大红牡丹花、吊钟花、佛桑花、公鸡花、状元红、紫花兰。

基原　为锦葵科植物朱槿 *Hibiscus rosa-sinensis* L. 的干燥花。

产地　主产于广西、广东、海南、台湾、云南、四川等地。

采收加工　花半开时采摘，晒干。

植物形态　常绿灌木，高 1～3m。小枝圆柱形，疏被星状柔毛。叶互生；叶柄长 5～20mm，上面被长柔毛；托叶线形，长 5～12mm，被毛；叶片阔卵形或狭卵形，长 4～9cm，宽 2～5cm，先端渐尖，基都圆形或楔形，边缘具粗齿或缺刻，两面除背面沿脉上有少许疏毛外均无毛。花单生于上部叶腋间，常下垂，花梗长 3～7cm，疏被星状柔毛或近平滑无毛，近端有节；小苞片 6～7，线形，长 8～15mm，疏被星状柔毛，基部合生；萼钟形，长约 2cm，被星状柔毛，裂片 5，卵形至披针形；花冠漏斗形，直径 6～10cm，呈玫瑰红或淡红、淡黄等色，花瓣倒卵形，先端圆，外面疏被柔毛；雄蕊柱长 4～8cm，平滑无毛，有缘。花期全年。

花药性状　呈皱缩长条形。花有小苞片 6～7 枚，线形，分离，比萼短。花萼黄棕色，有星状毛，5 裂，裂片尖三角形或披针形，尖锐。花瓣 5 片，紫色或淡棕红色，有时重瓣，花瓣顶端圆或具粗圆齿，但不分裂。体轻，气清香，味淡。

质量要求　以花朵完整、色泽鲜艳、气清香者为佳。

化学成分 主要含槲皮素，山柰酚，棉花素。

药理作用 降压，解痉，抗生育。

性味归经 味甘、淡，性平。归心、肺、肝、脾经。

功能主治 清肺，凉血，化湿，解毒。用于肺热咳嗽，咯血，鼻衄，崩漏，白带，痢疾，赤白浊，痈肿毒疮。

用法用量 内服：煎汤，15～30克。外用：适量，捣敷。

注意事项 脾胃虚寒者慎服；孕妇忌服。

应用举例

（一）验方

（1）治疗腮腺炎：鲜扶桑花30克，水煎服。同时将扶桑叶捣烂敷患处。

（2）治疗乳腺炎、痈疽肿毒：鲜扶桑花适量，捣烂，加蜂蜜少许混匀，敷患处。

（3）治疗尿路感染：扶桑花20克，扶桑根20克，水煎服。

（4）治疗月经不调：鲜扶桑花30克，当归10克，水煎服。

（5）治疗咳嗽，痰黄：鲜扶桑花15克，鱼腥草20克，桑白皮15克，前胡10克，金银花20克，浙贝母10克，僵蚕10克，地龙10克，甘草6克。水煎服，每日一剂。

（二）保健方

1.扶桑花茶

原料：扶桑花10克，绿茶3克。

制法及用法：扶桑花与绿茶用沸水温浸15分钟，代茶饮。

功用：治疗赤白痢疾。

2.扶桑花茶

原料：扶桑花、杏仁、款冬花各10克。

制法及用法：上述材料加水煎汁，代茶饮。

功用：清肺化痰，凉血解毒。用于咳嗽。

3.扶桑冰糖饮

原料：扶桑花10～15克，冰糖少许。

制法及用法：扶桑花与冰糖用沸水冲泡，代茶饮。每日1剂。

功效：清肺，化痰，止咳。

本草记载 出自《本草纲目》："扶桑，产南方，乃木槿别种，其枝柯柔弱，叶深绿，微涩如桑，其花有红、黄、白三色，红者尤贵，呼为朱槿。""东海日出处有扶桑树，此花光艳照日，其叶似桑，因以比之，后人讹为佛桑，乃木槿别种，故曰及诸名，亦与之同。"

参考文献

[1] 国家中医药管理局中华本草编委会.中华本草：第5卷[M].上海：上海科学技术出版社，1999：351.

[2] 王柳萍，辛华，黄克南.常用花类中草药图典[M].福州：福建科学技术出版社，2019：178.

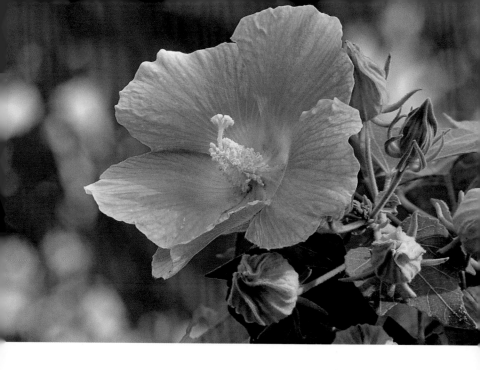

芙蓉花

别名 拒霜花、片掌花、四面花、转观花、醉酒芙蓉、文官花、九头花、七星花、富常花、霜降花、山芙蓉、胡索花、旱芙蓉、三变花。

基原 为锦葵科植物木芙蓉 *Hibiscus mutabilis* L. 的花。

产地 主产于华东、中南、西南及辽宁、河北、陕西、台湾等地。

采收加工 8～10月采摘初开放的花朵,晒干或烘干。

植物形态 落叶灌木或小乔木,高2～5m。小枝、叶柄、花梗和花萼均密被星状毛与直毛相混的细绵毛。叶互生;叶柄长5～20cm;托叶披针形,长5～8mm,常早落;叶宽卵形至卵圆形或心形,直径10～15cm,常5～7裂,裂片三角形,先端渐尖,具钝圆锯齿,上面疏被星状细毛和点,下面密披星状细绒毛;主脉7～11条。花单生于枝端叶腋间,花梗长5～8mm,近端具节;小苞片8,线形,长10～16mm,宽约2mm,密被星状绵毛,基部合生;萼钟形;长2.5～3cm,裂片5,卵形,渐尖头;花初开时白色或淡红色,后变深红色,直径约8cm,花瓣近圆形,直径4～5cm,外面被毛,基部具髯毛;雄蕊柱长2.5～3cm,无毛;花柱5,疏被毛。蒴果扁球形,直径约2.5cm,被淡黄色刚毛和绵毛,果爿5。种子肾形,背面被长柔毛。花期8～10月。

花药性状 花呈不规则圆柱形,具副萼,10裂,裂片条形;花冠直径约9cm,花瓣5或为重瓣,为淡棕色至棕红色;花瓣呈倒卵圆形,边缘微弯曲,基部与雄蕊柱合生;花药多数,生于柱顶;雌蕊1枚,柱头5裂。气微香,味微辛。

化学成分　主要含黄酮苷和花色苷。

药理作用　抗炎，抗菌，抗病毒，抗氧化，抗肝毒。

性味归经　味辛、微苦，性凉。归肺、心、肝经。

功能主治　清热解毒，凉血止血，消肿排脓。用于肺热咳嗽，吐血，目赤肿痛，崩漏，白带，腹泻，腹痛，痈肿，疮疖，毒蛇咬伤，水火烫伤，跌打损伤。

用法用量　内服：煎汤，9～15克；鲜品30～60克。外用：适量，研末调敷或捣敷。

注意事项　虚寒患者及孕妇禁服。

应用举例

验方

（1）治肺热咳嗽：芙蓉花10克，水煎服。

（2）治白带过多：芙蓉花10克，土茯苓10克，水煎服。

（3）治经血不止：芙蓉花、莲蓬壳等分。为末，每服10克，空心，米汤调服。

（4）治疮疡痈肿：芙蓉花适量，研粉敷患处。

（5）治跌打损伤：芙蓉花15克，见血飞10克，水煎服。

（6）治水烫伤：木芙蓉花晒干，研末，麻油调搽患处。

（7）治蛇头疔，天蛇毒：鲜木芙蓉花60克，冬蜜15克。捣敷，每日换2～3次。

本草记载　本品始载于《本草图经》，原名"地芙蓉"。李时珍曰："木芙蓉处处有之，插条即生，小木也。其干丛生如荆，高者丈许。其叶大如桐，有五尖及七尖者，冬凋夏茂。秋半始着花，花类牡丹、芍药，有红者、白者、黄者、千叶者，最耐寒而不落，不结实。"《植物名实图考》载："木芙蓉即拒霜花。"根据此记述的形态特征，并对照其附图，其原植物与今锦葵科木芙蓉一致。

参考文献

[1] 国家中医药管理局中华本草编委会. 中华本草：第5卷[M]. 上海：上海科学技术出版社，1999：347.

[2] 陈瑶，黄云清，易姝娟，等. 超声波辅助提取芙蓉花中总黄酮的研究[J]. 湖北农业科学，2011，50（20）：4248-4249，4255.

谷精草

别名 戴星草、文星草、流星草、移星草、珍珠草、鱼眼草、天星草、佛顶珠、灌耳草、翳子草、满天星、金箍棒、鼓锤草、谷星草、谷精子、癞痢头草。

基原 为谷精草科植物谷精草 *Eriocaulon buergerianum* Koern.、白药谷精草 *Eriocaulon cinereum* R.Br.、华南谷精草 *Eriocaulon sexangulare* L.和毛谷精草 *Eriocaulon australe* R.Br.的干燥带花茎的头状花序。

产地 主产于华东、中南及山西、陕西、台湾、贵州等地。

采收加工 秋季采收，将花茎拔出，除去泥土、杂质，晒干。

植物形态 谷精草 一年生草本，呈莲座状。须根多数，细软，稠密。无茎。叶基生，线状披针形，长6～20cm，中部宽3～4mm，基部最宽可达8mm，先端稍钝，有纵脉10余条，叶片上有纵横脉构成的透明小方格。花葶多数，长短不一，高者达30cm，短于或较高于叶片；头状花序近球形，直径4～6cm，总苞片倒卵形，长2～2.5mm，秆黄色；花苞片倒卵形，先端骤尖，长约2mm，上部密被短毛。雄花较少，外轮花被片合生成倒卵形苞状，先端3片裂，钝，有短毛，内轮花被片合生成倒圆锥状筒形；雄蕊6，花药黑色，长0.2mm；雌花多数，生于花序周围，几无花梗；外轮花被片合生成椭圆形苞状，内轮花被片3，离生，匙形，先端有一黑色腺体，有细长毛；雌蕊1，子房3室，柱头3裂。蒴果三棱状球形，长约1mm。种子长椭圆形，有毛茸。花、果期7～12月。

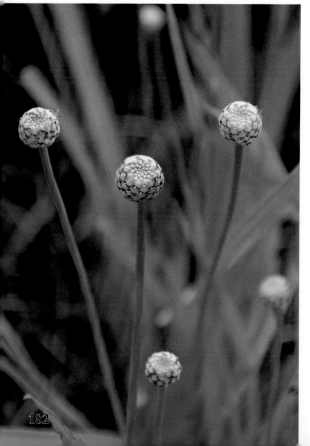

白药谷精草 本种与谷精草区别在于：叶丛生，叶片狭线形。头状花序疏松，无白粉；雄花的萼片通常合生，裂片背部不呈龙骨状凸起，花药白色；雌花萼片2～3，离生，狭线形，花瓣缺。

华南谷精草 本种与前两种的区别在于：头状花序坚实，被白粉；雄花的萼片与雌花的形状相似，均3片，其中2片较大，呈舟状，背面有翅状的龙骨突起。叶长6.5～15cm，背面无毛；总花梗稍比叶长。

　　毛谷精草　本种与前三种的区别在于：叶长达60cm，背面被长疏柔毛；总花梗通常与叶等长，稀长于叶一倍。头状花序坚实，被白粉，干时形状也不改变；外苞片短于花序；雄花瓣先端密被长柔毛，有黑色腺点；雌花瓣狭线形，较厚，先端密被长柔毛，下有黑色腺点。

花药性状　本品为带有花茎的头状花序，多扎成小把。全体呈淡棕色。花茎纤细，长14～24cm，直径不及1mm，表面淡黄绿色，有4～5条扭曲棱线，质柔软，不易折断。头状花序半球形，直径4～5mm；底部有黄白色总苞，总苞片膜质，倒卵形，紧密排列成盘状。小花数十朵，灰白色，排列甚密，表面附有白粉。用手搓碎花序，可见多数黑色花药及细小灰绿色未成熟的果实。气微，味淡。

质量要求　以珠（花序）大而紧、色灰白，花茎短、色黄绿者为佳。

化学成分　主要为黄酮类、呫吨酮类、糖苷类、酚酸类等。

药理作用　抗菌、抗氧化、α-葡萄糖苷酶抑制作用，致突变作用，6-OHDA诱导神经损伤保护作用，细胞毒活性。

性味归经　味辛、甘，性平。归肝、肺经。

功能主治　疏散风热，明目退翳。用于风热目赤，肿痛羞明，眼生翳膜，风热头痛。

用法用量　内服：煎汤，9～12克；或入丸、散。外用：适量，煎汤外洗；或烧存性，研末外撒；或为末吹鼻、烧烟熏鼻。

注意事项　血虚目疾慎服；忌用铁器煎药。

验方

（1）治目赤肿痛：谷精草15克，荠菜15g，矮地茶15克。水煎服。

（2）治感冒发热头痛，咽炎：谷精草9～12克。水煎服。

（3）治疳积：谷精草15克，委陵菜15克。水煎服。

（4）治尿结：谷精草、猪鬃草各30克。煨水服。

（5）治偏正头痛：谷精草15克，为末，用白面调摊纸花子上，贴痛处，干又换。

本草记载　始载于《本草拾遗》。

参考文献

[1] 国家中医药管理局中华本草编委会. 中华本草：第8卷[M]. 上海：上海科学技术出版社，1999：313.

[2] 郭建生，潘清平. 实用临床中药手册[M]. 长沙：湖南科学技术出版社，2016：74.

[3] 张菲，王斌. 谷精草属植物的化学成分和药理活性的研究进展[J]. 中成药，2014，36（11）：2372-2377.

旱莲花

别名 旱荷、寒荷、金莲花、金钱莲、寒金莲、大红雀。

基原 为旱金莲科旱金莲属植物旱金莲 *Tropaeolum majus* L. 的花。

产地 河北、江苏、福建、江西、广东、广西、云南、贵州、四川、西藏等均有栽培。

植物形态 一年生肉质草本，蔓生，无毛或被疏毛。叶互生；叶柄长 6～31cm，向上扭曲，盾状，着生于叶片的近中心处；叶片圆形，直径 3～10cm，有主脉 9 条，由叶柄着生处向四面放射，边缘为波浪形的浅缺刻，背面通常被疏毛或有乳凸点。单花腋生，花柄长 6～13cm；花黄色、紫色、橘红色或杂色，直径 2.5～6cm；花托杯状；萼片 5，长椭圆状披针形，长 1.5～2cm，宽 5～7mm，基部合生，边缘膜质，其中一片延长成一长距，距长 2.5～3.5cm，渐尖；花瓣 5，通常圆形，边缘有缺刻，上部 2 片通常全缘，长 2.5～5cm，宽 1～1.8cm，着生在距的开口处，下部 3 片基部狭窄成爪，近爪处边缘具睫毛；雄蕊 8，长短互间，分离；子房 3 室，花柱 1 枚，柱头 3 裂，线形。果扁球形，成熟时分裂成 3 个具一粒种子的瘦果。花期 6～10 月，果期 7～11 月。

花药性状 单花腋生，花黄色、紫色、橘红色或杂色，长椭圆状披针形，通常圆形，边缘有缺刻，上部 2 片通常全缘，下部 3 片基部狭窄成爪，近爪处边缘具睫毛。

化学成分 含多种类胡萝卜素、山奈酚葡萄糖苷。

药理作用 具有非特异性的刺激作用，能使网状内皮系统之活动增加；从而增强机体防御能力及痊愈过程。

性味归经 味辛，性凉。归心、肾经。

功能主治 清热解毒。用于眼结膜炎，痈疖肿毒，上感，扁桃体炎，咽炎，急性中耳炎，急性鼓膜炎，急性结膜炎，急性淋巴管炎，口疮，疔疮。

用法用量 内服：煎汤，鲜品15～30克。外用：适量，捣烂敷；或煎水洗。

应用举例

（一）验方

（1）治目赤肿痛：金莲花、野菊花各适量。捣烂敷眼眶。（《广西中草药》）

（2）治恶毒大疮：金莲花、雾水葛、木芙蓉各适量。共捣烂，敷患处。（《广西中草药》）

（二）保健方

（1）干旱金莲5克，用沸水冲泡，代茶饮，每日1～2剂。功用：清热解毒。主要用于咽喉肿痛、慢性扁桃体炎、痈肿疮毒、口疮、目赤等症，如遇急性可以加量，但注意切勿长期加量饮用，长期饮用会伤肾。

（2）旱莲花（干品）5克，枸杞子、甘草、玉竹各适量，沸水冲泡，代茶饮。功用：清热解毒，滋阴降火。长期饮用可清咽润喉，尤其对慢性咽炎、喉炎、扁桃体炎和声音嘶哑者，有消炎、预防和治疗作用。

本草记载 《广西中草药》："清热解毒。治目赤肿痛，恶毒大疮。""治目赤肿痛：金莲花、野菊花各适量。捣烂敷眼眶。"记载的为本品。

参考文献

国家中医药管理局中华本草编委会 . 中华本草：第5册[M]. 上海：上海科学技术出版社，1999：115.

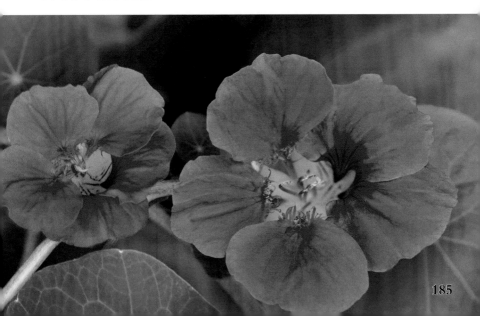

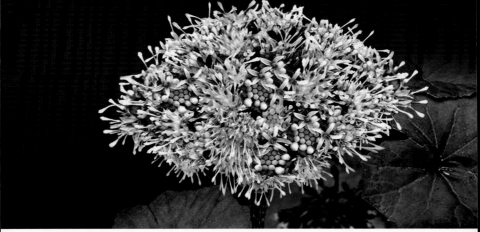

旱荷叶

别名 毛裂蜂斗菜、葫芦叶、冬花。

基原 为菊科植物毛裂蜂斗菜 *Petasites tricholobus* Franch. 的花蕾。

产地 主产于陕西、甘肃、四川、云南等地。

采收加工 春季花开时采收，鲜用或晒晾干。

植物形态 多年生草本，花茎高达60cm。全株被较厚的蛛丝状白绵毛。叶基生，有长叶柄，叶片肾形，先端圆形，基部耳状心形，边缘齿状，上面被疏绵毛，下面被较厚的蛛丝状白绵毛，具掌状脉，于花后出现。花雌雄异株；花茎从根茎部抽出，雌株花茎高约60cm；苞叶卵状披针形，长3～4cm；雌头状花序，排成密集的聚伞圆锥花序生于花茎顶端；总苞片1层，披针形，急尖；雌花花冠先端4齿裂，裂片钻形，花柱细长，柱头2裂；雄头状花序聚伞圆锥状，排列疏散，花冠筒状，裂片披针形。瘦果；冠毛白色。花期4～5月。

花药性状 雌头状花序在花茎顶端排成密集的聚伞状圆锥花序；总苞钟状；总苞片1层，10～12个，披针形，或披针状长圆形，外面有小苞片；雌花花冠顶端4～5撕裂，裂片不等长，丝状或钻形。气香，味辛回甘。

质量要求 以花完整、杂质少者为佳。

化学成分 萜类。

药理作用 抗炎、抗氧化。

性味归经 味辛、甘，性平。归肺经。

功能主治 化痰，止咳。用于咳嗽痰多。

用法用量 内服：煎汤，3～9克。

本草记载 《中华本草》记载的为本品。

参考文献

国家中医药管理局中华本草编委会. 中华本草：第7卷[M]. 上海：上海科学技术出版社，1999：916.

鸡蛋花

别名　缅栀子、蛋黄花、擂捶花、鸭脚木、大季花、番缅花、蕃花仔。

基原　为夹竹桃科植物鸡蛋花 *Plumeria rubra* L. cv. Acutifolia 的花朵。

产地　原产于墨西哥，我国福建、台湾、广东、海南、广西、云南等地有栽培。

采收加工　夏季花开时采花，晒干或鲜用。

植物形态　落叶小乔木，高达5m。枝条粗壮肥厚肉质，全株具丰富乳汁。叶互生；叶柄长4～7.5cm，上面基部具腺体；叶片厚纸质，常聚集于枝上部，长圆状倒披针形或长椭圆形，长20～40cm，宽7～11cm，先端短，渐尖，基部狭楔形，两面无毛；侧脉每边30～40条，未达叶缘网结成边脉。顶生聚伞花序，长16～25cm，宽约15cm；总花梗三歧，长11～18cm，肉质，绿色；花梗淡红色；花萼5裂，裂片小，卵圆形，不张开而压紧花冠筒；花冠外面白色，内面黄色，裂片狭倒卵形，向左覆盖，比花冠筒长1倍，花冠筒圆筒形，内面密被柔毛，喉部无鳞片；雄蕊5，着生于花冠筒基部，花丝极短，花药长圆形；心皮2，离生，花柱短，柱头长圆形，中间缢缩，先端2裂。蓇葖双生，广歧，圆筒形，向端部渐尖，长约11cm。种子斜长圆形，扁平，先端具长圆形膜质翅，翅长约2cm。花期5～10月，果期一般为7～12月。栽培者极少结果。

花药性状　花多皱缩成条状，或扁平三角状，淡棕黄或黄褐色。湿润展平后，花萼较小。花冠裂片5，倒卵形，长约3cm，宽约1.5cm，呈旋转排列；下部合生成细管，长约1.5cm。雄蕊5，花丝极短。有时可见卵状子房。气香，味微苦。

质量要求　以花完整、色黄褐、气芳香者为佳。

化学成分　主要含环烯醚萜类，三萜类，黄酮醇类，醇类，醛类，脂肪酸类。

药理作用　抗菌，抗肿瘤，抗寄生虫，抗炎，镇痛，解痉，麻醉。

性味归经　味甘、微苦，性凉。归肺、大肠经。

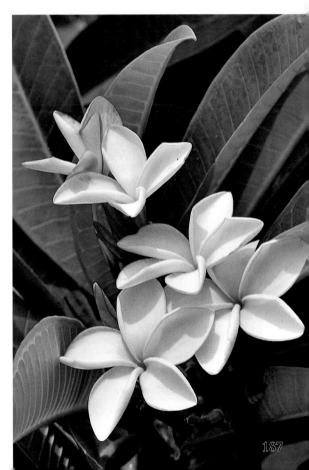

功能主治　清热，利湿，解暑。用于感冒发热，肺热咳嗽，湿热黄疸，泄泻痢疾，尿路结石，预防中暑。

用法用量　内服：煎汤，花5～10克。外用：适量，捣敷。

应用举例

（一）验方

（1）治百日咳，气管炎：鸡蛋花3～9克，配灯台树叶。水煎服。

（2）治传染性肝炎：鸡蛋花3～9克。水煎服。

（3）治细菌性痢疾：鸡蛋花、土棉花、金银花各9克。水煎服。

（4）治痢疾，夏季腹泻：鸡蛋花12～24克，水煎服。

（二）保健方

1.鸡蛋花茶

原料：鲜鸡蛋花50克（干品30克），红糖适量。

制法及用法：鲜鸡蛋花加3碗水煎煮，煮至1碗，加红糖溶解，去渣饮用。

茶疗功用：清热解毒，利湿止泻，消滞止咳。用于风热咳嗽，咽喉炎，肠胃湿热，肠炎腹泻。

2.五花茶

原料：金银花30克，鸡蛋花、木棉花、槐花各15克，厚朴花10克，甘草3克。

制法及用法：将上述材料放入煲内，加水煎煮，取汁，可加白糖调味。

茶疗功用：清热，凉血，解毒，利湿，消滞。用于湿热下利，痔疮出血，感冒，饮食积滞，湿疹皮炎，暑疖。

本草记载　始载于《植物名实图考》群芳类，曰："缅栀子……绿干如桐，叶如瑞香叶，凸脉劲峭，蟊生干上。叶脱处有痕，斑斑如藓纹。"

参考文献

[1] 国家中医药管理局中华本草编委会. 中华本草：第6卷[M]. 上海：上海科学技术出版社，1999：300.

[2] 王柳萍，辛华，黄克南. 常用花类中草药图典[M]. 福州：福建科学技术出版社，2019：194.

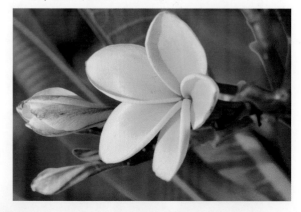

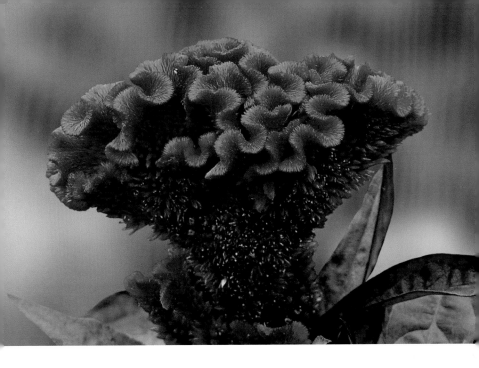

鸡冠花

别名 鸡髻花、鸡公花、鸡角枪、鸡冠头、鸡骨子花、老来少。

基原 为苋科植物鸡冠花 *Celosia cristata* L. 的干燥花序。

产地 主产于我国河北、天津、北京等地。

采收加工 8～10月，花序充分长大，并有部分果实成熟时，剪下花序，晒干。

植物形态 一年生直立草本，高30～80cm。全株无毛，粗壮。分枝少，近上部扁平，绿色或带红色，有棱纹凸起。单叶互生，具柄；叶片长椭圆形至卵状披针形，长5～13cm，宽2～6cm，先端渐尖或长尖，基部渐窄成柄，全缘。穗状花序顶生，成扁平肉质鸡冠状、卷冠状或羽毛状，中部以下多花；花被片淡红色至紫红色、黄白色或黄色；苞片、小苞片和花被片干膜质，宿存；花被片5，椭圆状卵形，端尖，雄蕊5，花丝下部合生成杯状。胞果卵形，长约3mm，熟时开裂，包于宿存花被内。种子肾形，黑色，光泽。花期5～8月，果期8～11月。

花药性状 为带有短茎的花序，形似鸡冠，或为穗状、卷冠状，上缘呈鸡冠状的部分密生线状的绒毛，即未开放的小花，一般颜色较深，有红、浅红、白等颜色；中部以下密生许多小花，各小花有膜质灰白色的苞片及花被片。蒴果盖裂；种子黑色，有光泽。气无，味淡。

质量要求 以朵大而扁、色泽鲜艳的白鸡冠花较佳，色红者次之。

化学成分 主要含山柰苷，苋菜红苷，松醇及大量硝酸钾，苋菜红素，脂肪酸。

药理作用 止血，抗炎。

性味归经 味甘、涩，性凉。归肝、大肠经。

功能主治 收敛止血，止带，止痢。用于吐血，崩漏，便血，痔血，赤白带下，久痢不止。

用法用量 内服：煎汤，9～15克；或入丸、散。外用：煎水熏洗；或研末调敷。

注意事项 脾胃虚弱者慎用。

应用举例

（一）验方

（1）治青光眼：干鸡冠花、干艾根、干牡荆根各25克。水煎服。

（2）治额疽：鲜鸡冠花、一点红、红莲子草（苋科）各酌量，调红糖捣烂敷患处。

（3）治吐血不止：白鸡冠花，醋浸煮七次，为末。每服10克，热酒下。

（4）治五痔肛边肿痛，或窜乳，或窜穴，或作疮，久而不愈，变成漏疮：鸡冠花、凤眼草各50克。上为粗末。每用粗末25克，水碗半，煎三、五沸，热洗患处。

（5）治赤白下痢：鸡冠花煎酒服，赤用红，白用白。

（6）治经水不止：红鸡冠花一味，干晒为末。每服10克，空心酒调下。忌鱼腥猪肉。

（7）治产后血痛：白鸡冠花酒煎服之。

（8）治白带、砂淋：白鸡冠花、苦葫芦等分。烧存性，空心火酒服之。

（二）保健方

1.鸡冠花茶

原料：鸡冠花30克，茶叶5克。

制法及用法：鸡冠花与茶叶用水煎煮，随时饮用。

茶疗功用：收涩止带。用于赤、白带，杀灭阴道滴虫。

2.鸡冠花银花茶

原料：鲜鸡冠花30克，金银花30克，蜂蜜30毫升。

制法及用法：将鲜鸡冠花洗净，晾干，切碎后加水浸泡片刻，放入金银花拌和均匀，煎煮30分钟，纱布过滤，取汁，趁热调入蜂蜜，和匀即成。

茶疗功用：清热化湿。用于湿热型老年性阴道炎。

3.鸡冠花益母草茶

原料：红、白鸡冠花各15克，益母草20克，红糖适量。

制法及用法：上述材料加水煎汁，加红糖调服，代茶饮。

茶疗功效：收敛涩肠，清热利湿，凉血止血。

本草记载 《滇南本草》："止肠风血热，妇人红崩带下。"记载的为本品。

参考文献

[1] 国家中医药管理局中华本草编委会. 中华本草：第2卷[M]. 上海：上海科学技术出版社，1999：854.

[2] 王柳萍，辛华，黄克南. 常用花类中草药图典[M]. 福州：福建科学技术出版社，2019：154.

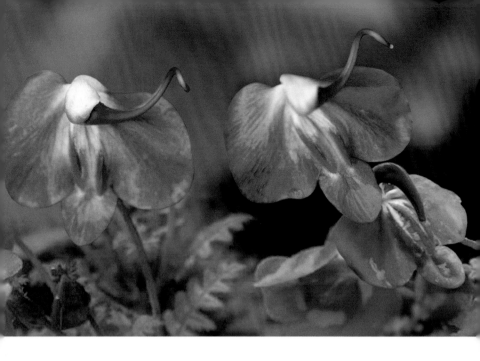

极丽马先蒿

基原　为玄参科植物极丽马先蒿 *Pdeicularis decorisima* Diels. 的花。

产地　主产于甘肃、青海、四川等地。

采收加工　夏季采收花，阴干。

植物形态　多年生草本，高 10 ～ 15cm，常成密丛。根茎短，节少，有宿存的鳞片，下端为圆锥状主根，较细，常有分枝。茎常多条，中央者短，外边者倾卧上升，长达 10cm，稍扁平，有沟纹。叶基出或茎生，茎生叶有时假对生；叶柄长 1 ～ 6cm，被长毛，两侧有翅；叶片长 2 ～ 7cm，宽 0.5 ～ 1cm，常羽状深裂，裂片有重锯齿，边缘全裂反卷。花均腋生；苞片叶状；花梗短；花萼密被多细胞长毛，长达 2cm 以上，萼管卵圆状，前方开裂达一半，齿 2，具细柄，上方叶浅红色，筒长达 12cm，外面有疏毛，盔直立部分狭稍前俯，向上即转向前上方为膨大的含雄蕊部分，额部下方两侧密生短绒毛，前端卷曲成大半环的长喙，喙长 1.3cm，端反指向上，在喙的上半部突然膨大为极高的鸡冠状凸起，端 2 裂，裂片 1 长 1 短，下唇宽达 2.8cm，有睫毛；花丝均有密毛。

花药性状　花皱缩，棕色至棕褐色。萼管状，前方开裂至半，齿 2 枚，裂片有锐齿，花冠及花冠管均被疏毛，上端稍膨大部分的内面着生雄蕊，先端为大半环状的长喙，喙长约 10mm，喙端向内弯曲，先端 2 裂，呈鸡冠状凸起。气微香，味淡、微苦。

质量要求　以色鲜、气微香，无杂质者为佳。

性味归经　味苦，性寒。归心、肝、肾经。

功能主治　清热解毒。用于急性胃肠炎，食物中毒。

用法用量　内服：煎汤，10～15克。

验方

（1）治疗阳痿：极丽马先蒿10克，地苤果30克，巴戟天10克，杜仲10克，淫羊藿10克，肉苁蓉6克，蕨麻10克，蜈蚣10克，海马10克；加8倍量水，煎煮1.5小时，过滤；滤渣加6倍量水，煎煮1小时，过滤；合并滤液，浓缩至120克，即得符合正常成人一天用量的煎剂。口服，每日分早午晚三次服用。

（2）治疗溃疡性结肠炎：极丽马先蒿10克，余甘子12克，羊奶子15克，大乌爪金10克，窃衣8克，苦白蜡20克，杠板归根15克，鸭公树子6克，秧青15克，鸡蛋七叶10克，草石蚕30克，寸金草9克，加8倍量水，煎煮1.5小时，过滤；滤渣加6倍量水，煎煮1小时，过滤；合并滤液，浓缩，干燥，装入胶囊内，即得符合正常成人一天用量。口服，每日分早晚两次服用。

本草记载　《中华本草》记载的为本品。

参考文献

国家中医药管理局中华本草编委会. 中华本草：第7卷[M]. 上海：上海科学技术出版社，1999：363.

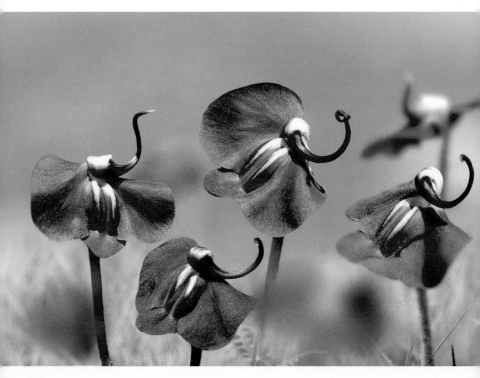

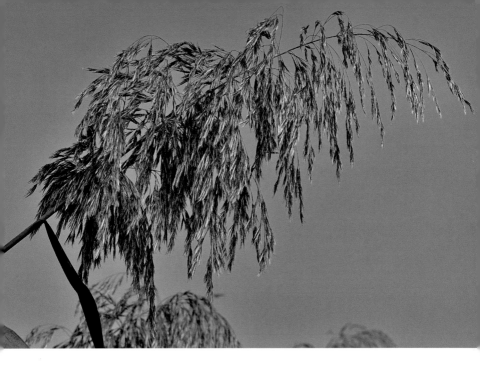

芦花

别名　葭花、芦蓬蕟、蓬蕟、蓬茸、水芦花。

基原　为禾本科植物芦苇 *Phragmites communis* Trin. 的花。

产地　全国大部分地区都有。

采收加工　秋后采收，晒干。

植物形态　多年生高大草本，高1～3m。地下茎粗壮，横走，节间中空，节上有芽。茎直立，中空。叶2列，互生；叶鞘圆筒状，叶舌有毛；叶片扁平，长15～45cm，宽1～3.5cm，边缘粗糙。穗状花序排列成大型圆锥花序，顶生，长20～40cm，微下垂，下部梗腋间具白色柔毛；小穗通常有4～7花，长10～16cm；第1花通常为雄花，颖片披针形，不等长，第1颖片长为第2颖片之半或更短；外稃长于内稃，外稃光滑开展；两性花，雄蕊3，雌蕊1，花柱2，柱头羽状。颖果椭圆形，与内稃分离。花、果期7～10月。

花药性状　完整者为穗状花序组成的圆锥花序，长20～30cm。下部梗腋间具白柔毛，灰棕色至紫色。小穗长15～20mm，有小花4～7朵，第1花通常为雄花，其他为两性花；颖片线形，展平后披针形，不等长，第1颖片长为第2颖片之半或更短；外稃具白色柔毛。质轻。气微，味淡。

化学成分　主要含戊聚糖，纤维素和木质素。

性味归经　味甘，性寒。归肝经。

功能主治　止泻，止血，解毒。用于吐血，衄血，血崩，外伤出血，鱼蟹中毒。

用法用量 内服：煎汤，15～30克。外用：适量，捣敷；烧后研末吹鼻。

验方

（1）治诸般血病：水芦花、红花、槐花、白鸡冠花、白茅花等分，水二钟，煎一钟服。

（2）治干霍乱病心腹胀痛：芦花一把，水煮浓汁，顿服一升。

（3）治猝得霍乱，气息危急，食鱼蟹中毒：芦花一大把，煮令味浓，顿服二升。

（4）治刀伤出血：芦花适量敷伤口。

本草记载 《新修本草》记载的为本品。

参考文献

国家中医药管理局中华本草编委会.中华本草：第8卷[M].上海：上海科学技术出版社，1999：395.

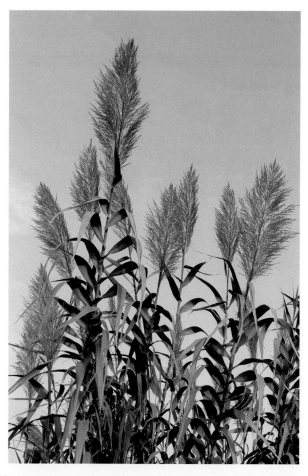

芦荟花

别名 卢会、讷会、象胆、奴会、劳伟。

基原 为百合科植物斑纹芦荟 Aloe vera L. 等的干燥花。

产地 主产于福建、台湾、广东、广西、四川、云南等地。

采收加工 7～8月花开时采收，鲜用或阴干备用。

植物形态 多年生草本。根系须状。茎短或无茎。叶簇生，螺旋状排列，直立，肥厚；叶片狭披针形，长10～20cm，宽1.5～2.5cm，厚5～8mm，先端渐尖，基部阔而包茎，边缘有刺状小齿，下有斑纹。花茎单生或分枝，高60～90cm；总状花序疏散；花梗长约2.5cm；花黄色或有紫色斑点，具膜质苞片；花被筒状，6裂，裂片稍向外弯；雄蕊6，有时突出，花药2室，背部着生；子房上位，3室，花柱线形。蒴果三角形，长约8mm。花期7～8月。

花药性状 花黄色或有赤色斑点，具膜质苞片；花被管状，6裂，裂片稍外弯。气微，味微甘。

质量要求 以色黄，花梗短者为佳。

化学成分 主要含芦荟多糖，芦荟苷，维生素，挥发油。

药理作用 抗氧化，抗菌，消炎。

性味归经 味苦，性寒。归肺、脾、胃、膀胱经。

功能主治 清肺止咳，凉血止血，清热利湿。用于咳嗽，吐血，白浊。

用法用量 内服：煎汤，5～10克。外用：煎水洗。

注意事项 芦荟花含有一定量的毒性（芦荟大黄素等），有泻下作用，凡腹泻、脾胃虚弱者慎服；成人汤剂每次内服量应<6克，最好遵医嘱，以免引起腹泻、过敏等。

应用举例

（一）验方

（1）治月内婴儿眼不开：芦荟花煎水洗。

（2）治咳嗽、咯血：芦荟花（干品）15～25克。水煎服。

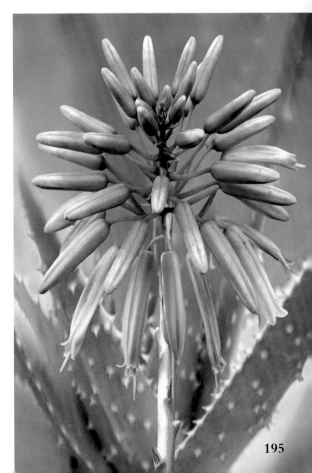

195

（3）治内伤吐血：芦荟花以酒煎服。

（4）治白浊：芦荟花和猪肉煎汤服。

（二）保健方

1.芦荟花蜂蜜茶

原料：芦荟花3克，蜂蜜适量。

制法及用法：芦荟花用沸水冲泡约10分钟，待水温降至60℃后加入蜂蜜，即可饮用。

主治：治疗气管炎，肺气肿。

2.芦荟花茶

原料：芦荟花12克。

制备：芦荟花加水煎汁。

茶疗功用：清热，止咳，止血。用于咳嗽咯血。

3.芦荟绿茶

原料：芦荟花6克，绿茶3克。

制法及用法：沸水冲泡10分钟，即可饮用。

茶疗功用：解毒，消炎，润喉，对血管硬化，高血压，放射损伤及免疫功能低下有防御作用。

本草记载　《岭南采药录》记载的为本品。

参考文献

[1] 国家中医药管理局中华本草编委会.中华本草：第8卷[M].上海：上海科学技术出版社，1999：56.

[2] 王柳萍，辛华，黄克南.常用花类中草药图典[M].福州：福建科学技术出版社，2019：137.

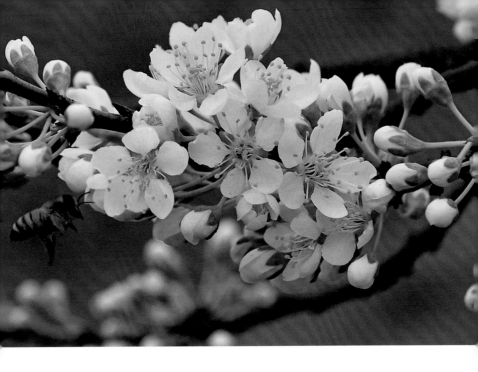

李子花

别名　李花。

基原　为蔷薇科李属植物李 *Prunus salicina* Lindl. 的花。

产地　主产于陕西、甘肃、四川、云南、贵州、湖南、湖北、江苏、浙江、江西、福建、广东、广西、台湾等地。

采收加工　4～5月花盛开时采摘一部分，晒干。

植物形态　乔木，高达9～12m。树皮灰褐色，粗糙；小枝无毛，紫褐色，有光泽。叶柄近顶端有2～3腺体；叶片长方倒卵形或椭圆倒卵形，先端急尖或渐尖，基部楔形，边缘有细密浅圆钝重锯齿。花两性；通常3朵簇生；萼筒杯状，萼片及花瓣均为5；花瓣白色，雄蕊多数；排成不规则2轮；雄蕊1，柱头盘状，心皮1，与萼筒分离。核果球形或卵球形，直径3.5～5cm，栽培品种可达7cm，先端常稍急尖，基部凹陷，绿、黄或带紫红色，有光泽，被蜡粉；核卵圆形或长圆形，有细皱纹。花期4～5月。果期7～8月。

花药性状　花通常3朵并生；花梗1～2cm，通常无毛；花直径1.5～2.2cm；萼筒钟状；萼片长圆卵形，长约5mm，先端急尖或圆钝，边有疏齿，与萼筒近等长，萼筒和萼片外面均无毛，内面在萼筒基部被疏柔毛；花瓣白色，长圆倒卵形，先端啮蚀状，基部楔形，有明显带紫色脉纹，具短爪，着生在萼筒边缘，比萼筒长2～3倍；雄蕊多数，花丝长短不等，排成不规则2轮，比花瓣短；雌蕊1，柱头盘状，花柱比雄蕊稍长。

化学成分　主要有氨基酸，如谷酰胺、丝氨酸、甘氨酸、脯氨酸等。

性味归经　性平，味甘、酸。归肝、肾经。

功能主治　泽面。用于去粉刺、斑点。

用法用量　外用6～18克。

注意事项　不宜多食，脾胃虚弱者慎服。

应用举例

（一）验方

祛除粉刺：李子花10克，蜂蜜30克，捣烂，涂敷面部，每天一次。

（二）保健方

李子花茶：李子花3～6克，泡开水代茶用。功效：具有理气、疏肝、开胃的作用。

本草记载　《食物本草》记载的为本品。

参考文献

国家中医药管理局中华本草编委会.中华本草：第4卷[M].上海：上海科学技术出版社，1999：199.

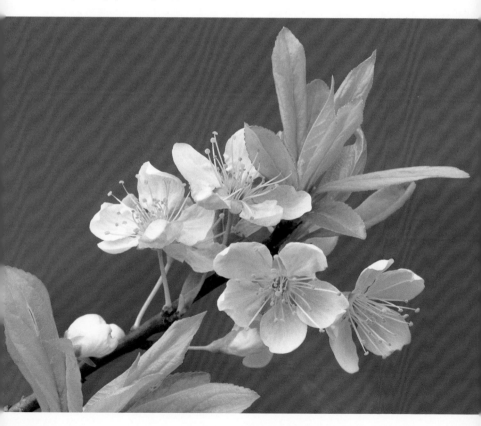

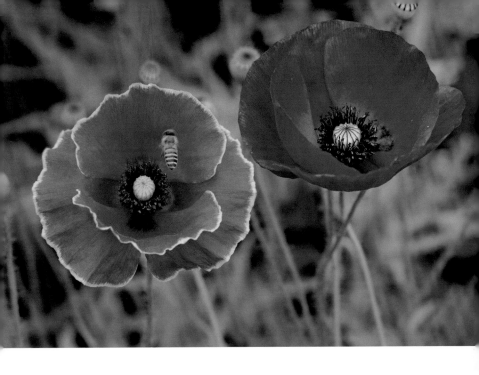

丽春花

别名 虞美人、赛牡丹、锦被花、百般娇、蝴蝶满园春。

基原 为罂粟科植物虞美人 *Papaver rhoeas* L. 的花。

产地 我国各地庭园有栽培。

采收加工 花开时采集，晒干。

植物形态 一年或二年生植物，高30～90cm。全体被伸展刚毛。茎直立，有分枝。叶互生；下部的叶具柄，上部者无柄；叶片披针形，长3～15cm，宽1～6cm，羽状分裂，下部全裂，边缘有粗锯齿，两面被淡黄色刚毛。叶脉在背面隆起，表面略凹。花单朵顶生，颜色鲜艳，梗长10cm，未开放时下垂；萼片2，椭圆形，绿色，长1～1.8cm，外被糙毛；花瓣4，近圆形，长2～3.5cm，紫红色，边缘带白色，基部具深紫色的小紫斑，长约0.8cm；花药长圆形，黄色；子房倒卵圆形，长0.7～1cm，无毛，柱头5～18，辐射状。蒴果阔倒卵形，高1～2.2cm，无毛，具不明显的肋，孔裂；花盘平扁，边缘圆齿状。种子多数，肾状长圆形，长约1mm。花期4～5月，果期5～7月。

花药性状 花单生于茎和分枝顶端；花梗长10～15cm，被淡黄色平展的刚毛。花蕾长圆状倒卵形，下垂；萼片2，宽椭圆形，长1～1.8cm，绿色，外面被刚毛；花瓣4，圆形、横向宽椭圆形或宽倒卵形，长2.5～4.5cm，全缘，稀圆齿状或顶端缺刻状，紫红色，基部通常具深紫色斑点；雄蕊多数，花丝丝状，长约8mm，深紫红色，花药长圆形，长约1mm，黄色；子房倒卵形，长7～10mm，无毛，柱头5～18，辐射状，连合成扁平、边缘圆齿状的盘状体。

化学成分 主要含有生物碱，花青素，矢车菊素，对羟基苯甲酸，袂康蹄纹天竺苷，袂康酸，蒂巴因。种皮含吗啡，那可汀，蒂巴因。种子含脂肪油。

药理作用 镇定，安神，平喘，降压，降血糖。

性味归经 味苦、涩，性微寒，有毒。归大肠经。

功能主治 镇咳，镇痛，止泻。用于咳嗽，偏头痛，腹痛，痢疾。

用法用量 内服：煎汤，花，1.5～3克。

■ 验方

（1）治痢疾：丽春花3克，煎汤，分两次内服。

（2）治黄疸：丽春花3克，研为细末，与10毫升麻油调匀，清晨空腹顿服。

（3）治泄泻：丽春花3克，赤石脂9克，水煎服。

本草记载 《中华本草》记载的为本品。

参考文献

[1] 国家中医药管理局中华本草编委会. 中华本草：第3卷[M]. 上海：上海科学技术出版社，1999：665.

[2] 赵秀英，张宏利. 虞美人花粉的化学成分[J]. 西北药学杂志，1990，5（4）：22-23.

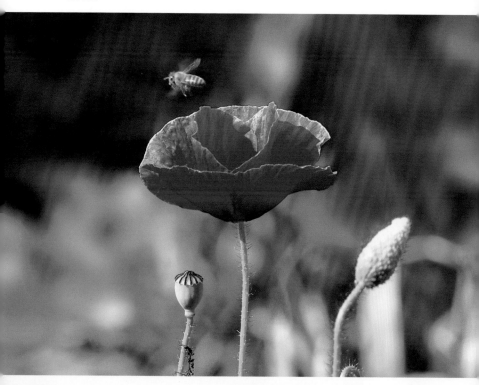

芹花

别名 水芹花。

基原 为伞形科植物水芹 *Oenanthe javanica* (Bl.) DC. 的花。

产地 主产于河南、江苏、浙江、安徽、江西、湖北、湖南、四川、广东、广西、台湾等地。

采收加工 6 ～ 7 月花开时采收，晒干。

植物形态 多年生草本，高 15 ～ 80cm。全株无毛。茎直立或基部匍匐，节上生根。基生叶叶柄长达 10cm，基部有叶鞘；叶片轮廓三角形或三角状卵形，一至二回羽状分裂，末回裂片卵形或菱状披针形，长 2 ～ 5cm，宽 1 ～ 2cm，边缘有不整齐的尖齿或圆齿；茎上部叶无柄，叶较小。复伞形花序顶生；花序梗长达 16cm；无总苞；伞辐 6 ～ 16，长 1 ～ 3cm；小总苞片 2 ～ 8，线形；小伞形花序有花 10 ～ 25；萼齿线状披针形；花瓣白色，倒卵形；花柱基圆锥形，花柱直立或叉开，每棱槽内有油管 1，合生面油管 2。花期 6 ～ 7 月，果期 8 ～ 9 月。

花药性状 复伞形花序，花序梗长 2 ～ 16cm；无总苞；伞辐 6 ～ 16，不等长；小总苞片 2 ～ 8，线形；小伞形花序有花 20 余朵；花瓣白色，倒卵形。

化学成分 主要含芦丁，槲皮素糖苷，槲皮素，山奈酚。

药理作用 抗氧化。

性味归经 味苦，性寒。归心经。

功能主治 退热，降压除湿。用于感冒发热，呕吐腹泻，尿路感染。

用法用量 内服：煎汤，3 ～ 9 克。

本草记载 《新修本草》记载的为本品。

参考文献

[1] 国家中医药管理局中华本草编委会. 中华本草：第 5 卷 [M]. 上海：上海科学技术出版社，1999：1000.

[2] 陈况况，帕塔尔·尼牙孜，章宏慧，等. 响应面法优化水芹黄酮提取工艺及其成分研究 [J]. 中国食品学报，2014，14（11）：83-89.

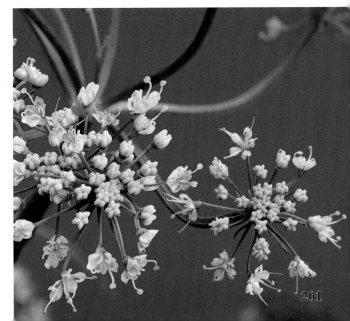

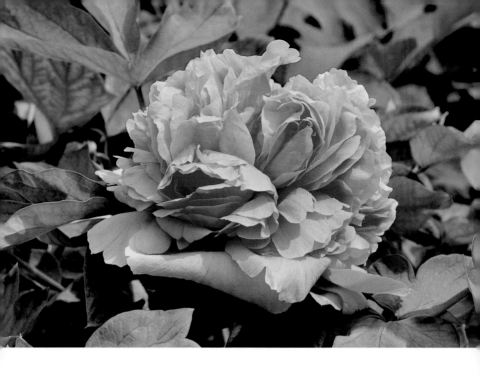

牡丹花

别名 富贵花。

基原 为毛茛科植物牡丹 *Paeonia suffruticosa* Andr. 的干燥花。

产地 主产于河南、安徽、山东、河北、陕西、四川、浙江、甘肃等地。

采收加工 4～5月间采收，鲜用或晒干备用。

植物形态 落叶小灌木，高1～2m。根粗大。茎直立，枝粗壮，树皮黑灰色。叶互生，纸质；叶柄长5～11cm，无毛；叶通常为二回三出复叶，或二回羽状复叶，近枝顶的叶为三小叶，顶生小叶常深3裂，长7～8cm，宽5.5～7cm，裂片2～3浅裂或不裂，上面绿色，无毛，下面淡绿色，有时被白粉，沿叶脉疏被短柔毛或近无毛，小叶柄长1.2～3cm；侧生小叶狭卵形或长圆状卵形，长4.5～6.5cm，宽2.5～4cm，2～3浅裂或不裂，近无柄。花两性，单生枝顶，直径10～20cm；花梗长4～6cm；苞片5，长椭圆形，大小不等；萼片5，宽卵形，大小不等，绿色，宿存；花瓣5，或为重瓣，倒卵形，长5～8cm，宽4.2～6cm，先端呈不规则的波状，紫色、红色、粉红色、玫瑰色、黄色、豆绿色或白色，变异很大；雄蕊多数，长1～1.7cm，花丝亦具紫红等色，花药黄色；花盘杯状，草质，顶端有数个锐齿或裂片，完全包裹心皮，在心皮成熟时裂开；心皮5，离生，绿色，密被柔毛。蓇葖果长圆形，腹缝线开裂，密被黄褐色硬毛。花期4～5月，果期6～7月。

花药性状 呈长椭圆形；花萼5片，绿色，宿存，宽卵形，大小不等；花瓣5，倒卵形，红色、紫色、粉红色、黄色、豆绿色或玫瑰色，先端呈不规则的波状。

质量要求 以花朵完整、干燥、色泽鲜艳、气香者为佳。

化学成分 主要含紫云英苷，牡丹花苷，蹄纹天竺苷，亚油酸，棕榈酸，亚麻酸及蛋白质，氨基酸，矿物质和维生素。

药理作用 抗氧化，保护DNA氧化损伤。

性味归经 味苦、淡，性平。归肝经。

功能主治 活血调经。用于妇女月经不调，经行腹痛。

用法用量 内服：煎汤，3～6克。

应用举例

（一）验方

（1）治变应性鼻炎（过敏性鼻炎）：牡丹花30克，每次3克，泡茶饮。

（2）治月经不调、闭经、痛经：牡丹花6克，月季花6克，玫瑰花6克，红花6克，水煎服。

（二）保健方

1.牡丹花茶

原料：牡丹花瓣1克，茶叶2克。

制法及用法：上述材料用沸水冲泡，即可饮用。

主治：用于气血阻滞，肝肾不足而致的脱发断发，头发干枯，眉毛稀疏，耳鸣眩晕。

2.牡丹花木芙蓉茶

原料：牡丹花5朵，木芙蓉6朵，蜂蜜适量。

制法及用法：将牡丹花和木芙蓉用沸水浸泡约5分钟后，加入适量蜂蜜即可饮用。

茶疗功效：美白养颜，滋润肌肤。

3.牡丹花迷迭香茶

原料：牡丹花3克，迷迭香6克。

制法及用法：牡丹花与迷迭香用沸水浸泡10分钟，即可饮用。

茶疗功效：美容养颜，改善皮肤衰老状态。

本草记载 《民间常用草药汇编》：调经活血。记载的为本品。

参考文献

[1] 王柳萍，辛华，黄克南.常用花类中草药图典[M].福州：福建科学技术出版社，2019：71.

[2] 敬松.中国花膳与花疗——花卉疗法小百科.成都：四川科学技术出版社，2013：64.

沙旋覆花

别名 绞蛆爬、沙地旋覆花、秃女子草、黄喇嘛、黄花蒿、黄蓬花、小旋覆花、山猫眼。

基原 为菊科植物蓼子朴 *Inula salsoloides* (Turcz.) Ostenf. 的花序。

产地 主产于辽宁、内蒙古、河北、山西、陕西、甘肃、青海、新疆等地。

采收加工 夏、秋季采集，拣净，晒干。

植物形态 多年生亚灌木，高达45cm。茎下部木质，基部有密集的长分枝，中部以上分枝短，常弯曲，被白色基部常疣状的长粗毛。叶互生；披针形或长圆状线形，先端钝或稍尖，基部心形或有小耳，半抱茎，全缘，稍肉质。头状花序单生于枝端；总苞片4～5层，外层渐小，黄绿色，干膜质；舌状花较总苞长半倍，舌浅黄色，椭圆状线形，先端有3个细齿，花柱分枝细长；管状花花冠长约6mm，上部狭漏斗状；冠毛白色，与管状花药等长。瘦果长约1.5mm，有多数细沟、被腺点和疏粗毛，上端有较长的毛。花期5～8月，果期7～9月。

花药性状 全草长20～40cm，茎多分枝。叶互生，窄长圆形至条状披针形，基部稍成耳状，边缘常向下反卷。质硬，头状花序生于枝顶，花黄色。瘦果略呈圆柱形，冠毛白色。

化学成分 主要含内酯类。

药理作用 细胞毒作用。

性味归经 味苦、辛，性寒。归肺、胃、大肠经。

功能主治 清热解毒，利湿消肿。用于外感头痛，肠炎，痢疾，水肿，小便不利，疮痈肿毒，黄水疮，湿疹。

用法用量 内服：煎汤，3～9克。外用：适量，研末撒或调敷。

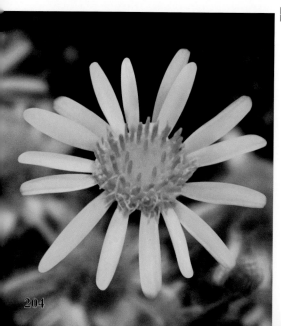

验方

治黄水疮：沙旋覆花适量，炒黄研末，撒于患处；如不流黄水者，可用麻油调敷患处。

本草记载 《中国沙漠地区药用植物》：清热，利尿，预防流感。治外感发热，浮肿，小便不利。记载的为本品。

参考文献

国家中医药管理局中华本草编委会. 中华本草：第7卷[M]. 上海：上海科学技术出版社，1999：878.

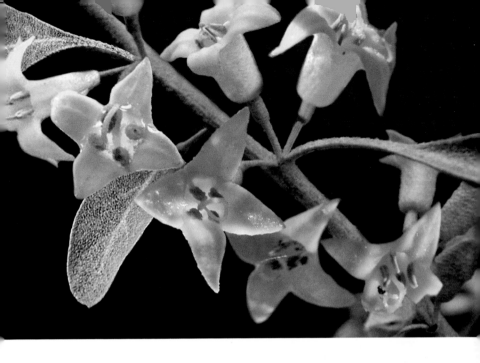

沙枣花

别名　银柳花、桂香柳花。

基原　为胡颓子科植物沙枣 *Elaeagnus angustifolia* L.的花。

产地　主产于华北、西北及辽宁等地。

采收加工　5～6月采花，晾干。

植物形态　落叶灌木或小乔木，高5～10m。枝干受伤后流出透明褐色胶汁。常具亮棕红色硬刺，幼枝密被银白色鳞片，老枝鳞片脱落，栗褐色，光滑；皮孔明显，点状横裂。单叶互生，薄纸质；叶柄长0.5～1cm；叶片椭圆状披针形或披针形，长2.5～8.5cm，宽0.5～2cm，先端尖，基部楔形，全缘，上面幼时被银白色鳞片，后部分脱落，下面银白色，有光泽，密被白色鳞片；侧脉不明显。花1～3朵生于叶腋，两性，稀单性；花被筒呈钟状或漏斗状，先端4裂，外面银白色，里面黄色，有香味；花盘先端无毛；雄蕊几无花丝；花柱长于雄蕊，先端环状弯曲。果实椭圆形，长约1.5cm，粉红色，被银白色鳞片。花期5～6月，果期9月。

花药性状　花银白色，直立或近直立，密被银白色鳞片，芳香，常1～3花簇生新枝基部最初5～6片叶的叶腋；花梗长2～3mm；萼筒钟形，长4～5mm，在裂片下面不收缩或微收缩，在子房上骤收缩，裂片宽卵形或卵状矩圆形，长3～4mm，顶端钝渐尖，内面被白色星状柔毛；雄蕊几无花丝，花药淡黄色，矩圆形，长2.2mm；花柱直立，无毛，上端甚弯曲；花盘明显，圆锥形，包围花柱的基部，无毛。

化学成分 主要含挥发油、黄酮苷、氨基酸、脂肪油等。

药理作用 抗氧化，抗脂质过氧化反应，调节免疫，护肝。

性味归经 味甘、涩，性温。归肺经。

功能主治 止咳，平喘。用于久咳，气喘。

用法用量 内服：煎汤，3 ～ 6 克；或入丸、散。

验方

治慢性支气管炎：沙枣花（蜜炙）干品10克（鲜品15 ～ 25克），水煎服，每日两次；或沙枣花50克（蜜炙），芥子、杏仁（去皮，蜜炙）、前胡各15克，甘草5克，共研细末，每次服15克，每日2 ～ 3次。

本草记载 《中国沙漠地区药用植物》记载的为本品。

参考文献

[1] 国家中医药管理局中华本草编委会.中华本草：第5卷[M].上海：上海科学技术出版社，1999：430.

[2] 滕崇德，李继瓒.山西中草药（续编）[M].太原：山西人民出版社，1981：15.

[3] 王基云，姚遥，肖旭，等.沙枣花黄酮成分的含量测定及其药理作用的初步研究[J].时珍国医国药，2010，21（4）：812-814.

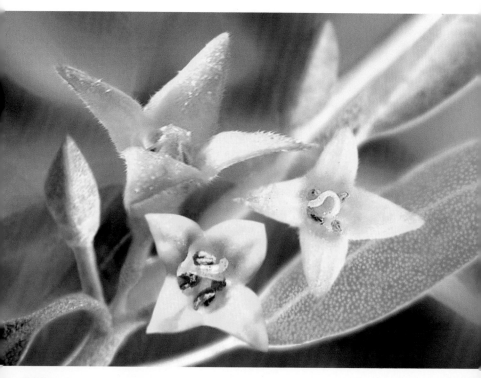

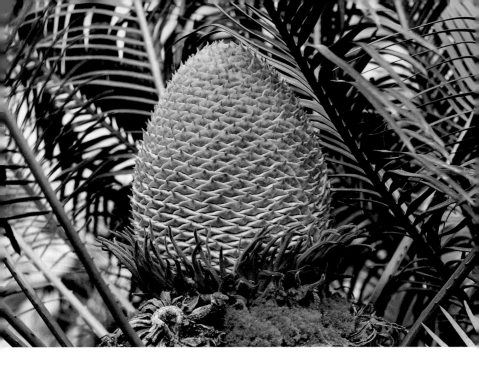

苏铁花

别名 凤尾蕉花、铁树花、梭罗花。

基原 为苏铁科植物苏铁 *Cycas revoluta* Thunb. 的花（大孢子叶）。

产地 主产于福建、台湾、广东等地。

采收加工 夏季采摘，鲜用或阴干备用。

植物形态 常绿木本植物，不分枝，高 1～4m，稀达 8m 以上。密被宿存的叶基和叶痕，羽状叶从茎的顶部生出，长 0.5～2m，基部两侧有刺，刺长 2～3mm，羽片达 100 对以上，条形，厚革质，长 9～18cm，宽 4～6mm，先端锐尖，边缘显著向下卷曲，基部狭，两侧不对称，上面深绿色，有光泽，中央微凹，下面浅绿色，中脉显著隆起。雌雄异株，雄球花圆柱形，长 30～70cm，直径 8～15cm；小孢子叶长方状楔形，长 3～7cm，有急尖头，下面中肋及先端密生褐色或灰黄色长绒毛；大孢子叶扁平，长 14～22cm，密生淡黄色或淡灰黄色绒毛，上部顶片宽卵形，边缘羽状分裂，其下方两侧着生数枚近球形的胚珠。种子卵圆形，微扁，顶凹，长 2～4cm，直径 1.5～3cm，熟时朱红色，花期 6～7 月，种子 10 月成熟。

花药性状 大孢子叶略呈匙状，上部扁宽，下部圆柱形，长 10～20cm，宽 5～8cm。全体密被褐黄色绒毛，扁宽部分两侧羽状深裂为细条形，下部圆柱部分两侧各生 1～5 枚近球形的胚珠。气微，味淡。

化学成分 主要含腺嘌呤、胆碱、蛋白质、糖类等。

性味归经　味甘，性平。归肺、肾经。

功能主治　理气祛湿，活血止血，益肾固精。用于胃痛，慢性肝炎，风湿疼痛，跌打损伤，咯血，吐血，痛经，遗精，带下。

用法用量　内服：煎汤，15～60克。

应用举例

（一）验方

（1）治支气管炎：苏铁花6～9克。水煎服。

（2）治胃痛：苏铁花蕊30克，猪心1个。水炖服。

（3）治慢性肝炎：苏铁花9～15克。水煎服。

（4）治风湿痛：苏铁花18克，猪脚1个。水炖服。

（二）保健方

（1）苏铁花糖茶：苏铁花200克，白糖300克，拌匀并腌渍半天后，每取3克沸水冲泡代茶饮。可治遗精。

（2）苏铁花冰糖饮：苏铁花1～3朵沸水冲泡，加冰糖适量后炖服。可治吐血咯血。

本草记载　《广西本草选编》记载的为本品。

参考文献

[1] 国家中医药管理局中华本草编委会. 中华本草：第2卷[M]. 上海：上海科学技术出版社，1999：274.

[2] 敬松. 中国花膳与花疗——花卉疗法小百科[M]. 成都：四川科学技术出版社，2013：73.

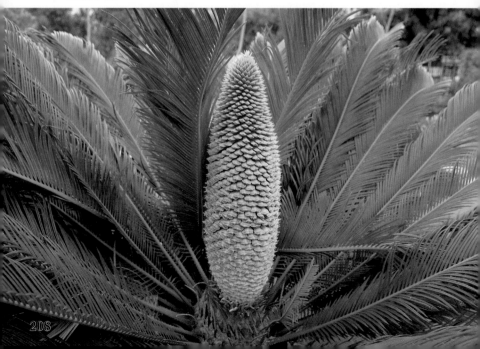

辛夷

别名 望春花、毛辛夷、木笔花、姜朴花、木兰、紫玉兰。

基原 为木兰科植物望春花 *Magnolia biondii* Pamp.、玉兰 *Magnolia denudata* Desv. 或武当玉兰 *Magnolia sprengeri* Pamp. 的干燥花蕾。

产地 望春花主产于河南及湖北，质量最佳，销全国并出口。玉兰主产于安徽安庆，称"安春花"，质较次。武当玉兰主产于四川、湖北、陕西。

采收加工 冬末春初花未开时采收，除去枝梗及杂质，阴干。

植物形态 望春玉兰 落叶乔木，高6～12m。小枝黄绿色或淡棕黄色，光滑或近梢处有毛；冬芽卵形，苞片密生淡黄色茸毛。单叶互生；叶柄长1～2cm，基部有托叶痕；叶片长圆状披针形或卵状披针形，长10～18cm，宽3.5～6.5cm，先端渐尖，基部圆形或楔形，全缘，表面深绿色，光滑，背面淡绿色，沿脉有疏毛。花先叶开放，单生枝顶，稀腋生，呈钟状，直径6～8cm，白色，外面基部带紫红色，芳香；外轮花被3，萼片状近线形，长约为花瓣的四分之一；中、内轮花被各3，匙形，长4～8cm，宽约2.5cm；雄蕊多数，在伸长的花托下部螺旋状排列；雌蕊多数，排列在花托上部。聚合果圆筒形，稍扭曲，长8～13cm；蓇葖木质。种子倒卵形。花期2～3月，果期9月。

玉兰 与望春玉兰的区别在于：小枝粗壮，被柔毛；叶片通常倒卵形、宽倒卵形，先端宽圆、平截或稍凹缺，常具急短尖，基部楔形，叶柄及叶下面有白色细柔毛。花被9片，白色，有时外面基部红色，倒卵状长圆形。花期2～3月，果期8～9月。

武当玉兰 与上两种区别在于：叶先端急尖、急渐尖或具突起的小尖头。花被片12～14，外面玫瑰红色，里面较淡，有深紫色纵纹。花期3月，果期6～7月。

花药性状 望春花 呈长卵形，似毛笔头。基部常具短梗，梗上有类白色点状皮孔。苞片2～3层，每层2片，两层苞片间有小鳞芽，苞片外表面密被灰白色或灰绿色茸

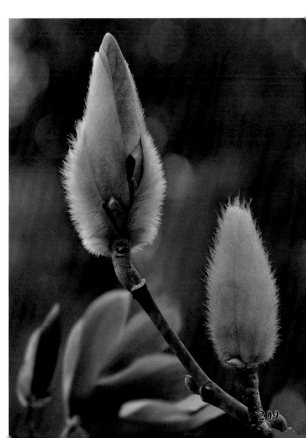

毛，内表面类棕色，无毛。花被片9，棕色，外轮花被片3，条形，约为内两轮长的1/4，呈萼片状，内两轮花被片6，每轮3，轮状排列。体轻，质脆。气芳香，味辛凉而稍苦。

玉兰　基部枝梗较粗壮，皮孔浅棕色。苞片外表面密被灰白色或灰绿色茸毛。花被片9，内外轮同型。

武当玉兰　基部枝梗粗壮，皮孔红棕色。苞片外表面密被淡黄色或淡黄绿色茸毛，有的最外层苞片茸毛已脱落而呈黑褐色。花被片10～12（15），内外轮无显著差异。

质量要求　以完整、内瓣紧密、无枝梗、气香浓者为佳。

化学成分　主要含挥发油，柠檬醛，丁香油酚，桉叶素，樟脑，蒎烯。

药理作用　抗组胺，抗炎，局部收敛，抑制中枢，降血压，抗病原微生物。

性味归经　味辛，性温。归肺、胃经。

功能主治　散风寒，通鼻窍。用于鼻渊，风寒感冒之头痛，鼻塞，流涕。

用法用量　内服：煎汤，3～10克，宜包煎；或入丸、散。外用：适量，研末搐鼻；或以其蒸馏水滴鼻。

注意事项　《本草经疏》：凡气虚人忌，头脑痛属血虚火炽者忌，齿痛属胃火者忌。《本草汇言》：气虚之人，虽偶感风寒，致诸窍不通者，不宜用。

应用举例

（一）验方

（1）治鼻渊：辛夷25克，苍耳子12.5克，香白芷50克，薄荷叶2.5克。上并晒干，为细末。每服10克，用葱、茶清食后调服。

（2）治鼻炎、鼻窦炎：①辛夷15克，鸡蛋三个。同煮，吃蛋饮汤。②辛夷四份，鹅不食草一份。用水浸泡4～8小时后蒸馏，取芳香水，滴鼻。

（3）治鼻漏，鼻孔中长出一块：辛夷（去毛）、桑白皮（蜜炙）各200克，栀子50克，枳实、桔梗、白芷各100克。共为细末。每服10克，淡萝卜汤调服。

（4）治鼻内窒塞不通，不得喘息：辛夷、川芎各50克，细辛（去苗）22.5克，木通25克。上为细末。每用少许，绵裹塞鼻中，湿则易之。五、七日瘥。

（5）治鼻塞不知香味：皂角、辛夷、石菖蒲等分。为末。绵裹塞鼻中。

（6）治鼻内作胀或生疮（此系酒毒者多）：辛夷50克，川黄连15克，连翘100克。俱微炒，研为末。每饭后服15克，白汤下。

（7）治牙痛，或肿或牙龈烂：辛夷50克，蛇床子100克，青盐25克。共为末掺之。

（8）治头面肿痒如虫行（此属风痰）：辛夷50克，白附子、半夏、天花粉、白芷、僵蚕、玄参、赤芍各25克，薄荷40克。分作10剂服。

（9）治头眩昏冒欲呕（此属寒痰）：辛夷50克，制半夏、胆南星、天麻、干姜、川芎各40克。为末，水泛为丸。每晚服15克，白汤下。

（二）保健方

1.辛夷紫苏茶

配方：辛夷2克，紫苏叶6克。

制备及用法：紫苏叶切碎，加辛夷拌匀，沸水冲泡，即可饮用。

茶疗功用：护鼻通窍。适用于酒渣鼻，鼻塞流涕，急性或慢性鼻窦炎，过敏性鼻炎。

2.辛夷花茶

配方：茶叶10克，辛夷、川芎各5克，薄荷3克。

制备及用法：上述材料用沸水冲泡，顿服。

茶疗功用：辛温解表。用于风寒感冒，鼻塞咳嗽，过敏性鼻窦炎。

3.辛夷菊花茶

原料：辛夷、菊花各15克。

制备及用法：辛夷与菊花用沸水冲泡15分钟，代茶饮。

茶疗功用：通窍消炎。用于鼻炎，鼻窦炎。

4.辛夷银花茶

原料：辛夷2克，金银花2克，金莲花1.5克。

制备及用法：上述材料一同研为粗末，共装入纱布袋，扎紧，放入茶杯，用适量沸水闷泡10～15分钟，即可饮用。

茶疗功用：清热、解毒、利咽喉、通鼻窍、通便等。用于外感初起头痛，咽喉肿痛，鼻塞流涕，扁桃体炎，口疮，牙齿痛。

5.荆芥辛夷酒

配方：荆芥穗15克，辛夷15克，薄荷15克，黄酒500克。

功效与主治：通窍。适用于鼻塞不通。

本草记载　《神农本草经》记载的为本品。

参考文献

[1] 国家中医药管理局中华本草编委会.中华本草：第2卷[M].上海：上海科学技术出版社，1999：872.

[2] 王柳萍，辛华，黄克南.常用花类中草药图典[M].福州：福建科学技术出版社，2019：2.

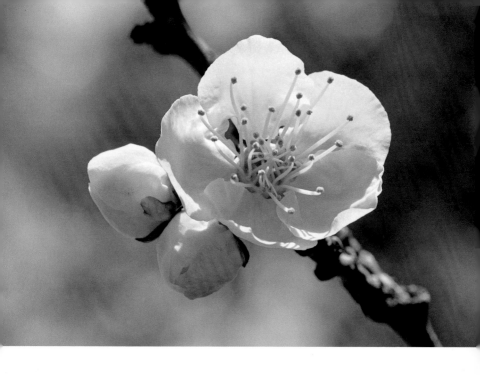

杏花

别名 及第花。

基原 为蔷薇科植物杏 *Armeniaca vulgaris* L.或山杏 *Armeniaca sibirica* L.的干燥花。

产地 产于全国各地，尤其以华北、西北和华东地区种植较多。

采收加工 3～4月花开时采集，阴干。

植物形态 杏 落叶小乔木，高4～10cm；树皮暗红棕色，纵裂。单叶互生；叶片圆卵形或宽卵形，长5～9cm，宽4～8cm。春季先叶开花，花单生枝端，着生较密，稍似总状；花几无梗，花萼基部成筒状，外面被短柔毛，上部5裂；花瓣5，白色或浅粉红色，圆形至宽倒卵形；雄蕊多数，着生萼筒边缘；雌蕊单心皮，着生萼筒基部。核果圆形，稀倒卵形，直径2.5cm以上。种子1，心状卵形，浅红色。花期3～4月，果期6～7月。

　　山杏 灌木或小乔木，高2～5m。叶卵形或近圆形，长（3～）5～10cm，宽（2.5～）4～7cm。花单生，直径1.5～2cm；萼片长圆状椭圆形，先端尖；花瓣近圆形或倒卵形，白色或粉红色。果实扁球形，直径1.5～2.5cm，两侧扁，果肉薄而干燥，熟时开裂，味酸涩，不能吃。核易与果肉分离，基部一侧不对称，平滑。花期3～4月，果期6～7月。

花药性状 花萼圆筒形，外基部被短柔毛，萼片卵形至卵状长圆形，先端急尖或圆钝；花瓣圆形或倒卵形，白色或带红色，具短爪。气香，味微苦。

质量要求	以朵大、色白、气香者为佳。
化学成分	主要含苦杏仁苷，多酚，黄酮类，酶类，不饱和脂肪酸及糖类。
药理作用	抗氧化、抗癌，抑制酪氨酸酶。
性味归经	味苦，性温，无毒。归脾、肾经。
功能主治	活血补虚。用于不孕，肢体痹痛，手足逆冷。
用法用量	内服：煎汤，6～9克。

应用举例

（一）验方

（1）治妇人无子：杏花、桃花，阴干为末，和井华水服方寸匕，日三服。

（2）治粉滓面黑：杏花、桃花各一升。东流水浸七日，洗面七遍。

（二）保健方

1. 杏花茶

原料：杏花1克，杜仲3克，花茶3克。

制法及用法：上述材料用沸水泡饮。或用杜仲的煎煮液冲泡杏花、花茶饮用。

茶疗功效：祛风湿，强筋除痹。

2. 杏花养颜茶

原料：杏花3克，玫瑰花3克。

制法及用法：杏花与玫瑰花用沸水泡饮。

茶疗功效：活血补血，补益肝肾。

本草记载 《千金翼方》："主补不足，女子伤中，寒热痹，厥逆。"记载的为本品。

参考文献

[1] 国家中医药管理局中华本草编委会. 中华本草：第4卷[M]. 上海：上海科学技术出版社，1999：101.

[2] 王柳萍，辛华，黄克南. 常用花类中草药图典[M]. 福州：福建科学技术出版社，2019：166.

杨树花

别名 杨花。

基原 为杨柳科植物毛白杨 *Populus tomentosa* C.、加拿大杨 *Populus canadensis* M.或同属数种植物的干燥雄花序。

产地 全国大部分地区均有栽培。

采收加工 春季现蕾开花时，摘取雄花序，鲜用或晒干。

植物形态 毛白杨 乔木，高达30m。树皮灰绿色或灰白色，皮孔菱形散生，或2～4连生，老树干基部黑灰色，纵裂。芽卵形，花芽卵圆形或近球形，微被毡毛。长枝叶阔卵形或三角形状卵形，长10～15cm，宽8～13cm，先端短渐尖，基部心形或平截，边缘具波状牙齿；叶柄上部侧扁，长3～7cm，先端通常有2～3（～4）个腺点；短状叶通常较小，卵形或三角形卵形；边缘具深波状皮齿，叶柄稍短于叶片，侧扁，先端无腺点。雄花序长10～14（～20）cm；雄花苞片约具10个尖头，密生长毛，雄蕊6～12，花药红色；雌花序长4～7cm，苞片

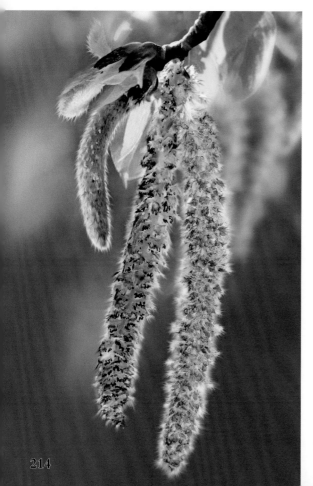

尖裂，边缘具长毛；子房长椭圆形，柱头2裂，粉红色。果序长达14cm；蒴果2瓣裂。花期3～4月，果期4～5月。

加拿大杨 大乔木，高达30m。干直，树皮深沟裂；萌枝及苗茎棱角明显。芽大，先端弯曲，富黏质。叶片三角形或三角状卵形，长7～10cm，长枝和萌枝叶较大，长10～20cm。一般长大于宽，先端渐尖，基部截形或宽楔形，边缘半透明，具圆锯齿，近基部有短缘毛；叶柄侧扁而长。雄花序长7～15cm，花序轴光滑，每花有雄蕊15～25（～40）；苞片不整齐，丝状深裂，花盘全缘，花丝细长；雌花序有45～50朵花，柱头4裂。果序长达27cm，蒴果卵圆形，长约8mm，2～3瓣裂。花期4月，果期5～6月。

花药性状 毛白杨花 雄花序长条状圆柱形，多破碎，

表面红棕色或深棕色。芽鳞多紧抱而成杯状，单个鳞片宽卵形，边缘有细毛，表面略光滑。花序轴上具多数带雄蕊的花盘，花盘扁，半圆形或类圆形，深棕褐色。苞片卵圆形或宽卵圆形，边缘深尖裂，具长白柔毛。体轻。气微，味微苦、涩。

　　加拿大杨花　雄花序较短细。表面黄绿色或黄棕色。芽鳞片常分离成梭形，单个鳞片长卵形，光滑无毛。花盘黄棕色或深黄棕色；苞片宽卵圆形或扇形，边缘呈条片状或丝状分裂，无毛。体轻，气微，味微。

质量要求　以花序粗长、身干、完整者为佳。

化学成分　主要含黄酮类和酚苷类，植物甾醇，生物碱，有机酸，氨基酸，维生素，微量元素。

药理作用　降血脂，抗氧化，抗肿瘤，解热镇痛，抗菌，增强免疫，抗腹泻。

性味归经　味苦，性寒。归大肠经。

功能主治　清热解毒，化湿止痢。用于细菌性痢疾，肠炎。

用法用量　内服：煎汤，9～15克。外用：适量，热熨。

注意事项　脾胃虚寒者慎服。

应用举例

（一）验方

（1）治鸡爪疯：杨树花装入布袋，将手伸入中间，外用热熨斗熨烫至干，如此数次。

（2）治小儿秃疮初起：杨树花500克。文火熬4小时后取汁熬成膏。搽患处。

（3）治腹泻：晒干的杨树花，成人30克，小儿酌减。加水适量，煎后，放红糖少许内服。

（二）保健方

杨树花茶

原料：杨树花60克，红糖30克。

制法及用法：杨树花与红糖用沸水冲泡15分钟，早晚服用。

主治：用于细菌性痢疾。

本草记载　《中华本草》记载的为本品。

参考文献

[1] 国家中医药管理局中华本草编委会. 中华本草：第2卷[M]. 上海：上海科学技术出版社，1999：586.

[2] 王柳萍，辛华，黄克南. 常用花类中草药图典[M]. 福州：福建科学技术出版社，2019：47.

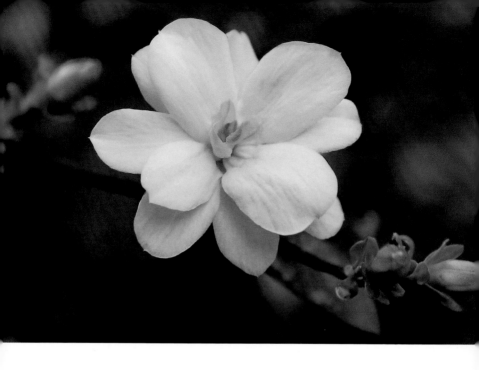

迎春花

别名 金腰带、清明花、金梅花、黄梅花。

基原 为木犀科植物迎春花 *Jasminum nudiflorum* Lindl. 的干燥花。

产地 主产于山东、辽宁、陕西、江苏、贵州、浙江等地。

采收加工 4～5月开花时采收，鲜用或晾干。

植物形态 落叶灌木，直立或匍匐，高0.3～5m。小枝四棱形，棱上多少具狭翼。叶对生，三出复叶，小枝基部常具单叶；叶轴具狭翼；叶柄长3～10mm；小叶片卵形、长卵形或椭圆形、狭椭圆形，稀倒卵形，先端锐尖或钝，具短尖头，基部楔形，叶缘反卷；顶生小叶片较大，长1～3cm，宽0.3～1.1cm，无柄或基部延伸成短柄，侧生小叶片长0.6～2.3cm，宽0.2～1cm，无柄或基部延伸成短柄；单叶为卵形或椭圆形，有时近圆形。花单生于去年生小枝的叶腋，稀生于小枝顶端；苞片小叶状，披针形、卵形或椭圆形；花梗长2～3mm；花萼绿色，裂片5～6枚，窄披针形，先端锐尖；花冠黄色，直径2～2.5cm，花冠管长0.8～2cm，宽3～6mm，向上渐扩大，裂片5～6枚，长圆形或椭圆形，长0.8～1.3cm，宽3～6mm，先端锐尖或圆钝；雄蕊2，着生于花冠筒内；子房2室。花期4～5月。

花药性状 花皱缩成团，展开后，可见狭窄的黄绿色叶状苞片；萼片5～6枚，条形或长圆状披针形，与萼筒等长或较长；花冠棕黄色，直径约2cm。花冠筒长1～1.5cm，裂片通常6枚，倒卵形或椭圆形，约为冠筒长的1/2。气清香，味微涩。

质量要求 以花朵完整、花冠棕黄色、气清香者为佳。

化学成分 主要含酚类，酯类，苷类，甾醇类，多糖，色素，挥发油。

药理作用 抗菌，抗炎，抗氧化，镇静，抗心律失常。

性味归经 味苦、微辛，性平。归肾、膀胱经。

功能主治 清热解毒，活血消肿。用于发热头痛，咽喉肿痛，小便热痛，恶疮肿毒，跌打损伤。

用法用量 内服：煎汤，10～15克；或研末。外用：适量，捣敷或调麻油搽。

应用举例

（一）验方

（1）治头痛发热：迎春花15克，煎水服。

（2）治喉咙肿痛：迎春花15克，点地梅、甘草各3克。水煎服。

（3）治小便热痛：迎春花、车前草各15克。水煎服。

（4）治肿毒恶疮：迎春花为末，酒调服，出汗即愈。

（5）治无名肿毒，高热：金腰带花30克。水煎服。

（6）治跌打损伤，刀伤出血：迎春花适量，捣烂外敷患处。

（二）保健方

1. 迎春花茶

原料：迎春花15克。

制法及用法：将迎春花放入锅中炖煮至水沸腾，再用小火熬制30分钟，即可饮用。

茶疗功用：清热解毒。

2. 迎春花茅花茶

原料：迎春花15克，白茅花10克。

制法及用法：迎春花与白茅花用沸水冲泡，即可饮用。

主治：治疗尿路感染，尿血。

3. 迎春花车前草茶

原料：迎春花2克，车前草3克，绿茶3克。

制法及用法：上述材料用沸水冲泡，即可饮用。

茶疗功效：清热利尿。

本草记载 始载于《本草纲目》，曰："迎春花……处处人家栽插之，丛生，高者二三尺，方茎厚叶，叶如初生小椒叶而无齿，面青背淡，对节生小枝，一枝三叶。正月初开小花，状如瑞香，花黄色，不结实。"

参考文献

[1] 国家中医药管理局中华本草编委会. 中华本草：第6卷[M]. 上海：上海科学技术出版社，1999：175.

[2] 王柳萍，辛华，黄克南. 常用花类中草药图典[M]. 福州：福建科学技术出版社，2019：49.

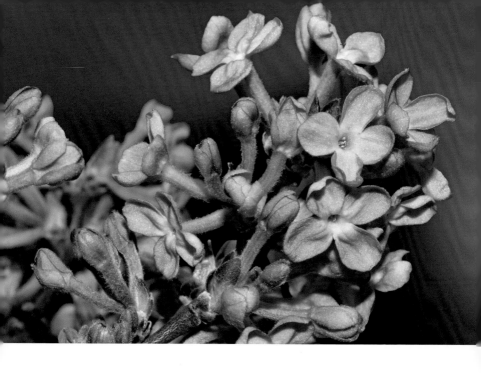

芫花

别名　南芫花、芫花条、药鱼草、莞花、头痛花、闷头花、老鼠花、癞头花、金腰带。

基原　为瑞香科植物芫花 *Daphne genkwa* Sieb.et Zucc. 的干燥花蕾。

产地　主产于华东及河北、陕西、河南、湖北、湖南、四川、贵州等地。

采收加工　春季花未开放前采摘，拣去杂质，晒干或烘干。

植物形态　直立落叶灌木，高达1m。根长者可达10cm，主根直径0.6～1.5cm，有分歧，外表黄棕色至黄褐色；根皮富韧性。茎直径至1cm，暗棕色；枝细长、褐紫色，幼时密生绢状短柔毛。叶对生，间或互生；有短柄，长约1mm，被短柔毛；叶片椭圆形至长椭圆形，长2.5～5cm，宽0.8～2cm，稍带革质，先端尖，全缘，幼时叶之两面疏生绢状短柔毛，以脉上为密，老则渐脱。花淡紫色，腋生，先叶开放，通常3～7朵生叶腋间短梗上，以枝端为多；花两性，无花瓣；花被管细长，长约1cm，密被绢状短柔毛，先端4裂，裂片卵形，长不及1cm；雄蕊8，2轮，着生于花被管上，不具花丝；雌蕊1，子房上位，1室，花柱极短或缺如，柱头头状。核果革质，白色。种子1颗，黑色。花期3～4月，果期5月。

花药性状　本品常3～7朵簇生于短花轴上，基部有苞片1～2片，多脱落为单朵。单朵呈棒槌状，多弯曲，长1～1.7cm，直径约1.5mm；花被筒表面淡紫色或灰绿色，密被短柔毛，先端4裂，裂片淡紫色或黄棕色。质软。气微，味甘、微辛。

质量要求　以花淡紫色或灰紫色、无杂质者为佳。

化学成分　主要含芫花素，羟基芫花素，芹菜素，谷甾醇，苯甲酸及刺激性油状物。

药理作用　利尿作用，镇咳祛痰作用，镇痛作用，麻醉作用，使肠蠕动增加，抗生育作用，对黄嘌呤氧化酶（XO）的抑制作用，抗白血病作用，抗菌作用。

性味归经　味辛、苦，性寒，有毒。归肺、脾、肾经。

功能主治　泻水逐饮，解毒杀虫。用于水肿胀满，胸腹积水，痰饮积聚，气逆喘咳，二便不利，外用于疥癣秃疮，冻疮。

用法用量　内服：煎汤，1.5～3克；研末服0.6～1克，每日1次。外用：研末调敷或煎水洗。

注意事项　体质虚弱者及孕妇禁服。

验方

（1）治牙痛，诸药不效者：芫花碾为末，擦痛处令热。

（2）治诸般气痛：芫花（醋煮）25克，延胡索（炒）75克。为末，每服5克。疟疾，乌梅汤下；妇人血气痛，当归酒下；诸气痛，香附汤下；小肠气痛，茴香汤下。

（3）干呕胁痛（伤寒有时头痛，心下痞满，痛引两胁，干呕短气，汗出而不恶寒）：用芫花（熬过）、甘遂、大戟，等分为末。以大枣十枚、水1500毫升，煮成160毫升后，去渣纳药。体壮者服5克，弱者半钱，清晨服下。能下泻则病除，否则次晨再服药。此方名"十枣汤"。

（4）咳嗽有痰：用芫花50克（炒），水1000毫升，煮开四次，去渣，再加入白糖半斤。每服约一个枣子大的量。忌食酸咸物。

（5）治水病通身微肿，腹大，食饮不消：芫花（微炒）、甘遂（微炒）、大黄（锉碎、醋炒拌干）、葶苈子（炒令紫色）各50克，巴豆（去心、皮，麸炒，研出油尽）四十枚。上五味，捣箩为末，炼蜜为丸，如小豆大，每服，饮下三丸，不知，稍增至五丸，以知为度。

（6）治急性乳腺炎，兼治深部脓肿：芫花10～50克，鸡蛋3～5个。二味同煮，蛋熟后剥去壳，刺数小洞放入再煮，至蛋发黑为度，吃蛋喝汤，每天1～2次，每次1～2个。服后有头晕、恶心者，可吃蛋不喝汤。如反应甚者，以菖蒲煎服解之。孕妇忌服。勿与甘草同服。

本草记载　始载于《神农本草经》下品，《本草纲目》列入毒草类。

《吴晋本草》谓芫花"二月生叶青，加厚则黑，花有紫、赤、白者，三月实落尽，叶乃生。"

参考文献

国家中医药管理局中华本草编委会. 中华本草：第5卷[M]. 上海：上海科学技术出版社，1999：402.

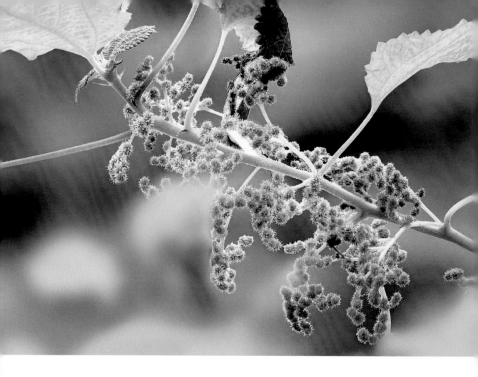

苎花

别名　苎麻花。

基原　为荨麻科植物苎麻 *Boehmeria nivea* (L.) Gaud. 的花。

产地　在我国河南、山东及陕西以南各地广为栽培，也有野生。

采收加工　夏季花盛期采收，鲜用或晒干。

植物形态　多年生半灌木，高 1 ～ 2m。茎直立，圆柱形，多分枝，青褐色，密生粗长毛。叶互生；叶柄长 2 ～ 11cm；托叶 2，分离，早落；叶片宽卵形或卵形，长 7 ～ 15cm，宽 6 ～ 12cm，先端渐尖或近尾状，基部宽楔形或截形，边缘密生齿牙，上面绿色，粗糙，并散生疏毛，下面密生交织的白色柔毛，基出脉 3 条。花单性，雌雄通常同株；花序呈圆锥状，腋生，长 5 ～ 10cm，雄花序通常位于雌花序之下；雄花小，无花梗，黄白色，花被片 4，雄蕊 4，有退化雌蕊；雌花淡绿色，簇球形，直径约 2mm，花被管状，宿存，花柱 1。瘦果小，椭圆形，密生短毛，为宿存花被包裹，内有种子 1 颗。花期 9 月，果期 10 月。

花药性状　雄花序为圆锥花序，多干缩成条状，花小，淡黄色，花被片 4，雄蕊 4；雌花序簇成球形，淡绿黄色，花小，花被片 4，紧抱子房，花柱 1。质地柔软。气微香，味微辛、微苦。

性味归经　味甘，性寒。归心、肺、胃经。

功能主治　清心除烦，凉血透疹。用于心烦失眠，口舌生疮，麻疹透发不畅，风疹瘙痒。

用法用量　内服：煎汤，6～15克。

（1）治麻疹未透：苎麻花30克。水煎服。

（2）麻疹透出不畅：苎麻花适量，加柽柳叶，水煎，趁热在四肢及胸腹部搽洗。有透疹作用。

（3）跌打损伤：鲜苎麻花30克，洗净捣碎，以黄酒煎服。

（4）吐血不止：苎麻花30克，白及30克，共研细末，每次6克，以糯米饮调服。

本草记载　《医林纂要》：作茹：清心，利肠胃，散瘀。《生草药手册》：治麻疹。《本草衍义》记载的为本品。

参考文献

国家中医药管理局中华本草编委会. 中华本草：第2卷[M]. 上海：上海科学技术出版社，1999：541.

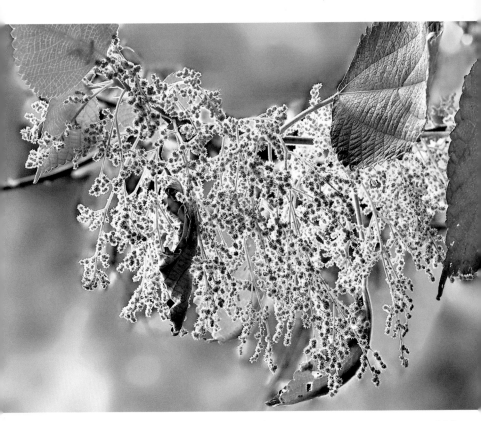

刺槐花

别名 洋槐。

基原 豆科植物刺槐*Robinia pseudoacacia* L.的花。

产地 主产于全国各地。

采收加工 6～7月盛开时采收花序，摘下花，晾干。

植物形态 落叶乔木，常高约15m。树皮灰褐色，深纵裂；小枝暗褐色，具刺针，无毛；冬芽小，在落叶前藏于叶柄基部内。奇数羽状复叶，叶轴具浅沟，基部膨大；小叶7～19，椭圆形、长圆形或卵圆形，先端圆形或微凹，时有小尖刺，基部圆或宽楔形，全缘，上面无毛或幼时背面微有细毛；小叶柄长约2mm，具刺状小托叶。总状花序腋生，下垂，长10～20cm，花轴有毛，花梗长7mm，有密毛；花萼钟状，先端浅裂成5齿，微呈二唇形，具柔毛；花冠白色，芳香，旗瓣近圆形，有爪，基都有2黄色斑点，翼瓣弯曲，龙骨瓣向内弯，下部连合；雄蕊10，二体，上部分离或半分离；花柱头状，先端具柔毛。荚果条状长椭圆形，扁平，长5～10cm，宽1～1.5cm，赤褐色，腹缝线上有窄翅，种子间不具横膈膜。

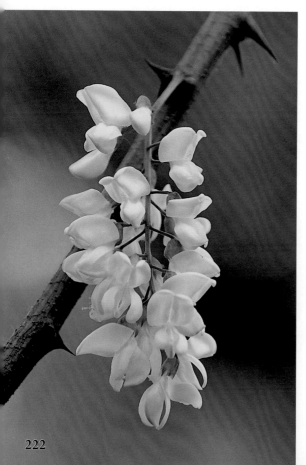

种子3～10颗，肾形，黑褐色，有微小黑斑。花期4～6月，果期7～8月。

花药性状 略呈飞鸟状或未开放者为钩镰状，长1.3～1.6cm。下部为钟状花萼，棕色，被亮白色短柔毛，先端5齿裂，基部有花柄，其近上端有1关节，节上略粗，节下狭细。上部为花冠，花瓣5，皱缩，有时残破或脱落，上部合生，约镰状，子房线形棕色，花柱弯生，先端有短柔毛。质软，体轻。气微，味微甘。

质量要求 以完整、体软、味微甘者为佳。

化学成分 主要含洋槐苷，刀豆酸，蓖麻毒蛋白，鞣质类，黄酮类。

药理作用 维生素P样作用，增强毛细血管通透性，解痉。

性味归经 味甘，性平。归肝经。

功能主治 止血。用于咯血，大肠下血，吐血，崩漏。

用法用量 内服：煎汤，9～15克；或泡茶饮。

注意事项 脾胃虚寒及阴虚发热而无实火者慎服。

应用举例

（一）验方

（1）各种出血：刺槐花15克，仙鹤草15克，白茅根30克，水煎服。每日1剂，分2次服。

（2）治肠风便血：刺槐花15克，地榆15克，制大黄6克，水煎服。每日1剂，分2次服。

（3）痔疮出血：刺槐花12克，苍术12克，地榆12克，甘草6克。用水煎后服用，每天2剂。

（二）保健方

干刺槐花30克或鲜品50克，粳米50克，煮粥服用。适用于糖尿病合并高血压、脑卒中患者。刺槐花可扩张冠状动脉，可防治动脉硬化，常服用有预防脑卒中作用。

本草记载 《贵州民间方药集》：止大肠下血，咯血，又治妇女红崩。

参考文献

[1] 国家中医药管理局中华本草编委会.中华本草：第4卷[M].上海：上海科学技术出版社，1999：624.

[2] 高松.辽宁中药志（植物类）[M].辽宁：辽宁科学技术出版社，2010：489.

[3] 于新.野菜食用与药用手册[M].北京：中国纺织出版社，2012：348.

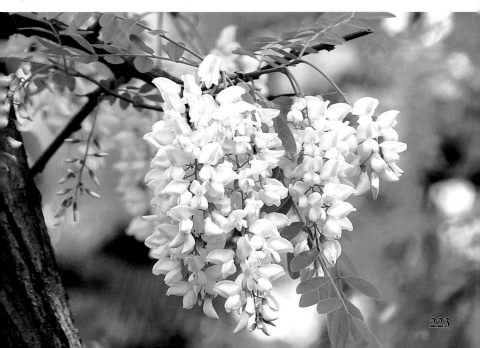

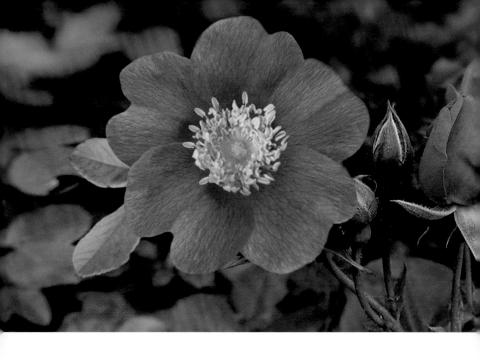

刺玫花

别名 山刺玫花、野刺玫花、刺玫蔷薇花、刺玫果花、刺莓果花、刺木果花。

基原 蔷薇科植物山刺玫 *Rosa davurica* Pall. 的花。

产地 主产于东北、华北等地。

采收加工 6～7月花将开放时采摘，晾干或晒干。

植物形态 直立灌木，高1～2m。枝无毛，小枝及叶柄基部有成对的黄色皮刺，刺弯曲，基部大。羽状复叶，小叶7～9，连叶柄长4～10cm；叶柄和叶轴有柔毛、腺毛和稀疏皮刺；托叶大部贴生于叶柄，边缘有带腺锯齿，下面被柔毛；小叶片长圆形或宽披针形，先端急尖或圆钝，基部宽楔形，边缘近中部以上有锐锯齿，上面无毛，下灰绿色，有白霜、柔毛或腺点。花单生或数朵簇生；花瓣粉红色，直径约4cm；叶梗具腺毛；花柱离生，柱头稍伸出花托口部。果球形或卵球形，直径1～1.5cm，红色。萼片宿存，直立。花期6～7月。果期8～9月。

花药性状 花蕾略呈类球形，直径1～2cm，偶见苞片。花托类球形与花萼合生，花梗具短腺毛；萼片5，卵状披针形，边缘具短柔毛和腺毛，萼筒无毛；花瓣深玫瑰红色，久贮呈棕褐色，倒卵形；花柱短于雄蕊，柱头圆形密被绒毛。气微，味涩微苦。

质量要求 以朵完整、色玫瑰红者为佳。

化学成分 含皂苷、多元酚、黄酮类、有机酸、β-谷甾醇、鞣质等。

药理作用 抗氧化。

性味归经 味酸、甘，性平。归肝经、脾经。

功能主治 理气和胃，止咳。用于月经不调，痛经，崩漏，吐血，肋间神经痛，肺痨咳嗽。

用法用量 内服：煎汤，3～6克。

注意事项 性温，阴虚内热者不宜多服；与本品同属的植物玫瑰树、黄刺玫树的花也都可以叫做"玫花"，须注意。

应用举例

（一）验方

治月经过多：刺玫花3～6朵，煎水服。

（二）保健方

刺玫花茶

用法：将洗净的刺玫花放入壶中，冲入500毫升的沸水，浸泡约3分钟即可饮用，每天1次。

功效：健脾理气，养血调经，对消化不良也有很好的功效。

本草记载 《贵州民间方药集》载"止大肠下血，咯血，又治妇女红血"。

参考文献

[1] 国家中医药管理局中华本草编委会.中华本草：第4卷[M].上海：上海科学技术出版社，1999：221.

[2] 敬松.中国花膳与花疗——花卉疗法小百科[M].成都：四川科学技术出版社，2013：113.

[3]《养生馆》编委会.《本草纲目》天然花草养颜经[M].广州：广东科技出版社，2013：121.

刺桐花

别名　鹦哥花。

基原　豆科植物刺桐 *Erythrina variegata* L. 的花。

产地　浙江、福建、台湾、湖北、湖南、广东、广西、四川、贵州、云南等地。

采收加工　3月花开时采集，晒干。

植物形态　大乔木。树皮灰棕色，枝淡黄色至土黄色，密被灰色绒毛，具黑色圆锥状刺，两三年后即脱落。叶互生或簇生于枝顶；托叶2，线形，早落；3出复叶；小叶阔卵形至斜方状卵形，顶端小叶宽大于长，先端渐尖而钝，基部近截形或阔菱形，两面叶脉均有稀疏茸毛。总状花序长约15cm，被绒毛；总花梗长7～10cm；花萼佛焰苞状，萼口斜裂，由背开裂至基部；花冠碟形，大红色，翼瓣与龙骨瓣近相等，短于萼；雄蕊10，二体，花丝淡紫色，花药黄色；花柱1，淡绿色，柱头不分裂，密被紫色软毛。荚果串珠状，微弯曲。种子1～8颗，球形，暗红色。花期3月。

花药性状　总状花序，花萼佛焰苞状，口部偏斜，一边开裂；花冠红色，旗瓣椭圆形，先端圆，瓣柄短；翼瓣与龙骨瓣近等长；龙骨瓣2片离生。气香，味苦。

质量要求　以花朵大而完整、颜色鲜艳者为佳。

化学成分　红色素。

药理作用　抑菌。

性味归经　味苦，性凉。入肝经。

功能主治　清热解毒，凉血止血。治痈疽疔疮、金疮、蛇虫咬伤、刀伤出血、痔、便血。

用法用量　外用：适量，研末敷。

本草记载　《本草图经》："主金疮，止血。"

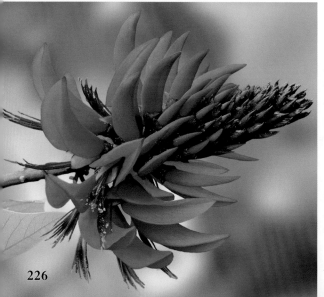

参考文献

[1] 国家中医药管理局中华本草编委会. 中华本草：第4卷[M]. 上海：上海科学技术出版社，1999：472.

[2] 江苏新医学院. 中药大辞典（上册）[M]. 上海：上海科学技术出版社，1977：1269.

[3] 冉先德. 中华药海（下卷）第一册[M]. 哈尔滨：哈尔滨出版社，1998：1009.

垂丝海棠

别名 海红、小果海棠。

基原 蔷薇科植物垂丝海棠 *Malus halliana* Koehne 的花。

产地 主产于陕西、江苏、安徽、浙江、四川、云南等地。

采收加工 3～4月花盛开时采。晒干。

植物形态 乔木，高达5m。树冠开展；小枝细弱，微弯曲，最初有毛，不久脱落，紫色或紫褐色。单叶互生；具叶柄；托叶小，膜质，披针形，早落；叶片卵形或椭圆形至长椭圆卵形，边缘有圆钝细锯齿，中脉有时具短柔毛，其余部分均无毛，上面深绿色，有光泽并常带紫晕。花两性；伞房花序，具花4～6朵；花梗细弱，下垂，有稀疏柔毛，紫色；花粉红色，萼筒外面无毛；萼裂片三角状卵形，内面密被绒毛；花瓣倒卵形，基部有短爪，常在5数以上；雄蕊20～25，花丝长短不齐，约等于花瓣之半；花柱4或5，较雄蕊为长，基部有长绒毛，顶花有时缺少雌蕊。果实梨形或倒卵形，直径6～8mm，略带紫色，成熟很迟，萼片脱落，果梗长2～5cm。花期3～4月，果期9～10月。

花药性状 呈暗红色，下垂；萼筒紫红色，5裂，裂片卵形，边缘有毛，外表面无毛，内面密生白色绒毛。花瓣10余片，倒卵形，表面光滑无毛，内面疏生白色绒毛；雄蕊多数，花柱5，基部密生绒毛；花柄细长，紫色，长2～4cm，疏生绒毛。气微，味微苦、涩。

质量要求 以身干、柔软、杂质少者为佳。

化学成分 含酯类、酸类、烷烃类和醇类成分，包括柠檬黄素-3-*O*-葡萄糖苷、宝藿苷Ⅱ、山柰酚-3-*O*-α-L-呋喃阿拉伯糖苷、根皮素-4'-*O*-葡萄糖苷、阿福豆苷、根皮苷、3-羟基根皮苷。

药理作用 抗凝血，抗氧化。

性味归经 味淡、苦，性平。归肝经。

功能主治 调经和血。用于血崩。

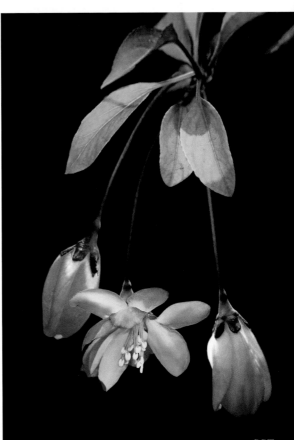

227

用法用量　内服：煎汤，6～15克。

注意事项　孕妇忌服。

应用举例

（一）验方

治红崩：垂丝海棠花9～15克。水煎或炖肉服。

（二）保健方

海棠柿根茶：垂丝海棠10克、柿根30克，择去杂质，筛去尘屑。洗净，沥干。将二者研为粗朱，装入纱布袋，扎紧，放入茶杯，冲入适量沸水，盖盖浸泡25～30分钟后即可饮用。功用：调经，和血，凉血。用于血痢、月经量多、痔疮下血等。

本草记载　《民间常用草药汇编》：调经和血，治红崩。

参考文献

[1] 国家中医药管理局中华本草编委会. 中华本草：第4卷[M]. 上海：上海科学技术出版社，1999：158.

[2] 南京中医药大学. 中药大辞典上册[M]. 第2版. 上海：上海科学技术出版社，2006：1922.

[3] 韩树勤. 调理药茶[M]. 北京：农村读物出版社，2014：257.

[4] 冯发进. 垂丝海棠活性成分研究[D]. 贵阳：贵州大学，2015.

[5] 崔丽丽. 垂丝海棠花和女贞花活性成分研究[D]. 郑州：河南大学，2017.

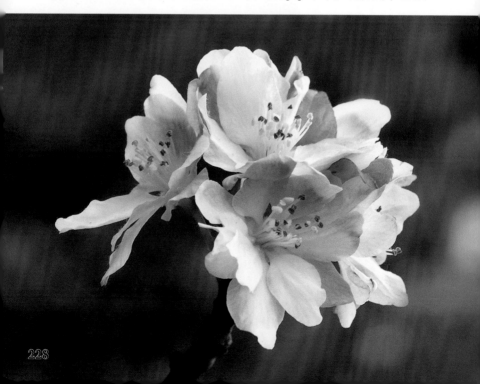

夜香树

别名 夜来香、夜香花、夜丁香、洋素馨。

基原 为茄科植物夜香树 *Cestrum nocturnum* L. 的花。

产地 原产南美洲，我国主要分布在福建、广东、广西及云南。

采收加工 7～10月花期，采摘花蕾鲜用或晒干备用。

植物形态 直立或近攀援状灌木，高2～3m，全体无毛；枝条细长而下垂。叶有短柄，柄长8～20mm，叶片矩圆状卵形或矩圆状披针形，长6～15cm，宽2～4.5cm，全缘，顶端渐尖，基部近圆形或宽楔形，两面秃净而发亮，有6～7对侧脉。伞房式聚伞花序，腋生或顶生，疏散，长7～10cm，有极多花；花绿白色至黄绿色，晚间极香。花萼钟状，5浅裂；花冠高脚碟状，长约2cm，筒部伸长，下部极细，向上渐扩大，喉部稍缢缩，裂片5，直立或稍开张，卵形，急尖，长约为筒部的1/4；雄蕊伸达花冠喉部，每花丝基部有1齿状附属物，花药极短，褐色；子房有短的子房柄，卵状，花柱伸达花冠喉部。浆果矩圆状，有1颗种子。种子长卵状。

花药性状 呈细短条形，尖端略膨大，微弯曲，表面淡黄棕色，被稀疏短柔毛，花萼细小淡黄绿色，尖端5齿裂。花冠筒状，花冠裂片5枚。气微香，味淡。

化学成分 主要含挥发油、多酚等成分。

药理作用 具有抗心律失常、抗肿瘤等作用。

性味归经 性甘、温，味辛。归胃经。

功能主治 行气止痛。治胃脘痛，心气痛，胸痹。

用法用量 内服：煎汤。

应用举例

验方

心痹痛：夜香树花30克，花椒树胶10克，焙干，研末，每次服1.5～3克。

参考文献

[1] 范文昌. 封丘金银花[M]. 北京：中医古籍出版社，2014：81.

[2] 司有奇. 黔南本草：上册[M]. 贵阳：贵州科技出版社，2015：468.

[3] 吕金燕，白蕊，钟振国. 夜香树的化学成分与药理作用研究进展[J]. 广西中医学院学报，2012，15（2）：62-63.

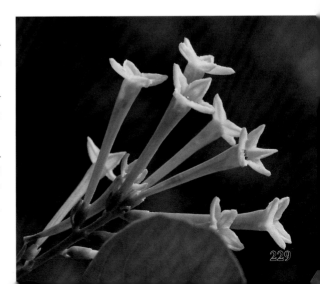

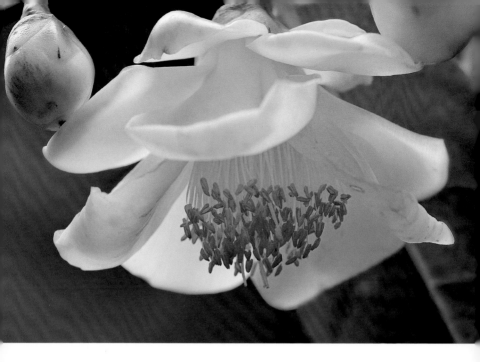

金花茶

别名 金花茶花、金茶花、山茶、南山茶、油茶、黄茶花、金茶黄。

基原 山茶科植物金花茶 *Camellia nitidissima* C.W.Chi 的干燥花。

产地 主产于广西防城、宁明、凭祥、龙州、崇左、扶绥、大新、天等、邕宁、南宁、隆安、武鸣、平果、田东等地，越南亦产。

采收加工 多春季或者秋季采收，手工分朵采摘，鲜用或晒干。

植物形态 灌木，高 2～3m。枝条近无毛。叶互生；叶柄长 7～11cm，无毛；叶片革质，狭长圆形或披针形，先端尾状渐尖，基部楔形，边缘具疏细锯齿，两面无毛，中脉在上面凹入，下面隆起。花单生；花梗长 1cm；苞片 5，阔卵形，萼片 5，不对称，卵形，基部合生，稍被疏毛；花瓣 8～10，金黄色，近圆形，边缘具缘毛；雄蕊多数，排成四列，花丝稍被疏毛；子房 3～4 室，花柱 3～4，分离，无毛。蒴果先端凹陷，三棱形或稍球形，直径 4.5～5cm，绿白色；种子扁而有角，光亮，淡褐色至褐色。

花药性状 花色金黄，基部略相连生，边缘有睫毛；雄蕊排成 4 轮，外轮与花瓣略相连生，花丝近离生或稍连合，无毛。气香，味微苦。

质量要求 以花瓣完整、色金黄、蜡质、晶莹而油润、花气清香者为佳。

化学成分 含黄酮类、茶多糖、皂苷类、水溶性糖、粗纤维、粗蛋白、粗脂肪、茶多酚、微量元素及维生素等。

药理作用 具有抗肿瘤，抗氧化，降血脂，降血糖，抗过敏，抗皮肤光老化，抑菌，降脂减肥，防止心脑血管疾病，预防癌症，抗毒灭菌，延缓衰老作用。

性味归经　性平，味甘、微苦、涩。归肝、肾经。

功能主治　清热解毒，止痢，收敛止血，清热解毒，利尿消肿。用于便血，月经不调。

用法用量　内服：煎汤，3～9克；或开水泡服。

应用举例

保健方

（1）金花茶花茶：金花茶花适量，用沸水冲饮，不限量。功效：防衰，抗老化。

（2）金花柠檬茶：金花茶2～4朵，腌柠檬1个，蜜糖25克，用沸水冲泡，温浸5分钟后饮用，每日1剂，分3次服饮。功效：止血，健脾，收敛，止咳，生津。

（3）提神花茶：金花茶2朵，玫瑰10克，桂花10克，茉莉花20克。沸水泡茶饮用。功效：提神，消除疲劳。

（4）益气补血茶：金花茶花2朵，人参3克，当归8克，龙眼肉（桂圆）2枚。开水冲泡约5分钟即可。功效：益气补血。具有补血气、润血色、滋养强壮的功能。

（5）美容茶：金花茶花3朵，柠檬片1片，茉莉花8朵。沸水泡茶饮用。功效：可调理血气、养颜美容，且有消除疲劳、保护肝脏、胃肠的功能。

本草记载　《中华本草》记载的为本品。

参考文献

[1] 王柳萍，辛华，黄克南．常用花类中草药图典[M]．福州：福建科学技术出版社，2019：50.

[2] 梁盛业，陆敏珠．中国金花茶饮用与人体健康[M]．北京：中国林业出版社，2006：75.

[3] 陈永欣，吕淑娟，韦锦斌．金花茶化学成分和药理作用研究进展[J]．广西中药，2013，36（1）：4-6.

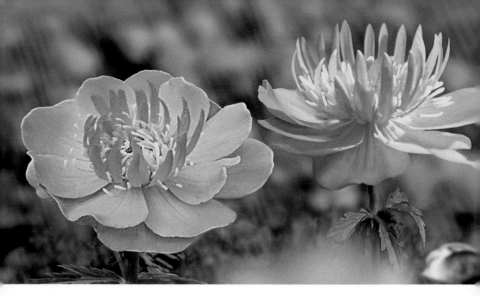

金莲花

别名　旱地莲、金芙蓉、旱金莲、金疙瘩。

基原　毛茛科植物金莲花 *Trollius chinensis* L.或亚洲金莲花 *Trollius asiaticus* L.的干燥花。

产地　主产于吉林、辽宁、内蒙古、河北、山西、河南、黑龙江、新疆、陕西、甘肃、青海、四川、云南、西藏。

采收加工　夏季花盛开时采收，晾干。

植物形态　多年生草本，高30～70cm。全株无毛。茎直立，不分枝，疏生2～4叶。基生叶1～4，长16～36cm，有长柄，柄长12～30cm，基部具狭鞘；叶片五角形，长3.8～6.8cm，宽6.8～12.5cm，3全裂，中央全裂片菱形，先端急尖，3裂达中部或稍超过中部，边缘具不等大的三角形锐锯齿；侧全裂片斜扇形，2深裂近基部，上方深裂片与中央全裂片相似，下方深裂片较小，斜菱形；茎生叶互生，叶形与基生叶相似，生于茎下部的叶具长柄，上部叶较小，具短柄或无柄。花两性，单朵顶生或2～3朵排列成稀疏的聚伞花序，直径3.8～5.5cm；花梗长5～9cm；苞片3裂；萼片通常10～15，金黄色，干时不变绿色，椭圆状卵形或倒卵形，长1.5～2.8cm，宽7～16mm，先端疏生三角形牙齿，间或为3个小裂片，或为不明显的小牙齿；花瓣（蜜叶）18～21，狭线形，稍长于萼片或与萼片等长，长1.8～2.2cm，宽1.2～1.5mm，先端渐狭，近基部有蜜槽；雄蕊多数，长5～11mm，螺旋状排列，花丝线形，花药在侧面开裂，长3～4mm；心皮20～30。蓇葖果，长1～1.2cm，宽约3mm，具脉网，喙长约1mm。花期6～7月，果期8～9月。

花药性状　形状不规则，萼片与花瓣呈金黄色，花瓣缩成线状，雄蕊黄白色，多数。气浓香，味微苦。

质量要求　以身干、色金黄、不带杂质者为佳。

化学成分 含藜芦酸，荭草苷，牡荆苷，黎芦酰胺，棕榈酸。

药理作用 抑制革兰阳性球菌及阴性杆菌，抗铜绿假单胞菌。

性味归经 性微寒，味苦。归肺经、胃经。

功能主治 清热解毒，消肿，明目。用于感冒发热，咽喉肿痛，口疮，牙龈肿痛、出血，目赤肿痛，疔疮肿毒，急性鼓膜炎，急性淋巴管炎。

用法用量 内服：煎汤，3～6克，或泡水当茶饮。外用：适量，煎水含漱。

注意事项 脾胃虚寒者慎服。

应用举例

（一）验方

（1）治慢性扁桃体炎：金莲花3克。开水泡，当茶常喝并含漱。如是急性，用量加倍，或再加鸭跖草等量用。

（2）治急性中耳炎，急性鼓膜炎，急性结膜炎，急性淋巴管炎：金莲花、菊花各11克，生甘草3克。水煎服。

（二）保健方

1.金莲花清热茶

用法：将金莲花5克放入装有适量开水的杯中，冲泡5分钟，然后加入适量冰糖调味即可。

功效及主治：清热解毒，清肝降压。可用于肝火旺盛或肝阳上亢所引起的高血压以及结膜炎、扁桃体炎等症。

2.金莲花茶

用法：干金莲花5克，放入杯中，用沸水冲泡，代茶饮用，每日1～2剂。

功效及主治：清热解毒。用于上呼吸道感染、扁桃体炎、咽炎。

3.金莲花枸杞茶

用法：金莲花、枸杞子、甘草、玉竹、冰糖各适量，开水冲泡。

功效：清咽润喉，提神醒脑，消食去腻。

4.金莲花薄荷茶

用法：金莲花2朵，薄荷3克，薰衣草半匙（一杯为量），沸水冲泡，代茶饮。

功效：滋润喉咙，防止喉咙沙哑干涩。

本草记载 《本草纲目拾遗》："治口疮，喉肿，浮热牙宣，耳痛，目痛，煎此代茗，明目，解岚瘴。"《河北中药手册》：清热解毒，花入药，治慢性扁桃体炎，与菊花和甘草合用，可治急性中耳炎、急性结膜炎等症。

参考文献

[1] 国家中医药管理局中华本草编委会.中华本草：第3卷[M].上海：上海科学技术出版社，1999：396.

[2] 吴林玲.高血压饮食+运动+中医调养全书（超值全彩白金版）[M].天津：天津科学技术出版社，2016：320.

[3] 马春，蒋爱品，李京生.百药品鉴：家庭常用中药甄选指南[M].北京：中国中医药出版社，2014：99.

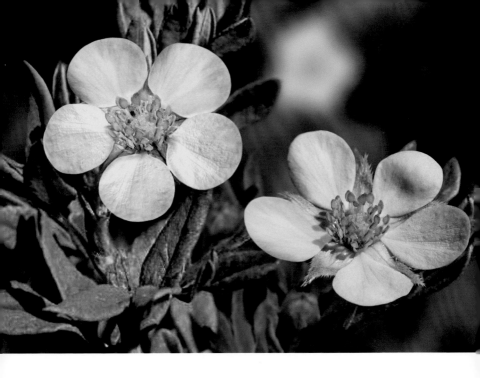

金老梅花

别名 脉叶虎皮楠、海南虎皮楠。

基原 蔷薇科植物金露梅 *Potentilla fruticosa* L. 的花。

产地 主产于东北、华北及陕西、甘肃、新疆、四川、云南、西藏等地。

采收加工 花盛开时采摘，晾干。

植物形态 灌木，高 0.5～2m。多分枝，树皮纵向剥落。小枝红褐色，幼时被长柔毛。羽状复叶，有小叶 2 对，稀 3 小叶，上面一对小叶基部下延，与叶轴汇合；叶柄被绢毛或疏柔毛；托叶薄膜质。宽大，外被长柔毛或脱落；小叶片长圆形、倒卵长圆形或卵状披针形，长 0.7～2cm，宽 0.4～1cm，先端急尖或圆钝。基部楔形，全缘，边缘平坦，两面疏被柔毛或绢毛或脱落近无毛。花两性；单花或数朵生于枝顶，花梗密被长柔毛或绢毛；萼片 5，卵圆形，先端急尖至短渐尖，副萼片披针形至倒卵状披针形，先端渐尖至急尖，与萼片近等长，外面疏被绢毛；花瓣 5，宽倒卵形，先端圆钝，比萼片长，黄色；花柱近基生，顶部缢缩，柱头扩大。瘦果近卵形，较小，外被长柔毛，褐棕色。花、果期 6～9 月。

花药性状 花梗 8～12mm，有丝状柔毛；花用水浸润后呈黄色，直径 1.5～3cm，副萼片披针形；萼筒外面有疏长柔毛或丝状长柔毛，萼裂片卵形；花瓣圆形。气微，味淡。

质量要求 以朵大、色鲜明、无杂质者为佳。

化学成分 含黄酮类如槲皮素、三萜类、多糖类、鞣质和醌类等。

药理作用 降糖，抗心肌缺血，抗缺氧。

性味归经 味苦，性凉。归脾、胃、肝经。

功能主治 健脾化湿。用于湿阻脾胃，食欲不振，身面浮肿，赤白带下，乳腺炎。

用法用量 内服：煎汤，6～9克；研末，每次0.5克。

注意事项 孕妇、经期、脾胃虚寒、腹泻者不宜多饮。

☷ 验方

治各种浮肿：金老梅花（炒炭），鹿角、芒硝、细叶铁线莲各等分。共为细末，每日2次。每次1.5克，温开水送服。

本草记载 《内蒙古中草药》："苦、凉。健脾化湿。治消化不良，乳腺炎。治各种浮肿：金老梅花（炒炭）、鹿角、芒硝、细叶铁线莲各等分。共为细末，每日二次。每次五分，温开水送服。"

参考文献

[1] 国家中医药管理局中华本草编委会. 中华本草：第4卷[M]. 上海：上海科学技术出版社，1999：183.

[2] 严培瑛，刘力宽，曾阳，等. 金露梅对T2DM大鼠糖脂代谢关键酶和激素表达的影响[J]. 中国药理学通报，2019，35（2）：293-294.

[3] 严培瑛，李锦萍，曾阳，等. 青藏高原金露梅茶提取物的降糖作用研究[J]. 营养学报，2018，40（6）：604-607.

[4] 哈申高娃，闫凤杰，莫日根高娃. 7种蒙药材金露梅中槲皮素含量的比较[J]. 中国民族医药杂志，2018，24（9）：44-46.

[5] 许晓洁，王秋桐，石舵. 金露梅的药理作用、化学成分及含量测定方法[J]. 中国药房，2017，28（22）：3155-3156.

[6] 李彩霞，张得宁，冯海生，等. 金露梅袋泡茶的冲泡条件及成分研究[J]. 青海科技，2019，26（3）：23-28.

金雀儿

别名 金雀花。

基原 豆科植物金雀儿 *Cytisus scoparius* (L.) Link. 的花。

产地 主产于台湾、西藏。

采收加工 花盛开时采，晒干。

植物形态 灌木，高80～250cm。枝丛生，直立，分枝细长，无毛，具纵长的细棱。上部常为单叶，下部为掌状三出复叶；具短柄；小叶倒卵形至椭圆形全缘，茎上部的单叶更小，先端钝圆，基部渐狭至短柄。花单生上部叶腋，于枝梢排成总状花序，基部有呈苞片状叶；花梗细，长约1cm；无小苞片；萼二唇形，通常粉白色，萼甚细短，上唇3短尖，下唇3短尖；花冠鲜黄色，旗瓣卵形至圆形，先端微凹，翼瓣与旗瓣等长，钝头，龙骨瓣阔，弯头；雄蕊单体，花药二型；花柱细，伸出花冠并向内旋曲。荚果扁平，阔线形；有多数种子。种子椭圆形，灰黄色。花期5～7月。

花药性状 花单生；花萼二唇形，萼齿5；蝶形花冠，黄色，长约2cm，旗瓣较长，翼瓣与龙骨瓣等大。

化学成分 含7-葡萄糖基-3'-O-甲基香豌豆苷元、3'-O-甲基香豌豆苷元、二甲基对苯甲二酸酯、顺-3-己烯-1-醇、1-辛烯-3-醇、苄醇、苯乙醇、棕榈酸、*n*-石蜡、香豌豆苷元、槲皮素、山柰酚、马栗树皮素、对-香豆酸、咖啡酸及脂肪酸、染料木质、脂肪酸类、黄酮类、生物碱类等。

药理作用 具有戒烟、增强心肌收缩力、兴奋呼吸、增强运动能力、改善认知功能、抗抑郁、镇痛、抗肿瘤等药理作用。

性味归经 性温，味甘。归心经。

功能主治 强心利尿，升阳发表。用于心源性水肿，心律不齐，疹发不透，跌打损伤。

用法用量 内服：煎汤，6～15克。

本草记载 《新华本草纲要》：全草含鹰爪豆碱、金雀花碱。

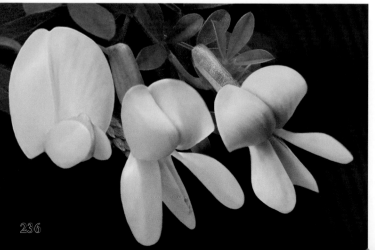

参考文献

国家中医药管理局中华本草编委会. 中华本草：第4卷[M]. 上海：上海科学技术出版社，1999：431.

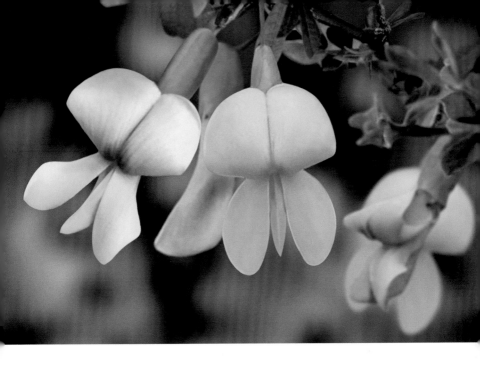

金雀花

别名　坝齿花、金鹊花、黄雀花、阳雀花、猪蹄花、斧头花、甲鱼嘴花、阳鹊花。

基原　豆科植物锦鸡儿 *Caragana sinica* (Buchoz) Rehd. 的花。

产地　主产于河北、山东、陕西、江苏、浙江、安徽、江西、湖北、湖南、四川、贵州、云南等地。

采收加工　4月中旬采收，晒干。

植物形态　小灌木，高达1～2m。茎直立或多数丛生，小枝细长有棱，无毛，黄褐色或灰色。托叶2枚，狭锥形，常硬化而成针刺，长可达8mm；双数羽状复叶，小叶4，倒卵形，长1～3.5cm，宽0.5～1.5cm，先端圆或凹，具小短尖或无小尖，上部一对小叶常较下方一对为大，革质或硬纸质，两面具细脉，无毛，上面深绿色而有光泽，下面较淡。花单生，黄色而带红，凋谢时褐红色；花枝中部有关节，上具极细小苞片；花萼钟状，萼齿阔三角形；花冠蝶形，旗瓣狭倒卵形，基部带红色，翼瓣先端圆，下具长爪，龙骨瓣阔而钝；雄蕊10，2体；雌蕊1，子房近于无柄，花柱直立，柱头小。荚果长约3.5cm，两侧稍压扁，无毛，内含种子数粒，花期4～6月。

花药性状　花单生，花梗长约1cm，中部有关节；花萼钟状，长12～14mm，宽6～9mm，基部偏斜；花冠黄色，常带红色，长2.8～3cm，旗瓣狭倒卵形，具短瓣柄，翼瓣稍长于旗瓣，瓣柄与瓣片近等长，耳短小，龙骨瓣宽钝；子房无毛。

化学成分　主要化学成分是二苯乙烯类化合物，具有多样的生物活性。

药理作用　具有刺激成骨细胞增殖、促进骨骼生长、调节骨代谢、预防骨质疏松的功效。

性味归经　性平、微温；味甜。归肝、脾经。

功能主治　滋阴，和血，健脾。治劳热咳嗽，头晕，腰酸，妇女气虚白带，小儿疳积，乳痈，跌扑损伤。

用法用量　内服：煎汤，3～15克。外用：适量，鲜品研敷。

应用举例

（一）验方

（1）健脾补肾，明目聪耳：阳雀花，同猪肉做汤或蒸鸡蛋服。

（2）治头晕头痛：阳雀花15克，天麻24克。水煎服。

（3）治虚劳咳嗽：阳雀花（蜜炙）15克，枇杷芋、羌活各9克。水煎服。

（4）治跌仆伤损：金雀花（干品）3克，研成末，调酒服用。

（二）保健方

1.减肥茶

原料：金雀花12克，生何首乌10克，茶叶10克，山楂15克，石决明12克，夏枯草12克，莱菔子5克。

制法：开水冲泡，代茶饮。

功用：健脾理气，消食利水。用于单纯性肥胖脾虚湿蕴型。

2.金雀花糖饮

制法：将金雀花15克、川芎9克、天麻6克，洗净，放入锅内，加入清水，中火煎30分钟，去渣取汁，加入冰糖待溶即成。

功用：清热解毒。用于头晕、头痛等。

本草记载　《滇南本草》："主补气补血，痨伤气血，寒热痨热……咳嗽，妇人白带日久，气虚下陷者，良效。头晕耳鸣，腰膝酸疼，一切虚痨损伤服之效……或煨笋鸡、猪肉食亦可。"《本草纲目拾遗》："和血祛风……亦入乳痈药用。""透发痘疮……解毒攻邪。"《植物名实图考》："滋阴，补阳。蒸鸡蛋，治头痛。"《上海常用中草药》："活血祛风，止咳，强壮。治头晕头痛、耳鸣眼花，肺虚久咳，小儿疳积。"《百草镜》："跌仆伤损：以金雀花干者研一钱，酒下。"

参考文献

[1] 国家中医药管理局中华本草编委会.中华本草：第4卷[M].上海：上海科学技术出版社，1999：591.

[2] 刘彬.中药大辞典[M].北京：中医古籍出版社，1985：862.

[3] 冉先德.中华药海：下卷第一册[M].哈尔滨：哈尔滨出版社，1998：1125.

[4] 田洪江，易磊.百病治疗预防与调护：肥胖症治疗预防与调护[M].北京：中医古籍出版社，2006：167.

[5] 王守国.食疗花卉[M].郑州：河南科学技术出版社，2004：120.

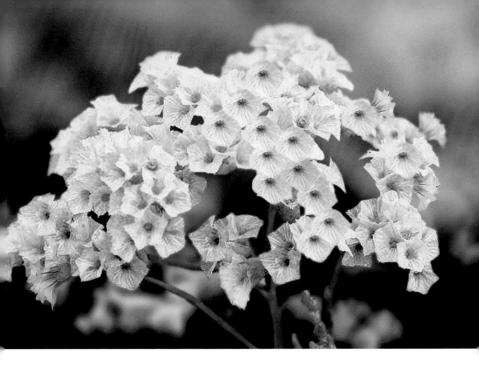

金匙叶草

别名　黄花苍蝇架、黄子枝梅、黄里子白、干活草、石花子、金佛花。

基原　白花丹科植物黄花补血草 *Limonium aureum* (L.) Hill. 的花。

产地　主产于辽宁、内蒙古、甘肃、宁夏、青海、新疆等地。

采收加工　夏、秋季采收，晒干或外用。

植物形态　多年生草本，高10～35cm。全株无毛。基生叶常早凋；通常长圆状匙形至倒披针形，长1～4cm，宽0.5～1cm，先端圆钝。具短尖头，基部楔形下延为扁平的叶柄。花3～5（～7）朵组成聚伞花序，排列于花序分枝顶端形成伞房状圆锥花序；花序轴具小疣点，下部无叶，具多数不育小枝；苞片短于花萼，边缘膜质；花萼宽漏斗状，萼筒倒圆锥状，长3～4mm，干膜质，有5脉，具长柔毛，萼檐先端有5裂片，金黄色；花冠由5个花瓣基部联合而成，花瓣橙黄色，基部合生；雄蕊5，着生于花瓣基部；花柱5，离生，无毛，柱头圆柱形，子房倒卵形。蒴果包藏于萼内。夏季开花，秋季结果。

花药性状　花多皱缩，黄色或淡黄色。外苞片宽卵形，先端钝，边缘窄膜质；第1内苞片倒宽卵圆形，边缘宽膜质。花萼漏斗状，萼筒基部偏斜，密被细硬毛，萼檐金黄色或黄色，花冠黄色，5深裂，雄蕊5，生于花冠基部，子房狭倒卵形，花柱5。气微，味微咸。

质量要求　以花色黄、身干、杂质少者为佳。

化学成分　主要为生物碱、甾体、黄酮。

药理作用　具有抗菌、抗炎、抗氧化作用。

性味归经　性凉，味微辛。归膀胱、心、肝经。

功能主治　散风热，解毒，止痛。用于感冒发热，头痛，牙痛，齿槽脓肿，痈肿疮疖。

用法用量　内服：煎汤，3～5克。外用：适量，煎水含漱；或煎水洗。

验方

（1）治感冒：金匙叶草5克，水煎服。

（2）治牙痛，齿槽脓肿：金匙叶草适量，煎水含漱。

（3）治疮疖痈肿：金匙叶草适量，煎水外洗。

本草记载　《中国沙漠地区药用植物》："止痛，消炎，补血。内服治神经痛，月经少，乳汁少，耳鸣；外用治各种炎症。治感冒：金匙叶草一钱五分。水煎服。治牙痛，齿槽脓肿：金匙叶草，煎水含漱。治疮疖痈肿：金匙叶草，煎水外洗。"

参考文献

[1] 国家中医药管理局中华本草编委会. 中华本草：第6卷[M]. 上海：上海科学技术出版社，1999：128.

[2] 江苏新医学院. 中药大辞典：上册[M]. 上海：上海科学技术出版社，1977：1414.

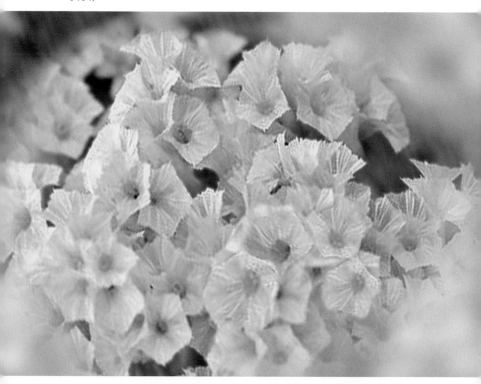

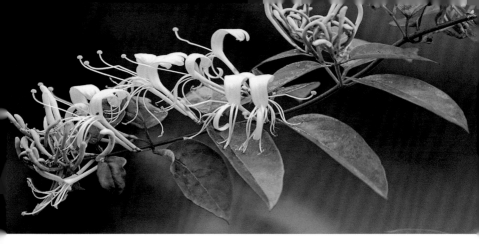

金银花

别名　忍冬花、金藤花、银花、鹭鸶花、金花、双花。

基原　忍冬科植物忍冬 *Lonicera japonica* Thunb. 的干燥花蕾或带初开的花。

产地　主产于山东、河南等地。以山东产量最大，河南产量、质量最佳。

采收加工　夏初花开放前采收，干燥。

植物形态　多年生半常绿缠绕木质藤本，长达9m。茎中空，多分枝，幼枝密被短柔毛和腺毛。叶对生；叶柄长4～10cm，密被短柔毛；叶纸质，叶片卵形、长圆卵形或卵状披针形，先端短尖、渐尖或钝圆，基部圆形或近心形，全缘，两面和边缘均被短柔毛。花成对腋生，花梗密被短柔毛和腺毛；总花梗通常单生于小枝上部叶腋，与叶柄等长或稍短，生于下部者长2～4cm，密被短柔毛和腺毛；苞片2枚，叶状，广卵形或椭圆形；花萼短小，5齿裂，裂片卵状三角形或长三角形，先端尖，外面和边缘密被毛；花冠唇形，长3～5cm，上唇4浅裂，花冠筒细长，外面被短毛和腺毛，上唇4裂片，先端钝形，下唇带状而反曲，花初开时为白色，2～3天后变金黄色；雄蕊5，着生于花冠内面筒口附近，伸出花冠外；雌蕊1，子房下位，花柱细长，伸出。浆果球形，直径6～7mm，成熟时蓝黑色，有光泽。花期4～7月，果期6～11月。

花药性状　呈棒状，上粗下细，略弯曲，长2～3cm，上部直径约3mm，下部直径约1.5mm。表面黄白色或绿白色（储久色渐深），密被短柔毛。偶见叶状苞片。花萼绿色，先端5裂。开放者花冠筒状，先端二唇形。气清香，味淡、微苦。

质量要求　以花蕾多、色绿白、质柔软、气清香者为佳。

化学成分　含绿原酸，异绿原酸，黄酮类，环烯醚萜苷类，有机酸类，挥发油类，核苷类，吡啶类成分。

药理作用　具有抗炎、抗病原微生物、抗内毒素、解热、加强防御功能、中枢兴奋、降血脂等作用。

性味归经　性寒，味甘。归肺、心、胃经。

功能主治　清热解毒，疏散风热。用于痈肿疔疮，喉痹，丹毒，热毒血痢，风热感冒，温病发热。

用法用量 6～15克。

注意事项 脾胃虚寒及气虚疮疡脓清者忌用。

应用举例

（一）验方

（1）治太阴风温、温热，冬温初起，但热不恶寒而渴者：连翘30克，金银花30克，苦桔梗18克，薄荷18克，竹叶12克，生甘草15克，荆芥穗12克，淡豆豉15克，牛蒡子18克。上杵为散，每服18克，鲜苇根汤煎服。

（2）治太阴暑温，汗后余邪未尽，头感微胀，视物不清：鲜荷叶边6克，鲜金银花6克，西瓜翠衣6克，鲜扁豆花一枝，丝瓜皮6克，鲜竹叶心6克。上药用水两杯，煮取一杯，一日两次分服。

（3）治疮疡痛甚，色变紫黑者：金银花连枝叶（锉）60克，黄芪120克，甘草30克。上细切，用酒一升，同入壶瓶内，闭口，重汤内煮4～6小时，取出，去滓，顿服之。

（4）治发背、恶疮、托里：金银花120克，甘草30克（炒）。上为粗粉，每服12克，水、酒各一盏，煎至一盏，去渣，稍热服之。止痛、排脓。

（5）治痈疽发背初起：金银花250克，水十碗煎至两碗，入当归60克，同煎至一碗，一气服之。

（6）治消渴愈后，预防发痈疽，宜先服此：忍冬草根、茎、花、叶皆可，不拘多少，入瓶内，以无灰好酒浸，以糠火煨一宿，取出晒干。入甘草少许，碾为细末，以浸药酒，打面糊丸梧子大。每服五十丸至百丸，汤酒任下。此药不特治痈疽，大能止渴。

（7）治乳腺不行，结成痈肿，疼痛不可忍者：金银花、当归、黄芪（蜜炙）、甘草各7.5克。上作一服，水煎，入酒半盏，食后温服。

（8）治乳岩积久渐大，色赤出水，内溃深洞：金银花、黄芪（生）各15克，当归24克，甘草5.4克，臭橘叶五十片。水酒各半煎服。

（9）治温病，温热之邪，郁阻肺气，咽喉不利疼痛：连翘30克，牛蒡子18克，金银花15克，射干9克，马勃6克。上药捣为粗末，每用18克，水煎片刻，待香味大出后，即可服之。

（二）保健方

1.银花茶

用法：金银花20克，茶叶6克，白糖50克，水煎服。

功效：辛凉解表。

2.金银花菊花饮

用法：菊花5克，金银花3克，洗净浮尘。锅置火上，倒入适量清水，大火烧开，放入菊花和金银花，再次烧开后转小火煮5分钟，加入适量冰糖煮至化开即可。

功效：清热祛火，解毒疗疮。用于过量食用易上火食物而引发口疮的小孩。

3.金银花甘蔗茶

用法：金银花10克加适量水煎至100毫升，兑入甘蔗汁100毫升代茶饮。

功用：疏风清热，解毒，润肺止咳。用于辅助治疗患水痘的宝宝。

4.金银花连翘茶

用法：将金银花6克、甘草和连翘少许，用清水洗净，装入碗中，备用。砂锅中注入适量清水烧开，倒入备好的金银花、甘草、连翘。盖上盖，用小火煮约15分钟，至析出有效成分。揭开盖，关火后盛出煮好的药茶，装入杯中。待其稍微放凉后即可饮用。

功用：降血糖，降血脂，清热解毒，抗疲劳。用于降脂降糖、预防糖尿病并发心血管疾病。

5.金银花山楂蜂蜜茶

用法：金银花30克，山楂300克，蜂蜜适量。将金银花与山楂煎煮取汁，加适量蜂蜜即可。

功用：宣散风热，清解血毒，清心明目。用于热毒痈疡，头昏头晕，口干烦躁，咽喉肿痛。

6.金银花茶

用法：金银花适量，用适量沸水冲泡5分钟即可。

功效：通经活络，清热解毒，护肤美容。

本草记载 《本草经集注》："今处处皆有，似藤生，凌冬不凋，故名忍冬。"《本草纲目》亦载："忍冬在处有之，附树延蔓。茎微紫色，对节生叶。叶似薜荔而青，有涩毛。三四月开花，长寸许，一蒂两花二瓣，一大一小。如半边状，长蕊。花初开者，蕊瓣俱色白，经二三日，则色变黄。新旧相参，黄白相映，故名金银花，气甚芬芳。"

参考文献

[1] 国家药典委员会.中华人民共和国药典：第一部[M].北京：中国医药科技出版社，2015：221.

[2] 国家中医药管理局中华本草编委会.中华本草：第7卷[M].上海：上海科学技术出版社，1999：529.

[3] 张贵君.精编中草药彩色图谱[M].北京：中国医药科技出版社，2016：593.

[4] 姜大成.中药鉴定学[M].北京：中国农业大学出版社，2016：197.

[5] 陈伟.协和0～3岁小儿营养与辅食添加全书[M].江苏：江苏凤凰科学技术出版社，2016：237.

[6]《健康大讲堂》编委会.糖尿病怎么吃蔬果[M].哈尔滨：黑龙江科学技术出版社，2015：220.

[7] 夏伟，余永亮，杨红旗，等.金银花化学成分及药理作用研究进展[J].安徽农业科学，2017，45（33）：126-127，165.

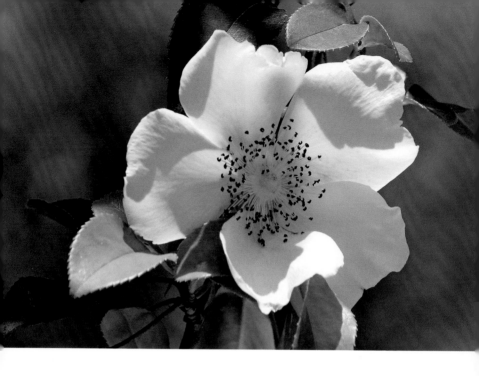

金樱花

别名 金樱子花。

基原 蔷薇科植物金樱子 *Rosa laevigata* Michx. 的花。

产地 主产于江苏、安徽、浙江、江西、福建、湖南、广西、广东等地。

采收加工 4～6月，将开放时采收花蕾，干燥即可。

植物形态 常绿攀援灌木，高达5m。茎无毛，有钩状皮刺和刺毛。羽状复叶，叶柄和叶轴具小皮刺和刺毛；托叶披针形，与叶柄分离，早落。小叶革质，通常3，稀5，椭圆状卵形或披针状卵形，长2.5～7cm，宽1.5～4.5cm，先端急尖或渐尖，基部近圆形，边缘具细齿状锯齿，无毛，有光泽。花单生于侧枝顶端，花梗和萼筒外面均密被刺毛；萼片5；花瓣5，白色，直径5～9cm；雄蕊多数，心皮多数，柱头聚生于花托口。果实倒卵形，紫褐色，外面密被刺毛。花期4～6月，果期7～11月。

花药性状 花蕾呈球形或卵形，花托倒卵形与花萼基部相连，表面绿色，具直刺。萼片5，卵状披针形，黄绿色，伸展。花瓣5，白色或淡棕色，倒卵形。雄蕊多数，雌蕊多数。气微香，味微苦涩。

质量要求 以花未开放、完整、无杂质、气香者为佳。

化学成分 主要含挥发油，黄酮类，酚酸类。

药理作用 可降低血清胆固醇、脂蛋白，补肾保肝，延缓衰老，抗菌。

性味归经 性平，味酸、涩。归肺经、肾经、大肠经。

功能主治　涩肠，固精，缩尿，止带，杀虫。用于久泻久痢，遗精，尿频，带下，绦虫，蛔虫，蛲虫病，须发早白。

用法用量　内服：煎汤，3 ～ 9克。

应用举例

（一）验方

（1）治盗汗：金樱花9克，浮小麦9克。水煎服，每日1剂，每日2次。

（2）治绦虫：金樱花、使君子、槟榔、南瓜子各9克。水煎服，每日1剂。

（二）保健方

1.金樱花茶

用法：金樱花6克，委陵菜12克，加水煎汁，加红糖调味，代茶饮。

功用：收敛止痢。用于久痢不止。

2.金樱板栗花茶

用法：金樱花6克，板栗花9克。用沸水冲泡15分钟即可。

功用：涩肠止泻，止血。也用于发白。

本草记载　《日华子本草》：止冷热痢，杀寸白、蛔虫等。

参考文献

[1] 国家中医药管理局中华本草编委会. 中华本草：第4卷[M]. 上海：上海科学技术出版社，1999：227.

[2] 翁维良，房书亭. 临床中药学[M]. 郑州：河南科学技术出版社，1998：1086.

[3] 孙月庆，张仁庆. 花卉养生饮食[M]. 北京：中国社会出版社，2007：43.

[4] 谭兴贵，廖泉清，谭楣. 中国食物药用大典[M]. 西安：西安交通大学出版社，2013：423.

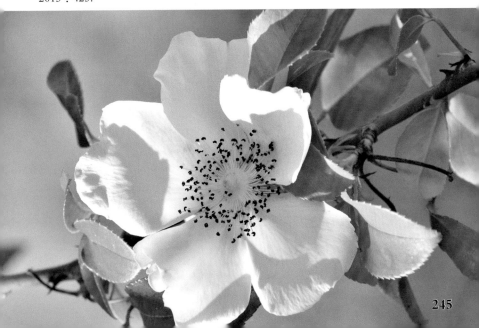

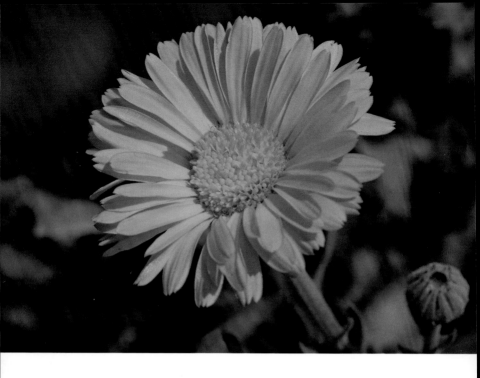

金盏菊花

别名 金盏花、大金盏花、水涨菊、山金菊。

基原 菊科植物金盏菊 *Calendula officinalis* L. 的干燥花。

产地 主产于福建、广东、广西、四川、贵州及云南等地。

采收加工 春、夏季采收，鲜用或阴干。

植物形态 一年生或越年生草本，高30～60cm，全株有短毛。茎直立，有纵棱，上部有分枝。单叶互生；下部叶匙形，全缘；上部叶长椭圆形至长椭圆状倒卵形，长5～9cm，宽1～2cm，先端钝或尖，基部略带心脏形，稍抱茎，边缘全缘或具稀疏的细齿。头状花序单生于枝端，直径2.5～5cm，有梗；总苞具苞片1～2层，苞片线形，先端渐尖，边缘膜质；舌状花黄色或橘黄色，雌性，1～2层，孕育，舌片全缘或先端3齿裂；管状花两性，不孕育，裂片5，花柱不裂。瘦果较苞片长，向内钩曲，背部具鳞片状横褶皱，两侧具窄翼；无冠毛。花期4～7月。

花药性状 呈扁球形或不规则球形，直径1.5～4cm。总苞由1～2层苞片组成，苞片长卵形，边缘膜质。舌状花1～2列，类白色或黄色；花瓣紧缩或松散，有的散离。体轻，质柔润，有的松软。气清香，味甘、微苦。

质量要求 以质地松软、顺滑、完整、色黄且色泽正常者为佳。

化学成分 主要含类胡萝卜素，天然叶黄素，玉米黄素，花青素，辅酶Q，有机酸，维生素，矿物质。

药理作用 具有抗微生物、降血脂、镇静、降血压、利胆、增强免疫等作用。

性味归经 性平，味淡。归心、肾经。

功能主治 凉血止血，清热泻火。用于肠风便血，目赤肿痛，阳痿早泄，月经不调。

用法用量 内服：煎汤，5～10朵。外用：适量，捣敷；或煎水洗。

注意事项 体寒，贫血，生理期女性，孕妇及哺乳期妇女禁用。

应用举例

（一）验方

治肠风便血：鲜金盏菊花10朵，酌加冰糖。水煎服。

（二）保健方

1.三味金菊花茶

用法：金盏菊花、腊梅花及千日红花各少许，沸水冲泡，频饮。

功效：养肤，减肥。

2.金盏菊苦丁茶

用法：金盏菊2～4朵，苦丁茶5克。用沸水冲泡5～10分钟即可，代茶饮。

功用：治疗心脑血管疾病。

本草记载 《中华本草》记载的为本品。

参考文献

[1] 国家中医药管理局中华本草编委会.中华本草：第7卷[M].上海：上海科学技术出版社，1999：751.

[2] 敬松.中国花膳与花疗——花卉疗法小百科[M].成都：四川科学技术出版社，2013：105.

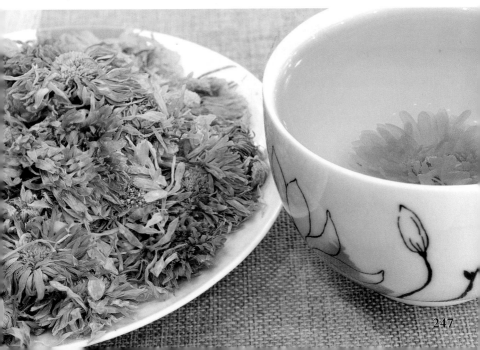

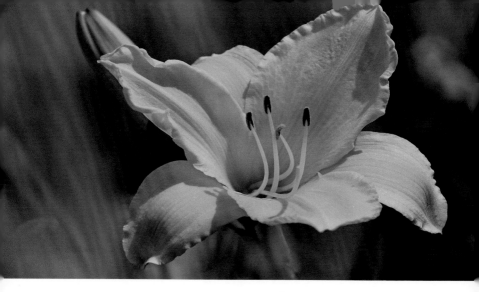

金针菜

别名 萱草花、川草花、宜男花、鹿葱花、萱萼。

基原 百合科植物黄花菜 *Hemerocallis citrina* Baroni 的花蕾。

产地 主产于河北、陕西、甘肃、山东、河南、湖北、湖南、四川等地。

采收加工 5～8 月花将要开放时采收，蒸后晒干。

植物形态 多年生草本，具短的根茎和肉质、肥大的纺锤状块根。叶基生，排成两列；叶片条形，长 50～130cm，宽 6～25cm，背面呈龙骨状突起。花葶长短不一，一般稍长于叶，基部三棱形，上部圆柱形，有分枝；蝎尾状聚伞花序复组成圆锥形，多花，有时可达 100 朵；花序下部的苞片披针形，自下向上渐短；花柠檬黄色，具淡的清香味，花梗很短；花被管长 3～5cm，花被裂片 6，6～12cm，具平行脉，外轮倒披针形，内轮长圆形；雄蕊 6，伸出，上弯，比花被裂片约短 3cm。蒴果钝三棱状椭圆形，长 3～5cm，种子约 20 颗，黑色，有棱。花、果期 5～9 月。

花药性状 花呈弯曲的条状，表面黄棕色或淡棕色，湿润展开后花呈喇叭状，花被管较长，先端 5 瓣裂，雄蕊 6。质韧。气微香，味鲜，微甜。有的花基部具细而硬的花梗。

质量要求 以身干、完整、气香甜者为佳。

化学成分 芦丁，槲皮素，槲皮素-3-*O*-*β*-D-吡喃木糖，金丝桃苷，异槲皮苷，*β*-谷甾醇，琥珀酸，3-糠酸，葡萄糖。

药理作用 抗氧化、提高免疫力、降血脂、降血压、镇静等。

性味归经 性凉，味甘。归心、肺、脾经。

功能主治 清热利湿，宽胸解郁，凉血解毒。用于小便短赤，黄疸，胸闷心烦，少寐，痔疮便血，疮痈。

用法用量 内服：煎汤，15～30 克；或煮汤，炒菜。外用：适量，捣敷；或研末调蜜涂敷。

注意事项 患有皮肤瘙痒症者忌食。

应用举例

（一）验方

（1）治忧愁太过，闷闷不乐，洒淅寒热，痰气不清：桂枝1.5克，白芍4.5克，甘草1.5克，郁金6克，合欢花6克，广陈皮3克，贝母6克，半夏3克，茯神6克，柏子仁6克，金针菜30克，煎汤代水饮。

（2）治内痔出血：金针菜30克，水煎。加红糖适量，早饭前一小时服，连续3～4天。

（3）治乳痈：金针菜、皂荚子、射干各15克，共炙研末，分三服，砂仁汤下。

（二）保健方

1.金针菜茶

用法：金针菜3～5朵，沸水冲泡，代茶常饮。

功用：治夜盲。

2.金针菜糖茶

用法：金针菜100克，红糖适量，加水煮熟去渣，每日空腹服，连服数日。

功用：清热利湿。用于肛裂、痔疮、肛瘘疼痛。

3.金针菜二马茶

用法：将金针菜30克拣去杂质，洗净，放入冷开水中浸泡2小时，捞出后沥去水，切段，备用。将马齿苋30克、马兰头20克拣洗干净，码齐，切成碎段，与金针菜同放入砂锅，加水浸泡片刻，用中火煮沸15分钟后即可饮用。

功用：清泻肝经湿热。用于肝经湿热型早泄，过早泄精，头晕目眩，口苦咽干，心烦胁痛，小便黄赤，或淋漓涩痛，阴肿阴痒，舌质红，苔黄或黄腻，脉弦数。

本草记载 《本草正义》：萱草花，今为恒食之品，亦稟凉降之性，《日华》谓治小便赤涩，身体烦热；苏颂谓利胸膈，安五脏；濒湖谓消食利湿热，其旨皆同。又今人恒以治气火上升；夜少安寐，其效颇着。

参考文献

[1] 国家中医药管理局中华本草编委会.中华本草：第8卷[M].上海：上海科学技术出版社，1999：101.

[2]《中医堂》编委会.中华中草药图谱全典[M].黑龙江：黑龙江科学技术出版社，2015：473.

[3] 潘红.萱草花化学成分与质量控制研究[D].北京：北京中医药大学，2012.

[4] 敬松.中国花膳与花疗——花卉疗法小百科[M].成都：四川科学技术出版社，2013：100.

[5] 刘红旗，尤蔚.专家与你面对面：痔[M].北京：中国医药科技出版社，2016：137.

[6] 孙丽霞，谢英彪.药茶700方[M].北京：金盾出版社，2013：220.

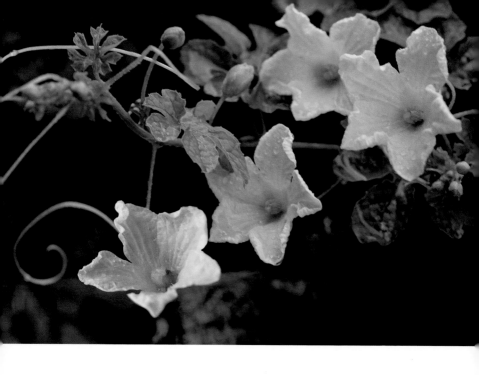

苦瓜花

别名 癞瓜花、凉瓜花、癞葡萄花、锦荔枝花、红姑娘花、红羊花等。

基原 葫芦科植物苦瓜 *Momordica charantia* L. 的花。

产地 主产于世界各地。

采收加工 夏季开花时采收，鲜用或烘干。

植物形态 一年生攀援草本，多分枝，有细柔毛，卷须不分枝。叶大，肾状圆形，长宽各5～12cm，通常5～7深裂，裂片卵状椭圆形，基部收缩，边缘具波状齿，两面近于光滑或有毛；叶柄长3～6cm。花雌雄同株。雄花单生，有柄，长5～15cm，中部或基部有苞片，苞片肾状圆心形，宽5～15mm，全缘；萼钟形，5裂，裂片卵状披针形，先端短尖，长4～6mm；花冠黄色，5裂，裂片卵状椭圆形，长1.5～2cm，先端钝圆或微凹；雄蕊3，贴生于萼筒喉部。雌花单生，有柄，长5～10cm，基部有苞片；子房纺锤形，具刺瘤，先端有喙，花柱细长，柱头3枚，胚珠多数。果实长椭圆形，卵形或两端均狭窄，长8～30cm，全体具钝圆不整齐的瘤状突起，成熟时橘黄色，自顶端3瓣开裂。种子椭圆形，扁平，长10～15mm，两端均具角状齿，两面均有凹凸不平的条纹，包于红色肉质的假种皮内。花期6～7月。果期9～10月。

花药性状 雌雄同株。雄花：单生叶腋，花梗纤细，被微柔毛，长3～7cm，中部或下部具1苞片；苞片绿色，肾形或圆形，全缘，稍有缘毛，两面被疏柔毛，长、宽均5～15mm；花萼裂片卵状披针形，被白色柔毛，长4～6mm，宽

2～3mm，急尖；花冠黄色，裂片倒卵形，先端钝，急尖或微凹，长1.5～2cm，宽0.8～1.2cm，被柔毛；雄蕊3，离生，药室二回折曲。雌花：单生，花梗被微柔毛，长10～12cm，基部常具1苞片；子房纺锤形，密生瘤状突起，柱头3，膨大，2裂。

化学成分 具有降血糖、免疫调节、抗病毒、抗菌等作用。

药理作用 抗病毒、抗肿瘤。

性味归经 味苦，性寒。归胃、大肠经。

功能主治 清热止痢，和胃。用于痢疾，胃气痛。

用法用量 内服：煎汤，6～9克；或焙焦研末入散。

注意事项 凡虚寒体弱者、大便溏泄者慎用。

应用举例

（一）验方

治急性痢疾：苦瓜花12朵，捣烂绞汁，加蜂蜜适量及红曲3克（对赤痢）或六一散9克（对白痢），沸水冲服，每日3次。

（二）保健方

（1）治肠炎：鲜苦瓜花适量，洗净，捣烂取汁，加蜂蜜或冰糖适量，搅匀后饮用，每日1剂。

（2）治胃痛：将苦瓜花15克，浸泡于黄酒1盅内，加水少许后入锅隔水炖沸，温饮。

本草记载 《闽南民间草药》：“止痢疾”。《草药手册》：“治胃气疼”。

参考文献

[1] 国家中医药管理局中华本草编委会.中华本草：第5卷[M].上海：上海科学技术出版社，1999：563.

[2] 敬松.中国花膳与花疗——花卉疗法小百科[M].成都：四川科学技术出版社，2013：93.

[3] 胡献国.药食俱佳说苦瓜[J].药物与人，2009，（7）：40.

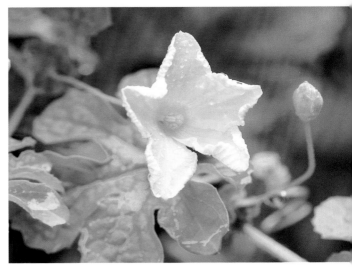

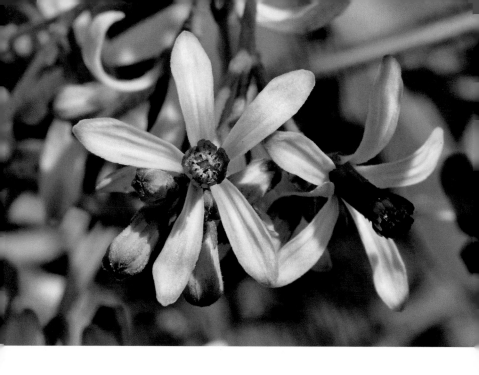

苦楝花

别名 楝花。

基原 楝科植物楝 *Melia azedarach* L. 和川楝 *M.toosendan* Sieb.et Zucc. 的花。

产地 主产于甘肃、河南、湖北、湖南、广西、四川、贵州、云南等地。

采收加工 4～5月采收，晒干、阴干或烘干。

植物形态 楝 落叶乔木，高15～20m。树皮暗褐色，纵裂，老枝紫色，有多数细小皮孔。二至三回奇数羽状复叶互生；小叶卵形至椭圆形，长3～7cm，宽2～3cm，先端长尖，基部宽楔形或圆形，边缘有钝尖锯齿，上面深绿色，下面淡绿色，幼时有星状毛，稍后除叶脉上有白毛外，余均无毛。圆锥花序腋生或顶生；花淡紫色，长约1cm；花萼5裂，裂片披针形，两面均有毛；花瓣5，平展或反曲，倒披针形；雄蕊管通常暗紫色，长约7mm；子房上位。核果圆卵形或近球形，长1.5～2cm，淡黄色，4～5室，每室具1颗种子。花期4～5月，果熟期10～11月。

川楝 乔木，高达10m。树皮灰褐色；幼嫩部分密被星状鳞片。二至三回奇数羽状复叶，长约35cm；羽片4～5对；小叶卵形或窄卵形，长4～10cm，宽2～4cm，全缘或少有疏锯齿。圆锥花序腋生；花萼灰绿色，萼片5～6；花瓣5～6，淡紫色；雄蕊10或12，花丝合生成筒。核果大，椭圆形或近球形，长约3cm，黄色或粟棕色，果皮为坚硬木质，有棱，6～8室，种子长椭圆形，扁平。花期3～4月，果期9～11月。

花药性状 圆锥花序约与叶等长，无毛或幼时被鳞片状短柔毛；花芳香；花萼5深裂，裂片卵形或长圆状卵形，先端急尖，外面被微柔毛；花瓣淡紫色，倒卵状匙形，长约1cm，两面均被微柔毛，通常外面较密；雄蕊管紫色，无毛或近无毛，长7～8mm，有纵细脉，管口有钻形、2～3齿裂的狭裂片10枚，花药10枚，着生于裂片内侧，且与裂片互生，长椭圆形，顶端微凸尖；子房近球形，5～6室，无毛，每室有胚珠2颗，花柱细长，柱头头状，顶端具5齿，不伸出雄蕊管。

化学成分 含挥发油。

药理作用 抗菌作用。

性味归经 性寒，味苦。归肺、心、小肠经。

功能主治 清热祛湿，杀虫，止痒。用于热痱，头癣。

用法用量 外用：适量，研末撒或调涂。

注意事项 性寒，脾胃虚寒者慎用。

应用举例

（一）验方

（1）治痱子瘙痒：苦楝花不拘多少，焙干，捣箩为细末，入蚌粉、滑石末各少许，研匀。日频频之。

（2）治头癣：苦楝花适量。研细面，用鲜肉汤和白酒调涂患处。

（二）保健方

（1）驱蚊避虫：苦楝花30克，柏子仁30克，菖蒲30克。上为散（将上述药物制成粗末），慢火烧。

（2）苦楝花适量，铺于荐席下，可避蚤虱。

本草记载 《植物名实图考》："楝，处处有之。四月开花，红紫可爱，故花信有楝花风。"

参考文献

[1] 国家中医药管理局中华本草编委会.中华本草：第5卷[M].上海：上海科学技术出版社，1999：37.

[2] 刘韶，曾茂茂，李新中，等.苦楝花挥发油的气质——化学计量学分析及抑菌作用研究[J].中国药学杂志，2010，45（19）：1508-1512.

[3] 丁凤伟，彭艳丽，李明，等.苦楝花挥发油GC-MS分析[J].食品与药品，2010，12（3）：99-102.

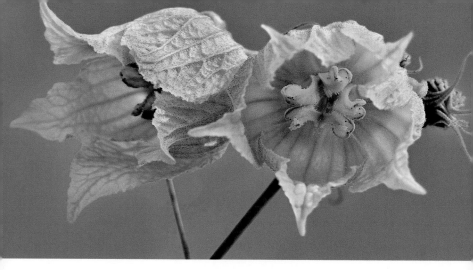

罗汉果花

别名 拉汗果花、假苦果花、罗晃子花、汉果花。

基原 葫芦科植物罗汉果 *Momordica grosvenori* Swingle 的花。

产地 主产于广西永福、临桂等地。

采收加工 夏季采收，干燥。

植物形态 多年生攀援草本。具肥大的块根，纺锤形或近球形。茎稍粗壮，有棱沟，初被黄褐色柔毛和黑色疣状腺鳞，后毛渐脱落变近无毛。叶柄长 3～10cm，被同枝条一样的毛被和腺鳞；叶片膜质，卵状心形、三角状卵形或阔卵状心形，长 12～23cm，宽 5～17cm，先端渐尖或长渐尖，边缘微波状，由于小脉伸出而具小齿，有缘毛，一面绿色，被稀疏柔毛和黑色疣状腺鳞，老后逐渐脱落变近无毛，下面淡绿色，被短毛和混生黑色疣状腺鳞，老后渐脱落。卷须稍粗壮，初时被短柔毛，后渐变近无毛，2 歧，在分叉点上下同时旋卷。雌雄异株；雄花序总状，6～10 朵花生于花序轴上部，也具有短柔毛和黑色疣状腺鳞，花梗细，花萼筒宽钟状，喉部常具有 3 枚长圆形的膜质鳞片，花萼裂片 5，三角形，先端钻状尾尖，具 3 脉，脉稍隆起；花冠黄色，被黑色腺点，裂片 5，长圆形，常具 5 脉；雄蕊 5，插生于筒下近基部，两基部靠合，而 1 枚分离，花丝基部膨大；雌花单生或 2～5 朵集生在 6～8cm 的总花梗顶端，花萼、花梗均比雄花大，退化雄蕊 5，子房长圆形，长 10～12mm，密生黄褐色茸毛，花柱粗短，柱头 3，膨大，镰形，2 裂。果实球形或长圆形，长 6～11cm，直径 4～8cm，初密被黄褐色的茸毛，果皮较薄，干后易脆。种子多数，淡黄色，近圆形或阔卵形，扁压状，长 15～18mm，宽 10～12mm，基部钝圆，先端稍稍变狭，两面中夹稍凹陷，周围有放射状的沟纹，边缘有微波状缘檐，幼时深红棕色，成熟时青色。花期 2～5 月，果期 7～9 月。

花药性状 皱缩，呈深黄色或棕红色。花瓣近倒卵形或长披针形，具黄褐色微柔毛。体轻，气微，味淡。

质量要求 以朵大、完整、色鲜、无破碎者为佳。

化学成分 含挥发油、黄酮类、皂苷类。

药理作用 抑菌，抗衰老，抗氧化活性，降压，降血脂。

性味归经 性凉，味甘、酸。归肺、大肠经。

功能主治 清热凉血，滑肠排毒，化痰止咳。用于肺火燥咳，咽痛失音，肠燥便秘，去除口臭，咽炎，扁桃体炎，色斑，肝斑，暗疮。

用法用量 内服：煎汤，6～9克。

注意事项 幼儿、体质虚寒者、过敏者慎用。

应用举例

（一）验方

（1）治疗口臭、咽炎、扁桃体炎、色斑、暗疮：罗汉果花35～50克；用95℃沸水冲泡，加盖闷5分钟，即可饮用。

（2）治气管炎：罗汉果花1克，红枣5～10粒，枸杞子10～15粒，冰糖1克，橙子皮1个，沸水冲泡饮用。

（3）治咽喉炎：罗汉果花1克，红枣5～10粒，沸水冲泡饮用。

（二）保健方

1.红巧梅罗汉果花茶

用法：将红巧梅5朵、罗汉果花5克用少量开水泡湿润，再加开水冲泡，同时加入适量冰糖，3分钟后即可饮用。

功用：降火消炎，排毒养颜。用于延缓衰老。

2.罗汉果花茶

用法：把罗汉果花5～10克置于杯中，冲入沸水，盖上杯盖闷泡3分钟。然后按照自己的口味加入蜂蜜，搅拌均匀即可饮用。

功用：清热凉血，化痰止咳。适用于感冒头痛，痰火咳嗽。

本草记载 《中华本草》记载的为本品。

参考文献

[1] 王柳萍，辛华，黄克南.常用花类中草药图典[M].福州：福建科学技术出版社，2019：180.

[2] 陈寿宏.中华食材：中[M].合肥：合肥工业大学出版社，2016：457.

[3] 摩天文传.滋养全家人的茶饮DIY[M].北京：机械工业出版社，2014：70.

[4] 石万荣.新编家常菜谱[M].重庆：重庆出版社，2009：310.

[5] 张卓睿，孙广仁，段秀岩，等.响应面法对罗汉果花总黄酮超声波提取工艺的优化[J].湖北农业科学，2016，55（6）：1518-1522，1525.

[6] 任秀如，李灵辉.罗汉果花中皂苷的提取及抑菌活性研究[J].食品工业，2015，36（6）：4-7.

[7] 梁志远，甘秀海，千正洋，等.不同提取方法对罗汉果花挥发油成分的影响[J].时珍国医国药，2014，25（7）：1602-1604.

玫瑰花

别名 徘徊花、笔头花、湖花、刺玫花、刺玫菊。

基原 蔷薇科植物玫瑰 *Rosa rugosa* Thunb. 的干燥花蕾。

产地 主产于山东、江苏、浙江、广东。

采收加工 春末夏初花将开放时分批采收，及时低温干燥。

植物形态 直立灌木。高达2m。干粗壮，枝丛生，密生绒毛、腺毛及刺。单数羽状复叶互生；小叶5～9片，椭圆形至椭圆状倒卵形，长2～5cm，宽1～2cm，先端尖或钝，基部圆形或阔楔形，边缘有细锯齿，上面暗绿色，无毛而起皱，下面苍白色，被柔毛；叶柄生柔毛及刺；托叶附着于总叶柄，无锯齿，边缘有腺点。花单生或数朵簇生，直径6～8cm，单瓣或重瓣，紫色或白色；花梗短，有绒毛、腺毛及刺；花托及花萼具腺毛；萼片5，具长尾状尖，直立，内面及边缘有线状毛；花瓣5；雄蕊多数，着生在萼筒边缘的长盘上；雌蕊多数，包于壶状花托底部。瘦果骨质，扁球形，暗橙红色，直径2～2.5cm。花期5～6月。果期8～9月。

花药性状 花瓣多皱缩，展平后宽卵形，呈覆瓦状排列，紫红色，有的黄棕色。体轻，质脆。气芳香浓郁，味微苦涩。

质量要求 以完整、色紫红、气芳香者为佳。

化学成分 含玫瑰油、槲皮苷、苦味质、鞣质、脂肪油、有机酸（没食子酸）、红色素、黄色素、蜡质、β-胡萝卜素等。

药理作用 抗病毒，改善睡眠。

性味归经 性温，味甘、微苦。归肝、脾经。

功能主治 行气解郁，和血，止痛。用于肝胃气痛，食少呕恶，月经不调，跌扑伤痛。

用法用量 内服：煎汤，1.5～6克；浸酒或熬膏。

注意事项 阴虚火旺者慎服。

应用举例

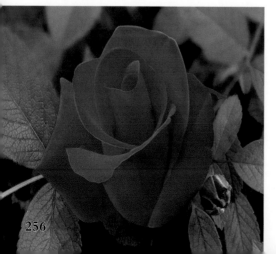

（一）验方

（1）治肝胃气痛：玫瑰花阴干，冲汤代茶服。

（2）治肝郁吐血，月汛不调：玫瑰花蕊三百朵，初开者，去心蒂；新汲水砂铫内煎取浓汁，滤去渣，再煎，白冰糖一斤收膏，早晚开水冲服。瓷瓶密收，切勿泄气。如专调经，可用红糖收膏。

（3）治肺病咳嗽吐血：鲜玫瑰花捣汁炖冰糖服。

（4）治新久风痹：玫瑰花（去

净蕊蒂，阴干）9克，红花、全当归各3克。水煎去滓，好酒和服七剂。

（5）治肝风头痛：玫瑰花4～5朵，蚕豆花9～12克，泡开水代茶频饮。

（6）治噤口痢：玫瑰花阴干煎服。

（7）治乳痈初起，郁证宜此：玫瑰花初开者，阴干30朵。去心蒂，陈酒煎，食后服。

（8）治乳痈：玫瑰花7朵，母丁香7粒。无灰酒煎服。

（9）治肿毒初起：玫瑰花去心蒂，焙为末3克。好酒和服。

（二）保健方

1.淫羊藿玫瑰花茶

用法：玫瑰花5克、淫羊藿3克放入一个干净的茶杯，杯中注入适量的开水，盖上杯盖，浸泡10分钟。揭开盖，稍微放凉后，即可饮用。

功用：理气解郁，和血散瘀。用于肝郁血瘀引起的失眠，防治月经不调。

2.玫瑰花茶

用法：玫瑰花10克，茉莉花5克。将花与茶同置大杯中，以沸水冲泡10分钟即可。分多次服用，连用4周。

功效：降血脂。

3.玫瑰花桂圆生姜茶

用法：将玫瑰花3克、龙眼肉20克、红枣25克、枸杞子8克、姜片10克，清洗干净，放入盘中，备用；砂锅中放入备好的材料，用小火煮约20分钟，至其析出有效成分。放入备好的白糖20克，煮至溶化。将煮好的茶盛出即成。

功效：疏肝解郁，养血安神。

4.玫瑰花合欢茶

用法：玫瑰花10克、红花10克、合欢花15克，一同泡水代茶饮。

功效：防止脱发。

本草记载 《本草正义》：玫瑰花，香气最浓，清而不浊，和而不猛，柔肝醒胃，流气活血，宣通室滞而绝无辛温刚燥之弊，断推气分药之中、最有捷效而最为驯良者，芳香诸品，殆无其匹。

参考文献

[1] 国家药典委员会.中国药典：第一部[M].北京：中国医药科技出版社，2015：200.

[2] 国家中医药管理局中华本草编委会.中华本草：第4卷[M].上海：上海科学技术出版社，1999：238.

[3] 臧俊岐，胡维勤.膳食内调，穴位外治失眠[M].黑龙江：黑龙江科学技术出版社，2016：146.

[4] 黄世敬.轻松降血脂[M].北京：金盾出版社，2015：180.

[5] 甘智荣.女性养颜美容餐[M].合肥：安徽科学技术出版社，2015：107.

[6]《中国家庭养生保健书库》编委会.很老很老的老偏方 老人烦恼一扫光[M].上海：上海科学普及出版社，2015：317.

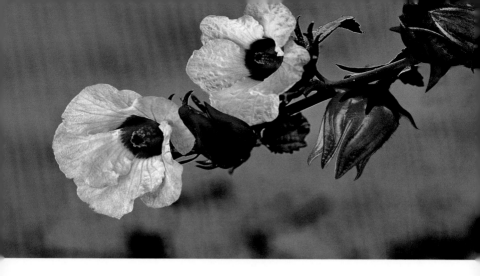

玫瑰茄

别名　红金梅、红梅果、洛神葵、洛济葵。

基原　锦葵科植物玫瑰茄 *Hibiscus sabdariffa* L. 的花萼。

产地　主产于我国福建、台湾、广东、海南、广西和云南。

采收加工　11月中、下旬，叶黄籽黑时，将果枝剪下，摘取花萼连同果实，晒1天，待缩水后脱出花萼，置干净草席或竹笋上晒干。

植物形态　一年生直立草本，高达2m。茎淡紫色，无毛。叶异形；叶柄长2～8cm，疏被长柔毛；托叶线形；下部的叶卵形，不分裂，上部的叶掌状3深裂，裂片披针形，具锯齿，先端钝或渐尖，基部圆形至宽楔形，两面均无毛；主脉3～5条，背面中肋具腺。花单生于叶腋，近无梗；小苞片8～12，红色，肉质，披针形；花萼杯状，淡紫色，疏被刺和粗毛，基部1/3处合生，裂片5，三角状渐尖形；花黄色，内面基部深红色。蒴果卵球形，密被粗毛，果爿5。种子肾形，无毛。花期夏、秋季。

花药性状　略呈圆锥状或不规则形，花萼紫红色至紫黑色，5裂，裂片披针形。体轻，质脆。气微清香，味酸。

质量要求　以身干、色紫红、气清香者为佳。

化学成分　含花青素、多酚、原儿茶酸类和黄酮类。

药理作用　抗氧化、抗肿瘤、保护心血管、护肝、降血压、通便和利尿等。

性味归经　性凉，味酸。归肾经。

功能主治　敛肺止咳，降血压，解酒。用于肺虚咳嗽，高血压，醉酒。

用法用量　内服：煎汤，9～15克；或开水泡。

注意事项　咳痰实证者慎用。

应用举例

（一）验方

（1）治暑热烦渴：玫瑰茄5克、鲜荷叶如掌大1片，切，水煎凉服。

（2）治暑天酷热头痛：玫瑰茄5克、鸡蛋花10克，水煎凉服。

（3）治高温作业，头痛恶热：玫瑰茄5克、鲜荷花10克、薜荔果20克，凉开水捣汁，去渣服。

（4）治酷暑湿热，腹泻不止：玫瑰茄5克、六一散30克，水煎凉服。

（5）治绞肠痧腹挛痛：玫瑰茄5克、山芝麻20克，水煎服。

（6）治原发性高血压：玫瑰茄10克、三七花3克、玉米须30克、钩藤6克，水煎当茶饮。

（二）保健方

1.玫瑰茄茶

用法：玫瑰茄3～5克，温开水冲泡，加入适量的冰糖或蜂蜜，代茶饮。

主治：治高脂血症。

2.玫瑰茄金莲花茶

用法：玫瑰茄、金莲花、木蝴蝶各1克，用开水冲沏，加入冰糖调味，待玫瑰茄泡开即可，代茶饮。

功用：清肺热，利咽喉。用于支气管炎，咳嗽，咽喉肿痛，扁桃体炎。

3.玫瑰茄冰菊茶

用法：玫瑰茄1克、菊花3朵、枸杞子5粒、胖大海1个，开水冲泡5～10分钟，加入冰糖适量，调味即得。

功效：清咽利喉润燥。

4.玫瑰茄山楂蜜

用法：玫瑰茄与山楂干各若干，用水煮沸3分钟，晾凉后调入蜂蜜即得。

功效：健胃消食。

5.玫瑰茄荷叶茶

用法：准备好材料和茶具，将玫瑰茄3朵、荷叶3朵放入杯内，用95℃左右的水进行冲泡，加入柠檬1片，搅拌均匀，静置1～2分钟即可饮用。

功效：分解脂肪，利尿消肿，护胆瘦身，去除异味。

本草记载 始载于《岭南农刊》。

参考文献

[1] 国家中医药管理局中华本草编委会.中华本草：第5卷[M].上海：上海科学技术出版社，1999：353.

[2] 邓家刚.桂本草：第一卷下[M].北京：北京科学技术出版社，2013：739.

[3] 马春，蒋爱品，李京生.百药品鉴：家庭常用中药甄选指南[M].北京：中国中医药出版社，2014：133.

[4] 慢生活工坊.闻香识好茶之花茶与健康[M].浙江：浙江摄影出版社，2015：85.

[5] 于新，李小华.药食同源物品使用手册[M].北京：中国轻工业出版社，2012：262.

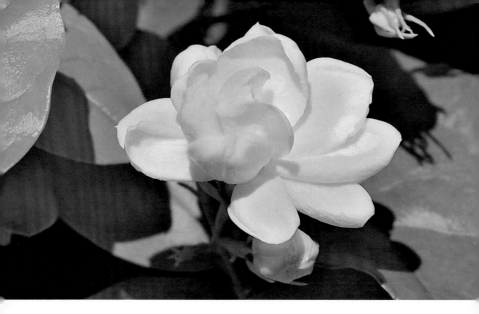

茉莉花

别名　白末利、小南强、奈花、鬟华、末梨花、木梨花、奈花。

基原　木犀科植物茉莉 Jasminum sambac（L.）Ait. 的花。

产地　主产于广西、江苏、四川、广东等地。其中以广西横县产者质优。

采收加工　7月前后花初开时，择晴天采收，晒干。

植物形态　直立或攀援灌木，高达3m。小枝圆柱形或稍压扁状，有时中空，疏被柔毛。叶对生，单叶；叶柄长2～6mm，被短柔毛：具关节。叶片纸质，圆形、卵状椭圆形或倒卵形，长4～12.5cm，宽2～7.5cm，两端圆或钝，基部有时微心形，除下面脉腋间常具簇毛外，其余无毛。聚伞花序顶生，通常有花3朵，有时单花或多达5朵；花序梗长1～4.5cm，被短柔毛，苞片微小，锥形；花梗长0.3～2cm；花极芳香；花萼无毛或疏被短柔毛，裂片线形；花冠白色，花冠管长0.7～1.5cm，裂片长圆形至近圆形。果球形，直径约1cm，呈紫黑色。花期5～8月，果期7～9月。

花药性状　呈扁缩团状。花萼管状，有细长的裂齿8～10个。花瓣展平后呈椭圆形，黄棕色至棕褐色，表面光滑无毛，基部连合成管状；质脆。气芳香，味涩。

质量要求　以纯净、洁白、清香浓郁者为佳。

化学成分　主要含挥发油，芳樟醇，乙酸苯甲酯，丁香烯，乙酸，3-己烯酯，苯甲酸甲酯，顺-3-苯甲酸己烯酯，邻氨基苯甲酸甲酯，吲哚，顺式-茉莉酮，素馨内酯，茉莉酸甲酯，9′-去氧迎春花苷元，迎春花苷，8,9-二氢迎春花苷。

药理作用　抑菌，抑制色素形成及活化表皮细胞，抑癌，抑乳，抗心律失常，抗炎，抗感染，降血糖降血脂，抗药性溃疡，抗衰老。

性味归经　性温，味辛、微甘。归脾、胃、肝经。

功能主治　理气止痛，辟秽开郁。用于湿浊中阻，胸膈不舒，泻痢腹痛，头晕头痛，目赤，疮毒。

用法用量　内服：煎汤，3～10克；或代茶饮。外用：适量，煎水洗目或菜油浸滴耳。

注意事项　老人、小孩、胃肠不适者及经期女性、妊娠期妇女、哺乳期妇女、更年期女性等体质羸弱者慎用。

应用举例

（一）验方

（1）治湿浊中阻，脘腹胀闷，泄泻腹痛：茉莉花6克，清茶10克，石菖蒲6克。水煎温服。

（2）治湿阻腹胀腹泻：茉莉花、厚朴各6克，木香9克，山楂30克。水煎服。

（3）治头晕头痛：茉莉花15克，鲢鱼头1个。水炖服。

（4）治目赤肿痛：茉莉花6克，千里光、野菊花各10克。水煎，熏洗并内服。

（5）治目赤肿痛，迎风流泪：茉莉花、菊花各6克，金银花9克。水煎服。

（6）治耳心痛：茉莉花用菜油浸泡，滴入耳内。

（二）保健方

1.茉莉花茶

用法：将洗净的茉莉花放入杯内，往杯内注入100℃沸水，1～3分钟即可饮用。

功用：理气和胃。用于预防糖尿病、缓解痛经、消除疲劳、缓解压力。

2.茉莉养颜茶

用法：准备好材料和茶具，将事先洗干净的茉莉花3克、玫瑰5朵放入茶壶内，注入90～95℃的热水至茶壶容量的三分之二，静置3～5分钟，加入绿茶茶汤和适量冰糖，搅拌均匀后即可饮用。

功效：润肠通便，暖胃安神，缓解焦虑紧张的情绪，活血调经，养胃养肝。

3.茉莉花柠檬茶

用法：将适量茉莉花放入凉开水中，浸泡后捞出；柠檬洗净切片。取一个干净的茶壶，放入适量红茶包，倒入茉莉花。注入适量的开水，盖上盖，泡约10分钟。揭开盖，放入备好的适量的冰糖，泡至冰糖完全溶化，加入40克柠檬片即可。

功用：消除疲劳。

本草记载　《本经逢原》："茉莉花，古方罕用。近世白痢药中用之，取其芳香散陈气也。"《本草正义》："茉莉，今人多以和入茶茗，取其芳香，功用殆与玫瑰花、代代花相似，然辛热之品，不可恒用。"

参考文献

[1] 国家中医药管理局中华本草编委会.中华本草：第6卷[M].上海：上海科学技术出版社，1999：178.

[2] 慢生活工坊.闻香识好茶之花茶与健康[M].浙江：浙江摄影出版社，2015：141.

[3] 杨晓佩.快上手蔬果汁[M].重庆：重庆出版社，2015：159.

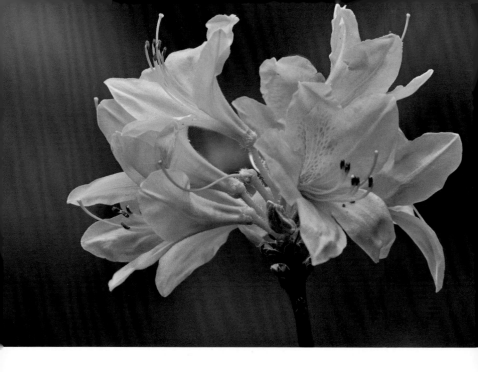

闹羊花

别名 黄杜鹃、三钱三、毛老虎、一杯倒、八里麻、六轴子。

基原 杜鹃花科植物羊踯躅 *Rhododendron molle* (Blum) G.Don 的干燥花。

产地 主产于江苏、安徽、浙江、江西、福建、河南、湖南、广东、广西、四川、贵州。

采收加工 4～5月花初开时采收，阴干或晒干。

植物形态 落叶灌木，高1～2m。老枝光滑，无毛，褐色，幼枝有短柔毛及刚毛。花芽卵圆形，鳞片9～12片，阔卵形。单叶互生；叶片纸质，常簇生于枝顶，椭圆形至椭圆状倒披针形，先端钝，具短尖，基部楔形。边缘有睫毛，两面密被灰白色柔毛。花多数排列成短总状伞形花序，顶生。先叶开放或与叶同时开放；花萼小，5裂，半圆形，宿存，被稀疏细毛；花冠宽钟状，金黄色，先端5裂，裂片椭圆形至卵形，上面1片较大，有淡绿色斑点；雄蕊5，与花冠等长或稍伸出花冠外；雌蕊1，子房上位，5室，外被灰色长毛，花柱细长，长于雄蕊，柱头头状，蒴果长椭圆形，熟时深褐色，具细柔毛和疏刚毛，胞间开裂。种子多数，细小，灰棕色，扁卵形，边缘有薄膜翅。花期4～5月，果期6～8月。

花药性状 数朵花簇生于一总柄上，多脱落为单朵；灰黄色至黄褐色，皱缩。花萼5裂，裂片半圆形至三角形，边缘有较长的细毛；花冠钟状，筒部较长，约至2.5cm，顶端卷折，5裂，花瓣宽卵形，先端钝或微凹；雄蕊5，花丝卷曲，等长或略长于花冠，中部以下有茸毛，花药红棕色，顶孔裂；雌蕊1，柱头头状；花梗长1～2.8cm，棕褐色，有短茸毛。气微，味微麻。

质量要求　以身干、色黄、无叶、梗者为佳。

化学成分　含木藜芦毒素Ⅰ或杜鹃花毒素，石楠素，羊踯躅素，日本杜鹃素（即日本羊踯躅素），闹羊花毒素或八厘麻毒素，水藜芦毒素，山月桂萜醇。

药理作用　抗菌，杀虫，镇痛，降血压。

性味归经　性温，味辛。有大毒。归肝经。

功能主治　祛风除湿，散瘀定痛。用于风湿痹痛，偏正头痛，跌扑肿痛，顽癣。

用法用量　0.6～1.5克，浸酒或入丸散。外用适量，煎水洗。

注意事项　不宜多服、久服；体虚者及孕妇禁用。

验方

（1）治风湿痹痛，身体手足收摄不遂，肢节疼痛，言语謇涩：踯躅花不限多少，以酒拌蒸一炊久，取出晒干，捣箩为末。用牛乳一合，暖令热，调下3克。

（2）治妇人血风走注，随所留止疼痛：踯躅花、干蝎（全者，炒）、乌头（炮炙，去皮脐）各15克，地龙（阴干）20条。上四味，捣箩为末，炼蜜丸如小豆大。每服5～7丸，煎荆芥酒下，日二。

（3）治神经性头痛、偏头痛：鲜闹羊花适量，捣烂，外敷后脑或痛处2～3小时。

（4）治疟疾：羊踯躅花0.3克、嫩松树梢15克，水煎服。

（5）治皮肤顽癣及瘙痒：鲜闹羊花适量。捣烂擦患处。

本草记载　《名医别录》："羊踯躅……生太行山谷及淮南山。三月采花，阴干。"

参考文献

[1] 国家药典委员会. 中国药典：第一部[M]. 北京：中国医药科技出版社，2015：226.

[2] 国家中医药管理局中华本草编委会. 中华本草：第6卷[M]. 上海：上海科学技术出版社，1999：32.

[3] 中华人民共和国卫生部药政管理局，中国药品生物制品检定所. 中药材手册[M]. 北京：人民卫生出版社，1990：513.

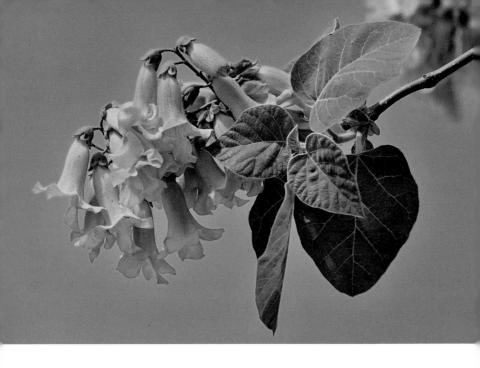

泡桐花

别名　白花泡、大果泡桐、空桐术、水桐、桐术树、紫花树毛。

基原　玄参科植物泡桐 *Paulownia fortunei* (Seem.) Hemsl. 或毛泡桐 *Paulownia tomentosa* (Thunb.) Steud. 的花。

产地　泡桐花主产于安徽、山东、湖南、湖北、河南、山西、内蒙古、广西等地。毛泡桐花主产于辽宁、河北、河南、江苏、安徽、江西、湖北等地。

采收加工　春季花开时采收，晒干或鲜用。

植物形态　泡桐乔木，高达30m。树皮灰褐色，幼枝、叶、叶柄、花序各部及幼果均被黄褐色星状绒毛。叶柄长达12cm；叶片长卵状心脏形，长可达20cm，先端长渐尖或锐尖头，基部心形，全缘。花序狭长几成圆柱形，长约25cm；小聚伞花序有花3～8朵，头年秋天生花蕾，先叶开放；总花梗与花梗近等长；花萼倒圆锥形，长2～2.5cm，5裂达1～3，裂片卵形，果期变为狭三角形；花冠管状漏斗形，白色，内有紫斑，长达10cm，筒直而向上逐渐扩大，上唇较狭，2裂，反卷，下唇3裂，先端均有齿痕状齿或凹头；雄蕊4，二强，隐藏于花冠筒内；子房2室，花柱细长，内弯。蒴果木质，长圆形，长6～10cm，室背2裂。种子多数，扁而有翅。花期2～3月，果期8～9月。

　　毛泡桐叶全缘或3～5浅裂。花外面通常淡紫色，内面白色，有紫色条纹。花期4～5月，果期8～9月。

花药性状　泡桐花　花萼灰褐色，质厚，裂片被柔毛，内表面较密；花冠白色，干者外面灰黄色至灰棕色，密被毛茸，内面色浅，腹部具紫色斑点，筒部毛茸稀少。气微香，味微苦。

毛泡桐花　花萼较小；花冠紫红色，干者灰棕色，内面具紫色斑点。气微香，味微苦。

质量要求　以花朵完整、外黄内紫、气微香者为佳。

化学成分　主要含黄酮类，熊果酸，苷类，萜类，香精油，氨基酸，多糖。

药理作用　抗菌，抗病毒，杀虫，镇咳，祛痰，平喘，镇静，降温，抗肿瘤，清除自由基作用。

性味归经　性微寒，味辛、苦。归肺、肝、大肠经。

功能主治　清肺利咽，解毒消肿。用于肺热咳嗽，急性扁桃体炎，菌痢，急性肠炎，急性结膜炎，腮腺炎，疖肿，疮癣。

用法用量　内服：煎汤，10～25克。外用：鲜品适量，捣烂敷；或制成膏剂搽。

注意事项　脾胃虚寒者慎用，孕妇慎用。

应用举例

（一）验方

治腮腺炎（痄腮）：泡桐花24克。水煎，白糖一两冲服。

（二）保健方

泡桐花茶

用法：泡桐花20～30个，加水煎煮（将花弃去），滤取汁，一次服下。早、晚各服1剂。

功用：清热消炎，利尿通淋。用于急性膀胱炎。

本草记载　《河南中草药手册》记载的为本品。

参考文献

[1] 国家中医药管理局中华本草编委会. 中华本草：第7卷[M]. 上海：上海科学技术出版社，1999：358.

[2] 刘绍贵，欧阳荣，等. 临床常用中草药鉴别与应用[M]. 长沙：湖南科学技术出版社，2015：124.

[3] 李睿编. 第一次泡药茶就上手[M]. 哈尔滨：哈尔滨出版社，2009：243.

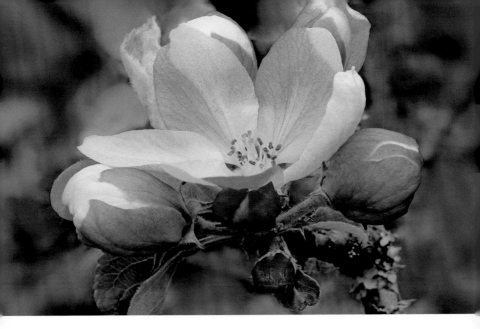

苹果花

别名 奈花、奈子花、频婆花、平波花、天然子花。

基原 蔷薇科植物苹果 *Malus pumila* Mill 的花。

产地 主产于东北、华北、华东等地。

采收加工 春季采收，晒干备用。

植物形态 乔木，高达15m。小枝幼嫩时密被绒毛，老枝紫褐色，无毛。叶互生，叶柄长1.5～3cm，被短柔毛；托叶披针形，全缘，早落；叶片椭圆形、卵形至宽椭圆形，长4.5～10cm，宽3～5.5cm，边缘有圆钝锯齿，幼时两面有短柔毛。花两性；伞房花序，具花3～7朵，集生于小枝顶端；花梗长1～2.5cm，密被绒毛；花白色或带粉红色，直径3～4cm；雄蕊20；花柱5。果实扁球形，直径在2cm以上，先端常有隆起，萼柱下陷，萼裂片宿存，果梗粗短。花期5月，果期7～10月。

花药性状 呈白色喇叭状。花白色带晕，花梗与花萼均具有灰白色绒毛，花瓣5片，萼叶长尖，宿存。色泽鲜艳，气香，味甘。

质量要求 以朵大、色泽鲜艳、气清香者为佳。

化学成分 主要含二萜类生物碱，黄酮类，多元酚，有机酸，可溶性总糖，单宁，粗蛋白，维生素C。花粉含环木菠萝烯醇，矢车菊素-3-半乳糖苷，矢车菊素-3-葡萄糖苷。

药理作用 解毒，抗菌，祛痘，醒酒。

性味归经 性平，味甘、苦、淡。归心、肾经。

功能主治 凉血解毒，益肾调经，行瘀去滞。用于头痛、神志不清、颜面疹痒、肢节不顺、月经不调、更年期发热、痛经等。

用法用量 内服：3～10克，煎汤，或开水泡。

注意事项 孕妇忌用。

应用举例

（一）验方

（1）治五心烦热、口舌多疮、肿毒：苹果花、南瓜花、金银花、菊花、洛神花各4.5克，山白菊6克。水煮，少量频饮。

（2）治暑热心烦、痘疹发痒：苹果花、扁豆花各9克，水煮当茶饮即可。

（3）治焦虑不安、神经衰弱：苹果花、合欢花、牡丹花、桃花各6克，水煎，少量温饮。

（4）治消化不良：苹果花、玫瑰花各1.5克，沸水冲泡，待玫瑰花苞泡发开后即加入冰糖1小匙，溶化后饮用。

（二）保健方

1.苹果花玫瑰花茶

用法：将苹果花5克先用沸水冲一遍，玫瑰花6朵用沸水浸泡30秒后洗净备用。将洗净的苹果花和玫瑰花一同放入杯中，冲入500毫升的沸水。浸泡约10分钟后即可饮用。

功效：补血明目，祛痘美白。

2.苹果花橙花茶

用法：将苹果花5克和橙花3克用沸水冲一遍备用。将洗净的苹果花和橙花一同放入杯中，冲入500毫升的沸水。浸泡，温度适宜时加入适量蜂蜜调味即可饮用。

功效：增强皮肤弹性，美白、保湿、淡斑。

3.苹果花冰糖饮

用法：干苹果花、干玫瑰花各1.5克，沸水冲泡，待玫瑰花苞泡发开后即加入冰糖1小匙，溶化后饮用。

功效：补血祛瘀，助消化。

4.苹果花美颜茶

用法：苹果花3克，洋甘菊3克，枸杞子3克，柠檬1片。将洋甘菊、苹果花揉碎，与枸杞子一起做成茶包。茶包用沸水冲泡3～5分钟，将柠檬挤汁加入，再将整片柠檬再泡入杯中。反复用沸水冲泡直至味淡。

功效：养颜美白，清热解毒。

参考文献

[1] 王柳萍，辛华，黄克南.常用花类中草药图典[M].福州：福建科学技术出版社，2019：216.

[2]《养生馆》编委会.《本草纲目》天然花草养颜经[M].广州：广东科技出版社，2013：116.

[3] 敬松.中国花膳与花疗——花卉疗法小百科[M].成都：四川科学技术出版社，2013：112.

茄花

别名　紫茄子花。

基原　茄科植物茄 *Solanum melongena* L. 的花。

产地　我国各地均产。

采收加工　夏、秋季采收，晒干。

植物形态　一年生草本至亚灌木，高60～100cm。茎直立、粗壮，上部分枝，绿色或紫色，无刺或有疏刺，全体被星状柔毛。单叶互生；叶柄长2～4.5cm；叶片卵状椭圆形，先端钝尖，基部不相等，叶缘被波状浅裂，表面暗绿色，两面具星状柔毛。能孕花单生，不孕花蝎尾状与能孕花并出；花萼钟形，顶端5裂，裂片披针形，具星状柔毛；花冠紫蓝色，直径约3cm，裂片三角形，长约1cm。浆果长椭圆形、球形或长柱形，深紫色、淡绿色或黄白色，光滑，基部有宿存萼。花期6～8月，花后结实。

花药性状　萼近钟形，外面密被与花梗相似的星状绒毛及小皮刺，花冠辐状，外面星状毛被较密，花冠筒长约2mm，冠檐长约2.1cm，裂片三角形，长约1cm。

化学成分　主要有咖啡酰奎宁酸及其衍生物、黄酮类、生物碱类、甾体皂苷类等。

药理作用　具有抗炎、镇痛、抗氧化、降血糖作用。

性味归经　性平，味甘。归脾、胃二经。

功能主治　敛疮，止痛，利湿。用于创伤，牙痛，妇女白带过多。

用法用量　内服：烘干研末，2～3克。外用：适量，研末涂敷。

验方

（1）治牙痛：茄花（干品）适量，旋烧研涂痛处。

（2）治妇女白带如崩：白茄花15克，土茯苓30克。水煎服。

（3）避孕：紫茄子花16朵，烘干为末，于产后或月经来潮之后黄酒送服。每日一次，连服7天。

本草记载　《本草纲目》："金疮，牙痛。"

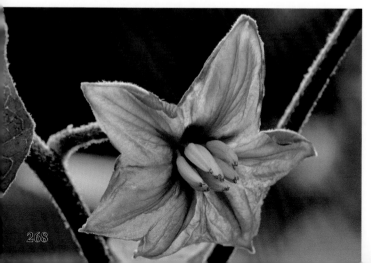

参考文献

国家中医药管理局中华本草编委会. 中华本草：第7卷[M]. 上海：上海科学技术出版社，1999：307.

青葙花

别名 笔头花。

基原 苋科植物青葙 Celosia argentea L. 的花序。

产地 主产于全国大部分地区。

采收加工 5～7月花期采收，晒干。

植物形态 一年生草本，高30～90cm。全株无毛。茎直立，通常上部分枝，绿色或红紫色，具条纹。单叶互生；叶柄长2～15mm，或无柄；叶片纸质，披针形或长圆状披外形，长5～9cm，宽1～3cm，先端尖或长尖，基部渐狭且稍下延，全缘。花着生甚密，初为淡红色，后变为银白色，穗状花序单生于茎顶或分枝顶，呈圆柱形或圆锥形，长3～10cm，苞片、小苞片和花被片干膜质，白色光亮；花被片5，白色或粉红色，披针形；雄蕊5，下部合生成杯状，花药紫色。胞果卵状椭圆形，盖裂，上部作帽状脱落，顶端有宿存花柱，包在宿存花被片内。种子扁圆形，黑色，光亮。花期5～8月，果期6～10月。

花药性状 花多数，密生，在茎端或枝端成单一、无分枝的塔状或圆柱状穗状花序，长3～10cm；苞片及小苞片披针形，长3～4mm，白色，光亮，顶端渐尖，延长成细芒，具1中脉，在背部隆起；花被片矩圆状披针形，长6～10mm，初为白色顶端带红色，或全部粉红色，后成白色，顶端渐尖，具1中脉，在背面凸起；花丝长5～6mm，分离部分长2.5～3mm，花药紫色；子房有短柄，花柱紫色，长3～5mm。

化学成分 含脂肪油和丰富的硝酸钾，尚含烟酸。

药理作用 具有抗菌、保肝、降眼压、降血糖活性作用。

性味归经 味苦；性凉。归心、肝经。

功能主治 凉血止血，清肝明目，除湿。用于吐血，衄血，崩漏，赤痢，血淋，热淋，白带，目赤肿痛，目生翳障。

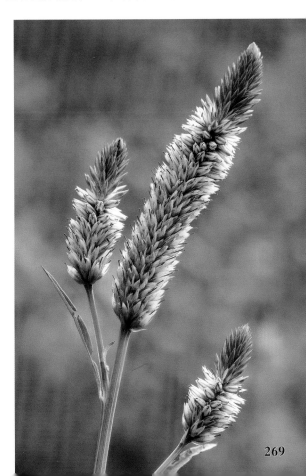

用法用量　内服：煎汤，15～30克；或炖猪肉等服。外用：适量，煎水洗。

注意事项　本品味苦性凉，脾胃虚寒者慎服。

应用举例

（一）验方

（1）治吐血、血崩、赤痢：红青葙花15克，水煎服，或炖猪瘦肉服。

（2）治肝热泪眼：干青葙花15～30克，水煎服。

（3）治头风痛：干青葙花15～30克，水煎服。

（4）治月经过多，白带：白青葙花6克、猪皮肉90克。水煎，服汤食肉。

（5）治月经不调：干青葙花30克，土牛膝干全草30克，豆腐酌量。水炖服。

（6）治血淋：鲜青葙花60克，水煎服。

（7）治失眠：青葙花15克、铁扫帚根30克。煮汁炖猪蹄食。

（8）治吐泻：青葙花、杏仁、樟树皮，泡水服。

（9）治鼻衄：青葙花60克，黄柏30克，红糖少许。水煎服。用于鼻衄。

（10）治视网膜出血：青葙花适量，煎水洗。

（二）保健方

1.青葙花菊茶

用法：青葙花、菊花各15克，分3～5次沸水冲泡并闷片刻，代茶饮。

功用：用于头痛。

2.青葙花茶

用法：青葙花30克，加水煎煮取汁，代茶饮。

功用：用于流泪症、尿血。

本草记载　《江西草药》："治吐血、血崩、赤痢：红青葙花五钱，水煎服，或炖猪瘦肉服。"《福建中草药》："治肝热泪眼：干青葙花五钱至一两，水煎服。"

参考文献

[1] 国家中医药管理局中华本草编委会. 中华本草：第2卷[M]. 上海：上海科学技术出版社，1999：854.

[2] 敬松. 中国花膳与花疗——花卉疗法小百科[M]. 成都：四川科学技术出版社，2013：112.

[3] 石四维. 秀色养生：花卉药膳与便方——秀色美餐[M]. 上海：上海科学技术文献出版社，2005：245.

松花

别名 松黄、松粉、松花粉。

基原 松科植物马尾松 *Pinus massoniana* Lamb.、油松 *Pinus tabulieformis* Carr. 或同属数种植物的干燥花粉。

产地 主产于陕西、江苏、安徽、浙江、江西、福建、台湾、河南、湖北、湖南、广东、广西、四川、贵州、云南等地。

采收加工 春季花刚开时，采摘花穗，晒干，收集花粉，除去杂质。

植物形态 马尾松 常绿乔木，高达45m。树皮红褐色，下部灰褐色，成不规则长块状裂。小枝常轮生，淡黄褐色。叶针形，2针一束，稀3针一束，长12～30cm，细长而柔软，叶缘有细锯齿；叶鞘初呈褐色，后渐变成灰黑色，宿存。雄球花淡红褐色，圆柱形，弯垂，长1～1.5cm，聚生于新枝下部苞腋，穗状；雌球花单生或2～4个聚生于新枝顶端，淡紫红色。球果卵圆形或圆锥状卵形，有短梗，下垂，熟时粟褐色；中部种鳞近长圆状倒卵形，长约3cm；鳞盾菱形，微隆起或平，鳞脐微凹，无刺。种子长卵圆形，连翅长2～2.7cm。花期4～5月，果熟期翌年10～12月。

油松 乔木，高达25m，胸径可达1m以上。树皮灰褐色，呈不规则鳞甲状裂，裂隙红褐色。枝轮生，小枝粗壮，淡橙黄色或灰黄色。叶针形，2针一束，深绿色，粗硬，长10～15cm。雄球花圆柱形，长1.2～1.8cm，在新枝上聚生成穗状；雌球花序阔卵形，长7mm，紫色，着生于当年新枝上。球果卵形或圆卵形，长4～9cm，有短梗，向下弯垂，熟时淡黄色或淡褐黄色，宿存数年之久；中部种鳞近长圆状倒卵形，鳞盾肥厚，隆起或微隆起，扁菱形或菱状多角形，横脊显著，鳞脐凸起有尖刺。种子卵圆形或长卵圆形，淡褐色，有斑纹，连翅长1.5～1.8cm。花期4～5月，果熟期翌年10月。

花药性状 淡黄色的细粉。体轻，易飞扬，手捻有滑润感。气微，味淡。

质量要求 以体轻、细腻、色淡黄者为佳。

化学成分 含油脂，去氢分支酸，苹果酸合成酶，酸性磷酸酶，异柠檬酸裂合酶，羟基苯甲酸酯葡萄糖基转移酶。

药理作用 抗肿瘤。

性味归经 性温，味甘。归肝、脾经。

功能主治 收敛止血，燥湿敛疮。用于外伤出血，湿疹，黄水疮，皮肤糜烂，脓水淋漓。

用法用量 外用适量，

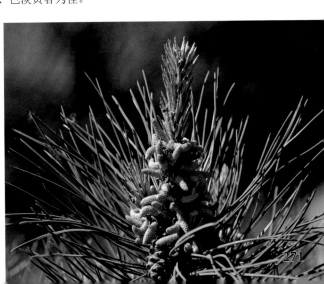

撒敷患处。

注意事项 血虚、内热者慎服。

应用举例

（一）验方

（1）治风眩头旋肿痹，皮肤顽急：松树始抽花心（状如鼠尾者佳，蒸，细切）二升，用绢囊裹，入酒五升，浸五日，空腹饮三合，再服大妙。

（2）治产后壮热，头痛，颊赤，口干唇焦，多烦燥渴，昏闷不爽：松花、川芎、当归、石膏、蒲黄五物同为末，每服二钱，水二合，红花二捻，同煎七分，去滓，粥后温温细呷。

（3）治老人小儿脾泄水泻：松花一升，百合、莲子肉、山药、薏苡仁、芡实、白蒺藜各研末取一升，粳米粉一斗二升，糯米粉三升，砂糖一斤。拌匀蒸熟，炙干食之。

（4）治小儿久泻身热：炒黑松花3克，炒红曲6克。共研，白糖调下。

（5）治疫毒下痢：松花6克，薄荷叶煎汤，入蜜一匙调服。

（6）治胃脘痛：松花粉3克，冲酒服。

（7）治酒毒发作，头痛目眩，或咽喉闭闷，或下利清水，日数十行，形神委顿：松花30克（焙），陈皮15克，川黄连15克，甘草10克。俱微炒，磨为末，与松花和匀，每早晚各服二钱，白汤调服，二日即愈。

（8）治湿疹：松花粉、黄柏、苦参各60克，青黛15克，松香30克。先将前四味研为细末，再将松香熔化，同麻油调药末，搽患处，每日1次。

（二）保健方

松花酒

用法：松花粉100克蒸熟，用绢包裹，与陈酒1000ml同置容器里，密封浸泡10天后即成。早、晚各1次，每次20毫升，加温后服。

功用：祛风益气，润肺养心。用于体质虚弱，头昏目眩，中虚胃痛，皮肤时作麻木不适等症。

本草记载 《本草纲目》谓：松树……砢修耸多节，其皮粗厚有鳞形，其叶后凋，二、三月抽蕤生花，长四五寸，采其花蕊为松黄。结实状如猪心，叠成鳞砌，秋老则子长鳞。然叶有二针、三针、五针之别。

参考文献

[1] 国家药典委员会. 中国药典：第一部[M]. 北京：中国医药科技出版社，2015：206.

[2] 国家中医药管理局中华本草编委会. 中华本草：第2卷[M]. 上海：上海科学技术出版社，1999：299.

[3]《华山药物志》编辑委员. 华山药物志[M]. 西安：陕西科学技术出版社，1985：259.

[4] 顾奎琴. 家庭药膳全书[M]. 北京：现代出版社，1999：285.

枇杷花

别名 土冬花。

基原 为双蔷薇科植物枇杷 *Eriobotrya japonica* (Thunb.) Lindl. 的花。

产地 主产于中南及陕西、甘肃、江苏、安徽、浙江、江西、福建、台湾、四川、贵州、云南等地。

采收加工 冬、春季采花，晒干。

植物形态 常绿小乔木，高约10m。小枝粗壮，黄褐色，密生锈色或灰棕色绒毛。叶片革质；叶柄短或几无柄，长6～10mm，有灰棕色绒毛；托叶钻形，有毛；叶片披针形、倒披针形、倒卵形或长椭圆形，长12～30cm，宽3～9cm，先端急尖或渐尖，基部楔形或渐狭成叶柄，上部边缘有疏锯齿，上面光亮、多皱，下面及叶脉密生灰棕色绒毛，侧脉11～21对，圆锥花序顶生，总花梗和花梗密生锈色绒毛；花直径1.2～2cm；萼筒浅杯状，萼片三角卵形，外面有锈色绒毛；花瓣白色，长圆形或卵形，长5～9mm，宽4～6mm，基部具爪，有锈色绒毛；雄蕊20，花柱5，离生，柱头头状，无毛。果实球形或长圆形，直径3～5cm，黄色或橘黄色；种子1～5颗，球形或扁球形，直径1～1.5cm，褐色，光亮，种皮纸质。花期10～12月。果期翌年5～6月。

花药性状 圆锥花序，密被绒毛。苞片凿状，有褐色绒毛。花萼5浅裂，萼管短，密被绒毛。花瓣5，黄白色，倒卵形，内面近基部有毛。雄蕊20～25；子房下位，5室，每室有胚珠2枚，花柱5，柱头头状。气微清香，味微甘、涩。

质量要求 以花朵完整、新鲜、香气浓郁者为佳。

化学成分 主要含挥发油、低聚糖。

药理作用 抑菌，抗肿瘤，抗炎，止咳，祛痰。

性味归经 味淡，性平。归肺经。

功能主治 疏风止咳，通鼻窍。用于感冒咳嗽，鼻塞流

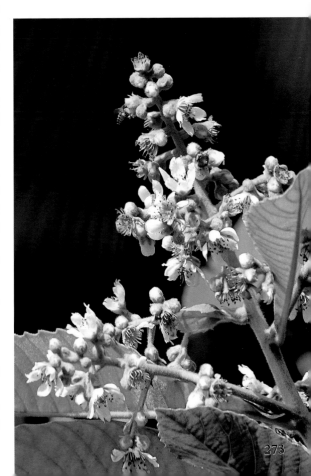

273

涕，虚劳久嗽，痰中带血。

用法用量　内服：煎汤，6～12克；或研末，每次3～6克，吞服；或入丸、散。
外用：适量，捣敷。

注意事项　胃炎、消化性溃疡患者慎用。

应用举例

（一）验方

（1）治头风，鼻流清涕：枇杷花、辛夷等分。研末，酒服10克，日2服。

（2）治鼻渊：枇杷花、辛夷、薄荷各6克，苍耳子12克，菊花9克，煎服。另将药渣放罐内，煎水，以湿毛巾盖罐口上，趁热熏鼻部。

（3）治枯痨咳嗽，痰中带黑血：枇杷花10克，鲜地棕根200克，珍珠七100克，石竹根100克，淫羊藿100克。炖肉服。

（4）治咳嗽气喘：枇杷花9～15克（蜜炒）。水煎服。

（二）保健方

1. 枇杷花茶

原料：枇杷花6～9克。

制法及用法：枇杷花用沸水冲泡，频饮，每日1剂。

茶疗功用：和胃止呕，清肺化痰。治疗肺脓肿。

2. 枇杷花双叶茶

原料：枇杷花9克，大青叶9克，紫苏叶6克。

制法及用法：将上述材料用沸水冲泡，代茶频饮。

茶疗功用：清肺化痰。治疗伤风感冒。

3. 枇杷花白蜡花饮

原料：枇杷花9克，白蜡花6克，冰糖、米汤各适量。

制法及用法：煮沸10分钟后饮用。

主治：用于哮喘咳嗽。

4. 枇杷花蜜浆

原料：枇杷花、辛夷各等份，蜂蜜适量。

用法：前两味共研末，每取6克与蜂蜜拌匀，蒸服。

主治：用于伤风感冒。

本草记载　《本草纲目》记载的为本品。

参考文献

[1] 国家中医药管理局中华本草编委会. 中华本草：第4卷[M]. 上海：上海科学技术出版社，1999：145.

[2] 王柳萍，辛华，黄克南. 常用花类中草药图典[M]. 福州：福建科学技术出版社，2019：184.

[3] 孙苏逸，孟宪丽，李春雨，等. 枇杷花的研究进展及其药效评价思路的探讨[J]. 现代药物与临床，2011，26（3）：199-202.

昙花

别名 琼花、凤花、月下美人、夜会草、昙华、韦陀花、鬼仔花。

基原 仙人掌科植物昙花 *Epiphyllum oxypetalum* (DC.) Haw. 的花。

产地 产于全国各地。

采收加工 6～10月花开后采收，置通风处晾干。

植物形态 灌木状肉质植物，高1～2m。主枝直立，圆柱形，茎不规则分枝，茎节叶状扁平，长15～60cm，宽约6cm，绿色，边缘波状或缺凹，无刺，中肋粗厚，无叶片。花自茎片边缘的小窠发出，大形，两侧对称，长25～30cm，宽约10cm，白色，干时黄色；花被管比裂片长，花被片白色，干时黄色，雄蕊细长，多数；花柱白色，长于雄蕊，柱头线状，16～18裂。浆果长圆形，红色，具纵棱，有汁。种子多数，黑色。花期6～10月。

花药性状 花大型，花被筒长而柔软，花被白色，干时黄色。气香，味淡。

质量要求 以身干、色白、气清香者为佳。

化学成分 主要含胶质，醇类，黄酮苷类。

药理作用 消炎解毒，降压消脂。

性味归经 性平，味甘。归心、肺经。

功能主治 清肺止咳，凉血止血，养心安神。用于肺热咳嗽，肺痨，咯血，崩漏，心悸，失眠。

用法用量 内服 煎汤，9～18克。

注意事项 胃寒患者不宜服鲜汁。

应用举例

（一）验方

（1）治肺结核咳嗽、咯血：昙花3～5朵，冰糖15克，水炖服。

（2）治子宫出血：昙花2～3朵，猪瘦肉少许，炖服。

（二）保健方

昙花茶：将昙花（适量）置茶杯中，沸水冲泡片刻，加入适量冰糖或蜂蜜即可当茶饮用。功用：清热通便。特别适用于高血压、高脂血症、大便秘结等。

本草记载 《陆川本草》：清肺，止咳，化痰。

参考文献

[1] 国家中医药管理局中华本草编委会. 中华本草：第2卷[M]. 上海：上海科学技术出版社，1999：864.

[2] 吴斌，林文辉. 昙花化学成分的研究[J]. 中国药学杂志，2010，45（7）：496-499.

[3] 良石. 最实用的老偏方[M]. 石家庄：河北科学技术出版社，2012：244.

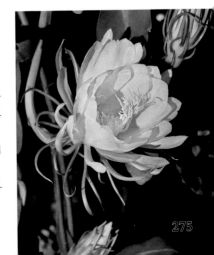

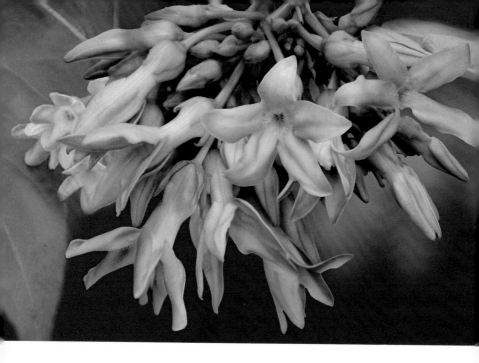

夜来香

别名　夜兰香、夜香花、夜丁香、千里香、洋素馨花。

基原　萝藦科植物夜来香 *Telosma cordata* (Burm.f) Merr. 的花。

产地　主产于我国华南地区。

采收加工　夏、秋采收花，晒干备用。

植物形态　柔弱藤状灌木。小枝被柔毛，黄绿色，老枝灰褐色，渐无毛。叶膜质，卵状长圆形至宽卵形，长6.5～9.5cm，宽4～8cm，顶端短渐尖，基部心形；叶柄被微毛或脱落，顶端具丛生3～5个小腺体。伞形状聚伞花序腋生，着花多达30朵；花序梗、花梗被微毛；花芳香；花萼裂片长圆状披针形，外面被微毛，花萼内面基部具有5个小腺体；花冠黄绿色，高脚碟状，花冠筒圆筒形，喉部被长柔毛，裂片长圆形，具缘毛，干时不褶皱，向右覆盖；副花冠5片，膜质，着生于合蕊冠上；花药顶端具内弯的膜片；子房无毛，心皮离生。蓇葖披针形，渐尖。种子宽卵形，顶端具白色绢质种毛。

花药性状　花萼片长圆状披针形，外面被微毛；花冠黄绿色，喉部被长柔毛，裂片长圆形，被缘毛；副花冠裂片膜质，子房无毛。气香，味甘。

质量要求　以干燥、色泽鲜艳、气清香者为佳。

化学成分　主要含挥发油，甾体苷，强心苷，生物碱，酚类。

药理作用　抗炎，抗菌。

性味归经　性凉，味甘、淡。归肝经。

功能主治 清肝明目，去翳，拔毒生肌。用于目赤肿痛，急、慢性结膜炎，角膜炎，翳膜遮睛，痈疮溃烂。

用法用量 内服：煎汤，3～6克。外用：适量，鲜叶开水烫后贴患处。

注意事项 脾胃虚寒慎服。

应用举例

（一）验方

（1）治麻疹引起的结膜炎：夜来香6克，甘菊花、枸杞子各10克，水煎服。

（2）治夜盲症：夜来香、夜明砂各6克，鸡肝1具，水煎，去渣，食汤及鸡肝。

（3）治眼生翳膜：夜来香5克，木贼10克，蝉蜕5克，水煎服。

（4）治小儿疳积入眼、视物模糊：夜来香、槟榔、芜荑各6克，榧子5克，水煎服。

（二）保健方

1.夜来香茶

用法：将夜来香用约300毫升开水冲泡，温热时饮用。

功用：改善睡眠。用于长期失眠者。

2.夜来香野菊茶

用法：夜来香10克，野菊花10克，用沸水浸10分钟，代茶饮。

主治：治疗急性结膜炎、翳膜。

本草记载 《全国中草药汇编》：花用于急慢性结膜炎，角膜炎，角膜翳；麻疹引起的结膜炎。

参考文献

[1] 邓家刚.桂本草：第二卷[M].北京：北京科学技术出版社，2015：830.

[2] 阿朵.健康芬芳の花果茶[M].成都：成都时代出版社，2008：35.

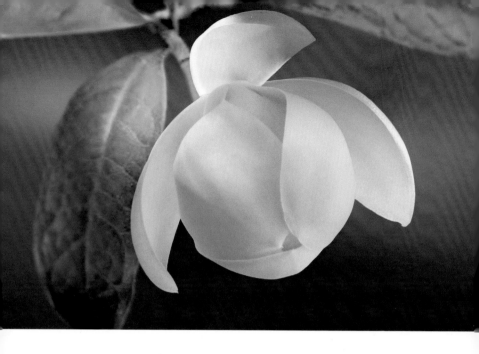

夜合花

别名　合欢花、夜香木兰。

基原　木兰科植物夜合花 *Magnolia coco* (Lour.) DC. 的花。

产地　主产于广东、广西、福建、浙江、云南、台湾等地。

采收加工　5～6月采摘，晒干。

植物形态　灌木或小乔木，高2～4m。全株无毛；树皮灰色，小枝绿色，微具棱脊。叶互生；叶柄长5～10mm；托叶痕达叶柄顶端；叶片革质，椭圆形、窄椭圆形或倒卵状椭圆形，长7～14cm，宽2～4cm，先端长渐尖，基部楔形，边缘略反卷，网脉稀疏，上面深绿色，有光泽，稍有波皱，下面淡绿色。花梗向下弯垂，花近球形，直径3～4cm，夜间极香；花被9片，外轮3片，白色带绿，长约2cm，内两轮白色，长3～4cm；雄蕊多数，长4～6mm，花丝扁平，药室内向开裂；心皮多数，窄卵形，长5～6mm，柱头短。聚合果长约3cm；果近木质，沿背缝线开裂，顶端有短尖头。种子1～2，外种皮鲜红色，带肉质。花期5～6月，果期7～9月。

花药性状　略呈伞形、倒挂钟形或不规则的球形，长2～3cm，直径1～2cm，外面暗红色至棕紫色。萼片3片，长倒卵形，长约1.5cm，宽约8mm，两面有颗粒状突起。花瓣6片，倒卵形，卷缩，外列3片较大，长约2cm，宽约1.2cm，外表面基部显颗粒状突起，内表面光滑。质厚，坚脆。雄蕊多数，螺旋状排列，呈莲座状。雌蕊心皮7～8个，离生，心皮狭长棱状，紫褐色或棕褐色，有小瘤状体。

留存的花柄黑褐色。气极芳香，味淡。

质量要求 以花朵完整、芳香气浓者为佳。

化学成分 含2-甲基丁酸、橙花叔醇、棕榈酸、亚油酸、棕榈酸乙酯、亚油酸乙酯、γ-依兰油烯、十六碳烯酸等挥发油。

药理作用 抗菌，调节胃肠功能。

性味归经 性温，味辛。归肝经。

功能主治 行气祛瘀，止咳止带。用于胁肋胀痛，乳房胀痛，疝气痛，癥瘕，跌打损伤，失眠，咳嗽气喘，白带过多。

用法用量 内服：煎汤，3～9克。

注意事项 孕妇慎服。

应用举例

（一）验方

（1）治疗眼目昏花：夜合花30克，鸡肝50克（或猪肝120克），煮汤去花，食肝喝汤，不加盐，可少加糖调味。

（2）肝郁气痛：夜合花研细末，开水送服，每次5克。

（二）保健方

夜香花莲子茶

用法：将莲子100克（干品50克）、百合100克（干品50克）加水煮20分钟，最后加入夜香花11克及西洋参25克稍滚片刻，经调味后可连汤料同食。

功用：健脾开胃，清热生津，滋阴降火。用于小儿多动症、烦躁不安、夜睡不宁、日常注意力不集中。

本草记载 《植物名实图考》：夜合花产于广东，木本长叶，花青白色，晓开夜合。

参考文献

[1] 国家中医药管理局中华本草编委会.中华本草：第2卷[M].上海：上海科学技术出版社，1999：877.

[2] 邓家刚.桂本草：第二卷[M].北京：北京科学技术出版社，2015：830.

[3] 司有奇.黔南本草：上册[M].贵州：贵州科技出版社，2015：160.

[4] 徐长银.中餐饮食疗法精选800例[M].北京：蓝天出版社，2003：433.

[5] 胡志忠，黄东业，吴彦，等.夜合花浸膏挥发性成分分析及在卷烟中的应用[J].香料香精化妆品，2013，（5）：9-12.

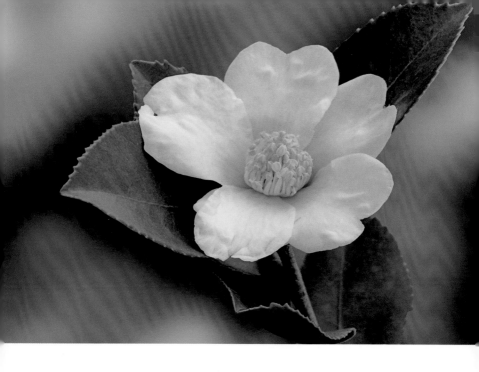

油茶花

别名 茶子木花。

基原 山茶科植物油茶 *Camellia oleifera* Abel. 的干燥花。

产地 主产于我国长江流域及以南各地。

采收加工 冬季花初开时采收，阴干。

植物形态 常绿灌木或小乔木，高 3～4m，稀达 8m。树皮淡黄褐色，平滑不裂；小枝微被短柔毛。单叶互生；叶柄长 4～7mm，有毛；叶片厚革质，卵状椭圆形或卵形，长 3.5～9cm，宽 1.8～4.2cm，先端钝尖，基部楔形，边缘具细锯齿，上面亮绿色，无毛或中脉有硬毛，下面中脉基部有毛或无毛，侧脉不明显。花两性，1～3 朵生于枝顶或叶腋，直径 3～5cm，无梗；萼片通常 5，近圆形，外被绢毛；花瓣 5～7，白色，分离，倒卵形至披针形，长 2.5～4.5cm，先端常有凹缺，外面有毛；雄蕊多数，无毛，外轮花丝仅基部连合；子房上位，密被白色丝状绒毛，花柱先端三浅裂。蒴果近球形，直径 3～5cm，果皮厚，木质，室背 2～3 裂。种子背圆腹扁，长至 2.5cm。花期 10～11 月，果期次年 10 月。

花药性状 花蕾倒卵形，花朵不规则形，萼片 5，类圆形，稍厚，外被灰白色绢毛；花瓣 5～7 片，时有散落，淡黄色或黄棕色，倒卵形，先端凹入，外表面被疏毛；雄蕊多数，排成 2 轮，花丝基部成束；雌蕊花柱分离。气微香，味微苦。

质量要求 以花完整、气香者为佳。

化学成分 含齐墩果酸、β-谷甾醇、山柰酚-3-*O*-α-L-鼠李糖苷、2-羟基异缬草醇、山柰酚、山柰酚-3-O-β-D-葡萄糖苷、槲皮素-3-O-β-D-葡萄糖苷、槲皮素、6R,9S-吐叶醇、6R,9R-吐叶醇,3,4-二羟基苯甲酸及蛋白质、多糖、还原糖、黄酮、多酚、花青素、氨基酸、维生素等。

药理作用　抗炎,抗氧化,降血脂,降血糖,抗衰老,抗肿瘤,增强免疫力。

性味归经　性微寒,味苦。归心、肝经。

功能主治　凉血止血。用于吐血,咯血,衄血,便血,子宫出血,烫伤。

用法用量　内服:煎汤,3～10克。外用:适量,研末,麻油调敷。

注意事项　脾胃虚寒者慎用。

应用举例

（一）验方

（1）肺痨咯血:油茶花6克,百部15克,胡颓叶15克,墨旱莲12克,秋海棠11克,功劳叶12克,岩白及9克,夏枯草15克,紫苏叶6克,甘草12克,水煎服。

（2）黄水疮,火烫伤:油茶花适量,研末,菜油或茶油调涂。

（3）大便下血:油茶花适量,焙焦存性,每服3～6克,温水送服。

（二）保健方

油茶白茅花茶

用法:油茶花、白茅花各6克,用沸水浸泡10分钟即可。

功效:清热解毒,凉血止血。

本草记载　《中华本草》记载的为本品。

参考文献

[1] 国家中医药管理局中华本草编委会.中华本草:第3卷[M].上海:上海科学技术出版社,1999:563.

[2] 陆祎.茶子木花的化学成分研究[D].沈阳:沈阳药科大学,2008.

[3] 司有奇.黔南本草:上册[M].贵阳:贵州科技出版社,2015:110.

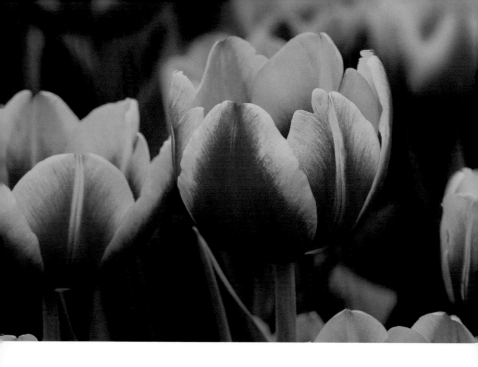

郁金香

别名　郁香、红蓝花、紫述香。

基原　百合科植物郁金香 *Tulipa gesneriana* L. 的花。

产地　我国各地均引种栽培。

采收加工　春季开花期采花，鲜用或晒干。

植物形态　多年生草本。鳞茎卵形，直径约2cm，外层皮纸质，内面顶端和基部有少数伏毛。叶3～5枚，条状披针形至卵状披针形。花单朵顶生，大型而艳丽，无苞片；花被片6，离生，易脱落，外轮披针形至椭圆形，内轮倒卵形，长5～7cm，宽2～4cm，红色或杂有白色和黄色，有时为白色或黄色；雄蕊6，等长，花丝无毛；子房长圆形，3室，无花柱，柱头增大呈鸡冠状。蒴果室背开裂。种子多数，扁平。花期4～5月。

花药性状　花大型而艳丽，无苞片；花被片6，离生，易脱落，外轮披针形至椭圆形，内轮倒卵形，红色或杂有白色和黄色，有时为白色或黄色。气香，味微苦、辛。

质量要求　以朵大、色鲜艳、气香者为佳。

化学成分　含矢车菊双苷、水杨酸、精氨酸、郁金香苷A、郁金香苷B、金香苷C，芽含赤霉素A、脂肪酸类、甾醇类、黄酮类及蛋白质、糖、维生素C、矿物质铁、锌、钙、粗纤维等。

药理作用　抗菌。

性味归经 性平，味苦、辛。归心经。

功能主治 化湿辟秽。用于脾胃湿浊，胸脘满闷，呕逆腹痛，口臭苔腻，鼻渊不通。

用法用量 内服：煎汤，3 ~ 5克。外用：适量，泡水漱口。

注意事项 头昏眼花、失眠多梦、腰膝酸软等，属阴血亏虚者慎用。孕妇、儿童慎用。不可久服。

应用举例

（一）验方

治鼻渊，阻塞不通：郁金花（白者）3 ~ 6克，木姜花3 ~ 6克，水煎服。

（二）保健方

1.郁金香川七茶

用法：将郁金香5朵、藏红花6朵、川七15克、白芍7克、红茶10克，用纱布袋包起来，沸水中泡10 ~ 20分钟，调入适量蜂蜜，代茶饮用。

功用：活血行气，化瘀止痛。用于改善子宫肌瘤及不正常出血等相关症状。

2.郁金佩兰茶

用法：郁金香6克，佩兰6克，柚子皮3克，用沸水闷泡10分钟即可。

功用：祛湿除胀，理气。用于气满胸腹，口臭，不思饮食。

本草记载 《本草拾遗》云：郁金香生大秦国（古罗马），花如红蓝花，即是香也。

参考文献

[1] 国家中医药管理局中华本草编委会.中华本草：第8卷[M].上海：上海科学技术出版社，1999：177.

[2] 刘绍贵，欧阳荣.临床常用中草药鉴别与应用[M].长沙：湖南科学技术出版社，2015：226.

[3] 司有奇.黔南本草：上册[M].贵阳：贵州科技出版社，2015：330.

[4] 蔡鸣.小茶包大功效　小病小痛一扫光[M].北京：江苏凤凰科学技术出版社，2014：146.

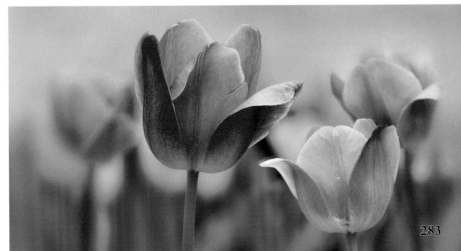

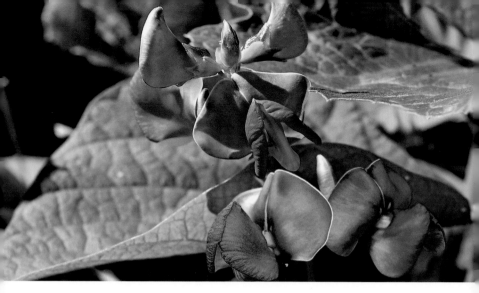

扁豆花

别名 南豆花。

基原 豆科植物扁豆*Dolichos lablab* L.的花。

产地 主产于浙江、安徽、河南等地。

采收加工 7～8月间采收未完全开放的花，晒干或阴干。

植物形态 一年生缠绕草质藤本，长达6m。茎常呈淡紫色或淡绿色，无毛或疏被柔毛。三出复叶；叶柄长4～14cm；托叶披针形或三角状卵形，被白色柔毛；顶生小叶柄长1.5～3.5cm，两侧小叶柄较短，长2～3mm，均被白色柔毛；顶生小叶宽三角状卵形，长5～10cm，宽约与长相等，先端尖，基部广楔形或截形，全缘，两面均被短柔毛，沿叶脉处较多，基出3主脉，侧卧羽状；侧生小叶斜卵形，两边不均等。总状花序腋生，长15～25cm，直立，花序轴较粗壮；2～4花或多花丛生于花序轴的节上，小苞片舌状，2枚，早落；花萼宽钟状，先端5齿，上部2齿几乎完全合生，其余3齿近相等，边缘密被白色柔毛；花冠蝶形，白色或淡紫色，长约2cm，旗瓣广椭圆形，先端向内微凹，翼瓣斜椭圆形，近基部处一侧有耳状突起，龙骨瓣舟状，弯曲几成直角；雄蕊10，1枚单生，其余9枚的花丝部分连合成管状，将雌蕊包被；子房线形，有绢毛，基部有腺体，花柱近先端有白色髯毛，柱头头状。荚果镰形或倒卵状长椭圆形，扁平，长5～8cm，宽1～3cm，先端较宽，顶上具一向下弯曲的喙，边缘粗糙。种子2～5颗，扁椭圆形，白色、红褐色或近黑色，长8～13mm，宽6～9mm，厚4～7mm，种脐与种脊长而隆起，一侧边缘有隆起的白色半月形种阜。花期6～8月，果期9月。

花药性状 呈扁平不规则三角形，长、宽各约1cm。下部有绿褐色钟状的花萼，萼齿5，其中2齿几合生，外被白色短柔毛。花瓣5，皱缩，黄白、黄棕或紫棕色，未开放的花外为旗瓣包围，开放后，广卵圆形的旗瓣则向外反折；两侧为翼瓣，斜椭圆形，基部有小耳；龙骨瓣镰钩状，几弯成直角。雄蕊10，其中9枚基部联合；内有一柱状雌蕊，弯曲。质软，体轻。气微香，味淡。

质量要求　以朵大、色黄白、气香者为佳。

化学成分　主要含原花青苷，花青素，香豆精，黄酮类。

药理作用　抗菌。

性味归经　性平，味甘淡。归脾、胃、大肠经。

功能主治　解暑化湿，和中健脾。用于夏伤暑湿，发热，泄泻，痢疾，赤白带下，跌打伤肿。

用法用量　内服：煎汤，3～9克；或研末；或捣汁。外用：适量，捣敷。

注意事项　孕妇慎用。

应用举例

（一）验方

（1）治一切泻痢：白扁豆花正开者，择净勿洗，以滚汤瀹过，和小猪脊肉一条，葱一根，胡椒七粒，酱汁拌匀，就以瀹豆花汁和面包作小馄饨，炙熟食之。

（2）治妇人白崩：白扁豆花（紫者勿用）焙干为末，炒米煮饮入烧盐，空心服。

（二）保健方

1.扁豆花茶

用法：将扁豆花60克炒焦，与茶叶12克同入锅，加适量水，煎汤取汁，即成。代茶饮之。

功用：消暑，化湿止泻。用于暑湿泄泻。

2.黍米扁豆花茶

用法：将黍米、鲜扁豆花洗净沥干；将酸角择去杂质，洗净打碎；将黍米、酸角放入茶杯中入适量沸水，浸泡10分钟后，加入鲜扁豆花，再冲入足量沸水，继续浸泡3～4分钟即可饮用。

功用：益气补中，解暑，醒酒解酒毒，生津祛烦渴，清湿热。用于暑湿暑热伤及脾胃，泻痢，烦渴，胃痛。

3.扁豆花金银花茶

用法：扁豆花10克，金银花10克，用沸水冲泡，代茶饮，每日3剂。

功效：解暑清热，和胃利湿。

4.扁豆花人参花茶

用法：扁豆花20克，人参花10克，混匀后分3次沸水冲泡，频饮，每日1剂。

主治：治疗食积，暑湿泄泻。

本草记载　《本草便读》："赤者入血分而宣瘀，白者入气分而行气，凡花皆散，故可清暑散邪，以治夏月泄痢等证也。"

参考文献

[1] 国家中医药管理局中华本草编委会.中华本草：第4卷[M].上海：上海科学技术出版社，1999：460.

[2] 方佳.胃肠病功能食谱[M].北京：东方出版社，2004：80.

[3] 韩树勤.调理药茶[M].北京：农村读物出版社，2014：39.

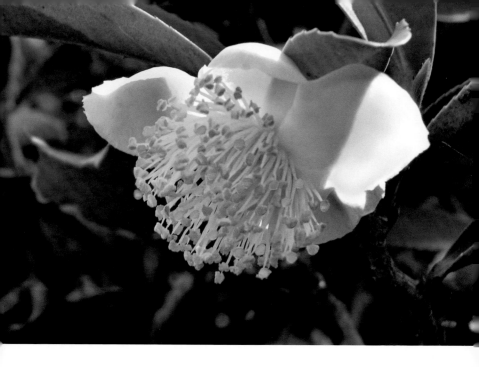

茶花

别名 山茶、海石榴。

基原 山茶科植物茶 Camellia sinensis (L.) O.Kuntze 的花。

产地 主产于长江流域及其以南各地。

采收加工 夏、秋季开花时采摘，鲜用或晒干。

植物形态 常绿灌木，高 1 ～ 3m；嫩枝、嫩叶具细柔毛。单叶互生；叶柄长 3 ～ 7mm；叶片薄革质，椭圆形或倒卵状椭圆形，长 5 ～ 12cm，宽 1.8 ～ 4.5cm，先端短尖或钝尖，基部楔形，边缘有锯齿，下面无毛或微有毛，侧脉约 8 对，明显。花两性，白色，芳香，通常单生或 2 朵生于叶腋；花梗长 6 ～ 10mm，向下弯曲；萼片 5 ～ 6，圆形，被微毛，边缘膜质，具睫毛，宿存；花瓣 5 ～ 8，宽倒卵形；雄蕊多数，外轮花丝合生成短管；子房上位，被绒毛，3 室，花柱 1，顶端 3 裂。蒴果近球形或扁形，果皮革质，较薄。种子通常 1 颗或 2 ～ 3 颗，近球形或微有棱角。花期 10 ～ 11 月，果期次年 10 ～ 11 月。

花药性状 花蕾类球形。萼片 5 片，黄绿色或深绿色，花瓣 5 片，类白色或淡黄白色，近圆形。气微香。

质量要求 以完整、色黄白、气香者为佳。

化学成分 含 3，5，8，4'- 四羟基 -7- 甲氧基黄酮，茶花粉黄酮苷 A 和茶花粉黄酮苷 B。

药理作用 抗菌。

性味归经　性凉，味微苦。归肺、肝经。

功能主治　清肺平肝。用于鼻疳，高血压。

用法用量　内服：煎汤，6～15克。

注意事项　脾胃虚寒者慎用。

应用举例

（一）验方

治小儿鼻疳：茶花6～9克，水煎服。

（二）保健方

茶花茶

用法：茶花瓣一小撮洗净，放入壶中，加入茶叶一小撮后，冲入开水，焖5分钟左右即可饮用。

功效：利湿消暑，清热，降火。

本草记载　《中华本草》记载的为本品。

参考文献

[1] 国家中医药管理局中华本草编委会. 中华本草：第3卷[M]. 上海：上海科学技术出版社，1999：575.

[2] 徐长银. 中餐饮食疗法精选800例[M]. 北京：蓝天出版社，2003：417.

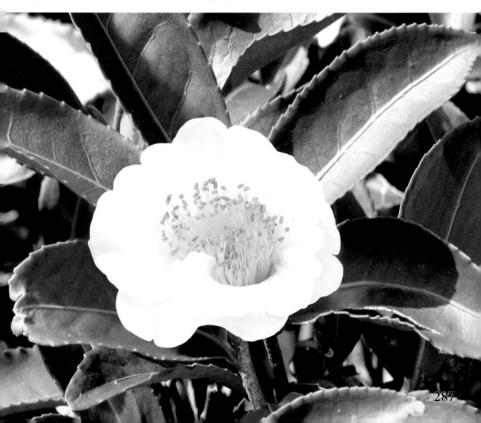

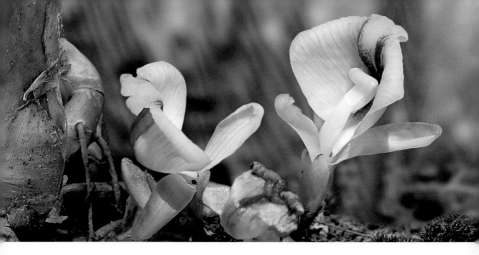

春砂花

别名　砂仁花。

基原　姜科植物阳春砂 *Amomum villosum* Lour. 的花朵及花序梗。

产地　主产于广东、广西。

采收加工　3～6月采集花序，阴干。

植物形态　多年生草本，高达1.5m。根茎圆柱形，横走，细小有节，节上有筒状的膜质鳞片，棕色。茎直立。叶2列，无柄；叶片狭长圆形或线状披针形，长14～40cm，宽2～5cm，先端渐尖呈尾状或急尖，基部渐狭，全缘，上面光滑，下面被微毛或脱落；叶鞘开放，抱茎；叶舌短小，淡棕色。花茎由根茎抽出，被细柔毛，具有鳞片叶，淡棕色；穗状花序球形，疏松；苞片长椭圆形，光滑膜质；小苞片管状，顶端2裂，胶质；花萼管状，长约1.6cm，先端3浅裂，裂片近于三角形；花冠管细，长约1.8cm，3裂，裂片长圆形，白色，先端兜状；唇瓣倒卵状至匙形，白色，中部具有淡黄色及红色的斑点，先端有不整齐缺刻，基部具爪。蒴果，近球形，不开裂，直径约1.5cm，具刺状凸起，熟时棕红色。种子多数，芳香。花期3～6月。果期6～9月。

花药性状　干燥的花朵及花序梗，淡紫色，花朵细软而小；花序梗长20～30cm，有节；切段者长2cm。气香。

质量要求　以色淡紫色、杂质少、花完整者为佳。

化学成分　主要含挥发油，色素。

药理作用　镇痛抗炎，止泻，保护胃黏膜，促进胃蠕动。

性味归经　性温，味辛。归脾、胃、肾经。

功能主治　利肺快膈，调中和胃，宽胸理气，化痰止泻，安胎。用于喘咳，脾胃气滞，脘腹胀满，呕恶。

用法用量　内服：煎汤，1.5～3克；或入丸、散。

注意事项　性偏温辛，阴虚内热、目疾患者慎服；含挥发油，气香，储藏时应密封并置阴凉干燥处，以减少失香和变质。

应用举例

（一）验方

（1）治慢性支气管炎：春砂花5克，陈皮12克，水煎服。

（2）治黄疸型肝炎：春砂花5克，洗净，鲫鱼500克，剖腹、去杂、洗净，加入由茵陈30克水煎5分钟后取得的汁水中，再加生姜3片、盐、味精、料酒等，炖熟烂，服用。

（3）治肝气胃痛：春砂花末3克，调入由粳米50克煮成的粥中，趁热食之。

（二）保健方

1. 春砂花茶

用法：春砂花3克，沸水冲泡，频饮。

功用：用于经前乳胀、痛经。

2. 春砂扁豆花茶

用法：春砂花5克、扁豆花20克，混匀，分3次沸水冲泡，代茶频饮。

功用：用于厌食。

3. 春砂桂花茶

用法：春砂花、桂花各3克，分2次沸水冲泡，频饮，每日1剂。

功用：用于肝气胃痛。

4. 春砂旋覆花茶

用法：春砂花3克、旋覆花10克，用布包好，沸水冲泡、频饮，每日1剂。

功用：用于胃炎呕吐。

5. 春砂佛手花茶

用法：春砂花、佛手花各4克，沸水冲泡，频饮，每日2剂。

功用：用于肝气犯胃之呕吐。

6. 双花甘草茶

用法：春砂花、甘草各3克，玳玳花5克，沸水冲泡，频饮，每日1剂。

功用：腹胀厌食。

本草记载 《中国医学大辞典》："利肺快膈，调中和胃。"《饮片新参》："宽胸理气，化痰，治喘咳。"

参考文献

[1] 国家中医药管理局中华本草编委会. 中华本草：第8卷[M]. 上海：上海科学技术出版社，1999：617.

[2] 南京中医药大学. 中药大辞典：下册[M]. 第2版. 上海：上海科学技术出版社，2014：1816.

[3] 敬松. 中国花膳与花疗——花卉疗法小百科[M]. 成都：四川科学技术出版社，2013：139.

带叶报春花

别名　报春花、藏报春花。

基原　报春花科植物偏花报春 *Primula secundiflora* Franch. 的花朵。

产地　主产于青海、四川、云南、西藏等地。

采收加工　6～7月采花，晒干。

植物形态　多年生草本，高30～50cm。单叶基生；叶柄长3～4cm，两侧有翅；叶片倒披针形或窄长圆状倒披针形，先端钝或钝尖，基部渐狭，边缘具细锯齿，叶薄膜质，无粉，上面绿色，下面淡绿色。花葶高35～50cm，顶生伞形花序1～2轮，有花10余朵；苞片披针形，尖锐，有白粉；花梗长短不一，有白粉；花萼钟状，裂片5披针形，有白粉；花冠宽钟状，红紫色至深玫瑰红色，裂片5，卵形，全缘或先端凹缺。果为蒴果，稍长于宿存花萼。花期6～7月，果期8～9月。

花药性状　伞形花序，有5～10花，具披针形苞片。花萼条形，展开后窄钟状，上半部分裂成披针形裂片，沿每2裂片边缘下延至基部密被白粉，整个花萼形成紫白相间纵带；花冠红紫色至暗红色。气微，味苦。

质量要求　以完整、杂质少、色红紫者为佳。

化学成分　主要有黄酮类、萜类、有机酸、醌类等。

药理作用　具有抗炎、抑菌作用。

性味归经　性寒，味苦。归肺、肝经。

功能主治　泻肝火，清湿热。用于小儿高热抽搐，湿热泻痢。

用法用量　内服：煎汤，3～6克。

注意事项　脾胃虚寒者慎用，不宜久服。

本草记载　《中华本草》记载的为本品。

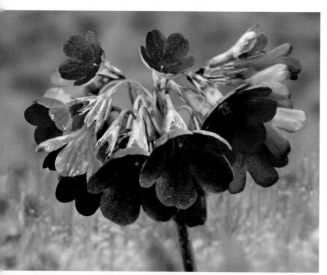

参考文献

国家中医药管理局中华本草编委会. 中华本草：第6卷[M]. 上海：上海科学技术出版社，1999：122.

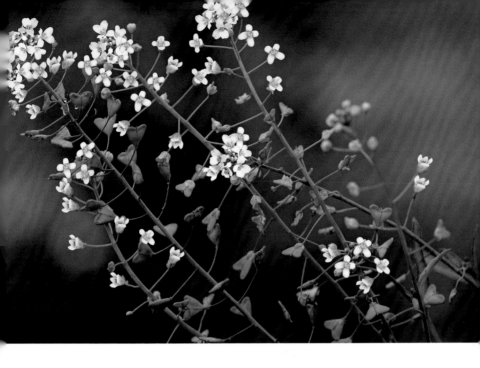

荠菜花

别名 荠花、地米花。

基原 十字花科植物荠菜 *Capsellae bursa-pastoris* (L.) Medic. 的花序。

产地 产于全国各地。

采收加工 4～5月采收，晒干。

植物形态 一年或二年生草本，高20～50cm。茎直立，有分枝，稍有分枝毛或单毛。基生叶丛生，呈莲座状，具长叶柄，达5～40mm；叶片大头羽状分裂，长可达12cm，宽可达2.5cm，顶生裂片较大，卵形至长卵形，长5～30mm，侧生者宽2～20mm，裂片3～8对，较小，狭长，呈圆形至卵形，先端渐尖，浅裂或具有不规则粗锯齿；茎生叶狭披针形或披针形，长1～2cm，宽2～15mm，基部箭形抱茎，边缘有缺刻或锯齿，两面有细毛或无毛。总状花序顶生或腋生，果期延长达20cm；萼片长圆形；花瓣白色，匙形或卵形，长2～3mm，有短爪。短角果倒卵状三角形或倒心状三角形，长5～8mm，宽4～7mm，扁平，无毛，先端稍凹，裂瓣具网脉，花柱长约0.5mm。种子2行，呈椭圆形，浅褐色。花、果期4～6月。

花药性状 总状花序轴较细，鲜品绿色，干品黄绿色；小花梗纤细，易断；花小，直径约2.5mm，花瓣4片，白色或淡黄棕色；花序轴下部常有小倒三角形的角果，绿色或黄绿色，长5～8mm，宽4～6mm。气微清香，味淡。

质量要求 以花完整、色黄白、气清香者为佳。

化学成分 含有大量的钾元素和丰富的维生素C和胡萝卜素，以及黄酮苷、胆碱、乙酰胆碱等。

药理作用 具有杀菌消炎、止血、降低血压、增强机体免疫功能等作用。

性味归经 性凉，味甘。归大肠经。

功能主治 凉血止血，清热利湿。用于痢疾，崩漏，尿血，咯血，衄血，小儿乳积，赤白带下。

用法用量 内服：煎汤，10～15克；或研末。

注意事项 本品性凉，脾胃虚寒者不宜多服。

应用举例

（一）验方

（1）治崩漏：鲜荠菜花30克，煎水服；或配丹参6克、当归12克，煎水服。

（2）治吐血、咯血、鼻出血、牙龈出血：荠菜花、白及各15克，煎水服。

（3）治久痢：荠菜花阴干研末，枣汤日服6克。

（4）治高血压、眼底出血：荠菜花15克、墨旱莲12克，煎水服。

（5）预防流脑：荠菜花30克，水煎代茶，可隔日或3天服一次，连续服2～3星期。

（二）保健方

1.荠菜花饮

用法：荠菜花泡茶饮用。

主治：用于子宫内膜癌出血多者。

2.荠花车前子茶

用法：荠菜花、车前子各20克，混匀，分2次沸水冲泡，频饮。

主治：用于乳糜尿。

3.荠花当归茶

用法：荠菜花20克、当归10克，捣烂，于保温杯中沸水冲泡并闷15分钟，代茶，1日饮尽。

主治：用于更年期功能性子宫出血。

本草记载 《中华本草》记载的为本品。

参考文献

[1] 国家中医药管理局中华本草编委会.中华本草：第3卷[M].上海：上海科学技术出版社，1999：699.

[2] 孙丽红.何裕民谈：抗癌，你吃对了吗[M].南京：江苏科学技术出版社，2014：206.

[3] 敬松.中国花膳与花疗——花卉疗法小百科[M].成都：四川科学技术出版社，2013：132.

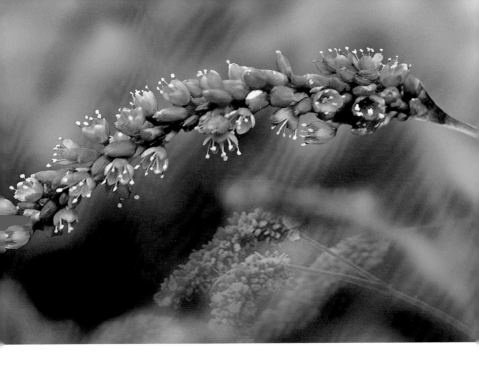

荭草花

别名 水荭花、何草花、狗尾巴花。

基原 蓼科植物荭蓼 *Polygonum orientale* L.的花序。

产地 主产于西藏自治区外，全国各地。

采收加工 夏季开花时采收，鲜用或晒干。

植物形态 一年生草本，高1～3m。茎直立，中空，多分枝，密生长毛。叶互生；叶柄长3～8cm；托叶鞘筒状，下部膜质，褐色，上部草质，被长毛，上部常展开成环状翅；叶片卵形或宽卵形，长10～20cm，宽6～12cm，先端渐尖，基部近圆形，全缘，两面疏生软毛。总状花序由多数小花穗组成，顶生或腋生；苞片宽卵形；花淡红或白色；花被5深裂，裂片椭圆形；雄蕊通常7，长于花被；子房上位，花柱2。瘦果近圆形，扁平，黑色，有光泽。花期7～8月，果期8～10月。

花药性状 总状花序，淡红色或黄白色，花被5深裂，裂片椭圆形，气微，味辛。

质量要求 以花序完整、色淡红者为佳。

化学成分 含高藤胧木素，3,4-二羟基苯甲酸甲酯，罗布麻宁，山奈素-3-*O*-*β*-D-葡萄糖苷，1,3,5-三羟基苯，3,3′-二甲氧基鞣花酸-4-*O*-*β*-D-葡萄糖苷，山奈素-3-*O*-*α*-L-鼠李糖苷，槲皮素-3-*O*-*α*-L-鼠李糖苷，山奈素。

药理作用 抗肿瘤，抗氧化，保护心肌缺血所致损伤。

性味归经 性温，味辛。归肝、胃、大肠经。

功能主治 行气活血，消积，止痛。用于头痛，心胃气痛，腹中痞积，痢疾，小儿疳积，横痃。

用法用量 内服：煎汤，3～6克；或研末、熬膏。外用：适量，熬膏贴。

注意事项 本品味辛性温，助热散血，疮疡、目疾患者慎服。

应用举例

（一）验方

（1）治胃脘血气作痛：水荭花一大撮，水二钟，煎一钟服。

（2）治心气疼痛：水荭花为末，热酒服6克。

（3）治痢疾初起：水荭花（取花、叶等量）炒末。每服15克，红痢蜜汤下，白痢沙糖汤下。

（4）治脚气疼痛：水荭花，煮汁，浸之。

（5）治水泻：白升麻、石菖蒲、荭草花各25克。煨水服。

（6）治横痃：荭草花一握、红糖25克。捣烂加热敷贴，日换一次。

（二）保健方

荭草花茶：荭草花、豆蔻花各6克，加水煎汁，代茶饮。功用：消积止痛。用于胃脘痛。

本草记载 董炳《避水集验方》："胃脘血气作痛：水荭花一大撮，水二钟，煎一钟服。"《经验广集》："治痢疾初起：水荭花（取花、叶）炒末。每服三钱，红痢蜜汤下，白痢沙糖汤下。"

参考文献

[1] 国家中医药管理局中华本草编委会. 中华本草：第2卷[M]. 上海：上海科学技术出版社，1999：683.

[2] 李勇军，何迅，刘志宝，等. 荭草花化学成分的研究[J]. 中国中药杂志，2009，34（20）：2613-2615.

[3] 刘亭，吴琼，刘香香，等. 荭草花醇提物对H_2O_2诱导的H9c2细胞氧化损伤的保护作用机制研究[J]. 天然产物研究与开发，2008，30（2）：299-303.

[4] 李月婷，胡杰，谢玉敏，等. 荭草花不同制备工艺样品对犬急性心肌缺血的保护作用[J]. 中药材，2015，38（1）：115-118.

[5] 佟苗苗，张宇瑶，初正云，等. 荭草花提取物体外抗肿瘤活性研究[J]. 中国民族民间医药，2013，22（24）：7-8.

[6] 敬松. 中国花膳与花疗——花卉疗法小百科[M]. 成都：四川科学技术出版社，2013：131.

[7] 孙月庆，张仁庆. 花卉养生饮食[M]. 北京：中国社会出版社，2007：48.

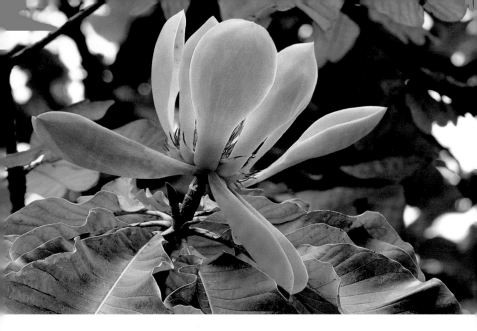

厚朴花

别名 调羹花、川朴花。

基原 木兰科植物厚朴 *Magnolia officinalis* Rehd. et Wils.或凹叶厚朴 *Magnolia officinalis* Rehd.et Wils.var.*biloba* Rehd.et Wils.的干燥花蕾。

产地 主产于陕西、甘肃、浙江、江西、湖北、湖南、四川、贵州、安徽、福建、湖南等地。

采收加工 春季花未开放时采摘，放蒸笼中蒸至上气后约10分钟取出，晒干或低温干燥。

植物形态 落叶乔木，高5～15m。树皮紫褐色，小枝粗壮，淡黄色或灰黄色。冬芽粗大，圆锥形，芽鳞被浅黄色绒毛。叶柄粗壮，长2.5～4cm，托叶痕长约为叶柄的2/3。叶近革质，大形，叶片7～9集生枝顶，长圆状倒卵形，长22～46cm，宽15～24cm，先端短尖或钝圆，基部渐狭成楔形，上面绿色，无毛，下面发绿色，被灰色柔毛。花单生，芳香，直径10～15cm，花被9～12或更多，外轮3片绿色，盛开时向外反卷，内两轮白色，倒卵状匙形；雄蕊多数，长2～3cm，花丝红色；雌蕊多数，分离。聚合果长圆形，长9～15cm，果具2～3mm的喙。种子三角状倒卵形，外种皮红色。花期4～5月，果期9～10月。

花药性状 呈长圆锥形，长4～7cm，基部直径1.5～2.5cm。红棕色至棕褐色。花被多为12片，肉质，外层的呈长方倒卵形，内层的呈匙形。雄蕊多数，花药条形，淡黄棕色，花丝宽而短。心皮多数，分离，螺旋状排列于圆锥形的花托上。花梗长0.5～2cm，密被灰黄色绒毛，偶无毛。质脆，易破碎。气香，味淡。

质量要求 以含苞未开、身干、完整、柄短、色棕红、香气浓者为佳。

化学成分 含厚朴酚，和厚朴酚，樟脑。

药理作用 镇痛，祛湿，降压。

性味归经 性微温，味苦。归脾、胃经。

功能主治 芳香化湿，理气宽中。用于脾胃湿阻气滞，胸脘痞闷胀满，纳谷不香。

用法用量 3～9克，煎汤内服。

注意事项 《饮片新参》：阴虚液燥者忌用。

应用举例

（一）验方

（1）治疗肝胃气滞、胸膈满闷、不思饮食、恶心呕吐、胃脘疼痛：厚朴花6～9克。水煎服。

（2）治慢性胃炎所致的上腹部痞满、胀痛、纳呆、恶心及口中秽气等：厚朴花6克，代代花6克。水煎服。

（3）治气胀心闷，饮食不下，久患不愈：用厚朴花以姜汁炙焦后研为末。每服二匙，陈米汤调下，日服三次。

（4）治梅核气：厚朴花15～30克，水煎服。

（二）保健方

1.厚朴花茶

用法：厚朴花5克、马蔺花6克、姜丝10克，混匀后分2次沸水冲泡，频饮，每日1剂。

主治：用于胃肠炎。

2.厚朴红绿茶

用法：厚朴花、红茶、绿茶、佛手花各3克。捣成粗末，用沸水冲泡。

功用：行气解郁和胃。用于肝气犯胃型慢性浅表性胃炎、痰食积滞等。

3.厚朴花桂花茶

用法：厚朴花3克，桂花3克，用沸水闷泡5分钟即可。

主治：治疗肝胃气痛。

4.厚朴橘茶

用法：厚朴花3克，橘络3克，红茶3克，党参6克，共制粗末，用沸水冲泡10分钟即可。

主治：治疗气滞痰湿型梅核气。

本草记载 《中国药典》记载的为本品。

参考文献

[1] 国家药典委员会.中国药典：第一部[M].北京：中国医药科技出版社，2015：252.

[2] 国家中医药管理局中华本草编委会.中华本草：第2卷[M].上海：上海科学技术出版社，1999：887.

[3] 敬松.中国花膳与花疗——花卉疗法小百科[M].成都：四川科学技术出版社，2013：129.

[4] 孙丽霞，谢英彪.药茶700方[M].北京：金盾出版社，2013：65.

厚皮香花

基原　山茶科植物厚皮香 *Ternstroemia gymnanthera*（Wight et Arn.）Sprague 的花。

产地　主产于安徽、浙江、江西、福建、湖北、湖南、广东、广西、四川、贵州、云南等地。

采收加工　7～8月采集，鲜用或晒干。

植物形态　灌木或小乔木，高3～8m，全体无毛。树皮灰褐色；小枝粗壮，圆柱形，带棕褐色，近轮生或多次分叉。单叶互生，常数枚簇生枝端；叶柄长5～15mm；叶片革质，长圆状倒卵形或椭圆形，长4～11cm，宽2.5～5cm，先端急尖、渐尖或钝，基部楔形或渐狭而下延，全缘，中脉在上面下陷，侧脉不明显。花两性，单生叶腋或簇生小枝顶端；花淡黄色，直径约1.8cm；花梗长1～2cm，通常下弯；小苞片2，卵状三角形；萼片5，几圆形，长约4mm，基部稍连合，宿存；花瓣5，倒卵状篦形，长5～8mm，基部合生；雄蕊多数，排成两轮。蒴果为干燥的浆果状，近球形或椭圆状卵形，直径1～1.5cm，黄色。种子红色。花期7～8月，果期8～10月。

花药性状　花淡黄色；小苞片2，卵状三角形；萼片5，几圆形，基部稍连合，宿存；花瓣5，倒卵状篦形，基部合生。味苦。

质量要求　以花朵完整、颜色鲜艳者为佳。

化学成分　生物碱。

药理作用　抗炎，抑菌。

性味归经　性温，味苦。

功能主治　杀虫止痒。用于疥癣瘙痒。

用法用量　外用：适量，捣烂外敷或擦患处。

注意事项　《饮片新参》：阴虚液燥者忌用。

本草记载　《中华本草》记载的为本品。

参考文献

国家中医药管理局中华本草编委会. 中华本草：第2卷 [M]. 上海：上海科学技术出版社，1999：887.

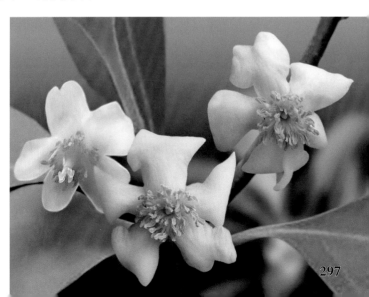

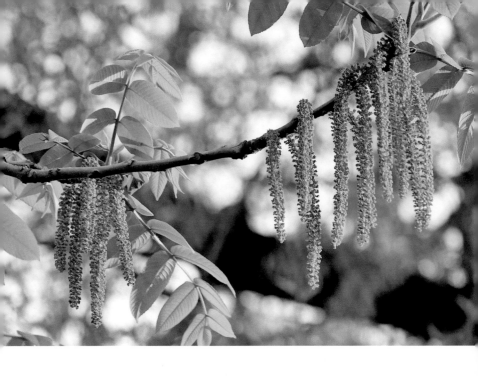

胡桃花

基原 胡桃科植物胡桃 *Juglans regia* L. 的花。

产地 主产于我国南北各地。

采收加工 5～6月花盛开时采收，除去杂质，鲜用或晒干。

植物形态 落叶乔木，高20～25m。树皮灰白色，幼时平滑，老时浅纵裂。小枝被短腺毛，具明显的叶痕和皮孔；冬芽被芽鳞；髓部白色，薄片状。奇数羽状复叶，互生，长40～50cm，小叶5～9枚，有时13枚，先端1片常较大，椭圆状卵形至长椭圆形，长6～15cm，宽3～6cm，先端钝圆或锐尖，基部偏斜，近于圆形，全缘，表面深绿色，有光泽，背面淡绿色，有侧脉9～11对，脉腋内有一簇短柔毛。花单性，雌雄同株，与叶同时开放，雄葇荑花序腋生，下垂，长5～10cm，花小而密集，雄花有苞片1，长圆形，小苞片2，长卵形，花被片1～4，均被腺毛，雄蕊6～30；雌花序穗状，直立，生于幼枝顶端，通常有雌花1～3朵，总苞片3枚，长卵形，贴生于子房，花后随子房增大；花被4裂，裂片线形，高出总苞片；子房下位，2枚心皮组成，花柱短，柱头2裂，呈羽毛状，鲜红色。果实近球形，核果状，直径4～6cm，外果皮绿色，由总苞片及花被发育而成，表面有斑点，中果皮肉质，不规则开裂，内果皮骨质，表面凹凸不平，有2条纵棱，先端具短尖头，内果皮壁内具空隙而有皱折，隔膜较薄，内里无空隙。花期5～6月，果期9～10月。

花药性状 雄性葇荑花序下垂，雄花的苞片、小苞片及花被片均被腺毛；花药黄色，无毛；雌性穗状花序，雌花的总苞被极短腺毛，柱头浅绿色。

化学成分　主要含油酸、亚油酸、亚麻酸的甘油脂。并富含蛋白质、碳水化合物、维生素C和B族维生素；蛋白质含量高达21%、K（钾）、Fe（铁）、Mn（锰）、Zn（锌）、Se（锡）及β-胡萝卜素等含量也较高，含有丰富的磷脂。

性味归经　性温，味甘、微苦。归肾、肺、大肠经。

功能主治　软坚散结，除疣。用于赘疣。

用法用量　外用：适量，浸酒涂搽。

应用举例

保健方

胡桃花保健茶：胡桃花适量，开水冲泡，代茶饮。功用：补脑，清心明目，定喘润肠。用于防治脑痛、肾虚腰痛、脚软、虚寒喘咳、大便燥结。

本草记载　《中药大辞典》："清热凉血。治肺热咳血，便血。"《重庆草药》："5～6月花盛开时采收，除去杂质，鲜用或晒干。"

参考文献

国家中医药管理局中华本草编委会. 中华本草：第2卷[M]. 上海：上海科学技术出版社，1999：379.

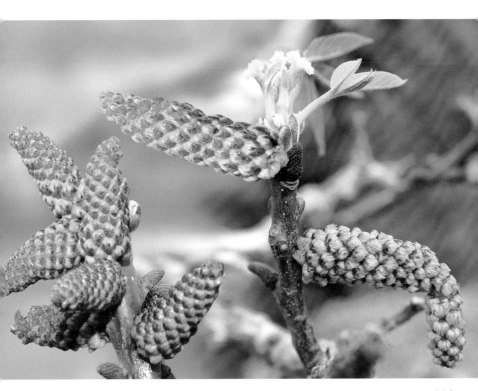

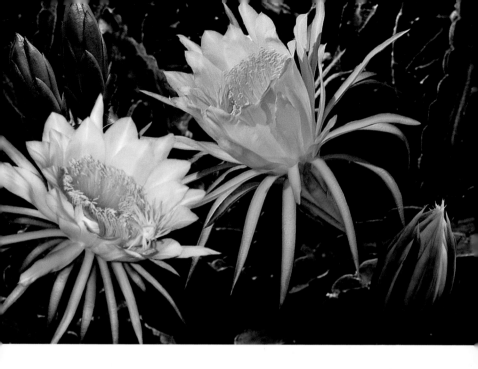

剑花

别名　量天尺、霸王花、昙花、七星剑花、龙骨花。

基原　仙人掌科植物量天尺 *Hylocereus undatus* (Haw.) Britton.et Rose 的花。

产地　主产于广东、广西、海南等地，以广东肇庆产七星剑花质优。

采收加工　夏、秋季选择晴天采收花朵，纵剖 4～6 刀，但不使分离，晒干或蒸熟后晒干。

植物形态　多年生肉质植物。以气生根攀附于其他物品上，长可超过8m。茎深绿色，节处收缩，节间三棱柱形，长20～40cm，棱宽1～2.5cm，边缘稍呈波状，波谷处具一窝孔，孔内具1～3小刺。叶退化，花大，白管状，长达30cm；萼片下部合生状，上部狭披针形，黄绿色；花部与萼管合生，上部宽阔；雄蕊多数，着生于花被管内面中部至下部；子房与花被管合生，花柱粗壮，伸出，柱头多裂。浆果长圆形，长约10cm，成熟时紫红色，具鳞片。花期6～10月。

花药性状　呈不规则的长条束状。花被棕褐色或黄棕色。萼管细长部扭曲呈条束状，外侧有皱缩的鳞片。上端花被狭长披针形，有纵脉，往往数轮粘贴在一起。气微弱，味稍甜。

质量要求　以朵大、色泽金黄、味香甜、完整、碎片少者为佳。

化学成分　黄酮类，糖类，苷类，有机酸，鞣质，氨基酸，皂苷。

药理作用　清除自由基，降血脂。

性味归经　性微寒，味甘、淡。归肺经。

功能主治　清热润肺，止咳。治疗肺结核，支气管炎，虚劳咳嗽，颈部淋巴结结核。

用法用量　用量15～30克。水煎服，或与猪肉一起煮汤，吃肉喝汤；外用适量，鲜量天尺茎去皮刺，捣烂外敷患处。

注意事项　剑花性微寒，阴虚体质的人群注意食用。

应用举例

（一）验方

（1）治气痛、痰火咳嗽：剑花与猪肉煎汤服。

（2）跌打骨折，疮肿，烧烫伤：鲜品剑花捣敷患处。

（3）治肺结核：剑花16克，猕猴桃根16克，红枣5个，水煎服。

（4）治支气管炎：桑白皮70克，枇杷叶50克，剑花25克，冰糖适量，水煎服。

（5）治百日咳：剑花15克，胡桃仁15克，党参9克，水煎服。

（二）保健方

剑花杏贝糖茶

用法：剑花（干品）20克、甜杏仁15克、川贝母10克（捣碎），水煎2次，每次用水400毫升，煎半小时，两次混合，去渣，加入冰糖，分2次服。

主治：用于老年慢性支气管炎，肺结核咳嗽，气喘。

本草记载　广州空军《常用中草药手册》："清热润肺，止咳。治肺结核，支气管炎，颈淋巴结结核，腮腺炎。"

参考文献

[1] 叶华谷，李书渊，曾飞燕，等.中国中草药三维图典：第1册[M].广州：广东科技出版社，2015：205.

[2] 梁小红，李振波，王庆雄.剑花降脂功能及其膳食纤维提取效率研究[J].广州食品工业科技，1995，（4）：60-61.

[3] 段志芳，付莉.剑花水提取液化学成分清除自由基作用研究[J].食品科技，2011，36（9）：262-266.

[4] 叶强.中国食疗本草新编[M].广州：广东高等教育出版社，1999：166.

[5] 潘超美.中国民间生草药原色图谱：上册[M].广州：广东科技出版社，2015：270.

柳花

别名 杨花、柳棋、柳蕊。

基原 杨柳科植物垂柳*Salix babylonica* L.的花序。

产地 主产于长江及黄河流域。

采收加工 春季花初开放时采收，鲜用或晒干。

植物形态 乔木，高可达18m，树冠开展疏散。树皮灰黑色，不规则开裂；枝细，下垂，无毛。芽线形，先端急尖。叶狭披针形，长9～16cm，宽0.5～1.5cm，先端长渐尖，基部楔形，边缘具锯齿；叶柄长5～10mm，有短柔毛；托叶仅在萌发枝上。花序先叶或与叶同时开放；雄花序长1.5～3cm，有短梗，轴有毛；雄蕊2，花药红黄色；苞片披针形，外面有毛；腺体2；雌花序长达2～5cm，有梗，基部有3～4小叶，轴有毛；子房椭圆形，无柄或近无柄，花柱短，柱头2～4深裂；苞片披针形，外面有毛；腺体有1。蒴果长3～4mm。花期3～4月，果期4～5月。

花药性状 花单性，雌雄异株；荑荑花序先叶开放或与叶同时开放；总梗有短柔毛；雄花序长1.5～2cm，雌花序长达5cm；苞片圆形至线状披针形，早落；雄花有2腺体，雄蕊2，分离，基部具长柔毛；雌花有一腺体，子房无毛，无柄，花柱极短，柱头2裂。

化学成分 含黄酮类。

药理作用 抗氧化。

性味归经 性寒，味苦。归肝、大肠经。

功能主治 祛风利湿，止血散瘀。用于风水，黄疸，咯血，吐血，便血，血淋，经闭，疮疥，齿痛。

用法用量 内服：煎汤，6～12克；或研末，3～6克；或捣汁。外用：适量，烧存性研末，撒。

应用举例

（一）验方

（1）治室女发热经停：柳花16～22克，紫草32克，升麻28克，当归身23克。上

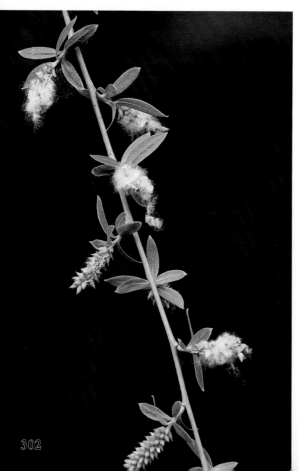

为末。每次服22克，葡萄煎汤调下。

（2）治外伤后感受外热恶毒，伤处红肿，脓血外溢，久不愈合：凤尾草20克，柳花20克，槐花12克，乳香6克。上药研细末，涂于患处。

（3）治走马牙疳：柳花烧存性，入麝香少许搽。

（4）治风水面肿、热郁小水不通、热郁黄疸：柳花6～12克，煎汤饮之。

（二）保健方

治脚多汗湿：柳花着鞋或袜内穿之。

本草记载　《本草衍义》："即是初生有黄蕊者也。及其华干，絮方出，又谓之柳絮，收之，贴灸疮，及为菌褥。絮之下，连小黑子，因风而起，得水湿处便生，如地丁之类，多不因种植，于人家庭院中自然生出。"

参考文献

[1] 国家中医药管理局中华本草编委会. 中华本草：第2卷[M]. 上海：上海科学技术出版社，1999：403.

[2] 王苗苗，韩飞，李慕春. 柳花提取物总黄酮含量及抗氧化活性的研究[J]. 食品研究与开发，2017，38（16）：20-23.

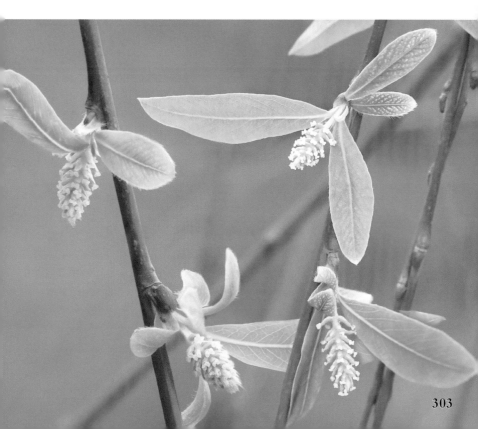

柳叶菜花

别名　地母怀胎草花、水丁香花。

基原　柳叶菜科植物柳叶菜 *Epilobium hirsutum* L. 的花。

产地　主产于山东、河北、山西、陕西、新疆、贵州、四川、云南等地。

采收加工　夏、秋季采收，阴干。

植物形态　多年生草本，高约1m。茎密生展开的白色长柔毛及短腺毛。下部叶对生，上部叶互生；无柄，有叶延，略抱茎，两面被柔毛；叶片长圆状披针形至披针形，长4～13cm，宽7～17mm，基部楔形，边缘具细齿。花两性，单生于叶腋，浅紫色，长1～1.2cm；萼筒圆柱形，裂片4，长7～9mm，外面被毛；花瓣4，宽倒卵形，长1～1.2cm，宽5～8mm，先端凹缺，2裂；雄蕊8，4长4短；子房下位，柱头4裂，短棒状至棒状。蒴果圆柱形，具4棱，4开裂，长4～7cm，被长柔毛及短腺毛；果柄长0.5～2cm，密生小乳突。种子椭圆形，棕色，先端具一簇白色种缨。花期4～11月。

花药性状　花浅紫色；萼筒圆柱形，裂片4；花瓣4，宽倒卵形，先端凹缺，2裂。

化学成分　含棕榈酸，硬脂酸，亚油酸，齐墩果酸，山楂酸，委陵菜酸，阿江榄仁酸和23-羟基委陵菜酸。

药理作用　抗氧化，保护心血管。

性味归经　性凉，味苦、微甘。归肝经、胃经。

功能主治　清热止痛，调经涩带。用于牙痛，咽喉肿痛，目赤肿痛，月经不调，白带过多。

用法用量　内服：煎汤，9～15克。外用：适量，捣敷。

应用举例

（1）治火眼，月经不调：柳叶菜花9～15克，水煎服。

（2）治白带过多：柳叶菜花9～15克，水煎服。

（3）治牙痛：鲜柳叶菜花适量。捣碎，外敷在牙痛的部位。

本草记载　《中华本草》记载的为本品。

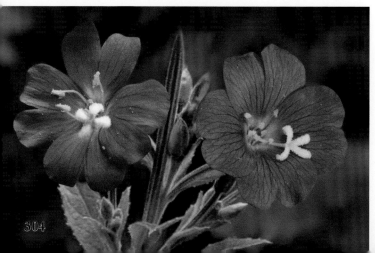

参考文献

国家中医药管理局中华本草编委会. 中华本草：第5卷[M]. 上海：上海科学技术出版社，1999：709.

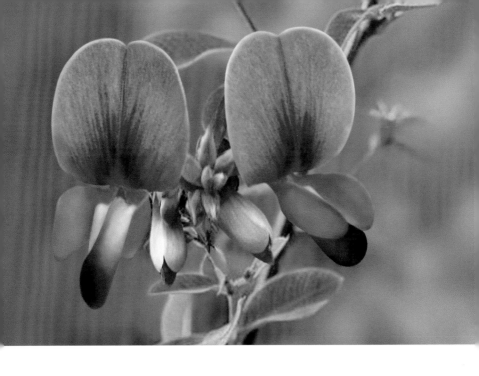

美丽胡枝子花

别名　马扫帚，马拂帚。

基原　为豆科植物美丽胡枝子 Lespedeza formosa (Vog.) Koehne 的花。

产地　主产于东北。

采收加工　7～8月花开时采收，阴干。

植物形态　直立灌木，高1～2m。多分枝，枝伸展，被疏柔毛。托叶披针形至线状披针形，长4～9mm，褐色，被疏柔毛；叶柄长1～5cm；被短柔毛；小叶椭圆形、长圆状椭圆形或卵形，稀倒卵形，两端稍尖或稍钝，长2.5～6cm，宽1～3cm，上面绿色，稍被短柔毛，下面淡绿色，贴生短柔毛。总状花序单一，腋生，比叶长，或构成顶生的圆锥花序；总花梗长可达10cm，被短柔毛；苞片卵状渐尖，长1.5～2mm，密被绒毛；花梗短，被毛；花萼钟状，长5～7mm，5深裂，裂片长圆状披针形，长为萼筒的2～4倍，外面密被短柔毛；花冠红紫色，长10～15mm，旗瓣近圆形或稍长，先端圆，基部具明显的耳和瓣柄，翼瓣倒卵状长圆形，短于旗瓣和龙骨瓣，长7～8mm，基部有耳和细长瓣柄，龙骨瓣比旗瓣稍长，在花盛开时明显长于旗瓣，基部有耳和细长瓣柄。荚果倒卵形或倒卵状长圆形，长8mm，宽4mm，表面具网纹且被疏柔毛。花期7～9月，果期9～10月。

花药性状　总状花序，单数或数个排列呈圆锥状，密生短柔毛，小苞片卵状披针形，被长柔毛，花萼亦密被短柔毛，碟形花。花冠深紫红色。气微，味苦。

质量要求　以朵大完整、色紫红者为佳。

化学成分　粗蛋白、粗纤维、氨基酸、矿物质及黄酮类。

药理作用　抗氧化，降血压，抗炎。

性味归经　味苦，性平。归心、肺经。

功能主治　清热凉血。用于肺热咯血，便血。

用法用量　内服：煎汤，鲜者30～60克。

应用举例

（一）验方

治肺咯血、便血：鲜美丽胡枝子花30～60克。水煎服。

（二）保健方

美丽胡枝子蛋汤

用法：美丽胡枝子花15～30克，鸡蛋1个，水煎服。

功效：清热，止咳。

本草记载　《中药大辞典》记载的为本品。

参考文献

[1] 国家中医药管理局中华本草编委会. 中华本草：第4卷[M]. 上海：上海科学技术出版社，1999：540.

[2] 潘超美，黄海波. 中草药原植物鉴别图册2[M]. 南宁：广西科学技术出版社，2007：204.

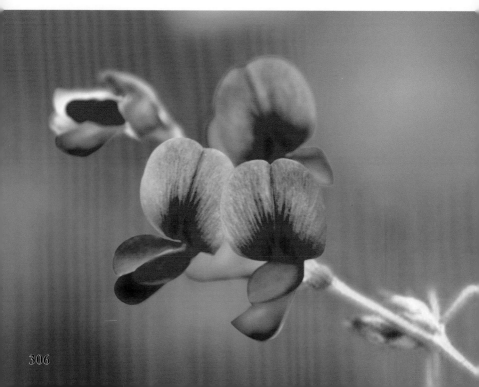

美人蕉花

别名 昙华、莲蕉花、红蕉花、兰蕉花、凤尾花、观音姜花、小芭蕉头花、壮元红花。

基原 美人蕉科植物美人蕉 *Canna indica* L. 的花。

产地 产于全国各地。

采收加工 花开时采收，阴干。

植物形态 多年生草本，高可达1.5m，全株绿色无毛，被蜡质白粉。具块状根茎。地上枝丛生。单叶互生；具鞘状的叶柄；叶片卵状长圆形，长10～30cm，先端尖，全缘或微波状，基部阔楔形至圆形。总状花序，花单生或对生；每花具1苞片，苞片卵形，长约1.2cm；萼片3，绿白色，先端带红色，长约1cm；花冠大多红色，管长约1cm，花冠裂片披针形，长约3cm；外轮退化雄蕊2～3枚，鲜红色，倒披针形，长约4cm；唇瓣披针形，长约3cm，弯曲；发育雄蕊花药和花丝相连接处稍呈弯曲；子房下位，3室，花柱1。蒴果长卵形，绿色，具柔软刺状物，长1.2～1.8cm。花、果期3～12月。

花药性状 总状花序疏花，略超出于叶片之上；花红色，单生；苞片卵形，绿色，长约1.2cm；萼片3，披针形，长约1cm，绿色而有时染红；花冠管长不及1cm，花冠裂片披针形，长3～3.5cm，绿色或红色；外轮退化雄蕊2～3枚，鲜红色，其中2枚倒披针形，长3.5～4cm，宽5～7mm，另一枚如存在则特别小，长1.5cm，宽仅1mm；唇瓣披针形，长3cm，弯曲；发育雄蕊长2.5cm，花药室长6mm；花柱扁平，长3cm，一半和发育雄蕊的花丝连合。

化学成分 含红色素。

药理作用 止血。

性味归经 性凉，味甘、淡。入肝经。

功能主治 活血止血。用于吐血，衄血，外伤出血。

用法用量 内服：煎汤，

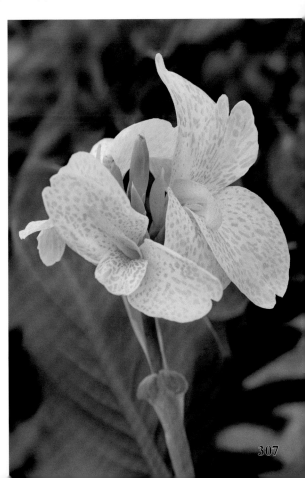

6～15克。

注意事项　本品又叫"昙华""壮元红花"，而仙人掌科昙花属植物昙花树的花也可叫"昙华"；马鞭草科赦桐属植物赦桐树、大戟科大戟属植物 品红树及百合科万年青属植物万年青草等的花也都可以叫做"壮元红花"，须注意。

应用举例

（一）验方

（1）治外伤出血：美人蕉花10～15克，水煎服。

（2）治吐血、鼻衄：美人蕉花6克，白茅根30克，水煎服。

（二）保健方

（1）美人蕉花茶：美人蕉花5克，沸水冲泡，频饮。用于失眠。

（2）鸡冠美人茶：美人蕉花、红鸡冠花各15克，加水煎汁，以糖调服。

功用：解毒，收敛，止血。用于外伤出血、崩漏。

本草记载　《重庆草药》："小芭蕉头花叶，过路黄各等分，生捣绒，炒热，包肚子，治小儿肚胀发热。"

参考文献

[1] 国家中医药管理局中华本草编委会. 中华本草：第8卷[M]. 上海：上海科学技术出版社，1999：668.

[2] 敬松. 中国花膳与花疗——花卉疗法小百科[M]. 成都：四川科学技术出版社，2013：122.

[3] 张琳，张柏娥，黄丽，等. 美人蕉花的止血作用研究[J]. 大理学院学报，2011，10（12）：24-26.

[4] 植中强. 美人蕉花红色素的提取工艺[J]. 应用化工，2005，34（1）：54-55，62.

[5] 孙月庆，张仁庆. 花卉养生饮食[M]. 北京：中国社会出版社，2007：38.

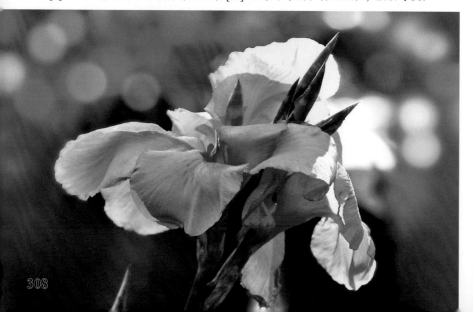

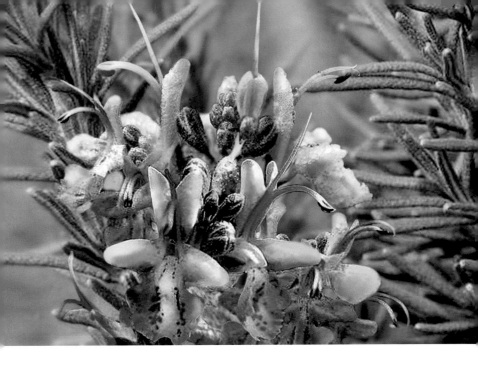

迷迭香

别名　海洋之露、圣玛利亚的玫瑰、迷蝶香。

基原　唇形科植物迷迭香 *Rosmarinus officinalis* L. 的干燥嫩茎叶。

产地　原产于欧洲及非洲地中海沿岸。我国引种栽培。

采收加工　5～6月采收，洗净，切段，晒干。

植物形态　灌木，高达2m。茎及老枝圆柱形，皮层暗灰色，有不规则的纵裂，块状剥落，幼枝四棱形，密被白色星状细绒毛。叶常在枝上丛生；具极短的柄或无柄；叶片草质，线形，长1～1.2cm，宽1～2mm，先端钝，基部渐狭，全缘，向背面卷曲，上面稍具光泽，近无毛，下面密被白色的星状绒毛。花近无梗，对生，少数聚集在短枝的顶端组成总状花序；苞片小，具柄；花萼卵状钟形，长约4mm，外面密被白色星状绒毛及腺体，内面无毛，11脉，二唇形，上唇近圆形，全缘或具很短的3齿，下唇2齿，齿卵圆状三角形；花冠蓝紫色，长不及1cm，外被疏短柔毛，内面无毛，冠筒稍外伸，冠檐二唇形，上唇直伸，2浅裂，裂片卵圆形，下唇宽大，3裂，中裂片最大，内凹，下倾，边缘为齿状，基部缢缩成柄，侧裂片长圆形；雄蕊2枚发育，着生于花冠上唇的下方，花丝中部有1向下的小齿，药室平行，仅1室于花冠下唇的下方，花丝中部有1向下的小齿，药室平行，仅1室能育；花柱细长，远超过雄蕊，先端不相等2浅裂，裂片钻形，后裂片短；花盘平顶，具相等的裂片；子房裂片与花盘裂片互生。花期11月。

花药性状　花近无梗，对生，少数聚集在短枝的顶端组成总状花序；苞片小，具柄。花萼卵状钟形，长约4mm，外面密被白色星状绒毛及腺体，内面无毛，11脉，二唇形，上唇近圆形，全缘或具很短的3齿，下唇2齿，齿卵圆状三角形。花冠蓝紫色，长不及1cm，外被疏短柔毛，内面无毛，冠筒稍外伸，冠檐二唇形，上唇直伸，2浅裂，裂片卵圆形，下唇宽大，3裂，中裂片最大，内凹，下倾，边缘为齿状，基部缢缩成柄，侧裂片长圆形。

化学成分 含挥发油。

药理作用 催经，催眠，利胆，抗微生物。

性味归经 性温，味辛。入肺、胃、肾、肝经。

功能主治 发汗，健脾，安神，止痛。用于各种头痛，防止早期脱发。

用法用量 内服：煎汤，4.5～9克。外用：适量，浸水洗。

应用举例

保健方

（1）迷迭香菊花茶：迷迭香、菊花各适量。开水泡约3分钟。代茶饮用。用于头痛。

（2）迷迭香玫瑰茶：迷迭香5克，玫瑰花6克，甘草2克，水600毫升。先将迷迭香、甘草小火水煎约15分钟，然后加入玫瑰花泡约5分钟，即可饮用。功用：安神，止痛。用于各种头痛。

（3）迷迭香茶饮：迷迭香2克，绿茶2克。先用开水冲泡绿茶5分钟，再加入迷迭香泡15分钟，待温度下降至60℃左右加入少许蜂蜜即可饮用。功用：纤体排毒，醒神，增强记忆力。

（4）迷迭香紫苏茶：迷迭香5克，柠檬1片，紫苏一小把。开水冲泡10～15分钟，加入少许蜂蜜，即可饮用。功用：疏风解表，化湿和中，行气活血，解毒消肿，缓解压力。

本草记载 《植物学大辞典》："迷迭香之叶，用为通经药。又将其枝叶蒸馏之，采取迷迭油，以之供外用，亦间有内用者。此油有毒，故用时若其量过多，足以致死。"

参考文献

[1] 国家中医药管理局中华本草编委会.中华本草：第7卷[M].上海：上海科学技术出版社，1999：158.

[2] 胡维勤.告别头痛[M].太原：山西科学技术出版社，2016：181.

[3] 文怡.茶饮好好喝[M].北京：中国纺织出版社，2016：62.

[4] 慢生活工坊编.闻香识好茶之花茶与健康[M].杭州：浙江摄影出版社，2015：135.

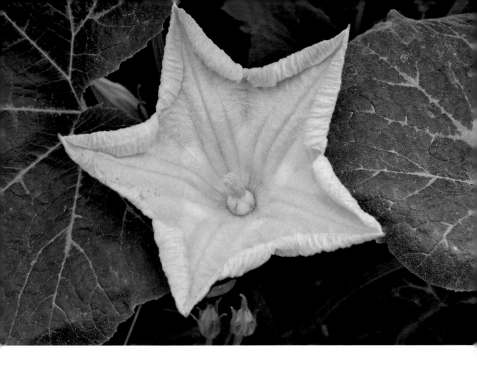

南瓜花

别名　金瓜花。

基原　葫芦科植物南瓜 *Cucurbita moschata* D. 的干燥花。

产地　我国各地广泛种植。

采收加工　6～7月花开时采收，鲜用或晒干。

植物形态　一年生蔓生草本，茎条达2～5m。常节部生根，密被白色刚毛。单叶互生；叶柄粗壮，长8～19cm，被刚毛；叶片宽卵形或卵圆形，有5角或5浅裂，长12～25cm，宽20～30cm，先端尖，基部深心形，上面绿色，下面淡绿色，两面均被刚毛和茸毛，边缘有小而密的细齿。卷须稍粗壮，被毛3～5歧。花单性，雌雄同株；雄花单生，花萼筒钟形，长5～6mm，裂片条形，长10～15mm，被柔毛，上部扩大成叶状，花冠黄色，钟状，长约8cm，5中裂，裂片边缘反卷，雄蕊3，花丝腺体状，长5～8mm，花室折曲；雌花单生，子房1室，花柱短，柱头3，膨大，先端2裂，果梗粗壮，有棱槽，长5～7cm，瓜蒂扩大成喇叭状。瓠果形状多样，外面常有纵沟。种子多数，长卵形或长圆形，灰白色。花期6～7月，果期8～9月。

花药性状　雄花单生，花萼筒钟形，裂片条形，被柔毛，上部扩大成叶状，花冠黄色，钟状，5裂片，边缘反卷，具皱褶，先端急尖。气香，有特殊甘甜味。

质量要求　以朵大、色鲜黄、花粉足、花梗短者为佳。

化学成分　含挥发油，黄酮类。

药理作用 主要含挥发油，胡萝卜苷，芸香苷，南瓜黄色素及丰富的可溶性糖，氨基酸，维生素C，蛋白质，钙，磷，铁和粗纤维。

性味归经 性凉，味甘。归胃经，脾经。

功能主治 清湿热，消肿毒。用于黄疸，痢疾，咳嗽，痈疽肿毒。

用法用量 内服：煎汤，9～15克。外用：捣烂或研末调敷。

注意事项 胃寒胀闷患者不宜食用南瓜花，花粉过敏者慎用。

应用举例

（一）验方

治痢疾：南瓜花、马齿苋各6克。水煎服。

（二）保健方

1.南瓜花冰糖饮

用法：南瓜花5朵，洗净，沸水冲泡，加冰糖1小匙，搅溶后饮用。

主治：用于热咳有痰、咳嗽痰喘。

2.南瓜花马齿苋茶

用法：南瓜花15克，马齿苋30克。加水煎汁，代茶饮。

功用：清热解毒。适用于痢疾。

3.南瓜花茶

用法：南瓜花8克，佩兰8克，绿茶3克。用开水冲泡后饮用。

功效：清湿热，消肿毒。

4.南瓜茉莉香茶

用法：南瓜花6克，茉莉花3克，用沸水冲泡10分钟即可。

功效：理气和中，解毒。

本草记载 《民间常用草药汇编》："消肿，除湿热，解毒，排痰，下乳。治黄疸病及痢疾；外敷治痈疽。"

参考文献

[1] 国家中医药管理局中华本草编委会. 中华本草：第5卷[M]. 上海：上海科学技术出版社，1999：530.

[2] 陈寿宏. 中华食材（中）[M]. 合肥：合肥工业大学出版社，2016：723.

[3] 敬松. 中国花膳与花疗——花卉疗法小百科[M]. 成都：四川科学技术出版社，2013：128.

[4] 孙月庆，张仁庆. 花卉养生饮食[M]. 北京：中国社会出版社，2007：43.

[5] 许彦斌. 喝到110岁的健康茶饮[M]. 北京：机械工业出版社，2013：165.

[6] 周志娥，熊建华，闵嗣璠，等. 南瓜黄酮超声波辅助提取工艺的研究[J]. 湖北农业科学，2011，50（5）：1023-1025.

[7] 李昌勤，卢引，李新铮，等. HS-SPME-GC-MS分析甜面大南瓜花挥发性成分[J]. 食品工业科技，2012，33（16）：151-152，156.

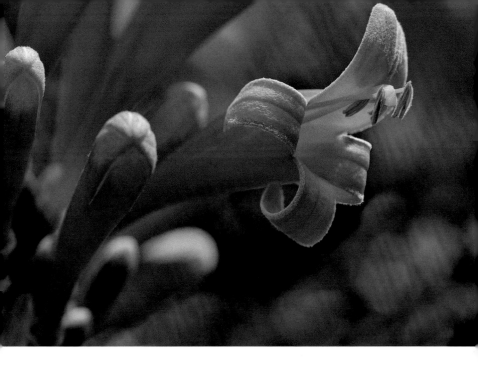

炮仗花

别名　黄鳝藤。

基原　紫葳科植炮仗花 *Pyrostegia uenusta* (Ker gawl.) Miers. 的花。

产地　主产于福建、台湾、广东、海南、广西、云南等地。

采收加工　春、夏季采收，晒干。

植物形态　藤本。具有三叉丝状卷须。叶对生；小叶2～3枚，小叶柄长 5～20mm；小叶片卵形，先端渐尖，基部近圆形，长4～10cm，宽3～5cm，上下两面无毛，下面具有极细小分散的腺穴，全缘。圆锥花序着生于侧枝的顶端，长10～12cm；花萼钟状，有5小齿；花冠筒状，内面中部有一毛环，基部收缩，橙红色，裂片5，长椭圆形，花蕾时镊合状排列，花开放后反折，边缘被白色短柔毛；雄蕊4，二强，着生于花冠筒中部；子房圆柱形；花柱细，柱头舌状扁平，花柱与花丝均伸出花冠筒外。蒴果果瓣革质，舟状，内有种子多列。种子具翅，薄膜质。花期1～6月。

花药性状　叶皱缩，小叶2～3枚，展平呈卵形，顶端渐尖，基部近圆形，全缘。质脆，易碎。气微，味淡。

质量要求　以干燥、色黄绿、无杂质者为佳。

化学成分　含花青素。

药理作用　抗氧化，抗菌。

性味归经　性平，味甘。归肺经。

功能主治 润肺止咳，清热利咽。用于肺痨，新久咽喉肿痛。

用法用量 内服：煎汤，8～16克；或研粉，每次3克，温开水送服。

应用举例

验方

（1）治肺结核咳嗽：炮仗花20克。水2碗煎8分服。

（2）治支气管炎：炮仗花40克（洗净晒干），研细末，每服3克，温水送服。

（3）治咽喉肿痛：炮仗花30克，冰糖适量，水煎成1碗半，去渣，加冰糖溶化，分2次服。

本草记载 《全国中草药汇编》："用于肺结核，咳嗽，咽喉肿痛，肝炎，支气管炎。"

参考文献

[1] 国家中医药管理局中华本草编委会.中华本草：第7卷[M].上海：上海科学技术出版社，1999：432.

[2] 邓家刚.桂本草：第2卷[M].北京：北京科学技术出版社，2015：983.

[3] 李冈荣.汉方中草药对症图典：第2册[M].新疆：新疆人民卫生出版社，2015：344.

[4] 林泽森，杨巧玲，许宏磊，等.炮仗花花青素的纯化及应用前景[J].广东化工，2014，41（7）：100-101.

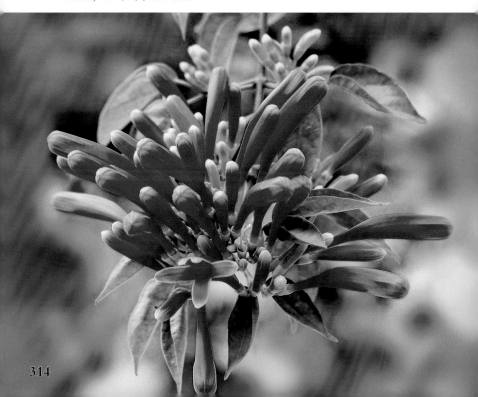

秋海棠花

别名 秋海棠、八月春、断肠花、断肠草、相思草、海红花。

基原 秋海棠科植物秋海棠 *Begonia evansiana* Andr. 的花。

产地 产于我国南北各地。

采收加工 夏、秋季采收，鲜用或晒干。

植物形态 多年生草本，高 60～100cm，通常 80cm。地下具球形块茎。茎直立粗壮，多分枝，光滑，节部膨大。叶腋间生珠芽；叶互生，叶柄长 5～12cm；托叶披针形；叶片斜卵形，长 8～20cm，宽 6～18cm，先端尖，基部偏斜。两面生细刺毛，叶下面和叶柄部带紫红色，边缘有细尖牙齿。花单性，粉红色，直径 2.5～3.5cm；雌雄同株，成腋生的 2 歧聚伞花序；雄药被片 4，外 2 片圆形较大，雄蕊多数，聚成头状，花丝成 1 总柄，花药黄色，雌花被片 5，在内的较小，雌蕊 1，由 3 心皮分生，子房下位，花柱 3 歧，柱头扭曲状。蒴果长 1.5～3cm，上有 3 翅，其中 1 翅通常较大。花期 7～8 月，果期 10～11 月。

花药性状 花粉红色；雄花花被 4，外 2 片形圆而大，雄蕊多数，花丝成一总柄，药黄色；雌花花被 5 或较少，花柱 3 歧，柱头扭曲状。

化学成分 主要含草酸。

性味归经 性寒，味苦、酸。归心经。

功能主治 杀虫解毒。用于皮癣。

用法用量 外用：适量，捣汁调蜜搽。

应用举例

　保健方

　（1）秋海棠茶：秋海棠花 10 克，沸水冲泡，频饮。用于月经夹块、腹痛。

　（2）秋海棠花饮：秋海棠花 9 克，白糖及红糖各 3 克，水煎煮，代茶饮。用于赤白痢疾。

本草记载 《中华本草》："杀虫解毒。主皮癣"。"外用：适量，捣汁调蜜搽"。

参考文献

[1] 国家中医药管理局中华本草编委会. 中华本草：第 5 卷 [M]. 上海：上海科学技术出版社，1999：494.

[2] 敬松. 中国花膳与花疗——花卉疗法小百科 [M]. 成都：四川科学技术出版社，2013：140.

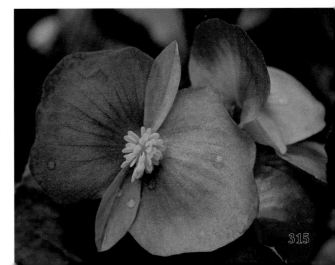

神仙掌花

别名 玉英、麒麟花。

基原 仙人掌科植物仙人掌 *Opuntia dillenii* (Ker gaw.) Haw. 及绿仙人掌 *Opuntia vulgaris* Mill. 的花。

产地 主产于西南、华南及浙江、江西、福建、广西、四川、贵州、云南等地。

采收加工 春、夏季花开时采收，置通风处晒干。

植物形态 仙人掌 多年生肉质植物，常丛生，灌木状，高0.5～3m。茎下部稍木质，近圆柱形，上部有分枝，具节；茎节扁平，倒卵形至长圆形，长7～40cm，幼时鲜绿色，老时变蓝绿色，有时被白粉，其上散生小窠，每一窠上簇生数条针刺和多数倒生短刺毛；针刺黄色，杂以黄褐色斑纹。叶退化成钻状，早落。花单生或数朵聚生于茎节顶部边缘，鲜黄色，直径2～9cm；花被片多数，外部的带绿色，向内渐变为花瓣状，广倒卵形；雄蕊多数，排成数轮，花丛浅黄色，花药2室；子房下位，1室，花柱粗壮，柱头6～8裂，白色。浆果多汁，倒卵形或梨形，紫红色，长5～7cm。种子多数。花期5～6月。

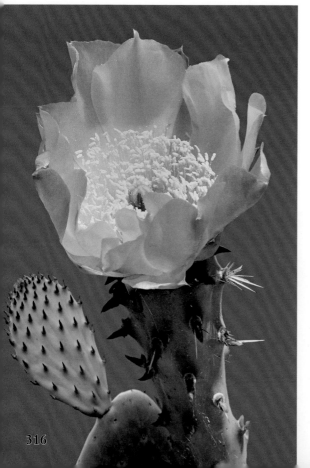

绿仙人掌 乔木或灌木状，高1.5～4m。老株有明显的圆柱形主干，自近基部分枝，分枝多而茂密。茎节倒卵形或长圆形，基部渐狭，长10～30cm，较厚，嫩茎节薄，常波皱状，鲜绿色，散生小窠；小窠具均匀短绒毛、黄褐色刺毛和1～2枚针刺；刺长1～4cm，幼时黄色，先端红褐色，老刺变灰色，先端暗褐色；老茎干上的小窠内针刺多达10根。叶钻状，长2～3mm，早落。花1～5朵，着生于嫩茎节的顶部或边缘，鲜黄色，直径达7.5cm，外方花被片背面具紫红晕，内方花被片呈花瓣状展开，倒卵状长圆形；雄蕊多数，花丝浅绿色；花柱白色，柱头裂片6，果肉质，倒卵球形，长5～7.5cm，熟时紫红色，无刺，具多数种子。

化学成分 含异鼠李素、槲皮素-3-*O*-葡萄糖苷、异槲皮苷。含有丰富的抗氧化剂，核黄素以及维生素B_1。

药理作用 具有降血压、降血糖、降血脂、消炎、抗溃疡等作用。

性味归经 性凉，味甘。入心、归胃、肝经。

功能主治 凉血止血。用于吐血。

用法用量 内服：煎汤，3～9克。

应用举例

（一）验方

治疗痔疮出血，缓解痔疮疼痛：仙人掌花9克，槐花12克，甘草6克，水煎服。

（二）保健方

（1）治疗咳嗽痰少：仙人掌花朵适量，开水冲泡，代茶饮。

（2）失眠：仙人掌花适量，捣碎后取汁，再加入白糖调匀，饮用。

（3）治疗皮肤红肿：仙人掌花适量，捣碎，均匀涂抹在纱布上，用纱布对身体患处外敷。

（4）治疗皮肤湿疹：仙人掌花适量，研成细末后敷在患处。

参考文献

国家中医药管理局中华本草编委会. 中华本草：第2卷[M]. 上海：上海科学技术出版社，1999：868.

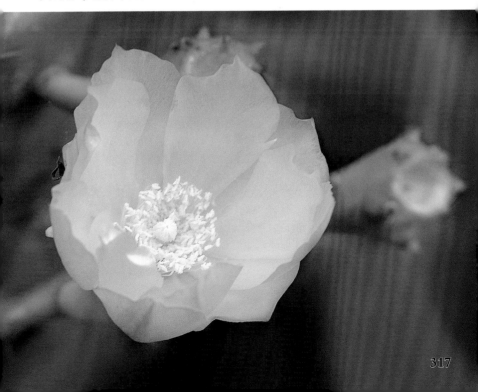

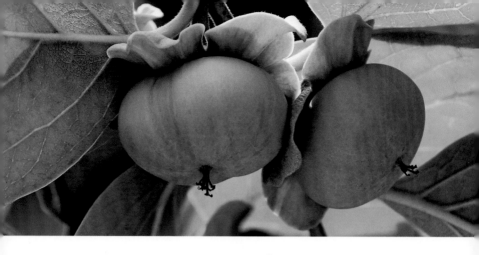

柿蒂

别名 柿钱、柿丁、柿子把、柿萼。

基原 柿科植物柿 *Diospyros kaki* Thunb. 的宿存花萼。

产地 主产于华东、中南及辽宁、河北、山西、陕西、甘肃、台湾等地。

采收加工 冬季果实成熟时采摘，食用时收集，洗净，晒干。

植物形态 落叶大乔木，高达14m。树皮深灰色至灰黑色，长方块状开裂；枝开展，有深棕色皮孔。单叶互生；叶柄长8～20mm；叶片卵状椭圆形至倒卵形或近圆形，先端渐尖或钝，基部阔楔形，全缘。花杂性，雄花成聚伞花序，雌花单生叶腋；花萼下部短筒状，4裂；花冠黄白色，钟形，4裂；雄蕊在雄花中16枚，在两性花中8～16枚，雌花有8枚退化雄蕊。浆果形状种种，多为卵圆球形，橙黄色或鲜黄色，基部有宿存萼片。种子褐色，椭圆形。花期5月，果期9～10月。

花药性状 呈扁圆形，直径1.5～2.5cm。中央较厚，微隆起，有果实脱落后的圆形瘢痕，边缘较薄，4裂，裂片多反卷，易碎；基部有果梗或圆孔状的果梗痕。外表面黄褐色或红棕色，内表面黄棕色，密被细绒毛。质硬而脆。无臭，味涩。

质量要求 以个大而厚、质硬、色黄褐者为佳。

化学成分 含羟基三萜酸，齐墩果酸，白桦脂酸，熊果酸，19α-羟基熊果酸。其他有机酸有硬脂酸，棕榈酸，琥珀酸，丁香酸，香草酸，没食子酸，β-谷甾醇，β-谷甾醇-β-D-葡萄糖苷，三叶豆苷，金丝桃苷，山柰酚，槲皮素及鞣质。

药理作用 抗心律失常，抗生育，镇静。

性味归经 性平，味苦、涩。归胃经。

功能主治 降逆下气。用于呃逆。

用法用量 5～10克。

注意事项 风寒咳嗽禁服。

应用举例

（一）验方

（1）治呃逆：柿蒂、丁香、人参等分。为细末，水煎，食后服。

（2）治呃逆不止：柿蒂（烧灰存性）为末。黄酒调服，或用姜汁、砂糖等分和匀，炖热徐服。

（3）治伤寒呕哕不止：干柿蒂7枚，白梅3枚。上二味，粗捣筛，只作一服，水200毫升，煎至100毫升。去滓温服，不拘时。

（4）治胞满咳逆不止：柿蒂、丁香各30克。上细切，每服12克，水300毫升，姜五片，煎至200毫升。去滓热服，不拘时候。

（二）保健方

1. 柿蒂竹茹饮

原料：柿蒂3个，竹茹3克，绿茶2克。

用法：开水600毫升冲泡15分钟后即可饮用。

功效：降气，缓解反胃，助消化，增进食欲。

2. 柿蒂生姜茶

原料：柿蒂10克（捣碎），生姜6克（切片）。

用法：一同放入茶包袋中，沸水冲泡30分钟，代茶饮用。每日1剂。

功用：温胃散寒，降逆止呃。用于胃寒呃逆。

3. 人参柿蒂茶

原料：人参、丁香各6克，柿蒂、生姜各9克。

用法：制为细末，用细纱布包好，放入保温杯中。冲入沸水，加盖温浸30分钟，代茶饮用。每日1剂。

功用：温胃散寒，降逆止呃。用于胃寒呃逆。

4. 丁香柿蒂茶

原料：丁香5克，柿蒂9克，党参、生姜各10克。

用法：用沸水冲泡，代茶饮用。

功效：益气止呕，生津暖胃。

本草记载 《本草求真》："柿蒂……虽与丁香同为止呃之味，然一辛热而一营平，合用深得寒热兼济之妙。如系有寒无热，则丁香在所必用，不得固执从治，必当佐以柿蒂。有热无寒，则柿蒂在所必需，不得泥以兼济之必杂以丁香。是以古人用药，有合数味而见效者，有单用一味而见效者，要使药与病对，不致悖谬而枉施耳。"

参考文献

[1] 国家药典委员会. 中国药典：第一部[M]. 北京：中国医药科技出版社，2015：250.

[2] 国家中医药管理局中华本草编委会. 中华本草：第6卷[M]. 上海：上海科学技术出版社，1999：136.

[3] 文怡. 茶饮好好喝[M]. 北京：中国纺织出版社，2016：84.

[4] 马纲，代民涛. 茶包偏方养生治病一本全[M]. 杭州：浙江科学出版社，2015：116，187，200.

柿花

别名 牛心柿、金柿、米柿、水柿。

基原 柿科植物柿 *Diospyros kaki* Thunb. 的花。

产地 主产于华东、中南及辽宁、河北、山西、陕西、甘肃、台湾等地。

采收加工 4～5月花落时采收，除去杂质，晒干或研成粉。

植物形态 同柿蒂。

花药性状 花雌雄异株，但间或有雄株中有少数雌花，雌株中有少数雄花，花序腋生，为聚伞花序；雄花序小，长1～1.5cm，弯垂，有短柔毛或绒毛，有花3～5朵，通常有花3朵；总花梗长约5mm，有微小苞片；雄花小，长5～10mm；花萼钟状，两面有毛，深4裂，裂片卵形；花冠钟状，黄白色，外面或两面有毛。

药理作用 抗心律失常，抗生育，镇静。

性味归经 性平，味甘。归脾、肺经。

功能主治 降逆和胃，解毒收敛。用于呕吐，吞酸，痘疮。

用法用量 内服：煎汤，3～6克。外用：适量，研末搽。

验方

（1）治痘疮破烂：柿花晒干为末，搽之。

（2）头皮破出血不止：柿花适量，捣烂敷患处。

本草记载 《中华本草》记载的为本品。

参考文献

国家中医药管理局中华本草编委会. 中华本草：第6卷[M]. 上海：上海科学技术出版社，1999：141.

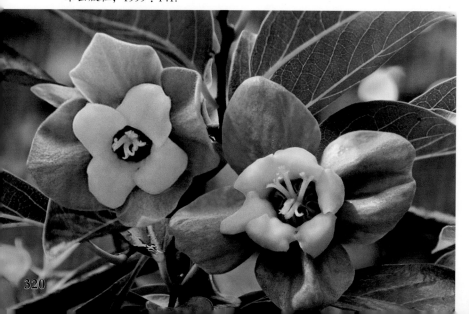

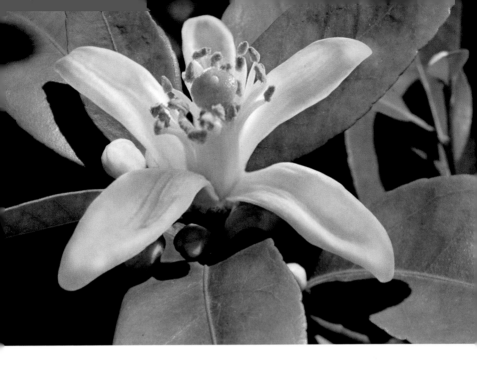

玳玳花

别名　回青橙、枳壳花、酸橙花、代代花。

基原　为芸香科植物玳玳花 *Citrus aurantium* L. var. *amara* Engl. 的干燥花蕾。

产地　主产于中国南部各地，江苏、浙江、广东、贵州等地。

采收加工　立夏前后，选晴天上午露水干后，摘取含苞未开的花朵，用微火烘干。

植物形态　常绿灌木或小乔木，高 5 ～ 10m。小枝细长，疏生短棘刺。叶互生，具柄；叶翼宽阔；叶片革质，椭圆形至卵状长圆形，长 5 ～ 10cm，宽 2.5 ～ 5cm，先端渐尖，钝头，基部阔楔形，边缘具微波状齿，叶面具半透明油腺点。花单生或簇生于叶腋；花萼杯状，先端 5 裂，近卵圆形，有缘毛；花瓣通常 5，长圆形，白色；雄蕊约 25 个，花丝基部连合成数束；子房上位，扁球形，花柱圆柱形，柱头头状。柑果橙红色（留在树上至次年夏间又转为污绿色），近圆球形，直径 7 ～ 8cm，有增大的宿存花萼；瓤囊约 10 瓣。种子椭圆形，先端楔形。花期 5 月，果熟期 12 月。

花药性状　花蕾略呈长卵圆形，先端稍膨大，长 1 ～ 1.5cm，直径 6 ～ 8mm，有梗。花萼灰绿色，皱缩不平，基部联合，裂片 5 片，有凹陷的小油点；花瓣 5 片，覆瓦状抱合，黄白色或浅黄棕色，表面有棕色油点和纵纹；雄蕊多数，黄色，花丝基部联合成束；雌蕊棒状，子房倒卵形，暗绿色。体轻，质脆易碎。气香，味微苦。

质量要求　以色黄白、香气浓郁、无破碎者为佳。

化学成分 主要含挥发油。

药理作用 温和刺激胃肠，抗炎。

性味归经 味辛、甘、微苦，性平。归脾、胃经。

功能主治 行气宽中，消食，化痰。用于胸腹闷胀痛、食积不化、痰饮、脱肛。

用法用量 内服：煎汤，1.5～2.5克；或泡茶。

注意事项 孕妇不宜饮用。

应用举例

（一）验方

（1）治肝郁气滞，脾胃不和，胸胁胀痛，串痛，胃痛食少，苔白腻者：玳玳花6克，厚朴花6克。水煎服。

（2）治疗消化不良、胃腹胀痛、打嗝反酸：玳玳花、玫瑰花、甘菊花、茉莉花、苹果花、陈皮各6克，水煎服。

（3）胃脘胀痛，胸闷不舒，嗳气，腹胀，大便不爽：玳玳花6克，橘皮6克，甘草3克。开水冲泡，代茶喝。

（二）保健方

（1）疏肝和胃，理气解郁：玳玳花2克，沸水冲泡后，放入冰糖饮用。

（2）减肥降脂茶：玳玳花、玫瑰花、茉莉花、川芎、荷叶各9克。研为细末，每次取5克，用沸水冲泡服用。

本草记载 《药材资料汇编》记载的为本品。

参考文献

国家中医药管理局中华本草编委会. 中华本草：第4卷[M]. 上海：上海科学技术出版社，1999：884.

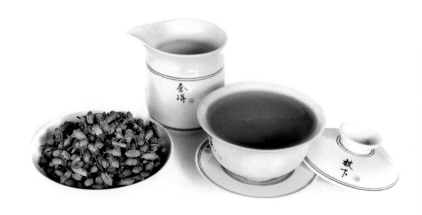

鸦跖花

基原 毛茛科植物鸦跖花 *Oxygraphis glacialis* (Fisch.) Bunpe 的花。

产地 主产于陕西、甘肃、青海、新疆、四川、云南及西藏。

采收加工 7～8月采花，洗净，晒干。

植物形态 多年生小草本，高2～9cm。根状茎短，须根簇生，细长。叶基生；叶柄长1～4cm，较宽扁，基部扩大成鞘状；叶为卵形、倒卵形或长圆形，全缘，或具不明显的锯齿，基部楔形。花葶1～3，无毛；花两性，单生，直径1.5～3cm；萼片5，宽倒卵形，近革质，绿色，果期增大，宿存；花瓣10～15，披针形或长圆形，橙黄色或表面白色；雄蕊多数，花丝细，比花药长2～4倍；花托宽扁；心皮多数。瘦果楔状菱形，有4条纵肋，背肋明显，喙短而硬，基部两侧有翼。花果期6～8月。

花药性状 花皱缩成团，萼片5，近圆形，黄绿色；花瓣棕色，有时脱落，雄蕊多数。气香，味辛。

性味归经 性寒，味微苦。归肺经、肝经。

功能主治 祛瘀止痛，清热燥湿，解毒。用于头部外伤，瘀血疼痛，疮疡。

用法用量 内服：研末，1.5～3克。

验方

（1）治头部外伤，阵发性头痛，疮疡流黄水：鸦跖花适量。研末冲服，每次1.5～3克，每日2次。

（2）治瘀血作痛，气喘：鸦跖花、沉香、降香各等份，研末冲服1.5～3克。

本草记载 始载于《中国高等植物图鉴》："花皱缩成团，萼片5，近圆形，黄绿色；花瓣棕色，有时脱落，雄蕊多数。气香，味辛。"记载的为本品。

参考文献

国家中医药管理局中华本草编委会. 中华本草：第3卷[M].上海：上海科学技术出版社，1999：237.

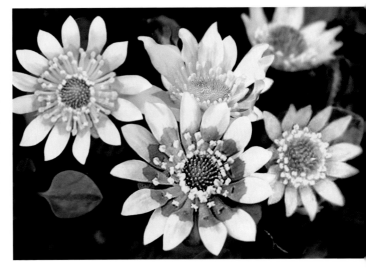

洋甘菊

别名 巴布乃吉、母菊、欧药菊。

基原 菊科植物洋甘菊 *Matricaria chamomilla* L. 的花。

产地 主产于新疆、湖南、四川等地。

采收加工 夏季花开放时采集，晒干。储藏于阴凉干燥处。

植物形态 一年生草本。茎直立，多分枝，光滑无毛，绿色。叶互生，2～3回羽状分裂，裂片短，窄线形。头状花序排列成伞房状，直径1.2～2.5 cm，着生于枝梢或叶腋，具花梗；总苞半球形，苞片2层，边缘膜质；舌状花1层，生于花序外围，雌性，白色，先端平截或微凹；其内为管状花，多数，两性，黄色，花冠先端4～5齿裂；雄蕊5枚，聚药，花药基部圆钝；雌蕊柱头2裂；花托圆锥形，无托片。瘦果细小，长0.8～1.2mm，椭圆形，具3～5条细棱，无冠毛。花期6～7月。

花药性状 花总苞半球形；总苞片2层，绿色，边缘膜质，全缘；花托长圆锥状，中空；舌状花1层，白色，生于花序外围，雌性，先端平截或微凹；其内为管状花，多数，两性，黄色，花冠先端4～5齿裂，冠檐5裂。气香，味微苦。

质量要求 以花朵完整、花瓣白色、中心淡黄色者为佳。

化学成分 含挥发油、黄酮苷类、多糖类、有机酸类等。

药理作用 解痉、抗菌消炎、抗溃疡、利胆等。

性味归经 性凉，味辛、微苦。归肝、肾、肺经。

功能主治 清热解毒，平喘止咳，祛除风湿。用于感冒发热，咽喉肿痛，肺热咳喘，热痹肿痛，风湿疼痛，疮肿。

用法用量 内服：2～10克。外用：适量。入蜜膏、糖浆、汤剂、油剂、敷剂、洗剂等制剂。

注意事项 对咽喉有害，矫正药为蜂蜜和石榴汁。

应用举例

（一）验方

（1）治泪囊炎，眼痛，视物模糊，眼痒疼痛，沙眼：取适量新鲜洋甘菊，研成糊状，敷于患处。

（2）治各种膀胱炎肿：取适量洋甘菊，加热外敷于膀胱区。

（3）治周期性伤寒，陈旧性伤寒：取适量洋甘菊，煎水内服。

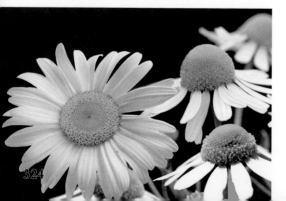

（4）治小便不利，月经不通：取适量洋甘菊，煎水内服或煎水坐浴外洗下腹。

（5）治肾结石，难产：取适量洋甘菊，煎水坐浴外洗腰下。

（6）治皮肤瘙痒：取适量洋甘菊，研成糊状，敷于患处。

（7）治眼痛：取适量洋甘菊，浸泡在适量水和葡萄醋中，煎沸熏眼或趁温洗眼。

（8）治口腔炎：取适量新鲜洋甘菊，放在口中咀嚼。

（二）保健方

1.洋甘菊茶

原料：洋甘菊、薰衣草各适量。

用法：开水泡5分钟。待稍凉后加入适量的蜂蜜即可饮用。

功效：排毒，降血压，降肝火，净化体质。

2.薄荷洋甘菊茶

原料：薄荷5克，洋甘菊8克。

用法：沸水泡10分钟，即可饮用。

功效：减压，助眠，缓解生理疼痛，清热明目，抗菌消炎。

3.丁香洋甘菊茶

原料：丁香花2克，洋甘菊5克，薰衣草3克，金莲花2朵。

用法：沸水冲泡15分钟后即可饮用。饮用前可加入少许蜂蜜调味。

功效：用于缓解因肝火旺盛所引起的牙痛、咽喉痛、支气管炎、胃酸分泌过多等症。

4.芙蓉洋甘菊茶

原料：芙蓉花10克，洋甘菊10克，香蜂草10克，绿茶6克。

用法：热开水冲泡10 ~ 20分钟后即可饮用。

功效：清热护肤，助眠防衰。

5.银花洋甘菊茶

原料：金银花5克，洋甘菊6克。

用法：沸水冲泡5分钟即可饮用，可加入适量的冰糖。

功效：解乏醒脑，美颜美容。

本草记载 《拜地依药书》载："洋甘菊，是一种草，花以黄色、花盘较大者为上品。"

参考文献

[1] 国家中医药管理局《中华本草》编委会.中华本草：维吾尔药卷[M].上海：上海科学技术出版社，2005：288.

[2] 刘圆，张浩.中国民族药物学概论[M].成都：四川出版集团，1999：237.

[3] 犀文图书策划.血压高了怎么吃？[M].杭州：浙江科学技术出版社，2015：122.

[4] 慢生活工坊编.闻香识好茶之花茶与健康[M].杭州：浙江摄影出版社，2015：154.

[5] 徐峰.姜葱蒜醋茶酒小偏方随手查[M].北京：中国纺织出版社，2015：176.

[6]《健康大讲堂》编委会.喝好茶不生病中国名茶与健康茶方大全书[M].哈尔滨：黑龙江科学技术出版社，2014：503.

[7] 戴玉婵.茶鉴茶疗茶瘦——女人茶道图解一本通[M].连云港：江苏凤凰美术出版社，2014：115.

洋金花

别名 曼陀罗、羊惊花、山茄花、风茄花、枫茄花、醉仙桃、大麻了花、广东闹羊花、大喇叭花、金盘托荔枝、假荔枝。

基原 茄科植物白曼陀罗 *Datura metel* L. 的干燥花。

产地 主产于江苏、浙江、福建、湖北、广东、广西、四川、贵州、云南、上海、南京、辽宁、河北、河南。

采收加工 4～11月花初开时采收，晒干或低温干燥。

植物形态 一年生草本，高30～100cm。全株近无毛。茎直立，圆柱形，基部木质化，上部呈叉状分枝，绿色，表面有不规则皱纹，幼枝四棱形，略带紫色。叶互生，上部叶近对生；叶柄长2～5cm；叶片宽卵形、长卵形或心脏形，长5～20cm，宽4～15cm，先端渐尖或锐尖，基部不对称，边缘具不规则短齿或全缘而波状，两面无毛或被疏短毛。花单生于枝叉间或叶腋；花梗长约1cm；花萼筒状，淡黄绿色，先端5裂，裂片三角形；花冠管漏斗状，长14～20cm，下部直径渐小，向上扩呈嗽叭，白色，具5棱，裂片5，三角形，先端长尖；雄蕊5，生于花冠管内，花药线形，扁平，基部着生。蒴果圆球形或扁球状，直径约3cm，外被疏短刺，熟时淡褐色，不规则4瓣裂。种子多数，扁平，略呈三角形，熟时褐色。花期3～11月，果期4～11月。

花药性状 多皱缩成条状，完整者长9～15cm。花萼呈筒状，长为花冠的2/5，灰绿色或灰黄色，先端5裂，基部具纵脉纹5条，表面微有茸毛；花冠呈喇叭状，淡黄色或黄棕色，先端5浅裂，裂片先端短尖，短尖下有明显的纵脉纹3条，两裂片之间微凹；雄蕊5，花丝贴生于花冠筒内，长为花冠的3/4；雌蕊1，柱头棒状。烘干品质柔韧，气特异；晒干品质脆，气微，味微苦。

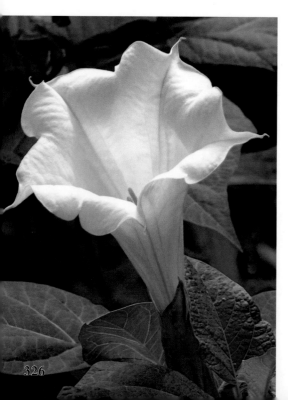

质量要求 以朵大、不破碎、花冠肥厚者为佳。

化学成分 含醉茄内酯类、黄酮类、生物碱类、倍半萜类以及酚酸类和木脂素类等。

药理作用 抗炎、抗瘙痒、细胞保护、抗菌、抗氧化等。

性味归经 性温，味辛，有毒。归肺经、肝经。

功能主治 平喘止咳，镇痛，解

痉。用于哮喘咳嗽，脘腹冷痛，风湿痹痛，小儿慢惊，外科麻醉。

用法用量 0.3～0.6克，宜入丸、散，亦可作卷烟分次燃吸（一日量不超过1.5克）。外用适量。

注意事项 外感及痰热咳喘、青光眼、高血压及心动过速患者禁用。

应用举例

（一）验方

（1）治小儿慢惊：曼陀罗花7朵，天麻7.5克，全蝎（炒）10枚，天南星（炮）、丹砂、乳香各7.5克。为末。每服1.5克，薄荷汤调下。

（2）治阳厥气逆多怒而狂：朱砂（水飞）15克，曼陀罗花7.5克。上为细末。每服二钱，温酒调下，若醉便卧，勿令惊觉。

（3）治诸风痛及寒湿脚气：曼陀罗花、茄梗、大蒜梗、花椒叶。煎水洗。

（4）治面上生疮：曼陀罗花，晒干研末，少许贴之。

（二）保健方

1.金花贝母茶

原料：洋金花0.2克，川贝母、桔梗、甘草各3克。

用法：沸水冲泡10分钟即成。

功用：祛风平喘。用于咳嗽气喘等症。

2.双花酒

原料：洋金花30克，红花15克，骨碎补15克，白酒300毫升。

制法：将前3味药轧碎，置白酒中浸泡，经常摇动，14天后启封，滤去药渣，装瓶备用。

功用与主治：生发。适用于脱发、斑秃。

服法：外用。用棉球蘸药酒涂擦患处，每日3次。

本草记载 《本草纲目》："曼陀罗，生北土，人家亦栽之。春生夏长，独茎直上，高四、五尺，生不旁引，绿茎碧叶，叶如茄叶，八月开白花，凡六瓣，状如牵牛花而大。攒花中折，骈叶外包，而朝开夜合，结实圆而有丁拐，中有小子。八月采花，九月采实……八月采此花，七月采火麻子花，阴干，等分为末，热酒调服三钱，少顷昏昏如醉。割疮灸火，宜先服此，则不觉其苦也。"

参考文献

[1] 国家药典委员会.中国药典：第一部[M].北京：中国医药科技出版社，2015：267.

[2] 国家中医药管理局中华本草编委会.中华本草：第7卷[M].上海：上海科学技术出版社，1999：254.

[3] 王守国.食疗花卉[M].郑州：河南科学技术出版社，2004：123.

[4] 郝近大，黄璐琦.中国中药材及原植（动）物彩色图谱[M].广州：广东科技出版社，2014：412.

[5] 井佳楠，吕邵娃，王秋红，等.洋金花化学成分和药理作用及临床应用研究进展[J].中草药，2016，47（19）：3513-3521.

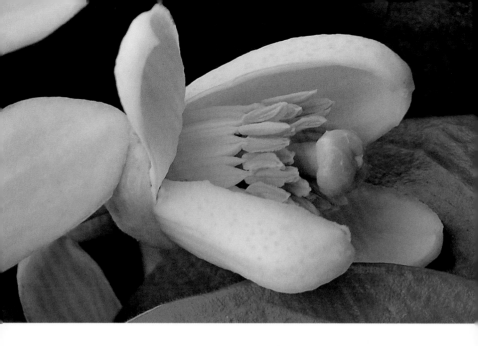

柚子花

别名　柚花、橘花。

基原　芸香科植物柚 *Citrus grandis* (L.) Osbecd 的花。

产地　主产于浙江、江西、福建、台湾、湖北、湖南、广东、广西、四川、贵州、云南等地。

采收加工　4 ～ 5 月间采收，晾干或烘干备用。

植物形态　常绿乔木，高 5 ～ 10m。小枝扁，幼枝及新叶被短柔毛，有刺或有时无刺。单生复叶，互生；叶柄有倒心形宽叶翼，长 1 ～ 4cm，宽 0.4 ～ 2cm；叶片长椭圆形或阔卵形，长 6.5 ～ 16.5cm，宽 4.5 ～ 8cm，先端钝圆或微凹，基部圆钝，边缘浅波状或有钝锯齿，有疏柔毛或无毛，有半透明油腺点。花单生或为总状花序，腋生，白色；花萼杯状，4 ～ 5 浅裂；花瓣 4 ～ 5，长圆形，肥厚；雄蕊 25 ～ 45，花丝下部连合成 4 ～ 10 组；雌蕊 1，子房长圆形，柱头扁头状。柑果梨形、倒卵形或扁圆形，直径 10 ～ 15cm，柠檬黄色。种子扁圆形或扁楔形，白色或带黄色。花期 4 ～ 5 月，果熟期 9 ～ 11 月。

花药性状　花多破碎，少数完整者呈倒卵状茄形，长 0.9 ～ 2.3cm，棕黄色。花萼杯状，扭曲，有凹陷的油点。花瓣多脱落，单个花瓣呈舌形，淡灰黄色，表面密布凹陷油点。雄蕊脱落。子房球形，棕黑色，花柱存在或折断。质脆，易断。气香，味苦。

质量要求　以朵大饱满、色泽洁白、欲放或微开者为佳。

化学成分　含挥发油、二十四烷酸、羽扇豆醇酯、β-谷甾醇、5-羟基-6,7,3′，4′-四甲氧基黄酮等。

药理作用 抗菌，抗寄生虫，抗氧化，抗炎，抗肿瘤。

性味归经 性温，味辛、苦。归脾经、胃经。

功能主治 行气，化痰，止痛。用于胃脘胸膈间痛。

用法用量 内服：煎汤，1.5～4.5克。

注意事项 孕妇及气虚者禁食。

应用举例

（一）验方

治胃寒疼痛：柚花3克，水煮取汁，加冰糖1勺并搅溶，趁热饮用。

（二）保健方

1. 柚子花茶

用法：柚子花干品，白瓷盖碗冲泡，水温在100℃左右。

功用：疏肝理气，和胃化痰，清心润肺，明目，镇痛。用于脑力工作者的精神放松。

2. 柚花荷花茶

用法：鲜柚花、荷花各6克，沸水冲泡，频饮。

功效：开心悦脾。

3. 柚花冰糖茶

用法：柚子花3克，冰糖1勺。柚子花水煮取汁，加冰糖并搅溶即可。

主治：治疗胃寒疼痛。

4. 柚玫花茶

用法：柚子花1.5克，玫瑰花1.5克，用沸水闷泡15～20分钟即可。

主治：治疗胸满气逆冲上，肝肾气痛，月经不调。

5. 柚花美容茶

用法：柚子花、白及各6克，加水煎煮，代茶饮。

功效：美容养颜。

参考文献

[1] 国家中医药管理局中华本草编委会. 中华本草：第5卷[M]. 上海：上海科学技术出版社，1999：605.

[2] 敬松. 中国花膳与花疗——花卉疗法小百科[M]. 成都：四川科学技术出版社，2013：125.

[3] 徐伟祥，刘华. 最新实用家庭进补手册[M]. 上海：上海科学普及出版社，2013：180.

[4] 陈书谦. 中国茶品鉴购买贮藏[M]. 吉林：吉林科学技术出版社，2015：287.

[5] 郝云芳. 柚子花有效成分的分离纯化及对3T3-L1细胞增殖的影响[D]. 广州：华南理工大学，2015.

[6] 刘孟华，李泮霖，罗铝铿. 柚花化学成分及药理活性研究进展[J]. 嘉应学院学报，2015，33（2）：67-73.

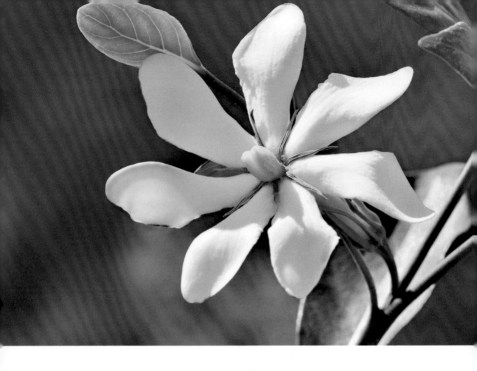

栀子花

别名 薝卜花、山栀花、野桂花、白蟾花、雀舌花、玉瓯花、玉荷花。

基原 茜草科植物栀子 *Gardenia jasminoides* Ellis. 的干燥花。

产地 主产于浙江、江西、湖南等地。

采收加工 夏季花初放时采收，晒干备用或用鲜品。

植物形态 常绿灌木或小乔木，高达2m。小枝绿色。叶对生或轮生，叶片椭圆形或倒卵形，全缘。花萼筒倒圆锥形，顶端6深裂，裂片条状披针形，长3.5～4.5cm；花冠筒长4～8cm，重瓣，花瓣卵形、倒卵形或椭圆形，长1.5～6.5cm，宽1.2～3.5cm；雌雄蕊退化。花期6～7月。

花药性状 呈不规则团块或类三角锥形。表面淡棕色或棕色。萼筒卵形或倒卵形，先端5～7裂，裂片线状披针形。花冠旋卷，花冠下部连成筒状，裂片多数，倒卵形至倒披针形。质轻脆。易碎。气芳香，味淡。

质量要求 以身干、花蕾完整、棕褐色、无杂质者为佳。

化学成分 主要含挥发油，碳水化合物，蛋白质，粗纤维，多种维生素。
挥发油如芳樟醇、莰烯、α-石竹烯、香叶醇、α-法呢烯等，5,7,3′-三羟基-6,4′,5′-三甲氧基黄酮，5,7,3′,5′-四羟基-6,4′-二甲氧基黄酮，山柰酚，槲皮素，3β,23-二羟基-12-烯-28-乌苏酸，3β,19α-二羟基-12-烯-28-乌苏酸，3β,19α,23-三羟基-12-烯-28-乌苏酸，大黄素，大黄素甲醚，西红花苷-Ⅰ，β-胡萝卜苷，β-谷甾醇，硬脂酸，棕榈酸，油酸。

药理作用　抗氧化，抑菌，防癌，降血压。

性味归经　性寒，味苦。归肺、肝经。

功能主治　清肺止咳，凉血止血。用于肺热咳嗽，鼻衄。

用法用量　内服：煎汤，6～10克；或焙研吹鼻。

注意事项　肺寒咳嗽者不宜用。

应用举例

（一）验方

（1）治伤风，肺有实痰、实火，肺热咳嗽：栀子花三朵。蜂蜜少许同煎服。

（2）治鼻血不止：栀子花数片，焙干为末，吹鼻。

（二）保健方

1.栀子花茶

用法：将栀子初开的花朵，摘除花萼、花梗，把花冠向下摊成薄层，以小火或烤箱烘干。将烘干的栀子花放入杯中，冲入500毫升的沸水。浸泡约5分钟后，加入适量冰糖调味即可饮用；可回冲2次，回冲时需要浸泡5分钟。

功效：清邪热，凉血解毒。

2.玫瑰栀子花茶

用法：将玫瑰花与栀子花洗净后放入杯中。移冲入沸水闷泡5分钟后即可饮用。

功效：理气解郁，清心火。用于妇女月经过多、赤白带下、跌打损伤、疼痛瘀肿、高热、心烦不眠、实火牙痛、口舌生疮、眼结膜炎等。

3.栀子花蜜茶

用法：栀子花3朵，蜂蜜1匙。栀子花用沸水闷泡片刻，晾温，加蜂蜜即可。

功用：治疗咳嗽，泄肺热。

4.栀子花果茶

用法：栀子花3朵，栀子果5粒，用沸水闷泡5分钟即可。

功用：治疗高血压，利胆，镇静，抗菌。

本草记载　《滇南本草》："治伤风，肺有实痰、实火，肺热咳嗽……栀子花三朵。蜂蜜少许同煎服。"

参考文献

[1] 国家中医药管理局中华本草编委会.中华本草：第4卷[M].上海：上海科学技术出版社，1999：902.

[2]《养生馆》编委会.《本草纲目》天然花草养颜经[M].广州：广东科技出版社，2013：134.

[3] 攸宜.幸福女人恋上花草茶（超值全彩珍藏版）[M].北京：北京联合出版公司，2014：152.

[4] 宋家玲，杨永建，戚欢阳，等.栀子花化学成分研究[J].中药材,2013,36（5）:752-755.

[5] 甘秀海，赵超，赵阳，等.栀子花精油化学成分及抗氧化作用的研究[J].食品工业科技，2013，34（1）:77-79，84.

蚕豆花

别名 胡豆花、佛豆花、南豆花、仙豆花、夏豆花、寒豆花、倭豆花、马齿豆花。

基原 豆科植物蚕豆 *Vicia faba* L. 的干燥花。

产地 主产于浙江、安徽、四川、江苏等地。

采收加工 清明节前后开花时采收，晒干，或烘干。

植物形态 越年或一年生草本，高 30～180cm。茎直立，不分枝，无毛。偶数羽状复叶；托叶大，半箭头状，边缘白色膜质，具疏锯齿，无毛，叶轴顶端具退化卷须；小叶 2～6 枚，叶片椭圆形或广椭圆形至长形，长 4～8cm，宽 2.5～4cm，先端圆形或钝，具细尖，基部楔形，全缘。总状花序腋生或单生，总花梗极短；

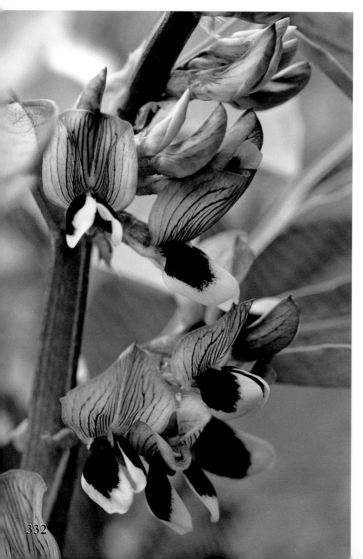

萼钟状，膜质，长约 1.3cm，5 裂，裂片披针形，上面 2 裂片稍短；花冠蝶形，白色，具红紫色斑纹，旗瓣倒卵形，先端钝，向基部渐狭，翼瓣椭圆形，先端圆，基部作耳状三角形，一侧有爪，龙骨瓣三角状半圆形，有爪；雄蕊 10，二体；子房无柄，无毛，花枝先端背部有一丛白色髯毛。荚果长圆形，肥厚，长 5～10cm，宽约 2cm。种子 2～4 颗，椭圆形，略扁平。花期 3～4 月，果期 6～8 月。

花药性状 呈黑褐色，皱缩；萼紧贴花冠管，先端 5 裂片，每因干燥碎断而残缺；

花的旗瓣在外，并包裹着翼瓣和龙骨瓣，因皱缩卷曲不易分辨。气微香，味淡。

质量要求　以花朵干燥、完整、色紫黑、无叶、无梗者为佳。

化学成分　主要含槲皮素，山奈酚及少量D-甘油酸，叶绿醌。

药理作用　降血压，抗氧化。

性味归经　性平，味甘、涩。归肝、脾经。

功能主治　凉血止血，止带，降压。用于劳伤吐血，咳嗽咯血，崩漏带下，高血压病。

用法用量　内服：煎汤，6～9克。鲜者15～30克；或蒸露。

注意事项　鲜蚕豆花含有一定量巢菜碱苷等物质，有少部分人（尤其小男孩）吸入其花粉后可发生急性溶血性贫血症（俗称"蚕豆黄"病），须引起重视。本品在某些地区又被叫做"南豆花"，而豆科扁豆属植物扁豆草的花也可叫做"南豆花"，须注意。

应用举例

（一）验方

（1）治咯血：蚕豆花9克。水煎去渣，溶化冰糖适量，每日2～3次分服。

（2）治血热漏下：鲜蚕豆花30克。水煎服。

（3）治脑卒中、口眼㖞斜或吐血、咯血：鲜蚕豆花30克。捣汁，冲冷开水服。每日1剂，连服1星期。

（4）治高血压：鲜蚕豆花15克，玉米须15～24克。水煎服。

（5）治鼻出血、高血压病：新鲜蚕豆花30克（或干花9克），水煎服。

（二）保健方

1.蚕豆花玫瑰茶

用法：蚕豆花9～12克，玫瑰花4～5朵，沸水冲泡，频饮。

主治：用于肝风头痛。

2.蚕豆花降压茶

用法：蚕豆花10克，沸水冲泡10分钟。代茶频饮，以味淡为度。

主治：用于早期高血压。

本草记载　《现代实用中药》："治咳血：蚕豆花三钱。水煎去渣，溶化冰糖适量，一日二三回分服。"《福建中草药》："治血热漏下：鲜蚕豆花一两。水煎服。"

参考文献

[1] 国家中医药管理局中华本草编委会.中华本草：第4卷[M].上海：上海科学技术出版社，1999：685.

[2] 敬松.中国花膳与花疗——花卉疗法小百科[M].成都：四川科学技术出版社，2013：153.

[3] 良石，石子奇.中医专家谈高血压病家庭医生[M].哈尔滨：黑龙江科学技术出版社，2008：158.

[4] 乙力.豆类治百病[M].长春：时代文艺出版社，2003：146.

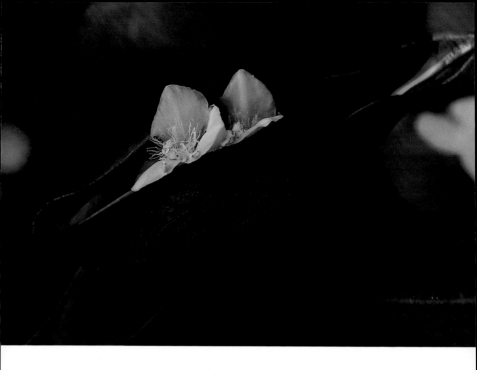

蚌兰花

别名 蚌花、紫万年青花、荷包兰、蚌兰衣、菱角花、红蚌兰花。

基原 鸭跖草科植物紫万年青 *Rhoeo discolor* (L.Her.) Hance 的花。

产地 主产于我国南方各地。

采收加工 夏季采摘，晒干，或蒸10分钟后再晒干。

植物形态 多年生草本，高50cm。茎较粗壮，肉质。节密生，不分枝。叶基生，密集覆瓦状，无柄；叶片披针形或舌状披针形，长10～30cm，宽2～6cm，先端渐尖，基部扩大成鞘状抱茎，上面暗绿色，下面紫色。聚伞花序生于叶的基部，大部藏于叶内；苞片2，蚌壳状，大而扁，长3～4cm，淡紫色，包围花序，花多而小，白色；萼片3，长圆状披针形，分离，花瓣状；花瓣3，分离，卵圆形；雄蕊6，花丝被长毛；子房3室。蒴果2～3室，室背开裂。花期5～7月。

花药性状 全体呈扁三角状或船状，上面平，高约2cm，宽3～5cmm，向下稍为偏斜，似折扇形。总苞2片呈蚌壳状，色紫红，包裹着花序，具多数花；有小花梗，长1～1.5cm；花瓣3收，卵圆形。质柔软。气无，味淡。

质量要求 以干燥，花朵未开放者为佳。

化学成分 含多糖，酸性多糖，淀粉，愈创葡聚糖，果胶。

性味归经 性凉，味甘、淡。归肺、肝、大肠经。

功能主治 清肺化痰，凉血止血，解毒止痢。用于肺热咳喘，百日咳，咯血，鼻衄，血痢，便血，瘰疬。

用法用量 内服：煎汤，10～15克。

应用举例

（一）验方

（1）治咳嗽咯血：蚌兰花15克，麦冬15克，黄芩9克，百部9克，石枣子12克，竹林霄12克，甘草6克。水煎服。

（2）治感冒咳嗽，咳痰带血，百日咳，鼻衄，菌痢：干蚌兰花20～30朵。水煎服。

（3）治急性支气管炎：蚌兰花9克，加适量冰糖炖服。

（4）治便血：蚌兰花15克，猪直肠适量。水煎，饭前服。

（5）治湿热泻痢：蚌兰花（干花）20～30朵，马齿苋30克，车前草15克。水煎服。

（二）保健方

蚌花蜜枣茶

用法：蚌兰花25克（鲜蚌兰花60克），蜜枣4颗。加清水2碗煎至1碗饮用。

功用：清肺化痰，凉血止血。用于肺热燥咳、吐血衄血、颈淋巴腺炎等症。

本草记载 《岭南采药录》："蚌兰花治便血，咳血，和猪肉煎汤服之。治血痢则煎水饮之。"

参考文献

[1] 国家中医药管理局中华本草编委会. 中华本草：第8卷[M]. 上海：上海科学技术出版社，1999：309.

[2] 《广东中药志》编辑委员会. 广东中药志：第二卷[M]. 广州：广东科技出版社，1996：693.

[3] 犀文资讯. 自制正宗好凉茶[M]. 北京：中国纺织出版社，2015：45.

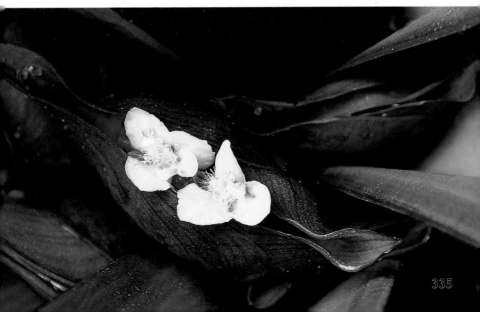

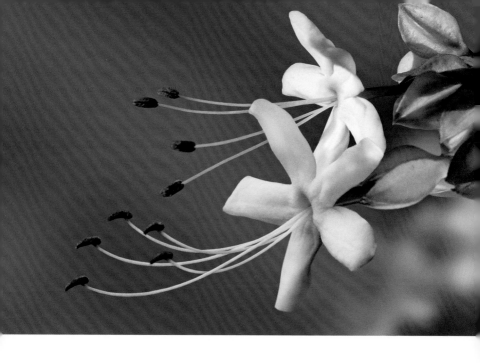

臭梧桐花

别名 龙船花、后庭花。

基原 马鞭草科植物海州常山 *Clerodendrum trichotomum* Thunb. 的花。

产地 主产于华北、华东、中南、西南等地。

采收加工 6～7月采花，晾干。

植物形态 灌木或小乔木，高1.5～10m。幼枝、叶柄及花序等多少被黄褐色柔毛或近无毛；老枝灰白色，有皮孔，髓部白色，有淡黄色薄片横隔。单叶对生；叶柄长2～8cm；叶片纸质，宽卵形、卵形、卵状椭圆形或三角状卵形，长5～17cm，宽5～14cm，先端尖或渐尖，基部宽楔形至楔形，偶有心形，全缘或具波状齿，两面疏生短毛或近无毛；侧脉3～5对。伞房状聚伞花序顶生或腋生，疏散，通常二歧分枝，花序长8～18cm，花序梗长3～6cm，具椭圆形叶状苞片，早落；花萼幼时绿白色，后紫红色，基部合生，中部略膨大，具5棱，先端5深裂，裂片三角状披针形或卵形；花冠白色或带粉红色，花冠管细，先端5裂，裂片长椭圆形；雄蕊4，与花柱同伸出花冠外。核果近球形，直径6～8mm，包于增大的宿萼内，熟时蓝紫色。花、果期6～11月。

花药性状 干燥的花呈淡黄棕色或淡紫红色，花萼卵状，外表具5条突起纵棱线，裂片狭长三角形；花冠管状，常脱落，管长约2cm，裂片稍不整齐，雄蕊二强，伸出花冠外，有时带圆形幼果。味苦，气微。

质量要求 以花完整、色鲜明者为佳。

药理作用 扩张血管及阻断神经节。

性味归经 性平，味苦、微辛。归肺经、肝经、大肠经。

功能主治 祛风，降压，止痢。用于风气头痛，高血压病，痢疾，疝气。

用法用量 内服：煎汤，5～10克；或研末；或浸酒。

应用举例

（一）验方

（1）治风气头痛：臭梧桐花阴干，烧存性，为末。每服6克，临卧酒下。

（2）治高血压：臭梧桐花9克，开水泡当茶饮。

（3）治疝气偏坠：鲜臭梧桐花15克。捣烂泡酒服。

（4）止痢：来年臭梧桐花，煎汤服。

（5）治虚实夹杂的哮喘：臭梧桐花15克，佩兰叶9克，泽兰叶9克，黄药子30克，酌加冰糖或白糖，煎服。

（二）保健方

臭梧桐花茶

用法：臭梧桐花9克，开水泡当茶饮。

主治：用于高血压病。

本草记载 《本草纲目拾遗》："止痢：必效方用隔年臭梧桐花，煎汤服，即愈。"。

参考文献

[1] 国家中医药管理局中华本草编委会. 中华本草：第6卷[M]. 上海：上海科学技术出版社，1999：759.

[2] 陈瑞华，叶显纯，王爱芳. 实用中药手册[M]. 上海：上海科学技术出版社，1991：469.

[3] 冯世镐. 上海群力草药店中草药鉴别与验方精选[M]. 北京：经济日报出版社，2001：463.

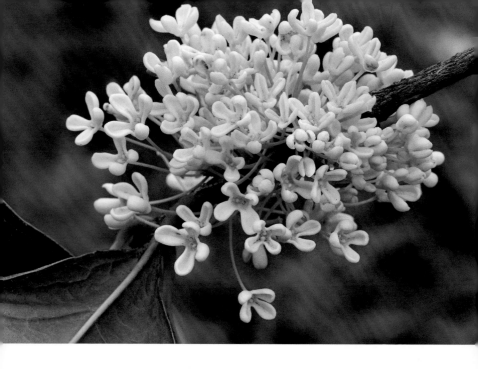

桂花

别名 桂树花、木犀花、月桂花。

基原 木犀科植物木犀 *Osmanthus fragrans* Lour. 的干燥花。

产地 产于全国各地。

采收加工 9～10月花开时采收，拣去杂质，密闭储藏。

植物形态 常绿乔木或灌木，最高可达18m。树皮灰褐色。小枝黄褐色，无毛。叶对生，叶柄长0.8～1.2cm；叶片革质，椭圆形、长椭圆形或椭圆状披针形，长7～14.5cm，宽2.6～4.5cm，先端渐尖，基部渐狭呈楔形或宽楔形，全缘或通常上半部具细锯齿，腺点在两面连成小水泡状突起。聚伞花序簇生于叶腋，或近于帚状，每腋内有花多朵；苞片2，宽卵形，质厚，长2～4mm，具小尖头，基部合生；花梗细弱；花极芳香；花萼钟状，4裂，长约1mm，裂片稍不整齐；花冠裂片4，黄白色、淡黄色、黄色或橘红色，长3～4mm，花冠管仅长0.5～1mm；雄蕊2，着生于花冠管中部，花丝极短，药隔在花药先端稍延伸呈不明显的小尖头；雌蕊长约1.5mm，花柱长约0.5mm。果歪斜，椭圆形，长1～1.5cm，呈紫黑色。花期9～10月，果期翌年3月。

花药性状 花小，具细柄；花萼细小，浅4裂，膜质；花冠4裂，裂片矩圆形，多皱缩，淡黄至黄棕色。气芳香，味淡。

质量要求 以身干、色淡黄、气清香者为佳。

化学成分 含挥发油，黄酮类，桂花多糖，苯丙素类，脂肪酸，齐墩果酸，酚类。

药理作用 降血糖，抗氧化与清除自由基，抗炎，抑菌。

性味归经 性温，味辛。归脾、肺、肾经。

功能主治 温肺化痰，散寒止痛。用于痰饮咳喘，脘腹冷痛，肠风血痢，经闭痛经，寒疝腹痛，牙痛，口臭。

用法用量 内服：煎汤，3～9克；或泡茶。外用：适量，煎汤含漱或蒸热外熨。

应用举例

（一）验方

（1）生津，辟臭，化痰，治风虫牙痛：桂花、百药煎、孩儿茶。作膏饼噙。

（2）治口臭：桂花适量，水煎含漱。或桂花6克，蒸馏水500毫升。浸泡一昼夜，漱口用。

（3）治胃寒腹痛：桂花、高良姜各4.5克，小茴香3克。煎服。

（4）治胃寒气痛：桂花、香附、高良姜各9克，砂仁6克。水煎服。

（5）治经闭腹痛：桂花、元宝草、倒竹散、益母草各12克，艾叶9克，月季花6克。水煎服。

（二）保健方

1. 桂花减压茶

用法：将桂花10克和少许甘草分别用清水洗净放入杯中，冲入热开水加盖闷数分钟。调入适量蜂蜜即可饮用。

功用：疏肝解郁，降低血压，健胃消食。用于心情烦闷、高血压、食后腹胀等症。

2. 桂花普洱茶

用法：将干桂花2小匙及普洱茶叶1小匙放入杯中，先用热开水浸泡30秒，沥除水。再将洗净的茶叶及桂花放入壶中，冲入500～600毫升热开水。浸泡约3分钟，调入蜂蜜即可饮用。

功效：消食化滞，化痰散瘀。

3. 桂花润肤茶

用法：将干桂花、枸杞子、洞庭碧螺春混合，放入杯中。用沸水冲泡，5分钟以后，加入蜂蜜，即可饮用。每日1剂，不拘时代茶饮。

功用：强肌润肤，活血润喉。用于皮肤干裂、声音沙哑者。

4. 桂花甜茶

用法：山楂500克去核，和适量桂花一起煲至绵软即可饮用，加冰糖250克调味。

功效：止咳平喘，消食化滞。

5. 桂花乌龙茶

用法：将乌龙茶10克，桂花10克，红糖50克和茶具一起准备好。往杯内倒入刚煮沸的水，放入乌龙茶和桂花，再加红糖50克，盖上盖子闷5分钟，滤去茶渣之后便可饮用。

功效：美白肌肤，排解体内毒素，止咳化痰，养生润肺。

6.桂花橘皮茶

用法：将干桂花3克和橘皮10克一同放入杯中，冲入沸水，温浸10分钟，代茶饮，每日1次。

功用：燥湿化痰，理气散瘀。用于痰湿咳嗽。

7.桂花冬瓜茶

用法：将桂花10克、冬瓜子10克、陈皮10克放入杯中，混合后用沸水冲泡15分钟即可。每日1剂，代茶饮。

功用：补益肝肾，理气化斑。用于面部有雀斑者。

本草记载 《本草纲目》："同百药煎、孩儿茶作膏饼噙，生津，辟臭，化痰，治风虫牙痛。"

参考文献

[1] 国家中医药管理局中华本草编委会. 中华本草：第6卷[M]. 上海：上海科学技术出版社，1999：196.

[2] 吴林玲. 高血压饮食＋运动＋中医调养全书超值全彩白金版[M]. 天津：天津科学技术出版社，2016：330.

[3] 甘智荣. 宴客家常菜[M]. 合肥：安徽科学技术出版社，2015：106.

[4] 于雅婷，温玉波. 一杯药茶健康全家[M]. 北京：江苏凤凰科学技术出版社，2015：72.

[5] 犀文资讯. 自制正宗好凉茶[M]. 北京：中国纺织出版社，2015：103.

[6] 慢生活工坊编. 闻香识好茶之花茶与健康[M]. 杭州：浙江摄影出版社，2015：119.

[7] 高媛，于玲玲. 办公室轻松保健一本通进阶版[M]. 青岛：青岛出版社，2015：167，229.

[8] 周秋霞，岳淑梅. 基于文献的桂花化学成分及药理作用研究现状分析[J]. 河南大学学报（医学版），2013，32（2）：139-142.

莲房

别名　莲蓬壳，莲壳。

基原　为睡莲科植物莲 *Nelumbo nucifera* Gaertn. 的干燥花托。

产地　广布于我国南北各地。

采收加工　秋季果实成熟时，割下莲蓬，除去果实（莲子）及梗，晒干。

植物形态　多年生水生草本。根茎横生，肥厚，节间膨大，内有多数纵行通气孔洞，外生须状不定根。节上生叶，露出水面；叶柄着生于叶背中央，粗壮，圆柱形，多刺；叶片圆形，直径 25～90cm，全缘或稍呈波状，上面粉绿色，下面叶脉从中央射出，有 1～2 次叉状分枝。花单生于花梗顶端，花梗与叶柄等长或稍长，也散生小刺；花直径 10～20cm，芳香，红色、粉红色或白色；花瓣椭圆形或倒卵形，长 5～10cm，宽 3～5cm；雄蕊多数，花药条形，花丝细长，着生于托之一；心皮多数埋藏于膨大的花托内，子房椭圆形，花柱极短。花后结"莲蓬"，倒锥形，直径 5～10cm，有小孔 20～30 个，每孔内含果实 1 枚；坚果椭圆形或卵形，长 1.5～2.5cm，果皮革质，坚硬，熟时黑褐色。种子卵形或椭圆形，长 1.2～1.7cm，种皮红色或白色。花期 6～8 月，果期 8～10 月。

花药性状　为倒圆锥状或漏斗状花托，多撕裂，直径 5～8cm，高 4～6cm。表面灰棕色具细纵纹及皱纹，或局部表面破裂呈纤维状；顶面圆而平，有多数挖除果实后的圆形小孔穴，基部有花柄残基或痕迹。体轻、质疏松，纵碎面多裂隙似海绵状。气微，味微涩。

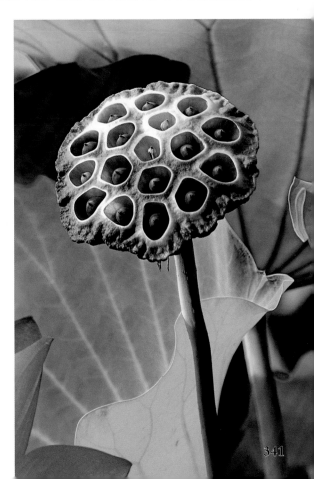

质量要求　以色黄绿、个大、干燥完整者为佳。

化学成分　主要含金丝桃苷，槲皮素二葡萄糖苷及少量莲子碱，脂肪，蛋白质，胡萝卜素，烟酸，维生素，槲皮素。

药理作用　抗氧化，肿瘤抑制，改善记忆，保护心脑血管系统，调节血脂，抗辐射。

性味归经　味苦、涩，性温。

归肝经。

功能主治 化瘀止血。用于崩漏，尿血，痔疮出血，产后瘀阻，恶露不尽。

用法用量 内服：煎汤，5～10克；或研末。外用：适量，研末掺患处或煎汤熏洗。

◆ 验方

（1）治乳裂：莲房炒研为末，外敷。

（2）治室女血崩，不以冷热皆可服：荆芥、莲房（烧灰存性）。上等分，为细末。每服15克，食前，米汤调下。

（3）治血崩：棕榈皮（烧灰）、莲房（烧存性）各25克，香附子150克（炒）。上为末。米饮调下15～20克，食前服。

（4）治经血不止：陈莲房，烧存性，研末。每服10克，热酒下。

（5）治漏胎下血：莲房，烧，研面糊丸，如梧子大。每服百丸，汤、酒任下，日服两次。

（6）治胎衣不下：莲房一个，甜酒煎服。

（7）治小便血淋：莲房，烧存性，为末，入麝香少许。每服12.5克，米饮调下，日服两次。

（8）治痔疮：干莲房、荆芥各50克，枳壳、薄荷、朴硝各25克。为粗末。水三碗，煎至两碗，半热熏洗。

（9）治天疱湿疮：莲房，烧存性，研末，并泥调涂。

（10）治黄水疮：莲房烧成炭，研细末，香油调匀，敷患处，一日两次。

本草记载 《食疗本草》记载的为本品。

◆ 参考文献

[1] 张贵君.精编中草药彩色图谱[M].北京：中国医药科技出版社，2016：806.

[2] 刘道清.中药别名大辞典（修订本）[M].郑州：中原农民出版社，2013：579.

[3] 陈超群，吴春艳，刘霞，等.莲房中原花青素的药理作用研究进展[J].中成药，2014，36（8）：1734-1738.

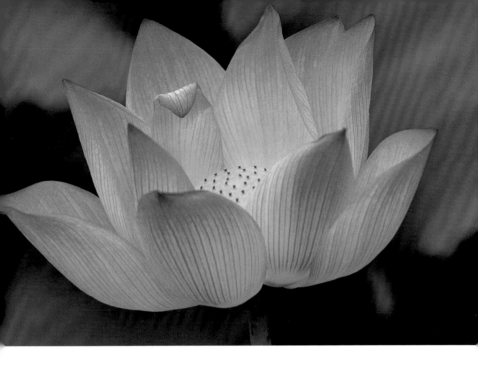

荷花

别名 莲花、芙蕖、水芙蓉。

基原 睡莲科植物莲 *Nelumbo nucifera* Gaertn. 的大花蕾。

产地 产于我国南北各地。

采收加工 6 ～ 7月间采收含苞未放的大花蕾或开放的花，阴干。

植物形态 同莲房。

花药性状 花蕾圆锥形，长2.5 ～ 5cm，直径2 ～ 3cm。表面灰棕色，花瓣多层。散落卵形或椭圆形，皱缩或折叠，表面具多数细脉，光滑柔软。去掉花瓣，中心有幼小的莲蓬，顶端圆而平坦，上面有小孔十余个，基部渐窄，周围着生多数雄蕊。气香，味微涩。

质量要求 以未开放、瓣整齐、洁净、气清香者为佳。

化学成分 含乙酸乙酯，1,4- 二甲氧基苯，肉桂醛，肉桂醇，茉莉酮，β- 谷甾醇，丁香亭 -3-*O*-β-D- 葡萄糖苷，槲皮素 -3-*O*-β-D- 葡萄糖苷，异鼠李素 -3-*O*-β-D- 葡萄糖苷，山奈酚 -3-*O*-β-D- 葡萄糖苷，对羟基苯甲酸，山奈酚，3,4- 二羟基苯甲酸，槲皮素，紫云英苷，槲皮素 -3-*O*-β-D- 葡萄糖醛酸苷，杨梅素 -3-*O*-β-D- 葡萄糖苷。

药理作用 抗氧化。

性味归经 性平，味甘、苦。归心、肝经。

功能主治 散瘀止血，去湿消风。用于损伤呕血，血淋，崩漏下血，天疱湿疮，疥疮瘙痒。

用法用量 内服：研末，1～1.5克；煎汤，6～9克。外用：适量，鲜者贴敷患处。

应用举例

（一）验方

（1）治坠损呕血，坠跌积血，心胃呕血不止：干荷花，为末。每次1克，调酒服。

（2）治天疱湿疮：新鲜荷花适量。捣烂，外敷患处。

（3）治唇上生疮：新鲜白荷花适量。捣烂，外敷患处。

（二）保健方

1.莲花静心茶

用法：将莲花3朵放入杯中，用沸水冲泡，盖严杯盖温浸15分钟。待水温度下降后，调入蜂蜜即可饮用。

功效：清热解毒，美容养颜。

2.荷花桂圆茶

原料：荷花1朵，龙眼肉10克，白糖15克。

制法及用法：将荷花扯瓣，切成块，与龙眼肉加清水煮沸3分钟，加入白糖，代茶饮。

功效：宁心安神，益智补脑。

本草记载 《中华本草》记载的为本品。

参考文献

[1] 国家中医药管理局中华本草编委会.中华本草：第3卷[M].上海：上海科学技术出版社，1999：404.

[2] 文怡.茶饮好好喝[M].北京：中国纺织出版社，2016：24.

[3] 徐双双.荷花化学成分的提取分离及含量测定[D].山东农业大学，2012.

[4] 郭兴峰.荷花化学成分和抗氧化活性研究[D].山东农业大学，2010.

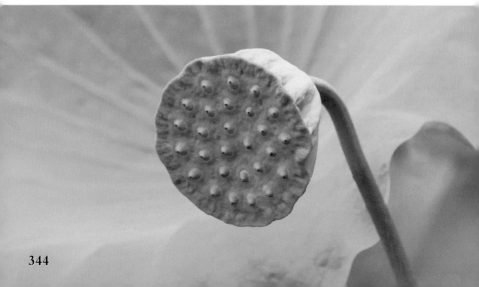

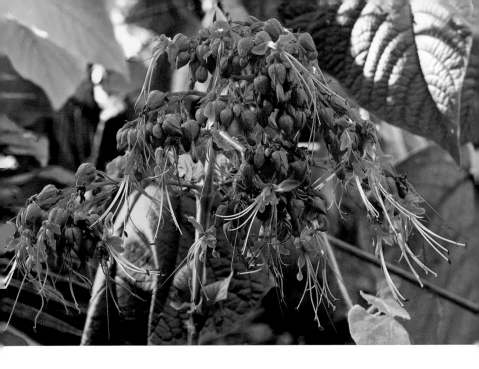

荷苞花

别名　龙船花、真珠花、红龙船花、珍珠花、珍珠梧桐、大叶红花倒水莲、贞桐花。

基原　马鞭草科植物赪桐 *Clerodendrum japonicum* (Thunb.) Sweet 的花。

产地　主产于西南及江苏、浙江、福建、台湾、湖南、广东、广西等地。

采收加工　6～7月花开时采收，晒干。

植物形态　灌木，高1～4m。小枝四棱形，嫩时有绒毛，枝内髓坚实，干后不中空。单叶对生；叶柄长1～15cm，有黄褐色短柔毛；叶片圆心形或宽卵形，长8～35cm，宽6～40cm，先端尖或渐尖，基部心形，边缘有疏短尖齿，表面有疏伏毛，叶脉基部具较密的锈褐色短柔毛，背面密被锈黄色盾形腺体。二歧聚伞花序组成大而开展的顶生圆锥花序，长15～34cm，宽13～35cm；苞片宽卵形、倒卵状披针形或线状披针形；小苞片线形；花萼红色，外面散生盾形腺体，长1～1.5cm，深5裂，裂片卵形或卵状披针形，长7～13mm；花冠红色，稀为白色，花冠管长1.7～2.2cm，先端5裂，长1～1.5cm；雄蕊4，长约为花冠管的3倍，与花柱同伸于花冠外；子房4室，柱头2浅裂。果实近球形，直径7～10mm，熟时蓝紫色。宿萼外折，星状。花、果期5～11月。

花药性状　二歧聚伞花序组成顶生，大而开展的圆锥花序，长15～34cm，宽13～35cm，花序的最后侧枝呈总状花序，长可达16cm，苞片宽卵形、卵状披针形、倒卵状披针形、线状披针形，有柄或无柄，小苞片线形；花萼红色，外面疏被短柔毛，散生盾形腺体，长 1～1.5cm，深 5 裂，裂片卵形或卵状披针形，渐尖，长 0.7～1.3cm，开展，外面有 1～3 条细脉，脉上具短柔毛，内面无毛，有疏珠状腺点；花冠红色，稀白色，花冠管长 1.7～2.2cm，外面具微毛，里面无毛，顶端 5 裂，裂片长圆形，开展，长 1～1.5cm；雄蕊长约达花冠管的 3 倍；子房无毛，4 室，柱头 2 浅裂，与雄蕊均突出于花冠外。

化学成分　含苯丙素苷类（马蒂罗苷、贞桐苷等）、甾体类（豆甾醇、去氢豆甾醇等）、熊果酸、丁二酸酐、小麦黄素等。

性味归经　性平，味甘。归脾经。

功能主治　安神，止血。用于心悸失眠，痔疮出血。

用法用量　内服：煎汤，15～30 克。外用：适量，捣汁涂。

注意事项　玄参科蒲苞花属植物蒲苞花草的花也可叫做"荷苞花"，与本花同名，须注意。本花在某些地区又被叫做"百日红花"或"龙船花"，而苋科千日红属植物千日红草、千屈菜科紫薇属植物紫薇树及大花紫薇树的花也可叫做"百日红花"，茜草科龙船花属植物龙船花树的花也叫做"龙船花"，也须注意。

应用举例

【验方】

（1）治痔疮：荷苞花或根炖猪大肠服。

（2）治血痔：荷苞花配天鹅蛋炖猪大肠服。

（3）治疝气及失眠：荷苞花或根研粉兑甜酒服。

本草记载　《民间常用草药汇编》："安神；止血。主心悸失眠；痔疮出血。"《四川中药志》："治血痔：荷苞花配天鹅蛋炖猪大肠服。治疝气及失眠：荷苞花或根研粉兑甜酒服。"

【参考文献】

[1] 国家中医药管理局中华本草编委会. 中华本草：第 6 卷 [M]. 上海：上海科学技术出版社，1999：571.

[2] 敬松. 中国花膳与花疗——花卉疗法小百科 [M]. 成都：四川科学技术出版社，2013：152.

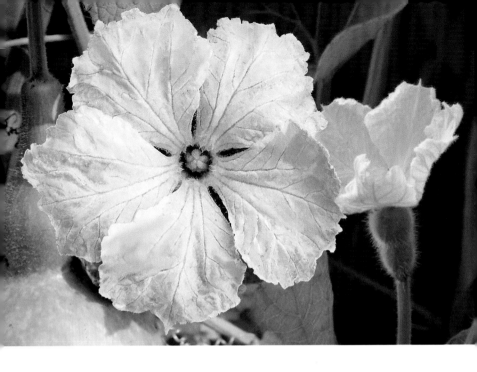

壶卢秧

别名 葫芦花。

基原 葫芦科植物葫芦 *Lagenaria siceraria* (Molina) Standl 和 瓠 瓜 *L.siceraria* (Molina) Standl.var *depressa* (Ser.) Hara 的茎、叶、花、须。

产地 全国各地均产。

采收加工 夏、秋季采收，晒干。

植物形态 一年生攀援草本。茎、枝具沟纹，被黏质长柔毛，老后渐脱落。叶柄纤细，长16～20cm，被毛；顶端有2腺体；叶片卵状心形或肾状卵形，长、宽为10～35cm，不分裂或3～5裂，具5～7掌状脉，先端锐尖，边缘有不规则的齿，基部心形，弯缺开张，半圆形或近圆形，两面均被微柔毛，叶背及脉上较密。卷须纤细，初时有微柔毛，上部分2歧。雌雄同株，雌、雄花均单生；雄花；花梗细，比叶柄稍长，花梗、花萼、花冠均被微柔毛，花萼筒漏斗状，长约2cm，裂片披针形，长5mm，花冠白色，裂片皱波状，长3～4cm，宽2～3cm，先端微缺而顶端有小尖头，5脉；雄蕊3，花丝长3～4mm，花药长8～10mm，长圆形，药室折曲；雌花花梗比叶柄稍短或近等长；花萼和花冠似雄花；花萼筒长2～3mm，子房中间缢缩，密生黏质长柔毛，花柱粗短，柱头3，膨大，2裂。果实初为绿色，以后变白色至带黄色，果形变形较大，因不同变种和品种而异，有呈哑铃状，长数十厘米，有的仅长10cm，有的呈扁球形、棒状或枸状，成熟后果皮变木质。种子白色，倒卵形或三角形，顶端截形或2齿裂，稀圆，长约20mm。

花期7～8月，果期8～9月。

花药性状　雄花：花梗细，比叶柄稍长，花梗、花萼、花冠均被微柔毛；花萼筒漏斗状，长约2cm，裂片披针形，长5mm；花冠黄色，裂片皱波状，长3～4cm，宽2～3cm，先端微缺而顶端有小尖头，5脉；雄蕊3，花丝长3～4mm，花药长8～10mm，长圆形，药室折曲。

雌花花梗比叶柄稍短或近等长；花萼和花冠似雄花；花萼筒长2～3mm；子房中间缢缩，密生黏质长柔毛，花柱粗短，柱头3，膨大，2裂。

药理作用　降低肝脏蛋白质合成能力。

性味归经　性平，味甘。归肺、脾、肾经。

功能主治　解毒，散结。用于食物、药物中毒，龋齿痛，鼠瘘，痢疾。

用法用量　内服：煎汤，6～30克；或煅存性研末。

注意事项　《备急千金要方·食治》："扁鹊云，患脚气虚胀者，不得食之，其患永不除。"

🏷 **验方**

（1）治痢疾：葫芦花6克，黄瓜叶4.5克，生石膏粉少许，水煎服。

（2）预解胎毒：七、八月，或三伏日，或中秋日，壶卢须如环子脚者，阴干，于除夕夜煎汤浴小儿，可免出痘。

本草记载　《中华本草》记载的为本品。

参考文献

国家中医药管理局中华本草编委会.中华本草：第5卷[M].上海：上海科学技术出版社，1999：547.

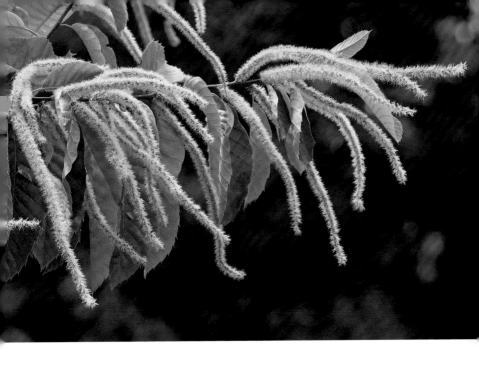

栗花

别名 板栗花、栗子花。

基原 壳斗科植物板栗 *Castanea mollissima* Bl. 的花或花序。

产地 主产于河北、天津、浙江、四川、贵州、湖北、湖南、广西、广东等地。

采收加工 春季采集，鲜用或阴干。

植物形态 落叶乔木，高15～20m。树皮暗灰色，不规则深裂，枝条灰褐色，有纵沟，皮上有许多黄灰色的圆形皮孔。冬芽短，阔卵形，被茸毛。单叶互生，叶柄长0.5～2cm，被细绒毛或近无毛；叶长椭圆形或长椭圆状披针形，长8～18cm，宽5.5～7cm，先端渐尖或短尖，基部圆形或宽楔形，两侧不相等，叶缘有锯齿，齿端具芒状尖头，上面深绿色，有光泽，羽状侧脉10～17对，中脉上有毛；下面淡绿色，有白色绒毛，花单性，雌雄同株；雄花序穗状，生于新枝下部的叶腋，长9～20cm，被绒毛，淡黄褐色，雄花着生于花序上、中部，每簇具花3～5，雄蕊8～10；雌花无梗，常生于雄花序下部，外有壳斗状总苞，雌花单独或2～3朵生于总苞内，子房下位，花柱5～9，花柱下部被毛。壳斗边刺直径4～6.5cm，密被紧贴星状柔毛，刺密生，每壳斗有2～3坚果，成熟时裂为4瓣；坚果直径1.5～3cm，深褐色，顶端被绒毛。花期4～6月，果期9～10月。

花药性状 雄花序穗状，平直，长9～20cm；花被片6，圆形或倒卵圆形，淡黄褐色；雄蕊8～10，花丝长约为花被的3倍。雌花无梗，生于雄花序下部，每

2～3（～5）朵聚生于有刺的总苞内；花被6裂；子房下位，花柱5～9。气微，味微涩。

质量要求　以花梗短，纯净，色淡黄褐者为佳。

化学成分　主要含有酯类，醇类，挥发油。

药理作用　抗氧化，抑菌，驱蚊。

性味归经　性平，味微苦、涩。归肺、大肠经。

功能主治　清热燥湿，止血，散结。用于泄泻，痢疾，带下，便血，瘰疬，瘿瘤。

用法用量　内服：煎汤，9～15克；或研末。

应用举例

（一）验方

（1）治急性菌痢：板栗花12克，鸡冠花6克，槟榔6克。水煎，每日1剂。

（2）治久痢：板栗花、仙鹤草、山蚂蝗、山梅根、百味莲各9克。水煎，醋冲服。

（3）治小儿呕吐：栗花，水煎服。

（4）治瘰疬久不愈：采栗花同贝母为末。每日酒下3克。

（二）保健方

板栗花蜜茶

用法：板栗花9克，蜂蜜适量。板栗花用沸水冲泡10分钟，待水温下降到60℃后加入蜂蜜，即可。

功效：清热润肺。

本草记载　《食物本草》："治瘰疬久不愈：采栗花同贝母为末。每日酒下一钱。"《日用本草》："治瘰疬。"《滇南本草》："治日久赤白带下，休息痢疾，止大肠下血。"记载的为本品。

参考文献

[1] 国家中医药管理局中华本草编委会.中华本草：第2卷[M].上海：上海科学技术出版社，1999：421.

[2] 王嗣，杜成林，唐文照，等.板栗花的化学成分研究（Ⅰ）[J].中草药，2004，（10）：29-30.

[3] 陈亚蓝，王雪青，李月娇，等.板栗花黄酮的抗氧化作用及其对Hela细胞活力的影响[J].食品工业科技，2015，36（14）：165-168.

凉薯花

别名 果薯花。

基原 豆科植物豆薯 *Pachyrhizus erosus* (L.) Urban 的花。

产地 主产于广西、广东、福建、四川、贵州等地。

采收加工 7～9月采收，晒干。

植物形态 一年生草质藤本。块根肉质肥大，圆锥形或纺锤形，肉白色，味甜多汁。茎缠绕状，长5～6m。三出复叶，互生；叶柄长7～8cm；顶端小叶菱形，长5～7cm。或更长可达16cm，宽5.5～18cm。两侧小叶卵形或菱形，长3.5～14cm，宽3～14cm，先端锐尖，上部呈数浅裂，中部以下全缘，基部阔楔形，两面均有毛。总状花序生于枝端，花序梗长20～30cm，有花约10朵；苞片小，卵形；花萼钟形，绿色有毛，先端5裂，裂片披针形，蝶形花冠蓝紫色或淡紫红色，旗瓣近圆形，先端微凹，基部两侧有耳，翼瓣稍呈倒卵形，基部有两爪，龙骨瓣分离；雄蕊10，二体；子房长柱形而扁，有毛，花柱内弯。柱头圆形。荚果扁平，长约9cm，表面有绒毛，褐色，开裂；种子5～10颗，近方形而扁，长约8mm，棕褐色，平滑，有光泽。花期7～9月，果期10～11月。

花药性状 花蕾呈扁长圆形或短镰状，长约2cm，宽约5mm。萼片灰绿色或灰黄色，花瓣淡黄色，间有浅蓝色，展平后旗瓣近长圆形，长12～15mm，宽6～9mm；翼瓣长椭圆形，长11～14mm，宽约4mm，基部弦侧附属体稍呈弯钩状突起，另侧无；龙骨瓣长11～15mm，宽约4mm，基部弦侧无附属体。花药长1～1.6mm，宽0.8～0.9mm。气微，味淡。

质量要求 以棕黄色、不带枝梗者为佳。

性味归经 性凉，味甘。归肝、胃经。

功能主治 解毒，止血。用于酒毒烦渴，肠风下血。

用法用量 内服：煎汤，9～15克。

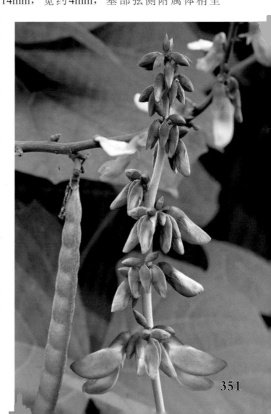

参考文献

[1] 国家中医药管理局中华本草编委会.中华本草：第4卷[M].上海：上海科学技术出版社，1999：589.

[2] 吴泽君，周德生.湖南药物志：第五卷[M].长沙：湖南科学技术出版社，2004：3723.

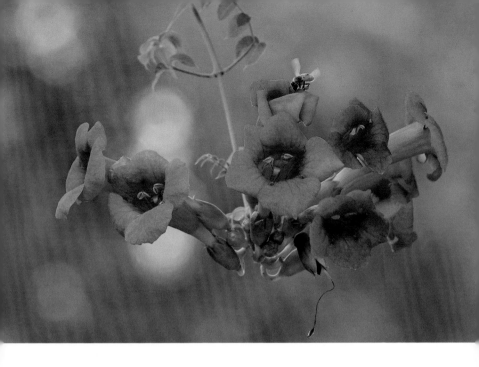

凌霄花

别名　芰华、紫葳华、茇华、陵霄花、堕胎花、藤萝花、吊墙花、杜灵霄花。

基原　紫葳科植物凌霄 *Campsis grandiflora* (Thunb.) K. Schum. 或美洲凌霄 *Campsis radicans*（L.）Seem. 的干燥花。

产地　主产于华东、中南及河北、四川、贵州等地。

采收加工　夏、秋二季花盛开时采摘，干燥。

植物形态　凌霄　薄叶木质藤本，借气根攀附于其他物上。茎黄褐色，具棱状网裂。叶对生，奇数羽状复叶；叶轴长3～4cm；小叶柄长5～10mm，小叶7～9格，卵形至卵状披针形，长4～6cm，宽1.5～3cm，先端尾状渐尖，基部阔楔形，两侧不等大，边缘有粗锯齿，两面无毛，小叶柄着生处有淡黄褐色束毛。花序顶生，圆锥状，花大，直径4～5cm；花萼钟状，不等5裂，裂至筒之中部，裂片披针形；花冠漏斗状钟形，裂片5，圆形，橘红色，开展；雄蕊4，2长2短；子房上位，2室，基部有花盘。蒴果长如豆荚，具子房柄；2瓣裂。种子多数，扁平，有透明的翅。花期7～9月，果期8～10月。

　　美洲凌霄　本种形态上与凌霄相似，唯小叶9～11枚，椭圆形至卵状长圆形，先端尾尖。花萼5等裂，分裂较浅，约裂至三分之一，裂片三角形，向外微卷，无凸起的纵棱；花冠为细长的漏斗形，直径较凌霄小，橙红色至浓红色，内有明显的棕红色纵纹，筒部为花萼的3倍。花期7～10月，果期11月。

花药性状　凌霄　多皱缩卷曲，黄褐色或棕褐色，完整花朵长4～5cm。萼筒钟状，长2～2.5cm，裂片5，裂至中部，萼筒基部至萼齿尖有5条纵棱。花冠先端5裂，裂片半圆形，下部联合呈漏斗状，表面可见细脉纹，内表面较明显。雄蕊4，着生在花冠上，2长2短，花药个字形，花柱1，柱头扁平。气清香，味微苦、酸。

美洲凌霄　完整花朵长6～7cm。萼筒长1.5～2cm，硬革质，先端5齿裂，裂片短三角状，长约为萼筒的1/3，萼筒外无明显的纵棱；花冠内表面具明显的深棕色脉纹。

质量要求　以完整、朵大、色黄棕、无花梗者为佳。

化学成分　含芹菜素，β-谷甾醇。

药理作用　对血管和子宫平滑肌有中度解痉作用，抗菌，抗血栓。

性味归经　性寒，味甘、酸。归肝、心包经。

功能主治　活血通经，凉血祛风。用于月经不调，经闭癥瘕，产后乳肿，风疹发红，皮肤瘙痒，痤疮。

用法用量　5～9克。

注意事项　孕妇慎用。

应用举例

（一）验方

（1）治妇人、室女月候不通，脐腹疼痛，一切血疾：凌霄花60克，当归、蓬莪术各30克。上为细末。空心冷酒调下6克，如行十里许，更用热酒调一服。

（2）治妇女月经不行：凌霄花为末。每服6克，食前温酒下。

（3）治崩中漏下：凌霄花末6克，温酒调服，日服三次。

（4）治遍身痒：凌霄花为末，酒调服3克。

（5）治皮肤湿癣：凌霄花、羊蹄根各等量，酌加枯矾，研末搽患处。

（6）治肺有风热，生酒糟鼻：①凌霄花15克（取末），硫黄30克（研），腻粉3克，胡桃四枚（去壳）。先将前三味和匀，后入胡桃肉，同研如膏子，用生绢蘸药频频揩之。②凌霄花、栀子。上等分，为细末。每服6克，食后茶调下，日进二服。③以凌霄花研末，和密陀僧末，调涂。

（7）治痫疾：凌霄花，为细末。每服9克，温酒调下，空心服。

（8）治大便后下血：凌霄花，浸酒饮服。

（9）治误食草药中毒者：每用凌霄花同黑豆一处蒸熟，拣去花，只服豆三、五粒。

（二）保健方

1.四花茶

用法：凌霄花、月季花、玫瑰花、桂花各2克，红糖5克。上药一同放入保温杯，加沸水冲泡，盖紧茶杯盖闷数分钟。代茶饮。

主治：用于跌打损伤。

2.凌霄花茶

用法：凌霄花6克，川芎、当归各10克，一起加水煎汁。代茶饮。

功用：凉血调经。用于治疗血瘀、闭经等症。

3.红花月季凌霄茶

用法：将红花10克、月季花10克、凌霄花5克分别用清水略微冲洗后，放入茶壶中。烧一壶沸水，冲泡花茶，盖上盖子，泡10分钟即可。

功用：疏肝解郁，调经止痛。用于肝气郁结，气滞血瘀之月经不调，痛经，闭经，胸胁胀痛。

本草记载 《本草正义》："凌霄之花，吴普谓神农、雷公、岐伯皆作辛，扁鹊苦咸，能消清血分之热，故可以活血行滞，而亦可治带下崩中。"

参考文献

[1] 国家药典委员会.中华人民共和国药典：第一部[M].北京：中国医药科技出版社，2015：287.

[2] 国家中医药管理局中华本草编委会.中华本草：第7卷[M].上海：上海科学技术出版社，1999：416.

[3] 道仁.消食通络100种养生本草[M].长春：吉林美术出版社，2009：123.

[4] 石四维.秀色养生：花卉药膳与便方——秀色美餐[M].上海：上海科学技术文献出版社，2005：127.

[5] 柴瑞震.月经不调吃什么？禁什么？[M].哈尔滨：黑龙江科学技术出版社，2014：301.

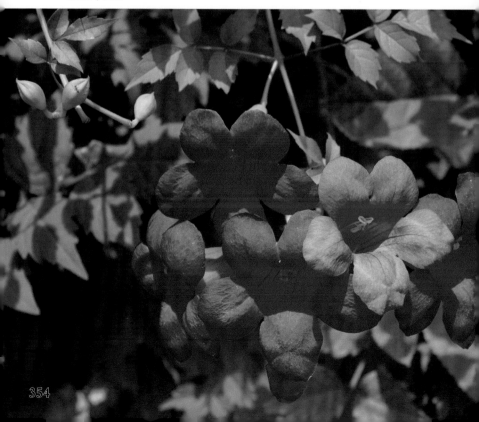

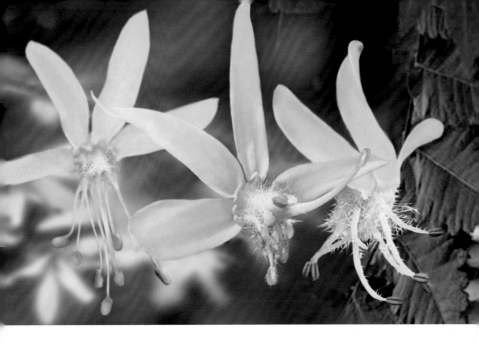

栾华

别名 栾花。

基原 无患子科植物栾树 *Koelreuteria paniculata* Laxm. 的花。

产地 产于我国大部分地区。

采收加工 6～7月采花，阴干或晒干。

植物形态 落叶乔木或灌木。树皮厚，灰褐色至灰黑色；小枝具疣点，与叶轴、叶柄均被皱曲的短柔毛或无毛。叶丛生于当年生枝上，平展，一回、不完全二回或偶为二回羽状复叶，长可达50cm；小叶纸质，（7～）11～18片，无柄或具极短的柄，对生或互生，卵形、阔卵形至卵状披针形，长（3～）5～10cm，宽3～6cm，先端短尖或短渐尖，基部钝至近截形，边缘有不规则的钝锯齿，齿端具小尖头，上面仅中脉上散生皱曲的短柔毛，下面在脉腋具髯毛，有时小叶背面被茸毛。花杂性同株或异株；聚伞圆锥花序长25～40cm，密被微柔毛，分枝长而扩展；苞片狭披针形，被小粗毛；花淡黄色，稍芬芳；花梗长2.5～5cm；萼裂片卵形，边缘具腺状缘毛，呈啮蚀状；花瓣4，开花时向外反折，线状长圆形，长5～9mm，被长柔毛，瓣片基部的鳞片初时黄色，开花时橙红色，具参差不齐的深裂，被疣状皱曲的毛；雄蕊8，在雄花中的长7～9mm，雌花中的长4～5mm，花丝下半部密被白色、开展的长柔毛；花盘偏斜，有圆钝小裂片；子房三棱形，除棱上具缘毛外无毛，退化子房密被小粗毛。蒴果圆锥形，具三棱，长4～6cm，先端渐尖，果瓣卵形，外面有网纹，内面平滑且略有光泽。种子近球形，直径6～8mm。花期6～8月，果期9～10月。

花药性状　圆锥花序顶生，大，长25～40cm；花淡黄色，中心紫色；萼片5，有小睫毛；花瓣4，被疏长毛；雄蕊8，花丝被疏长毛；雌蕊1，花盘有波状齿。

化学成分　含3-甲基-4-羧基戊酸、*n*-十六酸、肉豆蔻酸、亚麻酸、9,12-十八碳二烯酸、2-十五酮、正三十六烷、苯乙醛等挥发油。

性味归经　性寒，味苦。归肝经。

功能主治　清肝明目。用于目赤肿痛，多泪。

用法用量　内服：煎汤，3～6克。

验方

　　治中焦热结，目睑赤烂：栾华15克，莎草根（炒去毛）9克，朱砂（研）、芒硝（研）、石决明各6克，石膏（碎）、白芍、夏枯草、黄连（去须）各3克，上味捣筛为散，于早晚食前，用沙糖水调下1.5克，稍增至3克。以知为度。

本草记载　《新修本草》：“此树，叶似木槿而薄细，花黄似槐少长大，子壳似酸浆，其中有实，如熟豌豆，圆黑坚硬，堪为数珠者是也。五月、六月花可收，南人取合黄连作煎，疗目赤烂大效。花以染黄色，甚鲜好也。”

参考文献

[1] 国家中医药管理局中华本草编委会.中华本草：第5卷[M].上海：上海科学技术出版社，1999：115.

[2] 张璐，田棣，窦芳，等.栾华挥发油的提取及GC-MS分析[J].中国现代应用药学，2011，28（3）：262-264.

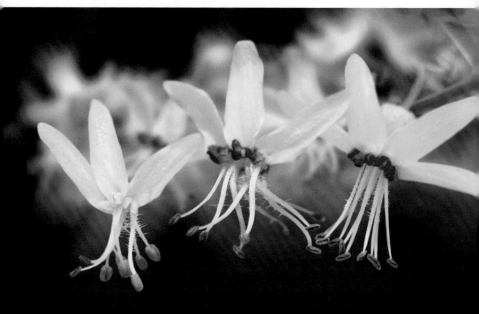

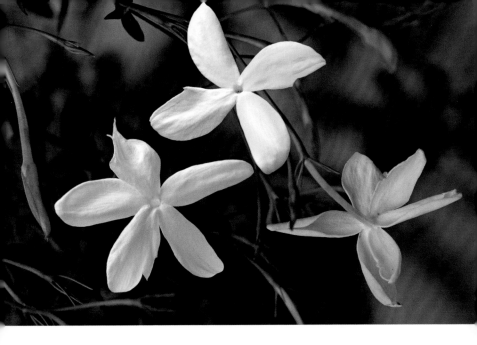

素馨花

别名　耶悉茗花、野悉蜜、玉芙蓉、素馨针。

基原　木犀科植物素馨 *Jasminum officinale* Linn.var.*grandiflorum* (Linn.) Kobuski的干燥花蕾。

产地　主产于云南、广东、福建、台湾、四川、浙江等地。

采收加工　夏、秋季采收，在清晨太阳未出时采摘花蕾，隔水蒸约20分钟，然后取出晒干。

植物形态　攀援灌木，高2～4m。小枝圆柱形，具棱或沟。叶对生，羽状深裂或具5～9小叶；叶轴常具窄翼，叶柄长0.5～4cm；小叶片卵形或长卵形，顶生小叶片常为窄菱形，长0.7～3.8cm，宽0.5～1.5cm，先端急尖、渐尖、钝或圆，有时具短尖头，基部楔形、钝或圆。聚伞花序顶生或腋生，有花2～9朵；花序梗长0～3cm；苞片线形，长2～3mm；花梗长0.5～2.5cm，花序中间之花的梗明显短于周围之花的梗；花芳香；花萼无毛，裂片锥状线形，长5～10mm；花冠白色，高脚碟状，花冠管长1.3～2.5cm，裂片多为5枚，长圆形，长1.3～2.2cm，宽0.8～1.4cm。花期8～10月。

花药性状　呈粗针状，先端似箭头，不带花萼，花冠上部5裂，覆瓦状紧裹一起，膨大似箭头，占花冠1/2以上。下部筒状软细。全体黄色或金黄色，有细纵脉。质稍硬脆。气香，味苦微涩。

质量要求　以朵大、色金黄、气香浓者为佳。

化学成分　含素馨花苷、山奈酚-3-O-α-L-吡喃鼠李糖基(1→3)-[α-L-吡喃鼠李糖基(1→6)]-β-D-吡喃半乳糖苷、3-O-α-L-吡喃鼠李糖基(1→2)-β-D-吡喃木糖基常

春藤皂苷-28-*O*-*β*-D-吡喃半乳糖基(1→6)-*β*-D-吡喃半乳糖酯苷等。

药理作用　抗肿瘤，抗氧化，降血糖，抗乙肝病毒。

性味归经　性平，味微苦。归肝经。

功能主治　舒肝解郁，行气止痛。用于肝郁气滞所致的胁肋脘腹作痛，下痢腹痛。

用法用量　内服：煎汤，5～10克；或代茶饮。

注意事项　采收本花，应选晴天刚亮时采摘稍白欲开的花蕾并迅即用湿布覆盖，不使见日光，否则花香散失；接着，尽快隔水蒸约20分钟，晒干备用。干燥素馨花质较硬脆、气芳香，受潮易软，储存时应密封并置于阴凉通风干燥处，以防变质和失香。本花又被叫做"玉芙蓉"，而同科同属植物多花素馨树的花也叫做"素馨花"，玄参科玉芙蓉属植物红花玉芙蓉树的花也叫做"玉芙蓉"，须注意。

应用举例

（一）验方

治消化不良，十二指肠球部溃疡，或慢性肝炎、肝硬化，症见脘腹胁痛偏于热者：素馨花9克，川厚朴6克，延胡索9克，佩兰9克。水煎服。

（二）保健方

1. 素馨玫瑰茶

用法：素馨花、玫瑰花各6克，沸水冲泡，频饮。

主治：用于肝气胃痛，呕恶食少。

2. 素馨菊枯茶

用法：素馨花5克，菊花6克，夏枯草10克，沸水冲泡，频饮。

主治：治肝火上扬型甲状腺肿。

3. 五味素馨花茶

用法：素馨花、桑叶、菊花、苦竹叶各10克，薄荷5克，沸水冲泡并闷10分钟，频饮。

主治：用于感冒。

本草记载　《酉阳杂俎》："野悉蜜，出拂林国，亦出波斯国。苗长七、八尺，叶似梅叶，四时敷荣，其花五出，白色，不结子，花若开时，遍野皆香，与岭南詹糖香相类。西域人常采其花，压以为油，甚香滑。"

参考文献

[1] 国家中医药管理局中华本草编委会. 中华本草：第6卷[M]. 上海：上海科学技术出版社，1999：171.

[2] 敬松. 中国花膳与花疗——花卉疗法小百科[M]. 成都：四川科学技术出版社，2013：158.

[3] 郝婷. 素馨花总环烯醚萜苷提取纯化工艺及质量标准的研究[D]. 承德：承德医学院，2011.

[4] 赵桂琴. 素馨花化学成分及抗HBV活性的研究[D]. 北京：中国人民解放军军事医学科学院，2008.

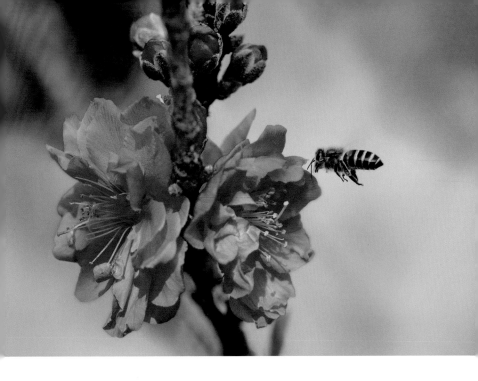

桃花

别名　玄都花、桃华、碧桃、花桃。

基原　蔷薇科植物桃 *Prunus persica* (L.) Batsch 的干燥花。

产地　主产于河北、山西、陕西、甘肃、山东、河南、四川、云南等地。

采收加工　3月间花将开放时采收，阴干，置于干燥处。

植物形态　灌木，高1～2m。嫩枝有灰白色柔毛。叶对生；叶柄长4～7mm；叶片革质，椭圆形或倒卵形，长3～8cm，宽1～4cm，先端圆或钝，常微凹入，有时稍尖，基部阔楔形，上面初时有毛，以后变无毛，发亮，下面有灰色茸毛，全缘；离基3出脉，直达先端且相结合。花单生，紫红色，直径2～4cm，有长梗；萼管倒卵形，长6mm，有灰茸毛，裂片5，近圆形，长4～5mm，宿存；花瓣5，倒卵形，长1.3～2cm；雄蕊红色，多数，长7～8mm，花药纵裂；子房下位，3室，花柱长1m，柱头扩大。浆果卵状壶形，长1.5～2cm，宽1～1.5cm，熟时紫黑色；种子多数，每室2列。花期4～5月，果期7～9月。

花药性状　花梗极短或几无梗；萼筒钟形，被短柔毛，稀几无毛，绿色而具红色斑点；萼片卵形至长圆形，顶端圆钝，外被短柔毛；花瓣长圆状椭圆形至宽倒卵形，粉红色，罕为白色；气微香，味微苦。

质量要求　以花色粉红、朵大、气香者为佳。

化学成分　含酚类，多糖，山柰酚-3-*O*-葡萄糖苷或山柰酚-7-*O*-葡萄糖苷，山柰素-3-*O*-云香糖苷，山柰酚，槲皮素-3-木糖苷，柚皮素，豆精，维生素A，B族维生素，维生素C。

药理作用 抗氧化，抑制酪氨酸酶单酚酶和二酚酶活性，扩张毛细血管，改善血液循环。

性味归经 味苦；性平。归心、肝、大肠经。

功能主治 利水，活血化瘀。主水肿，脚气，痰饮，砂石淋，便秘，闭经，癫狂，疮疹。

用法用量 内服：煎汤，3～6克；或研末，1.5克。外用：适量，捣敷；或研末调敷。

注意事项 孕妇忌服。

应用举例

（一）验方

（1）治产后大小便秘涩：桃花、葵花子、滑石、槟榔各15克。上药，捣细，箩为散，每服食前以葱白汤调下6克。

（2）治心腹痛：桃花晒干杵末。成人以水服3克，小儿1.5克。

（二）保健方

1.桃花茶

用法：桃花5克，梨花5克，糯米适量，红糖少许。以花煎汁，以汁熬粥，以糖调味。食用。

功用：定喘止咳。用于哮喘、咳嗽。

2.玫瑰桃花茶

用法：准备好器皿和原材料，将玫瑰花干品3朵放入杯内，倒入开水；5分钟后再加入桃花干品3朵、柠檬草3克。注满开水，浸泡4～5分钟，盖上盖子，闷泡2～3分钟，倒入杯内即可饮用。

功效：改善食欲，保护肝脏，美容养颜。

3.山楂桃花茶

用法：准备好器皿和茶具，将洗净的山楂干5克、菊花干品3克、玫瑰花3克、甘草2克、绞股蓝3克、番泻叶1克、桃花3克依次放入，往茶壶内注入90℃的开水，盖上盖子，闷5分钟，摇匀后倒入杯内，静置3～5分钟即可饮用。

功用：活血化瘀，润肠通便，防治便秘。

4.红巧梅金盏桃花茶

用法：将红巧梅5克、金盏花5克、桃花5克以及玫瑰、勿忘我、千日红适量混合在一起。加入700毫升的热水浸泡，5分钟后即可饮用。

功效：美白祛斑。

5.桃花玉蝴蝶茶

用法：桃花3克，玉蝴蝶2克，用沸水冲泡，静置3分钟即可。

功用：增强免疫，通经络。用于体力不支的人群。

6.桃花枸杞茶

用法：桃花3克，枸杞子4～6粒，用沸水闷泡5分钟即可。

功用：祛除色斑，改善面色晦暗，防治皱纹。

7.桃花百合柠檬茶

用法：桃花3克，柠檬2克，百合5克，用沸水焖泡5分钟即可。

功用：美白嫩肤，延缓衰老。用于有色斑、皮肤暗沉者。

本草记载 《纲目》："桃花，性走泄下降，利大肠甚快，用以治气实人病水饮肿满，积滞，大、小便闭塞者，则有功无害，若久服，即耗人阴血，损元气。"《岭南采药录》："带蒂入药，能凉血解毒，痘疹通用之。"记载的为本品。

参考文献

[1] 国家中医药管理局中华本草编委会.中华本草：第5卷[M].上海：上海科学技术出版社，1999：645.

[2] 孙月庆，张仁庆.花卉养生饮食[M].北京：中国社会出版社，2007：27，34.

[3] 慢生活工坊编.闻香识好茶之花茶与健康[M].杭州：浙江摄影出版社，2015：22.

[4] 张卫东，陶红亮.女人这样喝轻轻松松白瘦美[M].北京：机械工业出版社，2014：188.

[5] 陆庆.桃花黄酮提取纯化、稳定性与抗氧化性研究及其结构鉴定[D].南昌：江西农业大学，2015.

[6] 刘杰超，张巧莲，焦中高，等.桃花提取物对酪氨酸酶的抑制作用及其动力学分析[J].果树学报，2014，31（5）：836-841.

[7] 刘杰超，张春岭，吕真真，等.桃花中总酚和总黄酮的提取及抗氧化活性研究[J].食品安全质量检测学报，2013，4（6）：1750-1756.

[8] 郭彩珍，邵芬娟，闫桂琴.桃花多糖的提取及其抗氧化活性研究[J].中草药，2009，40（S1）：156-158.

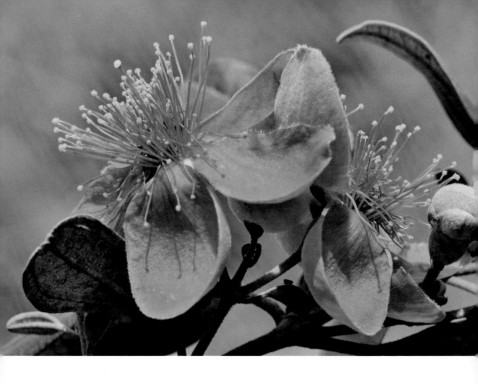

桃金娘花

别名 岗棯花。

基原 桃金娘科植物桃金娘 *Rhodomyrtus tomentosa* (Ait.) Hassk. 的花。

产地 主产于湖南、广东、广西、云南、贵州、福建、台湾、海南等地。

采收加工 4～5月采收，鲜用或阴干。

植物形态 灌木，高1～2m。嫩枝有灰白色柔毛。叶对生；叶柄长4～7mm；叶片革质，椭圆形或倒卵形，长3～8cm，宽1～4cm，先端圆或钝，常微凹入，有时稍尖，基部阔楔形，上面初时有毛，以后变无毛，发亮，下面有灰色茸毛，全缘；离基3出脉，直达先端且相结合。花单生，紫红色，直径2～4cm，有长梗；萼管倒卵形，长6mm，有灰茸毛，裂片5，近圆形，长4～5mm，宿存；花瓣5，倒卵形，长1.3～2cm；雄蕊红色，多数，长7～8mm，花药纵裂；子房下位，3室，花柱长1m，柱头扩大。浆果卵状壶形，长1.5～2cm，宽1～1.5cm，熟时紫黑色；种子多数，每室2列。花期4～5月，果期7～9月。

花药性状 花有长梗，常单生，紫红色；萼管倒卵形，有灰茸毛，萼裂片5，近圆形，宿存；花瓣5，倒卵形；雄蕊红色。

质量要求 4～5月采收，鲜用或阴干。

化学成分 含酚类，多糖，山奈酚-3-*O*-葡萄糖苷或山奈酚-7-*O*-葡萄糖苷，山奈素-3-*O*-云香糖苷，山奈酚，槲皮素-3-木糖苷，柚皮素。

药理作用 抗氧化，抑制酪氨酸酶单酚酶和二酚酶活性。

性味归经　性平，味甘、涩。归肺经。

功能主治　收敛止血。主咯血，鼻衄。

用法用量　内服：煎汤，6～15克。

注意事项　实热便秘者忌用。

验方

（1）治肺结核咯血：桃金娘花6～12克。水煎服。

（2）治鼻衄：桃金娘花6～12克。水煎服。

本草记载　出自《本草纲目拾遗》；《广西中药志》："行血。治痰咳咯血。"记载的为本品。

参考文献

国家中医药管理局中华本草编委会. 中华本草：第5卷[M]. 上海：上海科学技术出版社，1999：645.

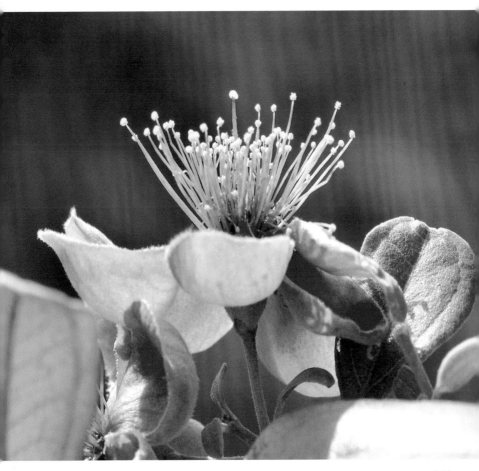

铁海棠花

别名　麒麟花、刺篷花。

基原　大戟科植物铁海棠 *Euphorbia milii* Ch.des Moulins 的花。

产地　产于我国各地。

采收加工　随用随采。

植物形态　多刺灌木，高可达1m。茎直立或稍攀援状，刺硬而尖，长1～2.5cm，成5行排列于茎的纵棱上。叶互生，无柄；叶片倒卵形或长圆状匙形，先端浑圆而具凸起，基部渐狭，楔形。2～4个杯状聚伞花序生于枝端，排列成具长花序梗的二歧聚伞花序；总苞钟形，先端5裂，腺体4，无花瓣状附属物；总苞基部具2苞片，苞片鲜红色，倒卵状圆形，直径10～12mm；花单性，雌雄花同生于萼状总苞内；雄花多数，具雄蕊1；雌花单生于花序中央，子房上位，花柱3枚，柱头2浅裂。蒴果扁球形。花期5～9月，果期6～10月。

花药性状　杯状花序2～4个，具长花序梗，形成二歧聚伞花序。总苞钟形，先端5裂，腺体4，无花瓣状附属物；总苞基部2苞片，苞片鲜红色，倒卵状圆形，直径10～12mm。气微香，味苦、涩。

药理作用　抗氧化。

性味归经　性凉，味苦、涩，有小毒。归心经。

功能主治　凉血止血。主崩漏，白带过多。

用法用量　内服：煎汤，鲜品10～15朵。

验方

　　治功能性子宫出血：铁海棠花10～15朵，与瘦猪肉30克煎服或水煎服。

本草记载　《中华本草》记载的为本品。

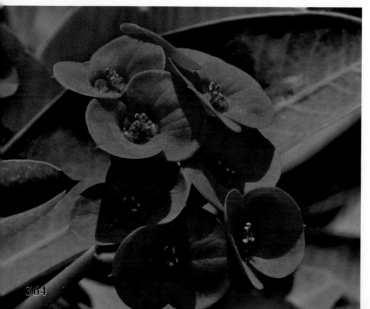

参考文献

[1] 国家中医药管理局中华本草编委会.中华本草：第4卷[M].上海：上海科学技术出版社，1999：805.

[2] 徐良雄.花卉抗氧化筛选与玫瑰花抗氧化活性研究[D].广州：华南师范大学，2004.

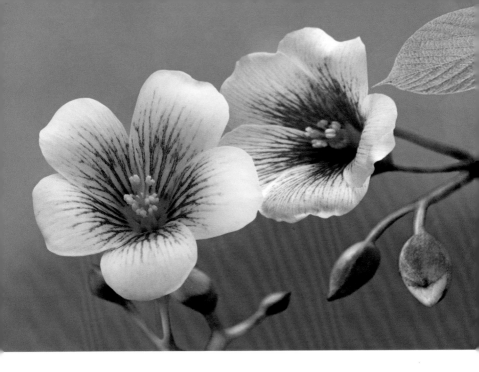

桐子花

别名　桐子树花、桐油花、油桐花。

基原　大戟科植物油桐 *Vernicia fordii*（Hemsl.）Airy-Shaw 的花。

产地　主产于陕西、甘肃、江苏、安徽、浙江、江西、福建、台湾、湖北、湖南、广东、广西、四川、贵州、云南等地。

采收加工　4～5月收集凋落的花，晒干。

植物形态　小乔木，高达9m。枝粗壮，无毛，皮孔灰色。单叶互生；叶柄长达12cm，顶端有2红紫色腺体；叶片革质，卵状心形，长5～15cm，宽3～14cm，先端渐尖，基部心形或楔形，全缘，有时3浅裂，幼叶被锈色短柔毛，后近于无毛，绿色有光泽。花先叶开放，排列于枝端成短圆锥花序；单性，雌雄同株；萼不规则，2～3裂；花瓣5，白色，基部具橙红色的斑点与条纹；雄花具雄蕊8～20，排列成2轮，上端分离，且在花芽中弯曲；雌花子房3～5室，每室1胚珠，花柱2裂。核果近球形，直径3～6cm。种子具厚壳状种皮。花期4～5月，果期10月。

花药性状　花白略带红色，聚伞花序；花单性，雌雄同株。萼不规则，2～3裂，裂片镊合状；花瓣5；雄花有雄蕊8～20，花丝基部合生，上端分离，且在花芽中弯曲；雌花子房3～5室，每室1胚珠，花柱2。气微香，味涩。

性味归经　性寒，味苦、微辛，有毒。归肺、心经。

功能主治　清热解毒，生肌。用于新生儿湿疹，秃疮，热毒疮，天沟疮，烧烫伤。

用法用量　外用：适量，煎水洗；或浸植物油内，搽。

🔲 **验方**

（1）治初生儿湿疹及麻疹后生疮瘙痒：桐子花、花椒刺、羊食子条各100～150克。熬水洗。

（2）治癞痢头：桐子花、松针各等量，水煎洗头。或桐子花、杜鹃花、金樱子花各等量，研末，用桐油调搽。

（3）治烧伤：鲜桐花200克，桐油500克。将鲜桐花浸于桐油中，加盖密封，离地保存，三个月后即可使用。用法：清创后外涂，每日三次，以痂壳润泽不痛为度。

本草记载　《重庆草药》记载的为本品。

🔲 **参考文献**

[1] 国家中医药管理局中华本草编委会. 中华本草：第4卷[M]. 上海：上海科学技术出版社，1999：863.

[2] 司有奇. 黔南本草：上册[M]. 贵阳：贵州科技出版社，2015：92.

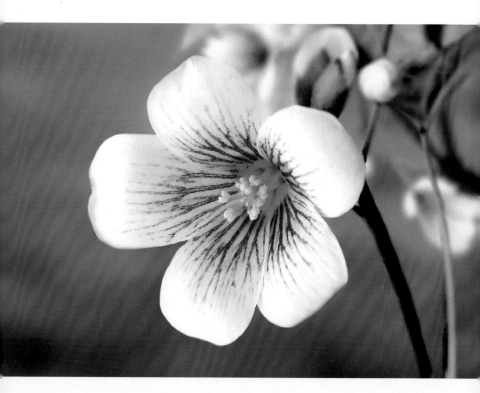

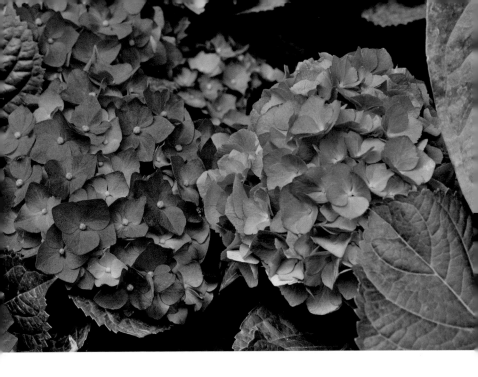

绣球

别名　八仙花、粉团花、草绣球、紫绣球、紫阳花。

基原　虎耳草科植物绣球*Hydrangea macrophylla* (Thunb.) Ser. 的花。

产地　产于全国各地。

采收加工　秋季挖根，切片，晒干；夏季采叶，晒干；初夏至深秋采花，晒干。

植物形态　落叶灌木，高达1m。小枝粗壮，有明显的皮孔与叶迹。叶对生，叶柄长1～3cm，无毛；叶片稍厚，椭圆形至卵状椭圆形，长8～16cm，宽4～9cm，先端短渐尖，基部宽楔形，边缘除基部外具粗锯齿，上面鲜绿色，下面黄绿色，无毛或脉上有粗毛。伞房花序顶生，球形，直径10～20cm。花梗有柔毛，花极美丽，白色、粉红色或变为蓝色，全部都是不孕花；萼片4，阔卵形，长1～2cm，全缘。花期6～9月。

花药性状　伞房花序球形，多枯萎破碎，完整者直径10～20cm，浅黄色至棕褐色。萼片4枚，阔卵形或圆形，长1～2cm，花序轴及花轴均有褐色短柔毛。质轻，柔软，气淡，味苦、微辛，有小毒。

质量要求　以花序轴短、质柔软者为佳。

化学成分　含黄酮类、香豆素类如伞形花内酯、酚酸类、环烯醚萜类等。

药理作用　抗疟，兴奋子宫。

性味归经　性寒，味苦、微辛，有小毒。归心、肝、胃经。

功能主治　截疟，清热，解毒，杀虫。用于疟疾，心热惊悸，烦躁，喉痹，阴囊湿疹，疥癣。

用法用量 内服：煎汤，9～12克。外用：适量，煎水洗；或研末调涂。

注意事项 孕妇禁用。

验方

（1）治疟疾：绣球花12克，柴胡12克，黄芩12克，法半夏10克，生姜10克，乌梅6克。水400毫升，煎至200毫升，疟疾发作前服。水煎服。

（2）治肾囊风：绣球花7朵，水煎洗患处。

本草记载 《现代实用中药》："抗疟药，功效与常山相仿。又用于心脏病。"《四川常用中草药》："治疟疾，心热惊悸，烦躁。"记载的为本品。

参考文献

[1] 国家中医药管理局中华本草编委会. 中华本草：第4卷[M]. 上海：上海科学技术出版社，1999：26.

[2] 艾铁民. 中国药用植物志：第4卷[M]. 北京：北京大学医学出版社，2015：556.

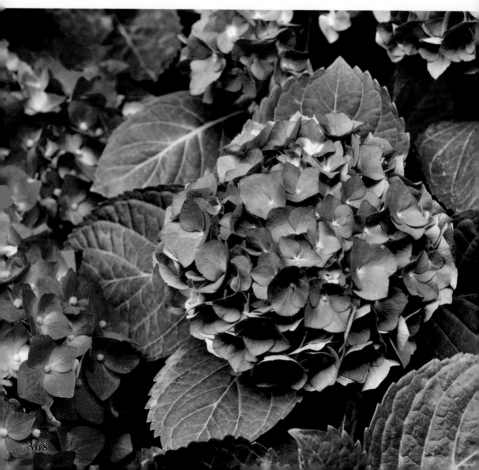

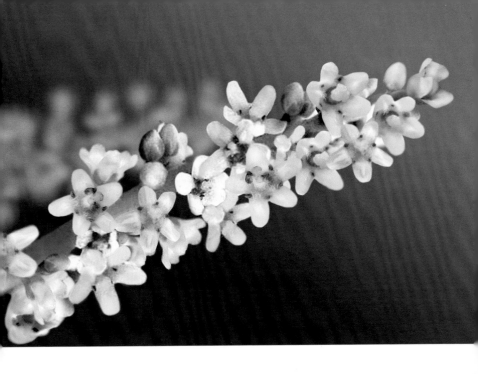

盐肤木花

别名　盐麸木、五倍子树、泡木树、五倍柴、酢桶。

基原　漆树科植物盐肤木 *Rhus chinensis* Mill. 的花。

产地　产于全国各地。

采收加工　8～9月采花，鲜用或晒干。

植物形态　落叶小乔木或灌木，高2～10m。小枝棕褐色，被锈色柔毛，具圆形小皮孔。奇数羽状复叶互生，叶轴及柄常有翅；小叶5～13，小叶无柄；小叶纸质，多形，常为卵形或椭圆状卵形或长圆形，长6～12cm，宽3～7cm。先端急尖，基部圆形，边缘具粗锯齿或近无毛，叶背被锈色柔毛。圆锥花序宽大，顶生，多分枝，雄花序长30～40cm，雌花序较短，密被锈色柔毛；花小、杂性、黄白色；雄花花萼裂片卵形，长约1mm，花瓣倒卵状长圆形，长约2mm，开花时外卷，雄蕊伸出，花丝线形，花药卵形；雌花花萼裂片较短，长约0.6mm，花瓣椭圆状卵形，长约1.6mm；花盘无毛；子房卵形，长约1mm，密被白色微柔毛；花柱3，柱头头状。核果球形，略压扁，直径4～5mm，被具节柔毛和腺毛，成熟时红色，果核径3～4mm。花期8～9月，果期10月。

花药性状　圆锥花序宽大，多分枝，雄花序长30～40cm，雌花序较短，密被锈色柔毛；苞片披针形，长约1mm，被微柔毛，小苞片极小，花白色，花梗长约1mm，被微柔毛。雄花：花萼外面被微柔毛，裂片长卵形，长约1mm，边缘具细睫毛；花瓣倒卵状长圆形，长约2mm，开花时外卷；雄蕊伸出，花丝线形，长约2mm，无毛，花药卵形，长约0.7mm；子房不育。雌花：花萼裂片较短，长约0.6mm，外面被微柔毛，边缘具细睫毛；花瓣椭圆状卵形，长约1.6mm，边缘具细睫毛，里面下部被柔毛；雄蕊极短；花盘无毛；子房卵形，长约1mm，密被白色微柔毛，花柱3，柱头头状。

性味归经　性微寒，味酸、咸。归肾经。

功能主治　清热解毒，敛疮。用于疮疡久不收口，小儿鼻下两旁生疮，色红瘙痒，渗液浸淫糜烂。

用法用量　外用：适量，研末撒或调搽。

验方

（1）治疮疡不敛口：盐肤木花（或果实）研细末，麻油调搽。

（2）治鼻疳：盐肤木花或子、硼砂、黄柏、青黛、花椒各等量。共研末，吹患处。

（3）治痈毒溃烂：盐肤木子和花捣烂，香油调敷。

本草记载　《湖南药物志》："清热解毒；敛疮。主疮疡久不收口；小儿鼻下两旁生疮；色红瘙痒；渗液浸淫糜烂"。记载的为本品。

参考文献

国家中医药管理局中华本草编委会.中华本草：第5卷[M].上海：上海科学技术出版社，1999：85.

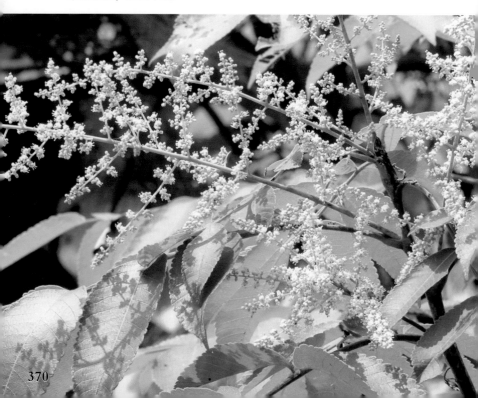

莸叶醉鱼草

别名　蒙花、黄花醉鱼草。

基原　马钱科植物莸叶醉鱼草 *Buddleja caryopteridifolia* W.W.Smith 的花蕾。

产地　主产于四川、云南及西藏等地。

采收加工　3～9月采未开放的花蕾，晒干。

植物形态　灌木，高约1m。小枝棕灰色。叶片长卵形，长3～4cm，先端渐尖，基部圆形或楔形，边缘具牙齿，叶两面被星状长柔毛；叶柄达1cm。总状聚伞花序，密被柔毛，具多枚苞片；花淡紫色，芳香；花萼长约3mm，被毛，裂片近三角形，雄蕊着生于花冠管中部；子房长圆形，被毛，花柱短，柱头头状。蒴果长圆形，长3～5mm，被毛，无宿存花柱。花期3～9月，果期7～12月。

花药性状　总状聚伞花序，密被柔毛，具多枚苞片；花紫色；花萼被毛，裂片近三角形。质地柔软。气芳香，味甘。

质量要求　以色鲜艳、质柔软者为佳。

性味归经　性微寒，味甘。归肝经。

功能主治　散风热，明目。用于风热目赤，迎风流泪，目昏，夜盲。

用法用量　内服：煎汤，花蕾3～9克。

验方

治风热眼红：黄花醉鱼草、木贼草各6～9克，水煎服。

本草记载　《全国中草药汇编》记载的为本品。

参考文献

[1] 国家中医药管理局中华本草编委会.中华本草：第6卷[M].上海：上海科学技术出版社，1999：207.

[2] 杨卫平，夏同珩.常用中草药图谱及配方：6[M].贵阳：贵州科技出版社，2012：162.

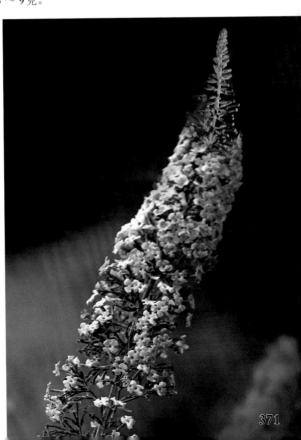

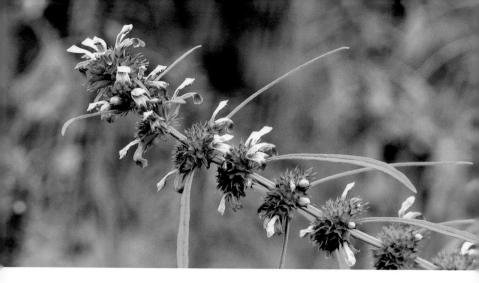

益母草花

别名 茺蔚花。

基原 唇形科植物益母草 *Leonurus japonicus* Houtt. 和细叶益母草 *L. sibiricus* L. 的花。

产地 产于全国各地。

采收加工 夏季药初开时采收，去净杂质，晒干。

植物形态 益母草 一年生或二年生草本，高60～100cm。茎直立，四棱形，被微毛。叶对生；叶形多种；叶柄长0.5～8cm。一年生植物基生叶具长柄，叶片略呈圆形，直径4～8cm，5～9浅裂，裂片具2～3钝齿，基部心形；茎中部叶有短柄，3全裂，裂片近披针状，中央裂片常再3裂，两侧裂片再1～2裂，最终片宽度通常在3mm以上，先端渐尖，边缘疏生锯齿或近全缘；最上部叶不分裂，线形，近无柄，上面绿色，被糙伏毛，下面淡绿色，被疏柔毛及腺点。轮伞花序腋生，具花8～15朵；小苞片针刺状，无花梗；花萼钟形，外面贴生微柔毛，先端5齿裂，具刺尖，下方2齿比上方2齿长，宿存；花冠唇形，淡红色或紫红色，长9～12mm，外面被柔毛，上唇与下唇几等长，上唇长圆形，全缘，边缘具纤毛，下唇3裂，中央裂片较大，倒心形；雄蕊4，二强，着生在花冠内面近中部，花丝疏被鳞状毛，花药2室；雌蕊1，子房4裂，花柱丝状，略长于雄蕊，柱头2裂。小坚果褐色，三棱形，先端较宽而平截，基部楔形，长2～2.5mm，直径约1.5mm。花期6～9月，果期7～10月。

细叶益母草 一年生或二年生草本，株高达80cm。茎直立，四棱形，有糙伏毛，叶对生。叶柄长0.5～5cm；茎最下部的叶早落，中部的叶卵形，掌状3全裂，长约5cm，宽约4cm，裂片长圆状鞭形，再羽状分裂成3裂的线状小裂片，宽度通常1～3mm；最上部叶明显3裂，小裂片线形，近无柄，上面绿色，疏伞花序腋生，多花；无花梗；小苞片针刺状，比萼筒短，被糙伏毛，花萼钟形，外面被柔毛，先端5齿裂，具尖刺，上方3齿比下方2齿短，宿存。花冠唇形，淡红色或紫红色，长15～20mm，外面密被长柔毛，上唇比下唇长1/4左右，上唇长圆形，全缘，下唇3裂，中央裂片卵形；雄蕊4，二强，着生在花冠内面近中部，花丝疏被鳞状毛，花药2室；雌蕊1，子房4裂，花柱丝状，略长于雄蕊，柱头2裂。小坚果褐色，三棱形，上端较宽而平截，基部楔形，长约2.5mm。花期6～9月，果期7～10月。

花药性状　干燥的花朵，花萼及雌蕊大多已脱落，长约1.3cm，淡紫色至淡棕色，花冠自顶端向下渐次变细；基部联合成管，上部2唇形，上唇长圆形，全缘，背部密具细长白毛，也有缘毛；下唇3裂，中央裂片倒脏形，背部具短绒毛，花冠管口处有毛环生；雄蕊4，二强，着生在花冠筒内，与残存的花柱常伸出于冠筒之外。气弱，味微甜。

质量要求　以干燥、无叶及无杂质者为佳。

化学成分　含反式石竹烯、植酮、β-荜澄茄烯、α-葎草烯、石竹烯氧化物等。

性味归经　性凉，味甘、微苦。归肺、肝经。

功能主治　养血，活血，利水。用于贫血，疮痈肿毒，血滞经闭，痛经，产后瘀血腹痛，恶露不下。

用法用量　内服：煎汤，6～9克。

应用举例

（一）验方

（1）治妇女血虚：益母草花60克，大枣10枚，红糖50克。水煎去渣，吃枣饮汤。

（2）治产后腹痛：益母草花20克，大枣5枚，生姜20克，红糖50克。水煎加糖调服。

（3）治产后水肿：益母草花30克，茯苓皮15克，冬瓜皮15克，当归15克。水煎加糖调服。

（二）保健方

益母草花茶

用法：将益母草花10克与大枣10颗、白砂糖适量一同水煎。佐餐饮用。

主治：用于体虚，贫血。

本草记载　《本草纲目》："治肿毒疮疡，消水行血，妇人胎产诸病。"《江苏植物志》："民间用作妇女补血剂。通常于冬季和以红糖及乌枣，饭锅内蒸，逐日服用。"

参考文献

[1] 国家中医药管理局中华本草编委会. 中华本草：第7卷[M]. 上海：上海科学技术出版社，1999：68.

[2] 温梦霞. 传世药膳方[M]. 福州：福建科学技术出版社，2015：18.

[3] 北京中医药大学营养教研室编. 现代家庭药膳　家庭药膳精粹 8[M]. 上海：新华出版社，2001：34-51.

[4] 范会，李荣，李明明，等. 固相微萃取-气质联用对贵州益母草花、叶和茎挥发性成分的分析比较[J]. 中国实验方剂学杂志，2017，23（9）：62-67.

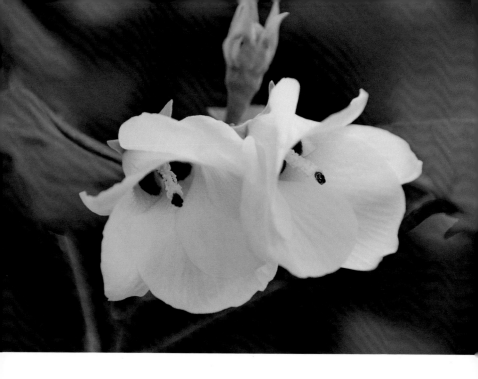

黄槿

别名 榈花、盐水面夹果、朴仔、海麻、海罗树、弓背树。

基原 锦葵科植物黄槿 *Hibiscus tiliaceus* L. 的花。

产地 主产于福建、台湾、广东、海南和广西等地。

采收加工 6～8月，花未完全开放时采摘，阴干或晒干。

植物形态 常绿灌木或乔木，高4～10m。胸径粗达60cm；树皮灰白色；小枝无毛或近于无毛，很少被星状绒毛或星状柔毛。叶草质；叶柄长3～8cm；托叶叶状，长圆形，长约2cm，宽约12mm，先端圆，早落，被星状疏柔毛；叶近圆形或广卵形，直径8～15cm，先端突尖，有时短渐尖，基部心形，全缘或具不明显细圆齿，上面绿色，嫩时被极细星状毛，逐渐变平滑无毛，下面密被灰白色星状柔毛；叶脉7或9条。花序顶生或腋生，常数花排列成聚散花序，总花梗长4～5cm；花梗长1～3cm，基部有1对托叶状苞片；小苞片7～10，线状披针形，被绒毛，中部以下连合成杯状；萼长1.5～2.5cm，基部合生，萼裂5，披针形，被绒毛；花冠钟形，直径6～7cm，花瓣黄色，内面基部暗紫色，倒卵形，长约4.5cm，外面密被黄色星状柔毛；雄蕊柱长约3cm，平滑无毛；花柱枝5，被细腺毛。蒴果卵圆形，长约2cm，被绒毛，果爿5，木质。种子光滑，肾形。花期6～8月。

花药性状 花多皱缩成团或不规则形，全体被毛；花萼钟形，先端5裂，萼筒外有苞片7～10枚，线状披针形，花梗长1～3cm，花萼、苞片被绒毛；花冠钟形，花瓣黄色，内面基部暗紫色，倒卵形，长约4.5cm，外面密被星状柔毛，雄蕊柱长约3cm，平滑无毛，花柱枝5，被细腺毛。质轻脆。气微，味淡。

化学成分 主要含三萜、黄酮、倍半萜和酰胺类化合物。

药理作用 具有抗炎、抗肿瘤和抗氧化活性作用。

性味归经 性微寒，味甘、淡。归肺经。

功能主治 清肺止咳，解毒消肿。用于肺热咳嗽，疮疖肿痛，木薯中毒。

用法用量 内服：煎汤，30～60克；或捣汁。外用：适量，捣烂敷。

验方

（1）治木薯中毒：黄槿（鲜花）30～60克，捣烂取汁冲白糖服，重者可口服2～3剂。

（2）风湿痹痛、膝关节红肿疼痛：黄槿30克，金银花叶30克，萱草（金针）30克，冰糖9克。每日一剂，水煎两次，饭前服。

（3）治疮疥肿毒：黄槿（鲜花），捣烂外敷。

本草记载 《中华本草》记载的为本品。

参考文献

国家中医药管理局中华本草编委会. 中华本草：第5卷[M]. 上海：上海科学技术出版社，1999：359.

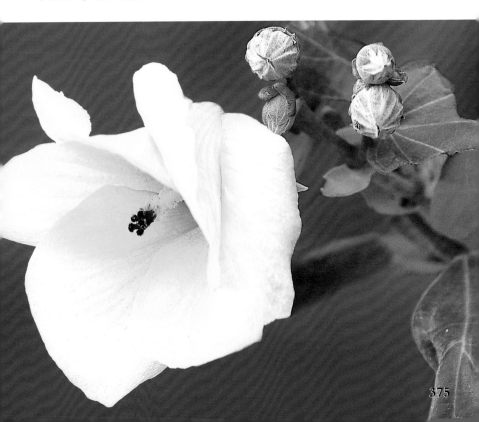

黄金菊

别名 金光菊，高粱菊，猫儿菊。

基原 菊科黄金菊 *Hypochaeris grandiflora* Ledeb. 的干燥花。

产地 中国东北、华北均产。

采收加工 7～8月花初开时采收，阴干或烘干。

植物形态 多年生草本，高30～60cm。根褐色，须根多数。茎直立，具长毛。根生叶匙状圆形，基部渐狭，先端狭而短尖，边缘有不规则的锯齿，叶上面生粗毛，茎生叶互生，无柄，抱茎，长圆形或椭圆形，与根生叶相似，叶两面生长毛，叶脉上尤甚，边缘有不整齐牙齿及毛。头状花序单生茎顶，花大、黄色，总苞钟形，总苞片长圆状披针形，先端钝，边缘膜质，有缘毛，全部为舌状花，舌片线形，先端5齿裂，花筒细长，花药黄色，花柱丝状，上部有微毛，柱头2裂。瘦果线状，有纵肋，冠毛灰白色。

花药性状 舌状花，黄色，柔软，味极苦，水浸液无色。

质量要求 以色黄、朵完整者为佳。

化学成分 挥发油、蒽醌、黄酮醇等。

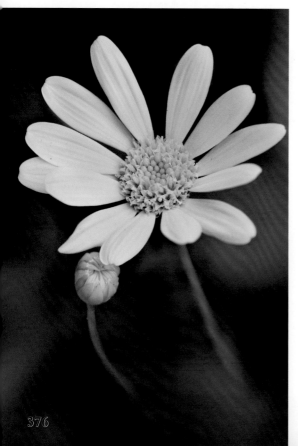

药理作用 止吐，促进消化，舒缓皮肤，改善失眠。

性味归经 味苦，性凉。归肝经。

功能主治 清热平肝，利水。

用法用量 内服，煎汤，6～15克。

注意事项 脾胃虚寒者不宜久服。

应用举例

　保健方

　1.蜂蜜黄金菊茶

　用法：黄金菊30克，蜂蜜适量。将黄金菊用沸水泡5分钟，加入适量蜂蜜拌匀即可。

　功效：清热降火，平肝。

　2.玫瑰金菊茶

　用法：玫瑰花2～4朵，黄金菊5～10克，蜂蜜适量。将玫瑰花及黄金菊用沸水泡5分钟，加入适量蜂蜜拌匀即可。

　功效：解郁，润泽肌肤。

本草记载 《中国大兴安岭蒙中药植物资源志》记载的为本品。

参考文献

[1] 国家药典委员会. 中华人民共和国药典：第一部[M]. 北京：中国医药科技出版社，2015：310.

[2] 国家中医药管理局中华本草编委会. 中华本草：第7册[M]. 上海：上海科学技术出版社，1999：805.

[3] 萨楚拉图，白永胜. 黄金菊化学成分的气相色谱-质谱分析[J]. 食品研究与开发，2015，36（24）：157-159.

[4] 吉林省中医中药研究所. 长白山植物药志[M]. 长春：吉林人民出版社，1982：1195.

[5] 通化地区农业区划委员会办公室. 长白山西南坡野生经济植物志[M]. 吉林省林业勘探设计院印刷厂，1985：558.

[6]《中国大兴安岭蒙中药植物资源志》编撰委员会. 中国大兴安岭蒙中药植物资源志[M]. 赤峰：内蒙古科学技术出版社，2011：415.

[7] 梅河口市卫生局，中华医学会梅河口市分会. 吉林省梅河口地区药用植物[M]. 长春：吉林科学技术出版社，1989：332.

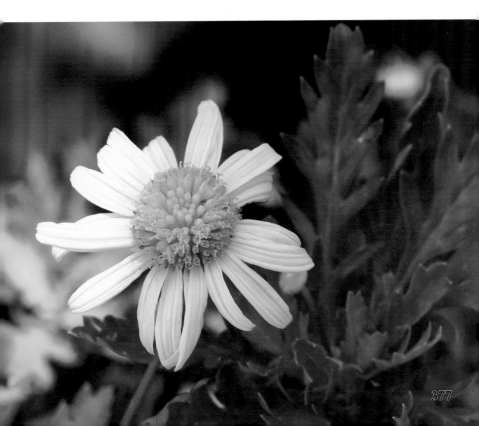

黄花忍冬

别名 金花忍冬。

基原 忍冬科植物金花忍冬 *Lonicera chrysantha* Turcz. 的花。

产地 主产于东北、华北、西北（新疆除外）及山东、江西、河南、湖北、四川等地。

采收加工 5～6月间，在晴天清晨露水刚干时摘取花蕾，鲜用，晾晒或阴干。

植物形态 落叶灌木，高达4m。幼枝、叶柄和总花梗常被糙毛和腺毛。冬芽狭卵形，先端尖，鲜片具睫毛，背部疏生柔毛。叶对生；叶柄长4～7mm；叶纸质，叶片鞭状卵形、鞭状披针形、倒卵形或卵状披针形，先端渐尖或急尾尖，基部楔形至圆形，全缘，两面脉上被毛，中脉毛较密。总花梗长1.2～3cm；苞片条形或狭条状披针形，相邻两萼筒分离，萼齿5，三角形；花冠先白色后变黄色，外被毛，唇形，上唇具4裂片，中间2裂片之间比侧裂片裂得浅。筒内具短柔毛，基部具浅囊；雄蕊5，短于花冠。浆果红色，球形，直径5～6mm。花期5～6月，果期7～9月。

花药性状 花蕾小棒锤状，下端较细，长0.7～1.2cm，上部直径2～3mm，浅黄色，毛极少。花萼筒绿色。气微香，味微苦。

质量要求 以花开未放、色浅黄、肥大者为佳。

化学成分 含绿原酸。

药理作用 抗菌。

性味归经 性凉，味苦。入肝经。

功能主治 清热解毒，散痈消肿。用于疔疮痈肿。

用法用量 内服：煎汤，6～12克；或鲜品捣敷汁。外用：适量，捣敷。

本草记载 《中华本草》记载的为本品。

参考文献

[1] 国家中医药管理局中华本草编委会. 中华本草：第7卷[M]. 上海：上海科学技术出版社，1999：528.

[2] 肖凤艳，高郁芳. 黄花忍冬提取物抑菌作用的研究[J]. 江苏农业科学，2011，39（6）：524-525.

[3] 于加平，蔡金玲. 黄花忍冬花中绿原酸的提取及含量的测定[J]. 北方园艺，2009，（2）：88-89.

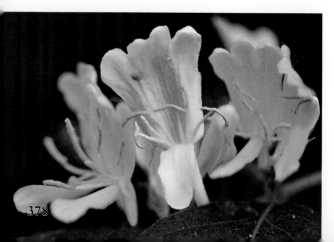

黄茄花

别名 野棉花。

基原 锦葵科植物长毛黄葵 *Abelmoschus crinitus* Wall. 的花。

产地 主产于西南及海南、广西等地。

采收加工 7～9月采收，阴干或烘干。

植物形态 多年生草本，高0.5～2m。全株被黄色长硬毛，毛长5～6mm。叶互生；叶柄长4～12cm，密被黄色长硬毛；托叶线形，长1.5～3cm，密被黄色长硬毛；茎下部的叶圆形，直径约9cm，具5浅裂；茎中部的叶心形，具粗齿；茎上部的叶箭形，长6～14cm；两面均密被长硬毛，沿脉上疏被长刚毛或星状长刚毛。花顶生或腋生，3～9朵花排列成总状花序，花梗长1～1.5cm，密被黄色长硬毛；小苞片15～20，线形，长2～3.5cm，宽1～2mm，密被黄色长硬毛；萼佛焰苞状，较长于小苞片，密被黄色长硬毛；花黄色，直径约13cm，花瓣长5～8cm；雄蕊花柱长约2cm；花柱分枝5，柱头扁平。蒴果近球形，直径约3cm，长3～4cm，密被黄色长硬毛，种子多数，肾形，具乳突状脉纹。花期5～9月，果期9～11月。

花药性状 花顶生或腋生，3～9朵花排列成总状花序，花梗长1～1.5cm，密被黄色长硬毛；小苞片15～20，线形，长2～3.5cm，宽1～2mm，密被黄色长硬毛；萼佛焰苞状，较长于小苞片，密被黄色长硬毛；花黄色，直径约13cm，花瓣长5～8cm；雄蕊花柱长约2cm；花柱分枝5，柱头扁平。

性味归经 性平，味淡。归肺经。

功能主治 解毒敛疮。用于烧烫伤，皮肤红热灼痛。

用法用量 外用：适量，以麻油泡半月，涂伤处。

本草记载 《四川常用中草药》记载的为本品。

参考文献

国家中医药管理局中华本草编委会. 中华本草：第5卷[M]. 上海：上海科学技术出版社，1999：330.

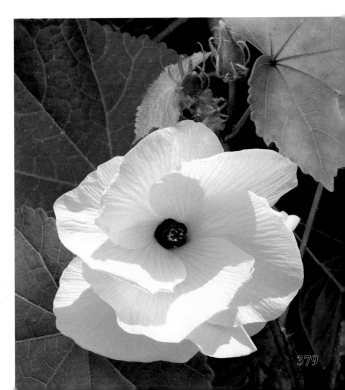

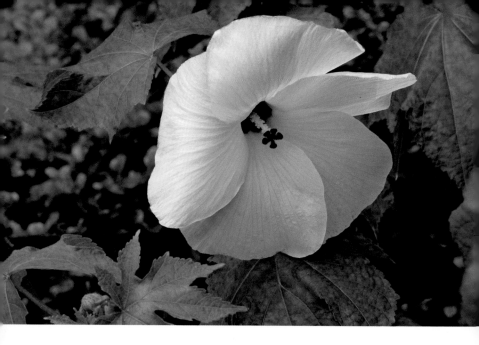

黄蜀葵花

别名 侧金盏花。

基原 锦葵科植物黄蜀葵 *Abelmoschus manihot*（L.）Medic.的干燥花冠。

产地 主产于中南、西南及河北、陕西、山东、浙江、江西、福建等地。

采收加工 夏、秋二季花开时采摘，及时干燥。

植物形态 一年生或多年生草本，高1～2m。疏被长硬毛。叶互生；叶柄长6～18cm，疏被长硬毛；托叶披针形，长1～1.5cm。叶掌状5～9深裂，直径15～30cm，裂片长圆状披针形，长8～18cm，宽1～6cm，两面疏被长硬毛，边缘具粗钝锯齿。花单生于枝端叶腋；小苞片4～5，卵状披针形，长15～25mm，宽4～5mm，疏被长硬毛；萼佛焰苞状，5裂，近全缘，较长于小苞片，被柔毛，果时脱落；花大，淡黄色，内面基部紫色，直径约12cm；雄蕊柱长1.5～2cm，花药近无柄；柱头紫黑色，匙状盘形。蒴果卵状椭圆形，长4～5cm，直径2.5～3cm，被硬毛。种子多数，肾形，被柔毛组成的条纹多条。花期8～10月。

花药性状 多皱缩破碎，完整的花瓣呈三角状阔倒卵形，长7～10cm，宽7～12cm，表面有纵向脉纹，呈放射状，淡棕色，边缘浅波状；内面基部紫褐色。雄蕊多数，联合成管状，长1.5～2.5cm，花药近无柄。柱头紫黑色，匙状盘形，5裂。气微香，味甘淡。

质量要求 以未完全开放的花蕾、完整、纯净、有香气者为佳。

化学成分 含树皮素-3-洋槐糖苷、槲皮素-3-葡萄糖苷、金丝桃苷、杨梅素、槲皮素及有机酸等。

药理作用 抑制免疫，抗炎，降血糖。

性味归经 性凉，味甘、辛。归心、肾、膀胱经。

功能主治 利尿通淋，活血，止血，消肿解毒。主淋证，吐血，衄血，崩漏，胎衣不下，痈肿疮毒，水火烫伤。

用法用量 10～30克，水煎服；研末内服，3～5克。外用适量，研末调敷。

注意事项 孕妇慎用。

应用举例

（一）验方

（1）治砂石淋：黄蜀葵花30克。炒，捣箩为散，每服2克，食前米饮调下。

（2）治小便血淋疼痛：大黄根（煨）、人参、蛤粉、黄蜀葵花（焙），上药各等分为细末，每服3克，灯心草煎汤调下，日三次。

（3）治鼻血不止：酸石榴花0.3克、黄蜀葵花3克，上挫，每服3克，水200毫升，煎至120毫升，不拘时温服。

（4）治肺痨吐血：黄蜀葵花30克，上为散，每服2克，糯米饮调下，食后服。

（5）治红崩白带：（黄蜀葵）鲜花、鲜鸡冠花（红崩用红花，白带用白花）各120克，炖肉，数次分服。

（6）治肺热咳嗽：黄蜀葵花9克，款冬花9克，桔梗9克，黄芩9克，百部9克，白前9克，白果仁6克。水煎服。

（7）治痈疽肿毒恶疮：黄蜀葵花，用盐掺，取入瓷器密封。经年不坏，患处敷之。

（8）治瘰疬疮疖：黄蜀葵花、鲜蒲公英各15克，共捣烂，用鸡蛋清调敷患处。

（9）治烫伤：黄蜀葵花放麻油内浸泡，待溶成糊状，涂患处。每日2～3次。

（10）治小儿口疮：黄葵花烧末敷。

（11）治小儿木舌：黄蜀葵花（为末）5克，黄丹1.5克，敷之。

（12）治小儿秃疮：黄蜀葵花、大黄、黄芩等分。为末，米泔净洗，香油调搽。

（二）保健方

黄蜀葵花茶

用法：黄蜀葵花1.5克，酸石榴花2克，用沸水冲泡10分钟即可。

主治：治疗鼻衄。

本草记载 《嘉祐本草》："治小便淋及催生，又主诸恶疮脓水久不瘥者，作末敷。"《圣济总录》："治砂石淋，独圣散方　黄蜀葵花（炒一两）。上一味，捣箩为细散，每服一钱匕，食前米饮调下。"

参考文献

[1] 国家药典委员会.中国药典：第一部[M].北京：中国医药科技出版社，2015：306.

[2] 国家中医药管理局中华本草编委会.中华本草：第5卷[M].上海：上海科学技术出版社，1999：331.

[3] 周青，张丹，徐超，等.黄蜀葵花研究进展[J].中国实验方剂学杂志，2015，21（13）：231-234.

假酸浆花

别名 水晶凉粉花、蓝花天仙子花、大千生花、冰粉花、鞭打绣球花。

基原 茄科植物假酸浆 *Nicandra physaioides* (L.) Gaertn. 的花。

产地 主产于河北、甘肃、四川、贵州、云南、西藏等地。

采收加工 花于夏季或秋季采摘，阴干。

植物形态 一年生草本，高0.4～1.5m。主根长锥形，有纤细的须状根。茎棱状圆柱形，有4～5条纵沟，绿色，有时带紫色，上部三叉状分枝。单叶互生，卵形或椭圆形，草质，先端渐尖，基部阔楔形下延，边缘有具圆缺的粗齿或浅裂，两面有稀疏毛。花单生于叶腋，通常具较叶柄长的花梗，俯垂；花萼5深裂，基部心形，果时膀胱状膨大；花冠钟形，浅蓝色，直径达4cm，花筒内面基部有5个紫斑。浆果球形，黄色，被膨大的宿萼所包围。花、果期夏秋季。

花药性状 花萼5深裂，裂片先端尖锐，基部心形；花冠钟形，浅蓝色，花筒内面基部有5个紫斑。气微，味甘、微苦。

质量要求 以朵大完整、杂质少者为佳。

化学成分 含假酸浆苷苦素。

药理作用 抗肿瘤。

性味归经 性平，味甘、微苦，小毒。归肺、肝经。

功能主治 清热解毒，利尿，镇静。用于感冒发热，鼻渊，热淋，痈肿疮疖，癫痫，狂犬病。

用法用量 内服：煎汤，全草或花3～9克，鲜品15～30克。

注意事项 有小毒，不宜长期大量使用。孕妇忌用。

验方

（1）治发热：假酸浆9克，煨水服。

（2）治热淋：假酸浆、车前子各9克，煨水服。

（3）治疮痈肿痛，风湿性关节炎：假酸浆1.5～3克，水煎服。

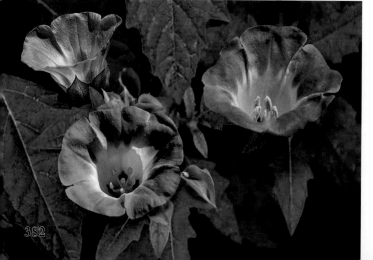

本草记载 《广西药用植物名录》："止咳，治痧气，疥癣。"《云南中草药选》："镇静，祛痰，清热，解毒。治狂犬病，精神病，癫痫，风湿痛，疮疖，感冒。"

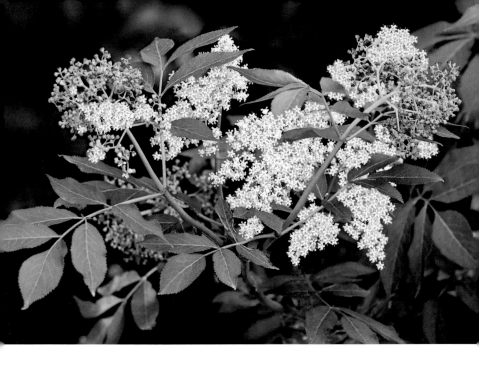

接骨木花

基原 忍冬科植物接骨木 *Sambucus williamsii* Hance、毛接骨木 *S. williamsii* Hance var. *Miquelii* (Nakai) Y.C.Tang 及西洋接骨木 *S. nigra* L. 的花。

产地 主产于东北、中南、西南及河北、山西、陕西、甘肃、山东、内蒙古、江苏、安徽、浙江、福建、广东、广西等地。

采收加工 4～5月采收整个花序，加热后花即脱落，除去杂质，晒干。

植物形态 接骨木 薄叶灌木或小乔木，高达6m。老枝有皮孔，髓腔淡黄棕色。奇数羽状复叶对生，小叶2～3对，有时仅1对或多达5对，托叶狭带形或退化成带蓝色的突起；侧生小叶片卵圆形、狭椭圆形至倒长圆状披针形，长5～15cm，宽1.2～7cm，先端尖，渐尖至尾尖，基部楔形或圆形，边缘具不整齐锯齿，基部或中部以下具1至数枚腺齿，最下一对小叶有时具长0.5cm的柄，顶生小叶卵形或倒卵形，先端渐尖或尾尖，基部楔形，具长约2cm的柄，揉碎后有臭气。花与叶同出，圆锥聚伞花序顶生，长5～11cm，宽4～14cm；具总花梗，花序分枝多成直角开展；花小而密；萼筒杯状，长约1mm，萼齿三角状披针形，稍短于萼筒；花冠蕾时带粉红色，开后白色或淡黄色，花冠辐状，裂片5，长约2mm；雄蕊与花冠裂片等长，花药黄色；子房3室，花柱短，柱头3裂。浆果状核果近球形，直径3～5mm，黑紫色或红色；分核2～3颗，卵形至椭圆形，长2.5～3.5mm，略有皱纹。花期4～5月，果期9～10月。

毛接骨木 本种与接骨木的区别是：奇数羽状复叶有小叶片2～3对，小叶片主脉及侧脉基部被明显的长硬毛，小叶柄、叶轴及幼枝被黄色长硬毛；花序轴除被短柔毛外还夹杂着长硬毛。

西洋接骨木　本种与接骨木的区别是：枝具明显凸起的圆形皮孔；髓部发达，白色。奇数羽状复叶 1 ～ 3 对，通常 2 对。果实亮黑色。

花药性状　圆锥聚伞花序顶生，具总花梗，花序分枝多成直角开展，花小而密，萼筒杯状，萼齿三角状披针形，稍短于萼筒；花冠蕾时带粉红色，开后白色或淡黄色，花冠辐状，裂片 5，雄蕊与花冠裂片等长，花药黄色，子房 3 室，花柱短，柱头 3 裂。

化学成分　接骨木花色素苷，花色素葡萄糖苷，氢基酸，莫罗忍冬苷。

药理作用　具有镇痛、消炎、抗病毒作用。

性味归经　性温，味辛。归肺、膀胱经。

功能主治　发汗利尿。用于感冒，小便不利。

用法用量　内服：煎汤，4 ～ 9 克；或泡茶饮。

应用举例

（一）验方

治壮实体质之肾炎，脚气、浮肿：接骨木花 10 克，营实（研碎）5 克，玉米须 10 克，薏苡仁 10 克，甘草 5 克。煎服。

（二）保健方

1. 夏日感冒茶

用法：接骨木花 6 克，柠檬草 3 克，薄荷 6 克，柠檬片 2 片，开水 500 毫升。闷泡 5 分钟，酌加蜂蜜或食糖即可饮用。

功用：治感冒，有发汗作用。

2. 锦木花茶

用法：接骨木花 6 克，锦葵 6 克。开水冲泡约 5 分钟后即可饮用。可依个人口味添加蜂蜜等调味。

功效：保护支气管、喉咙，增强免疫力。

本草记载　《国药的药理学》："为茶剂，用于发汗，又有利尿之效。"记载的为本品。

参考文献

[1] 国家中医药管理局中华本草编委会. 中华本草：第 7 卷 [M]. 上海：上海科学技术出版社，1999：547.

[2] 阿瑛. 瘦身美人茶 [M]. 北京：大众文艺出版社，2004：32.

[3] 书金，莹秋. 女性青春健康护理 [M]. 长春：吉林大学出版社，2004：288.

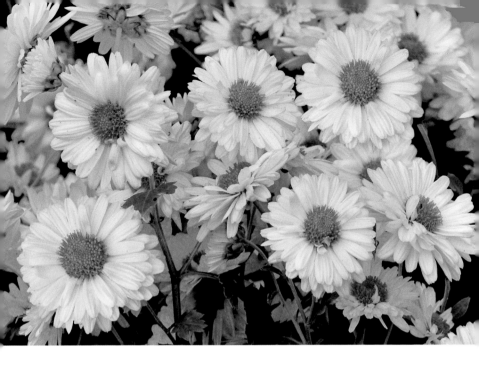

菊花

别名 节华、金精、甘菊、真菊、金蕊、家菊、馒头菊。

基原 为菊科植物菊 *Chrysanthemum morifolium* Ramat. 的干燥头状花序。

产地 主产于安徽、河南、浙江等地。我国大部分地区有栽培。

采收加工 9～11月花盛开时分批采收，阴干或焙干，或熏、蒸后晒干。药材按产地和加工方法不同，分为"亳菊""滁菊""贡菊""杭菊""怀菊"。

植物形态 多年生草本，高60～150cm。茎直立，分枝或不分枝，被柔毛。叶互生；有短柄；叶片卵形至披针形，长5～15cm，羽状浅裂或半裂，基部楔形，下面被白色短柔毛。头状花序直径2.5～20cm，大小不一，单个或数个集生于茎枝顶端；总苞片多层，外层绿色，条形，边缘膜质，外面被柔毛；舌状花白色、红色、紫色或黄色。瘦果不发育。花期9～11月。

花药性状 亳菊 呈倒圆锥形或圆筒形，有时稍压扁呈扇形，直径1.5～3cm，离散。总苞碟状，总苞片3～4层，卵形或椭圆形，草质，黄绿色或褐绿色，外面被柔毛，边缘膜质。花托半球形，无托片或托毛。舌状花数层，雌性，位于外围，类白色，劲直，上举，纵向折缩，散生金黄色腺点；管状花多数，两性，位于中央，为舌状花所隐藏，黄色，顶端5齿裂。瘦果不发育，无冠毛。体轻，质柔润，干时松脆。气清香，味甘、微苦。

滁菊 呈不规则球形或扁球形，直径1.5～2.5cm。舌状花类白色，不规则扭曲，内卷，边缘皱缩，有时可见淡褐色腺点；管状花大多隐藏。

贡菊　呈扁球形或不规则球形，直径1.5～2.5cm。舌状花白色或类白色，斜升，上部反折，边缘稍内卷而皱缩，通常无腺点；管状花少，外露。

杭菊　呈碟形或扁球形，直径2.5～4cm，常数个相连成片。舌状花类白色或黄色，平展或微折叠，彼此粘连，通常无腺点；管状花多数，外露。

怀菊　呈不规则球形或扁球形，直径1.5～2.5cm。多数为舌状花，舌状花类白色或黄色，不规则扭曲，内卷，边缘皱缩，有时可见腺点；管状花大多隐藏。

质量要求　以身干、色白（黄）、花朵完整不散瓣、香气浓郁、无杂质者为佳。

化学成分　主要含黄酮类、挥发油类、有机酸类、蒽醌类、氨基酸类等。

药理作用　抗菌消炎、降温降压、舒张血管、降血脂、抗衰老、抗肿瘤等。

性味归经　味甘、苦，性微寒。归肺、肝经。

功能主治　散风清热，平肝明目，清热解毒。用于风热感冒，头痛眩晕，目赤肿痛，眼目昏花，疮痈肿毒。

用法用量　5～10克。

注意事项　气虚胃寒，食少泄泻之病，宜少用之。凡阳虚或头痛而恶寒者均忌用。

应用举例

（一）验方

（1）治风热头痛：菊花、石膏、川芎各9克。为末。每服4.5克，茶调下。

（2）治太阴风温，但咳，身不甚热，微渴者：杏仁6克，连翘4.5克，薄荷2.4克，桑叶7.5克，菊花3克，苦桔梗6克，甘草2.4克，苇根6克。水两杯，煮取一杯，日三服。

（3）治风眩：甘菊花暴干。作末，以米馈中，蒸作酒服。

（4）治热毒风上攻，目赤头旋，眼花面肿：菊花（焙）、排风子（焙）、甘草（炮）各30克。上三味，捣箩为散。夜卧时温水调下1.5克。

（5）治眼目昏暗诸疾：蜀椒（去目并闭口，炒出汗，捣箩取末）500克，甘菊花（末）500克。上二味和匀，取肥地黄十五斤，切，捣研，绞取汁八九斗许，将前药末拌浸，令匀，暴稍干，入盘中，摊暴三四日内取干，候得所即止，勿令大燥，入炼蜜二斤，同捣数千杵，丸如梧桐子大。每服三十丸，空心日午，热水下。

（6）治肝肾不足，虚火上炎，目赤肿痛，久视昏暗，迎风流泪，怕日羞明，头晕盗汗，潮热足软：枸杞子、甘菊花、熟地黄、山茱萸、怀山药、白茯苓、牡丹皮、泽泻。炼蜜为丸。

（二）保健方

1.菊花槐花茶

原料：菊花6克，槐花6克，蜂蜜适量。

制法及用法：槐花、菊花加适量清水，煎煮30分钟，去渣取汁，放凉后调入蜂蜜即可饮用。

功效：清肝泻火，降压降脂。

2.平肝降压茶

原料：菊花5克，决明子10克，绿茶2克，莲子心1克，冰糖适量。

制法及用法：上述材料用沸水冲泡30分钟，即可饮用。

主治：治疗肝火过盛。

3.夏桑菊花茶

原料：菊花8克，夏枯草5克，冬桑叶8克，冰糖10克，绿茶5克。

制法及用法：将夏枯草、冬桑叶剪碎后与菊花、绿茶一起用沸水浸泡15分钟，加冰糖溶解，即可饮用。

功效：疏散风热，润肺清肝明目，消肿散结，降压降脂。

4.菊花煮酒

配方：菊花9克，糯米酒适量。

制法及用法：将菊花洗净，撕碎，与糯米酒同放入砂锅内，边加热边搅拌至煮沸，滤去菊花，取汁饮服。

功效与主治：清肝明目。用于治疗肝火上炎所致青光眼，亦可用于其他风热目疾。

5.菊花明目酒

配方：菊花20克，枸杞子20克，当归10克，熟地黄10克，白酒500毫升。

制法及用法：将前四味拣去杂质，洗净，晒干表面水分，装入干净纱布袋中，封好袋口，投入广口酒瓶，倒入白酒，加盖密封浸泡，15天后即可饮用。每天2次，每次15～20毫升。

功效与主治：清头明目，养血柔肝。用于阴血不足，肝脉失养所致的头晕目眩、视物昏花、身体疲倦、睡觉多梦等。

本草记载 《别录》：菊花，生雍州川泽及田野。正月采根，三月采叶，五月采茎，九月采花，十一月采实，皆阴干。弘景曰：菊有两种：一种茎紫，气香而味甘，叶可作羹食者，为真菊；一种青茎而大，作蒿艾气，味苦不堪食者，名苦薏，非真菊也。其花正相似，难以甘、苦别之尔。南阳郦县最多，今近道处处有，取种便得。又有白菊，茎叶都相似，唯花白，五月取之。

参考文献

[1] 国家药典委员会.中华人民共和国药典：第一部[M].北京：中国医药科技出版社，2015：310.

[2] 国家中医药管理局中华本草编委会.中华本草：第7册[M].上海：上海科学技术出版社，1999：805.

[3] 王德胜，黄艳梅，石岩，等.菊花化学成分及药理作用研究进展[J].安徽农业科学，2018，46（23）：9-11，17.

康乃馨

别名 香石竹、狮头石竹、大花石竹。

基原 为石竹科植物香石竹 *Dianthus caryophyllus* L. 的干燥花蕾。

产地 我国各地均有栽培。

采收加工 花开采收后，晒干。

植物形态 多年生草本，高40～70cm，全株无毛，粉绿色。茎丛生，直立，基部木质化，上部稀疏分枝。叶片线状披针形，长4～14cm，宽2～4mm，顶端长渐尖，基部稍成短鞘，中脉明显，上面下凹，下面稍凸起。花常单生枝端，有时2或3朵，有香气，粉红、紫红或白色；花梗短于花萼；苞片4（～6），宽卵形，顶端短凸尖，长达花萼1/4；花萼圆筒形，长2.5～3cm，萼齿披针形，边缘膜质；瓣片倒卵形，顶缘具不整齐齿；雄蕊长达喉部；花柱伸出花外。蒴果卵球形，稍短于宿存萼。花期5～8月，果期8～9月。

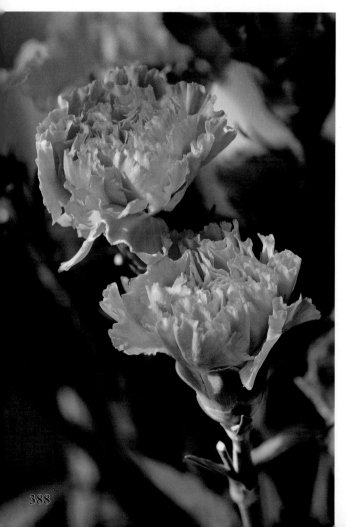

花药性状 花萼圆筒形，萼齿披针形，边缘膜质；瓣片倒卵形，顶缘具不整齐齿；雄蕊长达喉部；花柱伸出花外。气香，味甘。

质量要求 以花朵干燥完整、色泽自然者为佳。

化学成分 主要含花色苷及钾、钙、钠等微量元素。

药理作用 调节人体内分泌，抗衰老。

性味归经 味甘，性凉。归肺、肾经。

功能主治 平肝，润肺养颜。用于清新除燥，排毒养颜，延缓衰老。

应用举例

（一）验方

（1）小便不利，尿路感染：康乃馨

15 ～ 30克，水煎服。

（2）月经不调，闭经：康乃馨、益母草各15克，丹参9克，红花6克，水煎服。

（3）淋病：康乃馨、车前子、冬葵子、滑石各等量，共研末，开水冲服，每次3 ～ 6克，早、晚各1次。

（4）毒蛇咬伤，疮痈：将鲜康乃馨捣烂敷患处。

（5）难产：康乃馨适量，水煎服。

（二）保健方

康乃馨茶

原料：康乃馨1朵，勿忘我3朵，玉美人5克，蜂蜜适量。

制法及用法：将上述材料（除蜂蜜）用沸水闷泡，待水稍温后，调入蜂蜜即可饮用。

功效：调养气血，美容养颜。

本草记载 《中华本草》记载的为本品。

参考文献

王柳萍，辛华，黄克南.常用花类中草药图典[M].福州：福建科学技术出版社，2019：20.

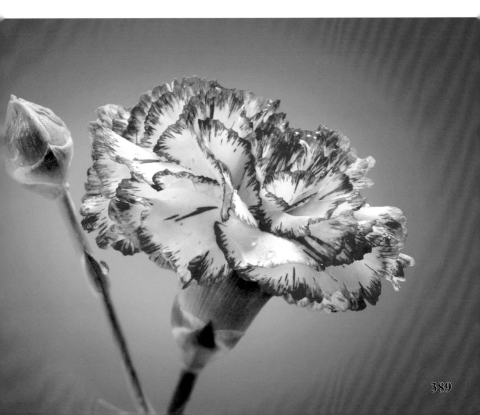

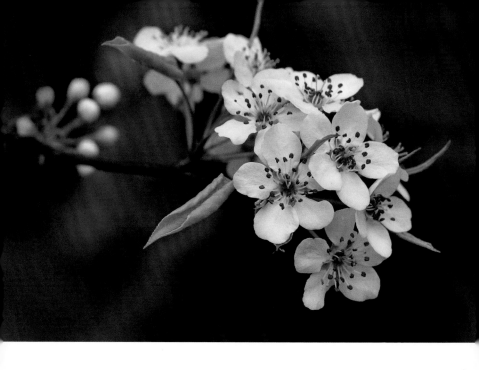

梨花

别名 白梨花、沙梨花。

基原 为蔷薇科植物白梨 *Pyrus bretschneideri* Rehd.、沙梨 *Pyrus pyrifolia* (Burm.f.) Nakai、秋子梨 *Pyrus ussuriensis* Maxim. 的花。

产地 （1）白梨主产于河北、山西、陕西、甘肃、青海、山东、河南等地。

（2）沙梨主产于江苏、安徽、浙江、江西、福建、湖北、湖南、广东、广西、四川、贵州、云南等地。

（3）秋子梨主产东北、华北及山东、陕西、甘肃等地。

采收加工 花盛开时采摘，晾干。

植物形态 白梨 乔木，高达5～8m。树冠开展；小枝粗壮，幼时有柔毛；二年生的枝紫褐色，具稀疏皮孔。叶柄长2.5～7cm；托叶膜质，边缘具腺齿；叶片卵形或椭圆形，长5～11cm，宽3.5～6cm，先端渐尖或急尖，基部宽楔形，边缘有带刺芒尖锐齿，微向内合拢，幼时两面有绒毛，老叶无毛。伞形总状花序，有花7～10朵，直径4～7cm，总花梗和花梗幼时有绒毛，花梗长1.5～3cm；花瓣卵形，长1.2～1.4cm，宽1～1.2cm，先端呈啮齿状，基部具短爪；雄蕊20，长约花瓣的一半；花柱5或4，离生，无毛。果实卵形或近球形，微扁，褐色。花期4月。果期8～9月。

沙梨 本种与白梨的区别为：叶片基部圆形或近心形；果实褐色。花期4月，果期8月。

秋子梨　本种与上两种的区别为：叶形大，长5～10cm，宽4～6cm，叶边刺芒长；花柱5；果实黄色，果梗长1～2cm。花期5月，果期8～10月。

花药性状　花瓣5片，白色至淡黄色，花蕊淡黄色，质地柔软。味淡，气芳香。

质量要求　以色洁白、质柔软、气清香者为佳。

化学成分　挥发油、有机酸、熊果苷、酯类、醇类、油酸类和含杂原子化合物及丰富的蛋白质、碳水化合物、矿物质、维生素等营养成分。

药理作用　抗炎，抗氧化，止咳，抑制黑色素生成。

性味归经　味淡，性平。归肺经。

功能主治　润肺化痰止咳，解酒，泽面去斑。用于咳嗽，痰多，面生黑斑粉滓。

用法用量　内服：煎汤，9～15克；或研末。外用：适量，研末调涂。

注意事项　脾胃虚寒者忌长期服用。

应用举例

（一）验方

治黑斑、黑粉刺：梨花（鲜品）适量捣碎，直接当做面膜敷在脸部，每周2～3次。

（二）保健方

（1）梨花茶：干梨花10克。水500毫升，煮开后加入适量冰糖即可。功效：清肺，化痰，止咳。

（2）梨花酒：鲜梨花200克，洗净、晾干，加入1000克高度白酒里，1～3个月后即可饮用。功效：清肺润肠。

（3）梨花蒸百合：鲜梨花10克，百合30克，小火蒸10分钟，加入蜂蜜或冰糖即可。功效：润肺止咳。

本草记载　《本草纲目》："去面黑粉滓。"

参考文献

[1] 南京中医药大学. 中药大辞典[M]. 第2版. 上海：上海科学技术出版社，2014：1594.

[2] 顾奎琴. 花卉养生手册[M]. 北京：农村读物出版社，2011：30.

[3] 石太渊. 梨花营养成分及特性分析[J]. 食品安全质量检测学报，2019, 10（13）：4365-4369.

[4] 付士慧. 梨花中熊果苷的提取及应用研究[D]. 河南科技大学，2017.

[5] 张军，刘建福，范勇，等. 顶空固相微萃取-气相色谱-质谱联用分析库尔勒香梨花序香气成分[J]. 食品科学，2016, 37（2）：115-120.

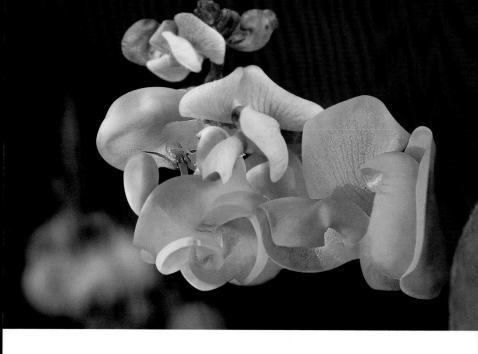

绿豆花

别名 青小豆花。

基原 为豆科植物绿豆 *Vigna radiata*（L.）R. Wilczak 的花。

产地 全国各省区多有栽培。

采收加工 6～7月摘取花朵，晒干。

植物形态 一年生直立或顶端微缠绕草本。高约60cm，被短褐色硬毛。三出复叶，互生；叶柄长9～12cm；小叶3，叶片阔卵形至菱状卵形，侧生小叶偏斜，长6～10cm，宽2.5～7.5cm，先端渐尖，基部圆形、楔形或截形，两面疏被长硬毛；托叶阔卵形，小托叶线形。总状花序腋生，总花梗短于叶柄或近等长；苞片卵形或卵状长椭圆形，有长硬毛；花绿黄色；萼斜钟状，萼齿4，最下面1齿最长，近无毛；旗瓣肾形，翼瓣有渐窄的爪，龙骨瓣的爪截形，其中一片龙骨瓣有角；雄蕊10，二体；子房无柄，密被长硬毛。荚果圆柱形，长6～8cm，宽约6mm，成熟时黑色，被疏褐色长硬毛。种子绿色或暗绿色，长圆形。花期6～7月，果期8月。

花药性状 总状花序腋生，有花4至数朵，最多可达25朵；总花梗长2.5～9.5cm；花梗长2～3mm；小苞片线状披针形或长圆形，长4～7mm，有线条，近宿存；萼管无毛，长3～4mm，裂片狭三角形，长1.5～4mm，具缘毛，上方的一对合生成一先端2裂的裂片；旗瓣近方形，长1.2cm，宽1.6cm，外面黄绿色，里面有时粉红，顶端微凹，内弯，无毛；翼瓣卵形，黄色；龙骨瓣镰刀状，绿色而染粉红，右侧有显著的囊。

化学成分　主要含氨基酸、鞣质、香豆素、生物碱、甾醇、皂苷、黄酮类等。

药理作用　抗菌抑菌，降血脂，抗肿瘤，解毒。

性味归经　味甘，性寒。归脾、胃经。

功能主治　解酒毒。用于急慢性酒精中毒。

用法用量　内服：煎汤，30～60克。

验方

（1）治慢性酒精中毒：绿豆花30克，葛根9克，大枣3枚。水煎服。

（2）解酒醉：绿豆花30克（捣汁），绿豆15克，水300克。煮后取汁服。

本草记载　《中华本草》记载的为本品。

参考文献

[1] 国家中医药管理局中华本草编委会. 中华本草：第4册[M]. 上海：上海科学技术出版社，1999：698.

[2] 李敏. 绿豆化学成分及药理作用的研究概况[J]. 上海中医药杂志，2001，（5）：47-49.

[3] 萧德华，刘春海. 湖南药物志：第六卷[M]. 长沙：湖南科学技术出版社，2004：4413.

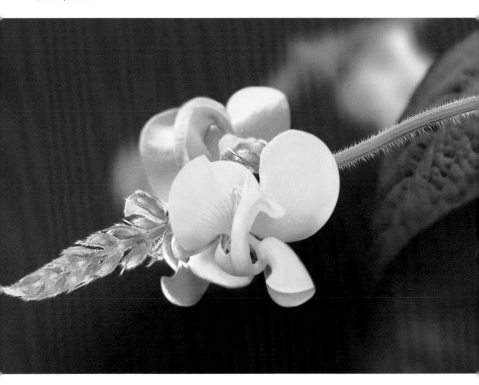

密蒙花

别名 小锦花、蒙花、黄饭花、疙瘩皮树花、鸡骨头花、羊耳朵、蒙花珠、老蒙花、水锦花、染饭花、糯米花、米汤花。

基原 为马钱科植物密蒙花 *Buddleja officinalis* Maxim. 的干燥花蕾及其花序。

产地 主产于湖北、四川、陕西、河南等地。

采收加工 春季花未开放时采收，除去杂质，干燥。

植物形态 灌木，高1～4m。小枝略呈四棱形，灰褐色；小枝、叶下面、叶柄和花序均密被灰白色星状短绒毛。叶对生，叶片纸质，狭椭圆形、长卵形、卵状披针形或长圆状披针形，通常全缘，稀有疏锯齿，叶上面深绿色，被星状毛，下面浅绿色；侧脉每边8～14条；叶柄长2～20mm。花多而密集，组成顶生聚伞圆锥花序，花序长5～15（～30）cm；花梗极短；小苞片披针形；花萼钟状，花萼裂片三角形或宽三角形；花冠紫堇色，后变白色或淡黄白色，喉部橘黄色，长1～1.3cm，花冠管圆筒形，内面黄色，被疏柔毛，花冠裂片卵形；雄蕊着生于花冠管内壁中部，花丝极短，花药长圆形，黄色，基部耳状，内向，2室。蒴果椭圆状，2瓣裂，外果皮被星状毛，基部有宿存花被；种子多颗，狭椭圆形，两端具翅。花期3～4月，果期5～8月。

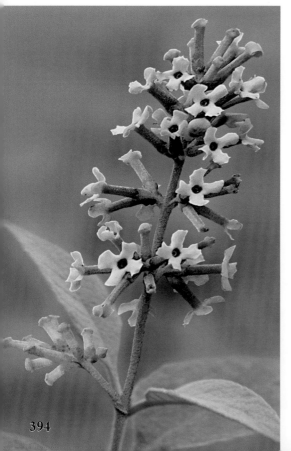

花药性状 呈不规则圆锥状。表面灰黄色或棕黄色，密被茸毛。花蕾呈短棒状，上端略大；花萼钟状，先端4齿裂；花冠筒状，与萼等长或稍长，先端4裂，裂片卵形。质柔软。气微香，味微苦、辛。

质量要求 以花蕾密集、色灰黄、茸毛多、质柔软者为佳。

化学成分 含黄酮类、苯乙醇苷类、三萜类等。

药理作用 抗炎，抗菌，免疫调节，抗氧化。

性味归经 味甘，性微寒。归肝经。

功能主治 清热泻火，养肝明目，退翳。用于目赤肿痛，羞明多泪，目生翳膜，肝虚目暗，视物昏花。

用法用量 煎服，3～9克。

注意事项　虚寒内伤、劳伤目疾禁用密蒙花；脾虚、肝寒胃弱者忌用。

应用举例

（一）验方

（1）治青光眼、眼胀耳鸣：密蒙花6克，石决明24克，白蒺藜10克，白术10克，决明子15克，防风6克，羌活6克，蝉蜕6克，白芷6克，细辛3克，生地黄20克。水煎服，每日1剂，日服2次。

（2）胬肉攀睛（翼状胬肉）、睛痛头胀、眵多泪频：密蒙花9克（包），木贼草9克，白蒺藜9克，蝉蜕3克，全当归9克，川芎3克，白菊花9克，地骨皮9克，炒荆芥9克，蔓荆子9克，薄荷3克（后下），川黄连3克，水煎服，每日1剂。

（3）治疗角膜云翳：密蒙花15克，石决明各15克，木贼10克，菊花10克，蒺藜各10克。水煎服，每日1剂。

（4）治疗肝虚热、目涩昏花：密蒙花9克，枸杞子9克，女贞子9克，石决明12克，生地黄12克，菊花12克。水煎服，每日1剂。

（5）疗肝热眼疾、目赤肿痛、多眵多泪等症：密蒙花、青葙子、龙胆、赤芍各10克，菊花15克，水煎服，每日1剂。

（6）治眼障翳：密蒙花、黄柏根（洗锉）各30克。上二味，捣箩为末，炼蜜和丸，如梧桐子大。每服十丸至十五丸，食后。临卧熟水下，或煎饧汤下。

（二）保健方

（1）目赤肿痛，羞明多泪：密蒙花15克，大米50克，白糖适量。将密蒙花择洗干净，放入锅中，加清水适量，浸泡5～10分钟后，水煎取汁，加大米煮粥，待熟时调入白糖，再煮一二沸即成，每日1～2剂，连续3～5天。

（2）密蒙花茶：密蒙花10克，菊花10克，红花3克。上述材料用沸水冲泡，加冰糖适量，即可饮用。治疗眼底出血。

（3）蒙贼风茶：密蒙花2.5克，木贼草2克，野菊花2克，防风1.5克，冰糖适量。上述材料洗净沥干后装入纱布袋，扎紧，放入茶杯，冲入70～80℃开水，浸泡10分钟，趁温饮用。茶疗功用：祛风凉血，滋肝明目，疏风散热，退翳，解毒。

本草记载　"密蒙花，观《本经》所主，无非肝虚有热所致，盖肝开窍于目，目得血而能视，肝血虚，则为青盲肤翳，肝热甚，则为赤肿，眵泪赤脉，及小儿豆疮余毒，疳气攻眼。此药甘以补血，寒以除热，肝血足而诸证无不愈矣。"（《本草经疏》）

参考文献

[1] 国家药典委员会. 中华人民共和国药典：第一部[M]. 北京：中国医药科技出版社，2015：329.

[2] 国家中医药管理局中华本草编委会. 中华本草：第6册[M]. 上海：上海科学技术出版社，1999：210.

[3] 郭雷，朱文成，刘超. 密蒙花化学成分及生物活性研究进展[J]. 食品研究与开发，2012，33（7）：222-225.

菩提树花

别名 椴树花。

基原 为椴树科植物南京椴 *Tilia miqueliana* Maxim. 的花序。

产地 主产于山东、江苏、安徽、浙江、江西、广东等地。

采收加工 夏季采集花阴干。

植物形态 乔木,高20m。树皮灰白色;嫩枝有星状毛,顶芽卵形,被星状毛。单叶互生;叶柄长3～4cm,圆柱形,被茸毛;叶卵圆形,先端急短尖,基部心形,截形或稍偏斜,边缘有整齐锯齿;侧脉6～8对。聚伞花序长6～8cm,有花3～12朵,花序柄被灰色茸毛;花柄长8～12mm;苞片狭窄倒披针形,两面有星状柔毛,初时较密;萼片长5～6mm,被灰色毛;花瓣比萼片略长;退化雄蕊花瓣状,较短小;雄蕊比萼片稍短;子房有毛,花柱与花瓣平齐。果实球形,无棱,被星状柔毛,有小突起。花期7月,果期9月。

花药性状 由花序所组成,带花5～11,集成半伞形。苞片长披针形、黄绿色,花黄白色,直径1～1.5cm,气微弱,微带收敛性。

化学成分 主要含大量黏液,挥发油,金合欢醇,苷类。

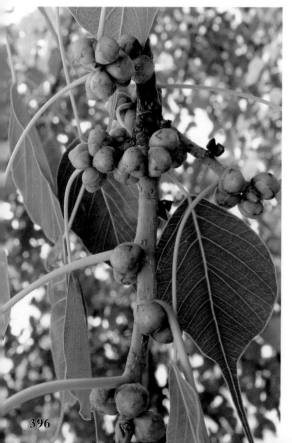

药理作用 发汗。

性味归经 味辛,性微温。归肺经。

功能主治 发汗解表,止痛镇痉。用于风寒感冒,头身疼痛,惊痫。

用法用量 内服:煎汤,15～20克;或研末,或温开水浸,1.5～3克。

本草记载 《药用植物学》:花序含大量黏液和挥发油,油中主要成分为金合欢醇(farnesol)及一种具发汗作用的苷。发汗解表,止痛镇痉。主风寒感冒;头身疼痛;惊痫。

参考文献

[1] 国家中医药管理局中华本草编委会. 中华本草:第5册[M]. 上海:上海科学技术出版社,1999:326.

[2] 樹人. 菩提树花[J]. 中国药学杂志,1954,(10):456.

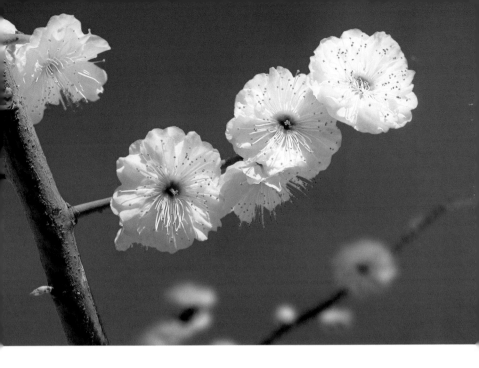

梅花

别名　白梅花、绿萼梅、绿梅花。

基原　为蔷薇科植物梅 *Prunus mume* (Sieb.) Sieb.et Zucc. 的干燥花蕾。

产地　我国各地多已栽培，以长江流域以南各地最多。

采收加工　初春花未开放时采摘，及时低温干燥。

植物形态　落叶小乔木，高可达10m。树皮淡灰色，小枝细长，先端刺状。单叶互生；叶柄长1.5cm，被短柔毛；托叶早落；叶片椭圆状宽卵形，春季先叶开花，有香气，1～3朵簇生于二年生侧枝叶腋。花梗短；花萼通常红褐色，但有些品种花萼为绿色或绿紫色；花瓣5，白色或淡红色，直径约1.5cm，宽倒卵形；雄蕊多数。果实近球形，直径2～3cm，黄色或绿白色，被柔毛；核椭圆形，先端有小突尖，腹面和背棱上均有明显沟槽，表面具蜂窝状孔穴。花期春季，果期5～6月。

花药性状　呈类球形，直径3～6mm，有短梗。苞片数层，鳞片状，棕褐色。花萼5，灰绿色或棕红色。花瓣5或多数，黄白色或淡粉红色。雄蕊多数；雌蕊1，子房密被细柔毛。质轻。气清香，味微苦、涩。

质量要求　以朵大、苞片色绿、花瓣黄白色、气清香者为佳。

化学成分　主要含挥发油类、黄酮类、酚苷类、醇苷类等。

药理作用　抗氧化、抗血小板凝集、防止黑色素沉积、抗抑郁等。

性味归经　味微酸，性平。归肝、胃、肺经。

功能主治　疏肝和中，化痰散结。用于肝胃气痛，郁闷心烦，梅核气，瘰疬疮毒。

用法用量 3～5克。

注意事项 ①用药后，偶见上火、便秘、泛酸或低血压眩晕。②胃酸增多性胃炎、阴虚重症者不宜用。③不宜大剂量使用。

应用举例

（一）验方

（1）治咽喉异物感，上部食管痉挛：梅花、玫瑰花各3克。开水冲泡，代茶常饮。

（2）治妊娠呕吐：梅花6克，开水冲泡，代茶饮。

（3）治瘰疬：鸡蛋开一孔，入绿萼梅花将开者7朵，封口，饭上蒸熟，去梅花食蛋，每日一枚，七日痊愈。

（4）治痘疹：每年腊月清晨，摘带露绿萼梅一百朵，加上白糖，捣成小饼，令食之。

（5）治痘已出未出，不起不发，隐在皮肤，并治麻疹斑疹：梅花50克，桃仁、辰砂、甘草各1克，丝瓜25克。为末。每服2.5克，参苏汤下。

（6）治唇上生疮：白梅瓣贴之，如开裂出血者即止。

（二）保健方

（1）梅花茶

原料：白梅花5克，乌龙茶3克，冰糖10克。

制法及用法：将白梅花和乌龙茶一同放入茶杯中，用沸水冲泡15分钟，加入冰糖溶解后即可饮用。

功用：疏肝解酒，和胃化痰。用于饮酒过多而致肝胃气痛、食欲不振、脘满胀痛、胃纳不佳等。

（2）色斑、黄斑

原料：白梅花2克，玫瑰花3克，橘核3克，荔枝核2克。

做法：橘核、荔枝核洗净煮水20分钟，然后冲泡白梅花、玫瑰花，代茶饮。

本草记载 《本草纲目》："白梅花古方未见用者。近时有梅花汤：用半开花，溶蜡封花口，投蜜罐中，过时以一两朵同蜜一匙点沸汤服。"

参考文献

[1] 国家药典委员会. 中华人民共和国药典：第一部[M]. 北京：中国医药科技出版社，2015：311.

[2] 国家中医药管理局中华本草编委会. 中华本草：第4册[M]. 上海：上海科学技术出版社，1999：92.

[3] 刘绍贵，欧阳荣. 草药鉴别与应用[M]. 长沙：湖南科学技术出版社，2015：304.

[4] 王灿灿，张伟，吴德玲，等. 白梅花化学成分及其药理作用研究进展[J]. 广州化工，2017，45（24）：40-42，72.

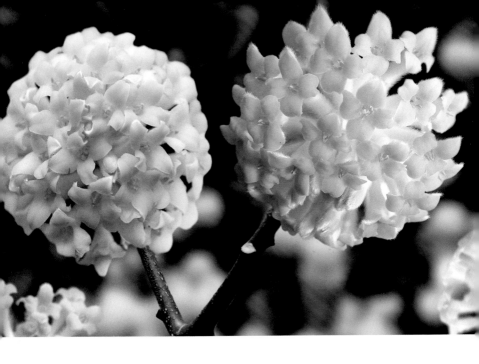

梦花

别名 黄瑞香、喜花、迎春花、打结花、梦冬花、雪里开、蒙花、一身保暖、岩泽兰、水菖花、蒙花珠、新蒙花、野蒙花。

基原 为瑞香科植物结香 *Edgeworthia chrysantha* Lindl. 的花蕾。

产地 主产于河北、陕西、江苏、安徽、浙江、江西、河南、广东、广西、四川、云南等地。

采收加工 冬末或初春花未开放时采摘花序，晒干备用。

植物形态 落叶灌木，高 1～2m。小枝粗壮，常呈三叉状分枝，棕红色，具皮孔，被淡黄色或灰色绢状长柔毛。叶互生而簇生于枝顶；椭圆状长圆形至长圆状倒披针形，长 6～20cm，宽 2～5cm，先端急尖，基部楔形，下延，上面被疏柔毛，下面粉绿色，被长硬毛，全缘。头状花序；总苞片披针形，长可达 3cm；总花梗粗，短；花黄色，芳香；花被筒状，长 10～12mm，外面有绢状长柔毛，裂片 4，花瓣状，平展；雄蕊 8，2 轮；子房椭圆形，先端被毛；花柱细长。核果卵形。花期 3～4 月，先时开花，果期约 8 月。

花药性状 花蕾多数散生或由多数小花结成半圆球形的头状花序。直径 1.5～2cm，表面密被淡绿黄色、有光泽的绢丝状毛茸。总苞片 6～8 枚，花梗粗糙，多弯曲呈钩状。单个花蕾呈短棒状，长 0.6～1cm，为单被花，筒状，先端 4 裂。质脆，易碎。气微，味淡。

质量要求 以色新鲜、无杂质者为佳。

化学成分　主要含香豆素类、黄酮类、甾类、有机酸及含氮化合物等。

药理作用　抗菌、抗炎、镇痛、抑制、杀虫、抗凝血、抗氧化等。

性味归经　味甘，性平，无毒。归肾、肝经。

功能主治　滋养肝肾，明目消翳。用于夜盲，翳障，目赤流泪，羞明怕光，小儿疳眼，头痛，失音，夜梦遗精。

用法用量　内服：煎汤，3～15克；或研末。

注意事项　孕妇忌用。

◨ **验方**

（1）治夜盲症：结香花10克，夜明砂10克，谷精草25克，猪肝1具。将猪肝切几个裂口，再将前三味药研细末撒入肝内，用线扎好，放入砂锅内煮熟。分服。

（2）治胸痛，头痛：结香花15克，橘饼1块。水煎服。

（3）治肺虚久咳：结香花9～15克。水煎服。

本草记载　梦花以结香之名始载于明代王象晋《群芳谱》。清代陈淏子撰《花镜》云："结香，俗名黄瑞香，干叶皆似瑞香，而枝甚柔韧，可绾结。花色鹅黄，比瑞香差长，亦与瑞香同时放，但花落后始生叶，而香大不如。"所述当指本品而言。其花现时不少地区以之充密蒙花出售，实误。

　　　　　　　　　　　　参考文献

[1] 国家中医药管理局中华本草编委会. 中华本草：第5册[M]. 上海：上海科学技术出版社，1999：415.

[2] 司有奇. 黔南本草：下册[M]. 贵阳：贵州科技出版社，2015：800.

[3] 徐玲，蔡正洪. 结香的化学成分及药理研究进展[J]. 安徽农业科学，2011，39（31）：19110-19111，19114.

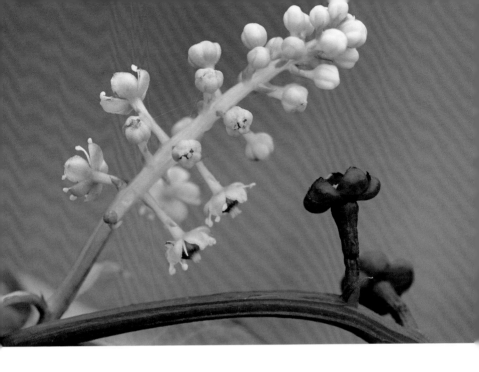

商陆花

别名 荡花。

基原 为商陆科植物商陆*Phytolacca acinosa* Roxb.或垂序商陆*Phytolacca acmericana* L.的花。

产地 主产于陕西、河北、江苏、山东、浙江、江西、湖北、广西、四川等地。

采收加工 7～8月花期采集，去杂质，晒干或阴干。

植物形态 商陆 多年生草本，高达1.5m。全株光滑无毛。根粗壮，圆锥形，肉质，外皮淡黄色，有横长皮孔，侧根甚多。茎绿色或紫红色，多分枝。单叶互生，具柄；柄的基部稍扁宽；叶片卵状椭圆形或椭圆形，长12～15cm，宽5～8cm，先端急尖或渐尖，基部渐狭，全缘。总状花序生于枝端或侧生于茎上，花序直立；花被片5，初白色后渐变为淡红色；雄蕊8～10；心皮8～10个，分离，但紧密靠拢。浆果，扁圆状，有宿萼，熟时呈深红紫色或黑色。种子肾形，黑色。花、果期5～10月。

垂序商陆 形态与上种相似，区别在于本种茎紫红色，棱角较为明显，叶片通常较上种略窄，总状果序下垂，雄蕊及心皮通常10枚。花期7～8月，果期8～10月。

花药性状 花略呈颗粒状圆球形，直径约6mm，棕黄色或淡黄褐色，具短梗。短梗基部有1枚苞片及2枚小苞片，苞片线形。花被片5，卵形或椭圆形，长3～4mm，雄蕊8～10，有时脱落，心皮8～10枚。有时可见顶弯稍反曲的短小柱头。体轻质柔韧。气微，味淡。

化学成分　主要含三萜皂苷、黄酮、酚酸、甾醇、多糖等成分。

药理作用　利尿、抗菌、抗病毒、抗炎、抗肿瘤等。

性味归经　味微苦、甘，性平。归心、肾经。

功能主治　化痰开窍。用于痰湿上蒙，健忘，嗜睡，耳目不聪。

用法用量　内服：研末，1～3克。

注意事项　孕妇禁服。

应用举例

（一）验方

治脾虚水肿：商陆花适量，麝香0.3克。捣烂。贴脐。

（二）保健方

（1）商陆花粥：商陆花10克，大米50克，白糖适量。将商陆花择净，放入药罐中，浸泡5～10分钟后，水煎取汁，加大米煮为稀粥，待熟时调入白糖，再煮一二沸即成；或将鲜商陆花洗净，切细，待粥熟后与白糖同调入粥中，煮一二沸服食，每日1剂，连续3～5天。可开窍醒神，适用于痰浊蒙蔽清窍之神昏谵语等。

（2）商陆三花粥：商陆花、金银花、野菊花各10克，大米50克，白糖适量。将三花择净，放入药罐中，浸泡5～10分钟后，水煎取汁，加大米煮为稀粥，待熟时调入白糖，再煮一二沸即成，每日1剂，连续3～5天。再将药渣捣烂外敷患处，每日换药1次。可清热解毒，散结消肿，适用于疮疖痈肿。

本草记载　《本经》：主水胀，疝瘕，痹；熨除痈肿。

参考文献

[1] 国家中医药管理局中华本草编委会. 中华本草：第2册[M]. 上海：上海科学技术出版社，1999：743.

[2] 王鹏程，王秋红，赵珊，等. 商陆化学成分及药理作用和临床应用研究进展[J]. 中草药，2014，45（18）：2722-2731.

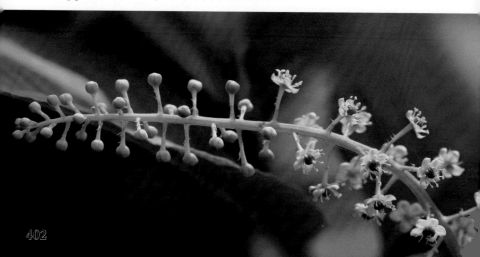

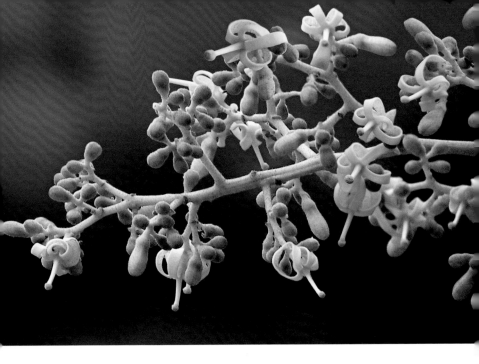

梧桐花

别名 当乡花、春麻花、吴桐花、耳桐花。

基原 为梧桐科植物梧桐 *Firmiana plantanifolia* (L.f.) Marsili 的花。

产地 主产于河北、河南、山西、山东、江苏、江西、湖北、四川等地。

采收加工 6月采收,晒干。

植物形态 落叶乔木,高达16m。树皮青绿色,平滑。单叶互生,叶柄长8～30cm;叶片心形,掌状3～5裂,直径15～20cm,裂片三角形,先端渐尖,基部心形,两面无毛或略被短柔毛;基生脉7条。圆锥花序顶生,长20～50cm,下部的分枝长达12cm,花单性或杂性,淡黄绿色;导管长约2mm,裂片5,长条形,向外卷曲,长7～9mm,外面被淡黄色短柔毛,无花瓣;雄花由10～15枚雄蕊合生,花丝愈合成一圆柱体,约与萼片等长;雌花常有退化雄蕊围生子房基部,子房由5心皮联合,部分离生,花柱长,柱头5裂。蓇葖果5,纸质,有柄,长6～11cm,宽1.5～2.5cm,被短绒毛或几无毛,在成熟前每个心皮由腹缝开裂成叶状果瓣。种子4～5,球形,直径约7mm,干时表面多皱纹,着生于叶状果瓣的边缘。花期6～7月,果熟期10～11月。

花药性状 花淡黄绿色,基部有梗。无花瓣,花萼筒状,长约1mm,裂片5,长条形,向外卷曲。被淡黄色短柔毛。雄蕊10～15枚合生,约与萼等长。气微,味淡。

质量要求 以花完整、色黄绿者为佳。

化学成分 主要含齐墩果酸，β-谷甾醇，芹菜素，水溶性多糖。

药理作用 抗菌，抗病毒，抗氧化，提高人体免疫功能。

性味归经 味甘，性平。归肺、肾经。

功能主治 利湿消肿，消热解毒。用于水肿，小便不利，无名肿毒，创伤红肿，头癣，汤火伤

用法用量 内服：煎汤，6～15克。外用：适量，研末调涂。

应用举例

（一）验方

（1）治急性膀胱炎：梧桐花（鲜、干花皆可）适量。水煎至适量，将花弃去，1次服下，早晚各服1剂。

（2）治水肿：梧桐花（干）15～25克。水煎服。

（3）治烧烫伤：梧桐花研粉调涂。

（4）治头癣（癞痢头）：梧桐花鲜品适量，捣烂涂患处。

（二）保健方

（1）治慢性肩背腰腿疼痛：梧桐花6克，白花蛇10克，制川、草乌各10克，羌活、独活各10克，秦艽12克，川芎10克，防风10克，细辛10克，麻黄10克，香附10克，延胡索10克，制乳香、制没药各10克，鲜生姜10克，薏苡仁12克。制法及用法：上药一剂，在45°～70°烧酒中（1000～1500毫升均可）浸泡15天。用法：将此酒蘸手掌上再局部拍打，第一周每日拍一次，每次10分钟，以后每日两次，每次15分钟，拍打轻重以舒适为度。每用一周，将瓶中烧酒加满，使酒保持一定浓度。

（2）梧桐花茶：梧桐花5～15克。泡汤代茶饮。茶疗功用：用于轻度浮肿患者。

本草记载 《本草纲目拾遗》："利湿消肿；清热解毒。主水肿；小便不利；无名肿毒；创伤红肿；头癣；汤火伤。"广州部队《常用中草药手册》："治水肿：梧桐花（干）三至五钱。水煎服。"

参考文献

[1] 国家中医药管理局中华本草编委会. 中华本草：第5册[M]. 上海：上海科学技术出版社，1999：381.

[2] 吴泽君，周德生. 湖南药物志：第五卷[M]. 长沙：湖南科学技术出版社，2004：3825.

[3] 王尊民. 泰山梧桐花多糖的提取及对小鼠免疫增强功能的研究[D]. 山东农业大学，2012.

甜瓜花

别名　香瓜花、甘瓜花。

基原　为葫芦科植物甜瓜 *Cucumis melo* L. 的花。

产地　全国各地均有栽培。

采收加工　夏季开花时采收，晒干或鲜用。

植物形态　一年生匍匐或攀援草本。茎、枝有黄褐色或白色的糙毛和突起。卷须单一，被微柔毛。叶互生；叶柄长 8～12cm，具槽沟及短刚柔毛；叶片厚纸质，近圆形或肾形，长缘不分裂或 3～7 浅裂，裂片先端圆钝，有锯齿。花单性，雌雄同株；雄花数朵，簇生于叶腋；花梗纤细，长 0.5～2cm，被柔毛；花萼筒狭钟形，密被白色长柔毛，裂片近钻形，花冠黄色，长约 2cm，裂片卵状长圆形，急尖；雄蕊 3，花丝极短，药室折曲，药隔顶端引长；雌花单生，花梗被柔毛；子房长椭圆形，密被长柔毛和硬毛，花柱长 1～2mm，柱头靠合。果实形状、颜色变异较大，一般为球形或长椭圆形，果皮平滑，有纵纹或斑纹，果肉白色、黄色或绿色。种子污白色或黄白色，卵形或长圆形。花、果期夏季。

花药性状　花萼筒狭钟形，密被白色长柔毛，裂片近钻形，花冠黄色，裂片卵状长圆形，急尖。气清香，味甘、微苦。

质量要求　以朵大完整、气清香、味甘者为佳。

化学成分　挥发油、甜苷、氨基酸等。

药理作用　抗炎，抗氧化，抗菌，降血压。

性味归经　味甘、苦，性寒。入心经。

功能主治　理气，降逆，解毒。用于心痛，咳逆上气，疮毒。

用法用量　内服：煎汤，3～9克。外用：适量，捣敷。

应用举例

【验方】

　　治心痛咳逆：鲜甜瓜花9克，煎汤内服。

本草记载　出自《本草图经》。《名医别录》："主心痛咳逆。"《滇南本草》："敷疮散毒。"

【参考文献】

国家中医药管理局中华本草编委会. 中华本草：第4册[M]. 上海：上海科学技术出版社，1999：521.

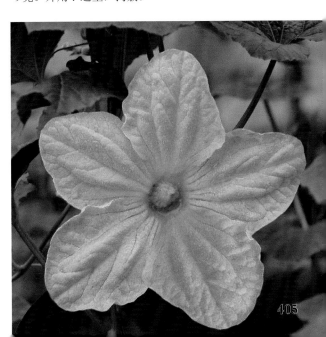

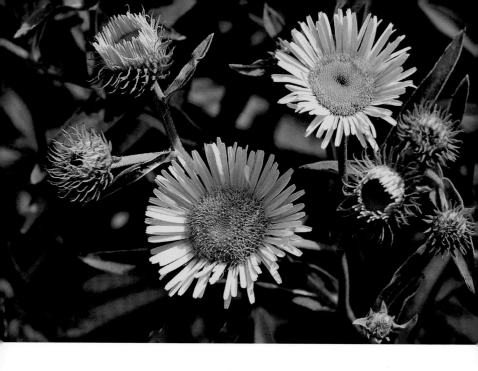

旋覆花

别名　金福花、金佛花、小黄花子、六月菊、金钱菊、复花、猫耳朵花、野油花、黄熟花。

基原　为菊科植物旋覆花 *Inula japonica* Thunb. 或欧亚旋覆花 *Inula britannica* L. 的干燥头状花序。

产地　全国大部分地区均产，河南产量较大；江苏、浙江的产品质佳。

采收加工　夏、秋二季花开放时采收，除去杂质，阴干或晒干。

植物形态　旋覆花　多年生直立草本，茎高20～60cm，不分枝，有平伏毛。基生叶及下部叶较小，中部叶披针形、长椭圆状披针形或长圆形，长5～10cm，宽1～3cm，先端锐尖，基部急狭，无柄或半抱茎，全缘，两面有疏毛。头状花序直径2.5～3cm，多个排成伞房花序，总苞半球形，绿黄色；舌状花1层，黄色，管状花多数，密集。花期7～10月，果期8～11月。

欧亚旋覆花　与旋覆花不同点在于：叶片长圆或椭圆状披针形，基部宽大，心形，有耳，半抱茎。瘦果圆柱形，有浅沟，被短毛。

花药性状　呈扁球形或类球形，直径1～2cm。总苞由多数苞片组成，呈覆瓦状排列，苞片披针形或条形，灰黄色，长4～11mm；总苞基部有时残留花梗，苞片及花梗表面被白色茸毛，舌状花1列，黄色，长约1cm，多卷曲，常脱落，先端3齿裂；管状花多数，棕黄色，长约5mm，先端5齿裂；子房顶端有多数白色冠毛，长5～6mm。有的可见椭圆形小瘦果。体轻，易散碎。气微，味微苦。

质量要求　以朵大、完整不碎、金黄色、无枝梗者为佳。

化学成分　主要含倍半萜类、二萜类、黄酮类、甾体类等。

药理作用　平喘，镇咳，抗菌，杀虫，抗肿瘤，抗炎，降血脂，护肝。

性味归经　味苦、辛、咸，性微温。归肺、脾、胃、大肠经。

功能主治　降气，消痰，行水，止呕。用于风寒咳嗽，痰饮蓄结，胸膈痞闷，喘咳痰多，呕吐噫气，心下痞硬。

用法用量　3 ～ 9 克，包煎。

注意事项　阴虚劳嗽，风热燥咳者禁服。

应用举例

（一）验方

（1）治积年上气：旋覆花（去梗，焙）30 克，皂荚（炙，去皮、子）33 克，大黄（挫，炒）45 克。上三味，捣箩为末，炼蜜丸如梧桐子大。每服十丸至十五丸，温汤下，日三服。

（2）治肝着，亦治妇人半产漏下：旋覆花 90 克，葱十四茎，新绛少许。以水三升，煮取一升，顿服之。

（3）治痰饮在胸膈呕不止，心下痞者：旋覆花、半夏、茯苓、青皮。水煎服。

（4）治风痰呕逆，饮食不下，头目昏冈：旋覆花、枇杷叶、川芎、细辛各 3 克，前胡 4.5 克。姜、枣水煎服。

（5）治风湿痰饮上攻，头目眩胀眵多：旋覆花、天麻、甘菊花各等份。为末，每晚服 6 克，白汤下。

（6）治小便不行，因痰饮留闭者：旋覆花一握，捣汁，和生白酒服。

（二）保健方

旋覆天麻菊花茶

原料：旋覆花 5 克，天麻 2 克，菊花 2 克，绿茶 3 克。

制法及用法：将天麻粉碎，同旋覆花、菊花一起加水煎煮，用煎液冲泡绿茶 15 分钟，即可饮用。

功效：降气行水化痰，息风平肝通络，疏散风热。

本草记载　始载于《神农本草经》下品。《本草图经》曰："今所在有之，二月以后生苗，多近水旁，大似红蓝而无刺，长一二尺已；叶如柳，茎细，六月开花如菊花，小铜钱大，深黄色。"记载的为本品。

参考文献

[1] 国家药典委员会. 中华人民共和国药典：第一部[M]. 北京：中国医药科技出版社，2015：325.

[2] 国家中医药管理局中华本草编委会. 中华本草：第7册[M]. 上海：上海科学技术出版社，1999：871.

[3] 范丽丽，程江南，张涛，等. 旋覆花属植物化学成分及药理活性研究进展[J]. 中医药导报，2017，23（13）：40-43.

雪菊

别名 古丽恰依、新疆昆仑雪菊、蛇目菊、血菊、两色金鸡菊。

基原 为菊科植物两色金鸡菊 *Coreopsis tinctoria* Nutt. 的干燥头状花序。

产地 主产于新疆喀喇昆仑山北麓的和田地区。

采收加工 花蕾期和胎菊期为最佳采收期，采收后烘干。

植物形态 一年生草本，无毛，高 30～100cm。茎直立，上部有分枝。叶对生，下部及中部叶有长柄，二次羽状全裂，裂片线形或线状披针形，全缘；上部叶无柄或下延成翅状柄，线形。头状花序多数，有细长花序梗，直径 2～4cm，排列成伞房或疏圆锥花序状。总苞半球形，总苞片外层较短，长约 3mm，内层卵状长圆形，长 5～6mm，顶端尖。舌状花黄色，舌片倒卵形，长 8～15mm，管状花红褐色、狭钟形。瘦果长圆形或纺锤形，长 2.5～3mm，两面光滑或有瘤状突起，顶端有 2 细芒。花期 5～9 月，果期 8～10 月。

花药性状 头状花序，且花序多，花瓣金黄色，中央管状花深褐色，有细长的花序梗，排列成伞房状。气香，味甘。

质量要求 以花蕾收的紧实且富有弹性、花瓣不脱落、菊香气浓厚者为佳。

化学成分 主要含绿原酸，黄酮类，挥发油，茶多酚。

药理作用 降血压，降血脂，改善睡眠，抗肿瘤，抑菌，消炎。

性味归经 味甘，性平。归肝、脾、胃、心经。

功能主治 清热解毒，活血化瘀。用于燥热烦渴，高血压，高血脂，高血糖。

用法用量 内服：煎汤，6～15 克。

参考文献

王柳萍，辛华，黄克南. 常用花类中草药图典[M]. 福州：福建科学技术出版社，2019：61.

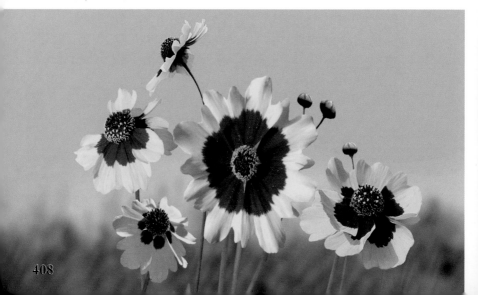

野丁香

别名 历细（藏名）。

基原 为木犀科植物花叶丁香 *Syringa persica* L. 的花蕾。

产地 主产于我国甘肃、四川、西藏等地，北方部分地区庭院亦有栽培。原产中亚至欧洲。

采收加工 5月花未开放时采收，阴干。

植物形态 小灌木，高1～2m。枝细弱，开展，直立或稍弯曲，灰棕色，无毛，具皮孔，小枝无毛。单叶对生；叶柄长0.5～1.3cm，无毛；叶片披针形或卵状披针形，长1.5～6cm，宽0.8～2cm，先端渐尖或锐尖，基部楔形，全缘，稀具1～2小裂片，无毛。花两性；花序由侧芽抽生，长3～10cm，通常多对排列在枝条上部呈顶生圆锥花序状；花梗长1.5～3mm；花芳香；花萼无毛，长约2mm，具浅而锐尖的齿，或萼齿呈三角形；花冠淡紫，花冠管细长，近圆柱形，长0.6～1cm，花冠裂片呈直角开展，宽卵形、卵形或椭圆形，长4～7mm，兜状，先端尖或钝；花药小，不孕，淡黄绿色，着生于花冠管喉部之下。花期5月。

花药性状 花萼无毛，具浅而锐尖的齿，或萼齿呈三角形；花冠紫色，管细长，近圆柱形，裂片呈直角开展，宽卵形、卵形或椭圆形，兜状，先端尖或钝。气芳香，味辛。

质量要求 以颜色鲜艳、质柔软者为佳。

化学成分 挥发油。

药理作用 扩张血管。

性味归经 味辛，性温。归胃经。

功能主治 温胃止呕。用于胃寒呃逆，呕吐。

用法用量 内服：煎汤，1.5～4.5克。

本草记载 《西藏常用中草药》记载的为本品。

参考文献

[1] 国家中医药管理局中华本草编委会. 中华本草：第6册[M]. 上海：上海科学技术出版社，1999：199.

[2] 李文瑞，李秋贵. 中药别名辞典[M]. 北京：中国科学技术出版社，1994：918.

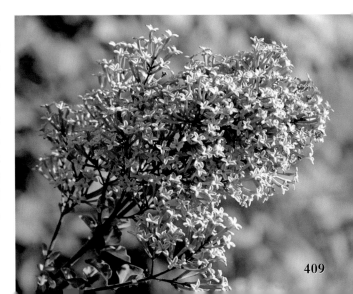

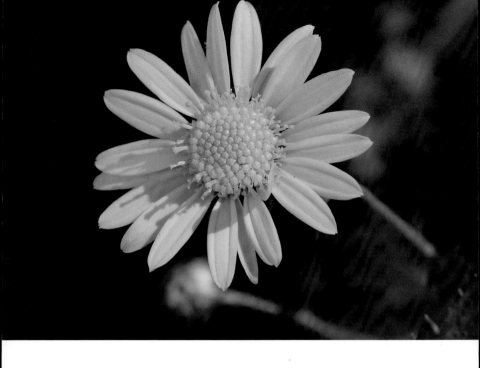

野菊花

别名 山菊花、千层菊、黄菊花。

基原 为菊科植物野菊 *Chrysanthemum indicum* L. 的干燥头状花序。

产地 主产于江苏、四川、广西、山东等地。

采收加工 秋、冬二季花初开放时采摘，晒干或蒸后晒干。

植物形态 多年生草本，高 25 ～ 100cm。根茎粗厚，分枝，有长或短的地下匍匐枝。茎直立或基部铺展。基生叶脱落；茎生叶卵形或长圆状卵形，长 6 ～ 7cm，宽 1 ～ 2.5cm，羽状分裂或分裂不明显；顶裂片大；侧裂片常 2 对，卵形或长圆形，全部裂片边缘浅裂或有锯齿；上部叶渐小；全部叶上面有腺体及疏柔毛，下面灰绿色，毛较多，基部渐狭成具翅的叶柄；托叶具锯齿。头状花序直径 2.5 ～ 4（～ 5）cm，在茎枝顶端排成伞房状圆锥花序或不规则的伞房花序；总苞直径 8 ～ 20mm，长 5 ～ 6mm；总苞片边缘宽膜质；舌状花黄色，雌性；盘花两性，筒状。瘦果全部筒形，有 5 条极细的纵肋，无冠状冠毛。花期 9 ～ 10 月。

花药性状 本品呈类球形，直径 0.3 ～ 1cm，棕黄色。总苞由 4 ～ 5 层苞片组成，外层苞片卵形或条形，外表面中部灰绿色或浅棕色，通常被白毛，边缘膜质；内层苞片长椭圆形，膜质，外表面无毛。总苞基部有的残留总花梗。舌状花 1 轮，黄色至棕黄色，皱缩卷曲；管状花多数，深黄色。体轻。气芳香，味苦。

质量要求 以完整、含苞待放、色黄、气香者为佳。

化学成分 含有黄酮类、挥发油类、萜类、多糖等。

药理作用 抗菌、抗肿瘤、保护心血管系统、保肝等。

性味归经 味苦、辛，性微寒。归心、肺、肝经。

功能主治 清热解毒，泻火平肝。用于疔疮痈肿，目赤肿痛，头痛眩晕。

用法用量 内服：煎汤，10～15克，鲜品可用至30～60克。外用：适量，捣敷；煎水漱口或淋洗。

注意事项 脾胃虚寒者、孕妇慎用。

应用举例

（一）验方

（1）预防流脑：野菊花50克，粉碎后加水500克，熬煎成浓液，过滤去渣后在流脑流行期每日滴鼻2～3滴。

（2）治扩散型肺结核：野菊花5克，地胆草3克，兰香草6克。水煎服。

（3）治胃肠炎、肠鸣泄泻腹痛：野菊花9～12克。煎汤内服。

（4）治泌尿系统感染：野菊花、海金沙各3克。水煎服。

（5）治疔疮：野菊花、黄糖共捣烂贴于患处。若生于发际则加入梅片和生地龙同敷。

（6）治夏令热疖及皮肤湿疮溃烂：野菊花煎浓汤洗涤或纱布浸药汤掩敷。

（二）保健方

1.野菊花茶

原料：野菊花3～6克，红糖或蜂蜜适量。

制法及用法：野菊花用沸水焖泡10分钟，加入红糖或蜂蜜，即可饮用。

功效：清热解毒，避暑消热，清心明目。

2.桑菊茶

原料：野菊花3克，桑叶2克。

制法及用法：野菊花与桑叶用沸水焖泡10分钟，即可饮用。

功效：清热解毒，清肺止咳，生津。

3.野菊消脂茶

原料：野菊花3克，山楂2～4个。

制法及用法：野菊花与山楂用沸水冲泡15分钟，即可饮用。

功效：清心消脂，减肥。

本草记载 《本草汇言》："破血疏肝，解疔散毒。主妇人腹内宿血，解天行火毒丹疔。洗疮疥，又能去风杀虫。"记载的为本品。

参考文献

[1] 国家药典委员会. 中华人民共和国药典：第一部[M]. 北京：中国医药科技出版社，2015：314.

[2] 国家中医药管理局中华本草编委会. 中华本草：第7册[M]. 上海：上海科学技术出版社，1999：801.

[3] 袁慧杰，赖志辉，管艳艳，等. 野菊花主要活性成分的药理作用研究进展[J]. 中华中医药学刊，2018，36（3）：651-653.

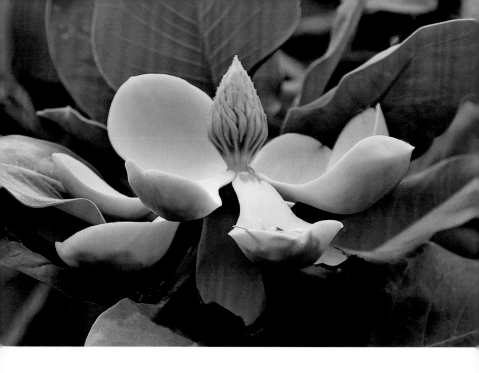

野厚朴花

别名　野玉兰花。

基原　为木兰科植物山玉兰 *Magnolia delavayi* Franch. 的花。

产地　主产于四川、贵州、云南等地。

采收加工　春、夏季收摘，晒干。

植物形态　常绿乔木，高达12m。树皮灰绿色或灰黑色，常开裂。小枝暗绿色，被淡黄褐色平伏柔毛，具明显的圆点状皮孔。单叶互生；叶柄长5～7cm；托叶痕几达叶柄顶端。叶革质，叶片卵形或卵状长圆形，长17～32cm，宽10～17cm，先端圆钝，稀微凹，基部宽圆形，有时微心形，上面初被卷曲长毛，下面幼时密被长绒毛，后仅脉上有毛，侧脉11～16对，网脉较密。花单生，大而芳香，乳白色，直径15～20cm；花被通常9，外轮3片，淡绿色，向外反卷，内两轮倒卵状匙形；雄蕊多数，长1.8～2.5cm，药隔伸出成三角状短尖；雌蕊群卵圆形，长10～15cm。小菁葖果窄椭圆形，先端有喙外弯。花期4～6月，果期8～10月。

花药性状　圆锥形，一般均纵剖，花大，长4.0～7.0cm，基部直径1.5～2.5cm。苞片偶脱落，花被片9～12，肉质，肥厚。花托卵圆锥形，较大。离生心皮间被黄褐色毛茸，雄蕊多数，长1.2～1.6cm。花梗长约0.5cm，较光滑，具稀疏环节，无毛。

药理作用　具有抗菌、抗炎作用。

性味归经　味苦、辛，性寒。归脾、胃经。

功能主治　清热，止咳，利尿。用于肺炎，支气管炎，鼻炎，泌尿道炎症。

用法用量　内服：煎汤，9～15克。

验方

（1）治鼻炎、鼻窦炎、肺炎、支气管炎：野厚朴花9克，白芷10克，甘草6克。水煎服，日3次。

（2）治咳嗽：野厚朴花9克，百部10克，杏仁9克。水煎服，日3次。

（3）治尿道炎、小便不利：野厚朴花9克，茯苓10克，黄柏9克。水煎服，日3次。

本草记载　《中华本草》记载的为本品。

参考文献

[1] 国家中医药管理局中华本草编委会.中华本草：第2册[M].上海：上海科学技术出版社，1999：879.

[2] 沈妙法，张玮.厚朴花与混淆品山玉兰花、深山含笑花的鉴别[J].广东药学，2002，12（2）：24-25.

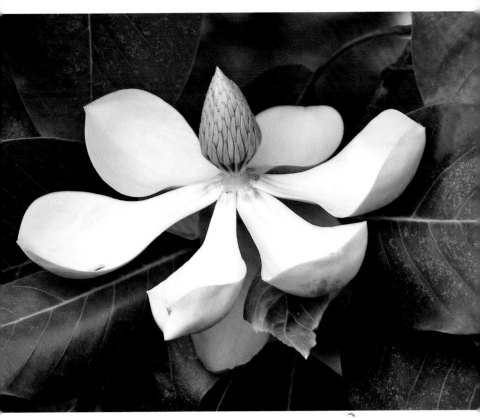

野鸦椿花

别名 鸟腱花、鸡嗉子花。

基原 为省沽油科植物野鸦椿 *Euscaphis japonica* (Thunb.) Dippel 的花。

产地 主产于华东、中南、西南及山西、台湾等地。

采收加工 5～6月采收，晾干。

植物形态 落叶小乔木或灌木，高2～8m。茎皮灰褐色，具纵纹。小枝及芽红紫色，枝叶揉破后发出恶臭气味。叶对生；小叶柄长1～2mm；奇数羽状复叶，小叶5～9，稀3～11，长卵形或椭圆形，稀为圆形，先端渐尖，基部钝圆，边缘具疏短锯齿，齿尖有腺体，主脉在上面明显，在背面突出；侧脉8～11，有微柔毛。花两性，圆锥花序顶生，花梗长达21cm，花多，较密集，黄白色；萼片与花瓣均5，椭圆形，萼片宿成；花盘盘状，心皮3，分离；雄蕊5，花丝扁平；雌蕊3；子房卵形。蓇葖果，长1～2cm，每一花发育为1～3个，果皮软革质，紫红色，有纵脉纹。种子近圆形，假种皮肉质，黑色，有光泽。花期5～6月，果期8～9月。

花药性状 圆锥花序顶生，花多，较密集，黄白色，萼片与花瓣均5，椭圆形，萼片宿存，花盘盘状，心皮3，分离。

化学成分 主要含丹宁、槲皮苷、糖苷类等。

药理作用 抗炎，杀菌杀虫，抗细胞增殖，镇痛，保肝。

性味归经 味甘，性平。归心、脾、膀胱经。

功能主治 祛风止痛。用于头痛，眩晕。

用法用量 内服：煎汤，10～15克。外用：适量，研末撒敷。

验方

治头痛眩晕：野鸦椿花15克，鸡蛋1枚。水煎，食蛋喝汤。

本草记载 《福建民间草药》记载的为本品。

参考文献

[1] 国家中医药管理局中华本草编委会. 中华本草：第5册[M]. 上海：上海科学技术出版社，1999：217.

[2] 罗海羽，姚默，申万祥，等. 野鸦椿属药学研究概况[J]. 安徽农业科学，2012，40（15）：8462-8463.

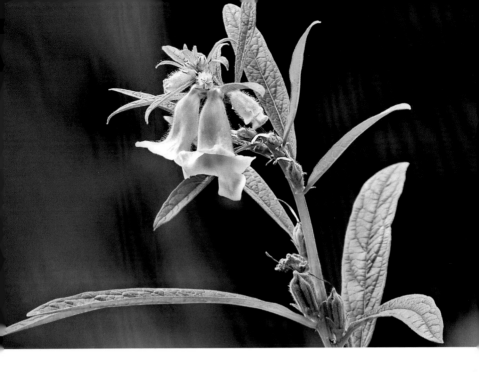

野芝麻花

基原 为唇形科植物野芝麻 *Lamium barbatum* Sieb.et Zucc. 的花。

产地 主产于东北、华北、华东各地。

采收加工 4～6月采收，阴干。

植物形态 多年生草本。根茎有长地下匍匐枝。茎高达1m，单生，直立，四棱形，具浅槽，中空，几无毛。茎下部的叶卵圆形或心脏形，长4.5～8.5cm，宽3.5～5cm，先端尾状渐尖，基部心形；茎上部的叶卵圆状披针形，较茎下部的叶为狭长，先端长尾状渐尖，边缘有微内弯的牙齿状锯齿，齿尖具胼胝体的小突尖，草质，两面均被短硬毛；叶柄长达7cm，茎上部的渐变短；苞叶通常具柄。轮伞花序4～14花，着生于茎端，苞片狭线形或丝状，长2～3mm，锐尖，具缘毛。花萼钟形，长约1.5cm，宽约4mm，外面疏被伏毛，萼齿披针状钻形，长7～10mm，具缘毛；花冠白色或浅黄色，长约2cm，筒部稍上方呈囊状膨大，筒口宽至6mm，外面在上部被疏硬毛或近绒毛状毛被，余部几无毛，内面冠筒近基部有毛环，冠檐二唇形，上唇直立，倒卵圆形或长圆形，长约1.2cm，先端圆形或微缺，边缘具缘毛及长柔毛，下唇长约6mm，3裂，中裂片倒肾形，先端深凹，基部急收缩，侧裂片宽；雄蕊花丝扁平，被微柔毛，彼此粘连，花药深紫色，被柔毛；花柱丝状，先端近相等的2浅裂；花盘杯状；子房裂片长圆形，无毛。小坚果倒卵圆形，淡褐色。花期4～6月，果期7～8月。

花药性状 花萼钟形，外面疏被伏毛，萼齿披针状钻形，具缘毛；花冠白色或浅黄色，筒部稍上方呈囊状膨大，外面在上部被疏硬毛或近绒毛状毛。气香，味甘、辛。

质量要求　以朵大完整、气香者为佳。

化学成分　主要含鞣质、挥发油、抗坏血酸、胡萝卜素、皂苷、萜类等。

药理作用　抗脂质过氧化，护肝，抗肝炎病毒，抗炎，镇痛。

性味归经　味甘、辛，性平。归肺、肝经。

功能主治　活血调经，凉血清热。用于月经不调，痛经，赤白带下，肺热咯血，小便淋痛。

用法用量　内服：煎汤，10～25克。

注意事项　孕妇慎用。

本草记载　《中华本草》记载的为本品。

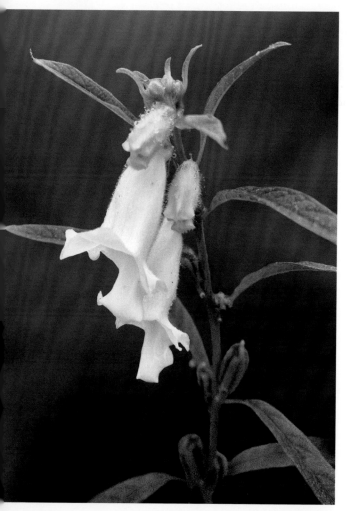

参考文献

[1] 国家中医药管理局中华本草编委会.中华本草：第7册[M].上海：上海科学技术出版社，1999：60.

[2] 黄必奎.山芝麻化学成分与药理作用研究概况[J].广西中医药大学学报,2013,16（2）：129-131.

斑花杓兰

别名　紫点杓兰、小口袋花。

基原　为兰科植物紫点杓兰 *Cypripedium guttatum* Sw. 的花。

产地　主产于东北、华北及山东、山西、四川、云南等地。

采收加工　春、夏季采挖，洗净，晾干。

植物形态　陆生植物，高15～25cm。茎直立，在靠近中部具2枚叶。叶互生或近对生；叶片椭圆形或卵状椭圆形，先端急尖或渐尖。花单生，白色而具紫色斑点，直径常不到3cm；中萼片卵状椭圆形，长1.5～2.2cm；合萼片近条形或狭椭圆形，长1.2～1.8cm，先端2齿。背面被毛，边缘具细缘毛；花瓣几乎和合萼片等长，半卵形、近提琴形、花瓶形或斜卵状披针形，长1.3～1.8cm，内面基部具毛；唇瓣几乎与中萼片等大，近球形，内折的侧裂片很小，囊几乎不具前面内弯边缘。

花药性状　花白色且有紫色斑点，中萼片卵状椭圆形，合萼片近条形或狭椭圆形。背面被毛，边缘具细缘毛；花瓣几乎和合萼片等长，半卵形、近提琴形、花瓶形或斜卵状披针形，内面基部具毛。气微，味苦。

质量要求　以花完整、色白、质柔软者为佳。

化学成分　主要含铜、锰、钛、铝、铁、硅等微量元素。

药理作用　抗炎，镇痛，镇静，发汗解热，利尿。

性味　味苦，性寒。归肝经。

功能主治　镇静止痛，发汗解热。用于神经衰弱，癫痫，小儿高热惊厥，头痛，胃脘痛。

用法用量　内服：煎汤，3～9克；或浸酒。

注意事项　脾胃虚寒者慎用。

本草记载　《中华本草》记载的为本品。

参考文献

[1] 国家中医药管理局中华本草编委会. 中华本草：第8册 [M]. 上海：上海科学技术出版社，1999：702.

[2] 朱亚民. 内蒙古植物药志：第三卷 [M]. 呼和浩特：内蒙古人民出版社，1989：500.

[3] 严仲铠，李万林. 中国长白山药用植物彩色图志 [M]. 北京：人民卫生出版社，1997：756.

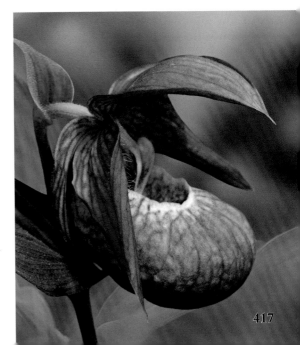

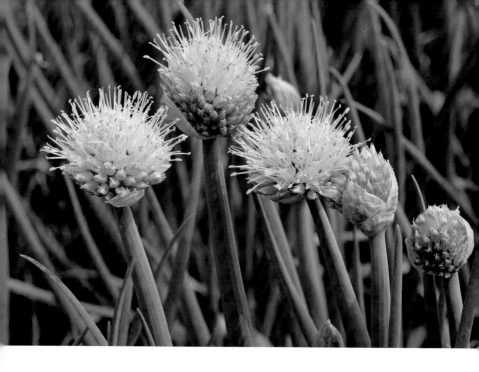

葱花

基原 为百合科植物葱 *Allium fistulosum* L.的干燥花。

产地 全国各地均有栽植。

采收加工 7～9月花开时采收，阴干。

植物形态 多年生草本，高可达50cm。通常簇生、全体具辛臭，折断后有辛味之黏液。须根丛生，白色。鳞茎圆柱形，先端稍肥大，鳞叶成层，白色，上具白色纵纹。叶基生，叶片圆柱形，中空，长约45cm，直径1.5～2cm，先端尖，绿色，具纵纹；叶鞘浅绿色。花茎自叶丛抽出，通常单一，中央部膨大，中空，绿色，亦有纵纹；伞形花序圆球状；总苞膜质，卵形或卵状披针形；花被6，披针形，白色，外轮3枚较短小，内轮3枚较长大，花被片中央有一条纵脉；雄蕊6，花丝伸出，花药黄色，丁字着生；子房3室。蒴果三棱形。种子黑色，三角状半圆形。花期7～9月，果期8～10月。

花药性状 花葶圆柱状，中空，中部以下膨大，向顶端渐狭，约在1/3以下被叶鞘；总苞膜质，2裂；伞形花序球状，多花，较疏散；小花梗纤细，与花被片等长，或为其2～3倍长，基部无小苞片；花白色；花被片长6～8.5mm，近卵形，先端渐尖，具反折的尖头，外轮的稍短；花丝为花被片长度的1.5～2倍，锥形，在基部合生并与花被片贴生；子房倒卵状，腹缝线基部具不明显的蜜穴；花柱细长，伸出花被外。

化学成分 主要含挥发油、果胶、含硫氨基酸、大蒜素、蒜辣素等。

药理作用　对痢疾杆菌、葡萄球菌及真菌都有抑制作用。

性味归经　味辛，性温。归脾、胃经。

功能主治　散寒通阳。用于脘腹冷痛，胀满。

用法用量　内服：煎汤，6～12克。

应用举例

（一）验方

治脾心痛，痛则腹胀如锥刀刺者：吴茱萸50克，葱花50克。水500毫升，煎至150毫升左右，去滓，分两次服。

（二）保健方

葱花茶：葱花9克，洋甘菊3克。葱花和洋甘菊用沸水闷泡10分钟，即可饮用。茶疗功用：用于鼻炎，鼻塞。

本草记载　出自《本草图经》。《海上集验方》："治脾心痛，痛则腹胀如锥刀刺者：吴茱萸一升，葱花一升。以水一大升八合，煎七合，去滓，分二服。"记载的为本品。

参考文献

国家中医药管理局中华本草编委会.中华本草：第8册[M].上海：上海科学技术出版社，1999：29.

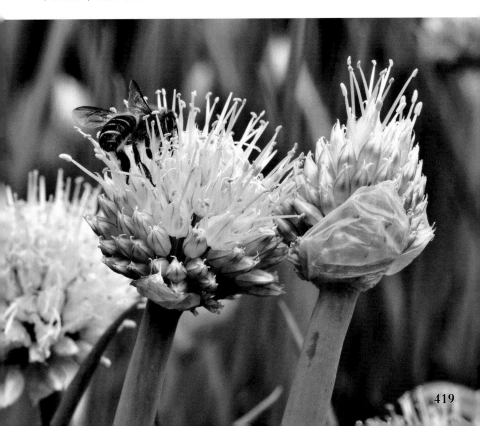

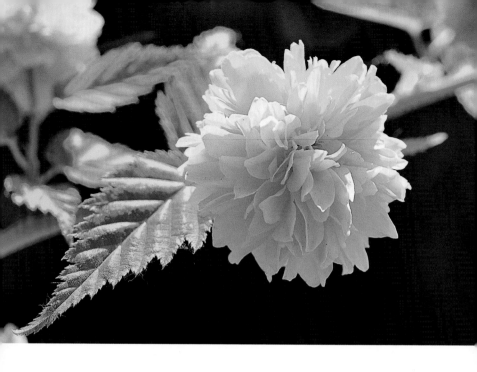

棣棠花

别名 画眉杠、鸡蛋花、三月花、青通花、通花条、地棠、黄度梅、金棣棠、黄榆叶梅、麻叶棣棠、地团花、金钱花、蜂棠花、小通花、清明花、金旦子花。

基原 为蔷薇科植物棣棠花*Kerria japonica* (L.) DC.及重瓣棣棠花*Kerria japo-nica* (L.) DC. f. pleniflora (Witte) Rehd.的花或枝叶。

产地 主产于华东、西南及陕西、甘肃、河南、湖北、湖南等地。

采收加工 4～5月采花，晒干。

植物形态 棣棠花 落叶灌木，高1～2m，稀达3m。小枝绿色，圆柱形，无毛，常拱垂，嫩枝有棱角，枝条折断后可见白色的髓。叶互生；叶柄长5～10mm，无毛；托叶膜质，带状披针形，有缘毛，早落；叶片三角状卵形或卵圆形，先端长渐尖，基部圆形、截形或微心形，边缘有尖锐重锯齿，上面无毛或有稀疏柔毛，下面沿脉或脉腋有柔毛。花两性，大而单生，着生在当年生侧枝顶端，花梗无毛；花直径2.5～6cm；萼片5，覆瓦状排列，卵状椭圆形，先端急尖，有小尖头，全缘，无毛，果实宿存；花瓣5。宽椭圆形，先端下凹，比萼片长1～4倍，黄色，具短爪。雄蕊多数，排列成数组，疏被柔毛；雌蕊5～8，分离，生于萼筒内；花柱直立。瘦果倒卵形至半球形，褐色或黑褐色，表面无毛，有皱褶。花期4～6月，果期6～8月。

　　重瓣棣棠花 与正种不同点是花瓣为重瓣。

花药性状 花呈扁球形，直径0.5～1cm，黄色；萼片先端5，深裂，裂片卵形，筒部短广；花瓣金黄色，5片，广椭圆形，钝头，萼筒内有环状花盘；雄蕊多数；雌蕊5枚。气微，味苦涩。

化学成分　主要含柳穿鱼苷、挥发油类等。

药理作用　利尿作用。

性味归经　味微苦、涩，性平。归肺、胃、脾经。

功能主治　化痰止咳，利尿消肿，解毒。用于咳嗽，风湿痹痛，产后劳伤痛，水肿，小便不利，消化不良，痈疽肿毒，湿疹，荨麻疹。

用法用量　内服：煎汤，6～15克。外用：适量，煎水洗。

应用举例

（一）验方

（1）治久咳：棣棠花，蜂糖蒸服。

（2）治风丹，热毒疮：棣棠花枝叶煎水外洗。

（3）治风湿关节炎：棣棠茎叶10克，水煎服。

（4）治水肿：棣棠花5克，青木香7.5克，何首乌5克，隔山消5克，桑白皮15克，木贼5克，通草5克，车前子10克，水煎服。

（5）治消化不良：棣棠花15克，炒麦芽12克。水煎服。

（6）治痈疽肿痛：棣棠花、马兰、薄荷、菊花、蒲公英各9～15克。水煎服。

（二）保健方

棣棠花茶

原料：鲜棣棠花9～15克（干品5～10克），冰糖50克。

制法及用法：将以上两味加水150毫升，煎沸3～5分钟，代茶饮之，并食棣棠花。

茶疗功用：润肺化痰，止咳平喘。用于小儿哮喘性支气管炎。

本草记载　始载于《群芳谱》，云："棣棠花若金黄，一花一蕊，生甚延蔓，春深与蔷薇同开，可助一色。有单叶者，名金碗，性喜水。"《花镜》云："棣棠花，藤本丛生，叶如荼蘼，多尖而小，边如锯齿。三月开花金黄色，圆若小球，一叶一蕊，但繁不香，其枝比蔷薇更弱。"

参考文献

[1] 国家中医药管理局中华本草编委会. 中华本草：第4册[M]. 上海：上海科学技术出版社，1999：153.

[2] 孙彩云，柳鑫华，王庆辉，等. 中药棣棠花Kerria japonica化学成分的初步分析[J]. 广东药学院学报，2013，29（5）：514-517.

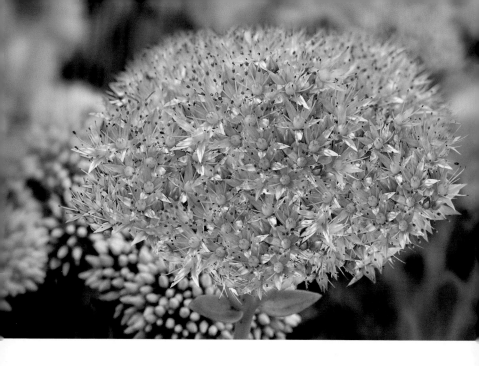

景天花

基原 为景天科植物八宝 *Hylotelephium erythrostictum*（Miq.）H. Ohba 的花。

产地 主产于东北及河北、山西、陕西、江苏、安徽、浙江、河南、湖北、四川、贵州、云南等地。

采收加工 7～8月花期采摘，晒干。

植物形态 多年生肉质草本，高30～70cm。块根胡萝卜状。茎直立，不分枝，茎节紫色，全株带白粉。叶对生，稀为互生或3叶轮生；近无柄；叶片椭圆形至卵状长圆形，长4.5～10cm，宽2～4cm，先端急尖或钝，基部楔形，边缘有浅波状锯齿。伞房状聚伞花序，顶生；花密集，花梗长约1cm；萼片5，披针形或卵形，长1.5mm；花瓣5，白色或粉红色，宽披针形，长5～6mm；雄蕊10，2轮，与花瓣等长或稍短，花药紫色；鳞片5，长圆状楔形，长1mm，先端微缺；心皮5，分离，针形，淡红色。蓇葖果，直立，带红色或蔷薇红色。花期7～9月，果期10月。

花药性状 伞房状花序顶生；花密生，直径约1cm，花梗稍短或同长；萼片5，卵形，长1.5mm；花瓣5，白色或粉红色，宽披针形，长5～6mm，渐尖；雄蕊10，与花瓣同长或稍短，花药紫色；鳞片5，长圆状楔形，长1mm，先端有微缺；心皮5，直立，基部几分离。

性味归经 味苦，性寒。归肝经。

功能主治 清热利湿，明目，止痒。用于赤白带下，火眼赤肿，风疹瘙痒。

用法用量 内服：煎汤，5～15克。

（1）治脾肺风毒，瘙痒烦躁：景天花（慢火烘干）5克，红曲（拣）25克，芒硝15克。上三味同入乳钵，研为细散。每服10克，食后临卧温酒调下。

（2）治瘾疹，胸闷：犀角屑、川升麻、玄参、防风、白鲜皮、景天花、白蒺藜、人参、沙参各30克，甘草15克，芒硝（马牙硝）、牛黄各3克。制法及用法：将上药择净，研细，和匀即成。每次6克，每日3次，竹叶汤适量送服。

本草记载 《本草经疏》："论景天花非通神不老之品缪希雍：（景天）花，功用具如《经》说，第大苦大寒之药，而云轻身明目，通神不老，未可尝试也。"

参考文献

国家中医药管理局中华本草编委会. 中华本草：第3册[M]. 上海：上海科学技术出版社，1999：754.

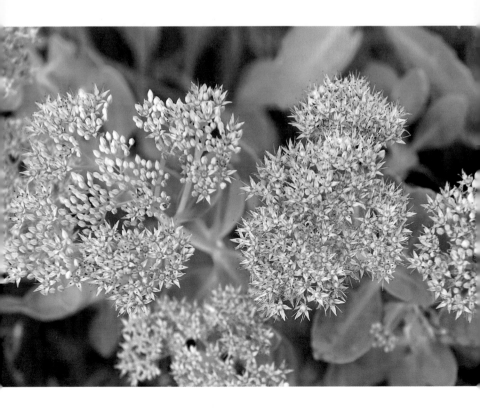

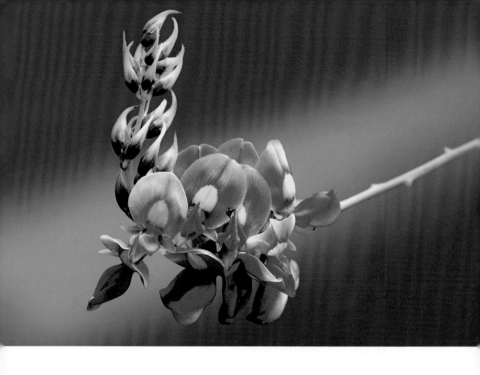

葛花

别名　葛条花。

基原　为豆科植物野葛 *Pueraria lobata*（Willd.）Ohwi、甘葛藤 *Pueraria thomsonii* Benth. 的花。

产地　主产湖南、河南、广东、广西、浙江、四川及安徽等地。

采收加工　立秋后花未全开放时采收，去梗叶及泥土，晒干备用。

植物形态　野葛　多年生落叶藤本，长达10m。全株被黄褐色粗毛。块根圆柱状，肥厚，外皮灰黄色，内部粉质，纤维性很强。茎基部粗壮，上部多分枝。三出复叶；顶生小叶柄较长；叶片菱状圆形，长5.5～19cm，宽4.5～18cm，先端渐尖，基部圆形，有时浅裂，侧生小叶较小，斜卵形，两边不等，背面苍白色，有粉霜，两面均被白色伏生短柔毛；托叶盾状着生，卵状长椭圆形，小托叶针状。总状花序腋生或顶生，花冠蓝紫色或紫色；苞片狭线形，早落，小苞片卵形或披针形；萼钟状，长0.8～1cm，萼齿5，披针形，上面2齿合生，下面1齿较长；旗瓣近圆形或卵圆形，先端微凹，基部有两短耳，翼瓣狭椭圆形，较旗瓣短，常一边的基部有耳，龙骨瓣较翼瓣稍长；雄蕊10，二体；子房线形，花柱弯曲。荚果线形，长6～9cm，宽7～10mm，密被黄褐色长硬毛。种子卵圆形，赤褐色，有光泽。花期4～8月，果期8～10月。

　　甘葛藤　藤本。根肥大。茎枝被黄褐色短毛或杂有长硬毛。三出复叶，具长柄；托叶披针状长椭圆形，有毛；小叶片菱状卵形至宽卵形，有时3裂，长

9～21cm，宽8～18cm，先端短渐尖，基部图形。总状花序腋生；小苞片卵形；花萼钟状，长1.2～1.5cm，萼齿5，披针形，较萼筒长，被黄色长硬毛；花冠紫色，长1.3～1.8cm。荚果长椭圆形，扁平；长10～12cm，宽1～1.2cm，密被黄褐色长硬毛。种子肾形或圆形。花期6～9月，果期8～10月。

花药性状 （1）野葛花　花蕾呈扁长圆形。开放的花皱缩，花萼灰绿色至灰黄色，内外均有灰白色毛。花冠蓝色至蓝紫色，久置则呈灰黄色；旗瓣近圆形或长圆形；翼瓣窄三角形，基部附属体一侧甚小或缺如，弦侧附属体明显长大于宽，弦侧基部有三角形附属体。无臭，味淡。

（2）粉葛花　花蕾呈不规则的扁长圆形或三角形，花萼黄绿色至灰绿色，萼齿显著长于萼筒，内外均有灰白色毛。花冠紫色或灰紫色，久置后呈黄白色至深黄色，旗瓣近圆形或长圆形，基部有2短圆耳状突起；翼瓣长椭圆状，基部两侧附属体呈不对称的耳状突起；弦侧基部附属体不明显，稍呈突起。雌蕊具毛。体轻，无臭，味淡。

质量要求　以朵大、淡紫色、未开放者为佳。

化学成分　主要含有黄酮类、生物碱、挥发油类、皂苷类、甾醇类、氨基酸等。

药理作用　保护心肌、保护糖尿病病变视网膜、保护小胶质细胞、抗病毒、抗肿瘤等。

性味归经　味甘，性凉。归胃、脾经。

功能主治　解酒醒脾，止血。用于伤酒发热烦渴，头痛头晕，脘腹胀满，不思饮食，呕逆吐酸，吐血，肠风下血。

用法用量　内服：煎汤，3～9克；或入丸、散。

注意事项　《本经逢原》："花能解酒毒，葛花解醒汤用之，必兼人参。但无酒毒者不可服，服之损人天元，以大开肌肉，而发泄伤津也。"

《得配本草》："因酒已成弱者，禁用。"

应用举例

（一）验方

（1）防酒醉，醉则不损人：葛花并小豆花子，末为散。服三二匕。又时进葛根饮、枇杷叶饮。

（2）治饮酒中毒：葛花50克。上一味，捣为散，沸汤点一大钱匕，不拘时候，亦可煎服。

（3）解酒毒：甘草、干葛花、葛根、缩砂仁、贯众各等分。上为粗末。水煎15～25克，去渣服之。

（4）治饮酒太过、呕吐痰逆、心神烦乱、胸膈痞塞、手足战摇、饮食减少、小便不利：连花青皮（去瓤）1.5克，木香2.5克、橘皮（去白）、人参（去芦）、猪苓（去黑皮）、白茯苓各7.5克，神曲（炒黄）、泽泻、干生姜、白术各10克，白豆蔻、葛花、砂仁各25克。为极细末，和匀。每服三钱匙，白汤调下，但得微汗，酒病去矣。

（5）治饮酒过度、酒积热毒、损伤脾胃、呕血吐血、发热烦渴、小便赤少：葛花50克，黄连5克，滑石50克（水飞），粉草25克，共为细末，水叠为丸。每服5克，白滚水下。

（二）保健方

1. 葛花茶

原料：葛花10克。

制法及用法：葛花用沸水泡饮，于喝酒前15分钟或酒后服用。

功效：解酒。

2. 杞菊葛花茶

原料：葛花3克，菊花3克，枸杞子6克。

制法及用法：上述材料用沸水冲泡15分钟，即可饮用。

功用：清热解毒，养肝护胃，补肾。用于解酒，发热烦渴，目赤肿痛。

本草记载 《中华本草》记载的为本品。

参考文献

[1] 国家中医药管理局中华本草编委会. 中华本草：第4册[M]. 上海：上海科学技术出版社，1999：619.

[2] 周德生，巢建国. 皮茎木叶花树脂和菌藻类中草药彩色图鉴[M]. 长沙：湖南科学技术出版社，2016：184.

[3] 裴香萍，王瑶，杨文珍，等. 葛花的化学成分、药理作用及毒性研究进展[J]. 山西中医，2018，34（3）：57-60.

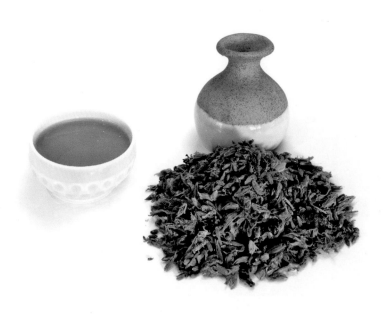

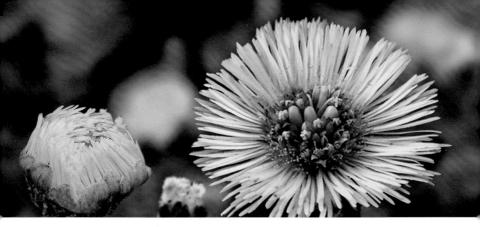

款冬花

别名　冬花、款花、看灯花、艾冬花、九九花。

基原　为菊科植物款冬 *Tussilago farfara* L. 的干燥花蕾。

产地　主产于陕西、山西、河南、甘肃、青海、四川、内蒙古、湖北、湖南等地。

采收加工　12月或地冻前当花尚未出土时采挖，除去花梗和泥沙，阴干。

植物形态　多年生草本。根茎褐色，横生地下。花期过后，叶由近根部生出；叶片宽心形或肾形，长3～12cm，宽4～14cm，先端圆形或钝尖，边缘有波状顶端增厚的黑褐色疏齿，上面有蛛丝状毛，下面有白色毡毛；掌状网脉，主脉5～9，叶柄长5～19cm，被白色绵毛。冬春之间抽出花葶数条，高5～10cm，被白茸毛；苞片椭圆形，淡紫褐色，10余片，密接互生于花葶上；头状花序顶生，鲜黄色，未开放时下垂；总苞钟形；总苞片1～2层，被茸毛；边缘舌状花，雌性，多层，子房下位，柱头2裂；中央管状花，两性，先端5裂，雄蕊5，花药基部尾状，柱头状，通常不育。瘦果长椭圆形，有5～10棱，冠毛淡黄色。花期1～2月，果期4月。

花药性状　本品呈长圆棒状。单生或2～3个基部连生，长1～2.5cm，直径0.5～1cm。上端较粗，下端渐细或带有短梗，外面被有多数鱼鳞状苞片。苞片外表面紫红色或淡红色，内表面密被白色絮状茸毛。体轻，撕开后可见白色茸毛。气香，味微苦而辛。

质量要求　以朵大、肥壮、色紫红、无花梗者为佳。木质老梗及已开花者不可供药用。

化学成分　主要含挥发油类、酚酸类、黄酮类、多糖类、甾醇类、生物碱类、萜类等。

药理作用　抗氧化、止咳化痰平喘、抗炎、抗肿瘤、抗血小板活化因子等。

性味归经　味辛，微苦，性温。归肺经。

功能主治　润肺下气，止咳化痰。用于新久咳嗽，喘咳痰多，痨嗽咯血。

用法用量　5～10克。

注意事项　款冬花中含有西啶生物碱可引起肝脏毒性，要在规定剂量范围内使用；款冬花恶皂荚、硝石、玄参，畏贝母、辛夷、麻黄、黄芩、黄连、黄芪、青

427

菹。肺气焦满、阴虚劳嗽者禁用；阴虚者慎服。

应用举例

（一）验方

（1）治暴发咳嗽：款冬花100克，桑白皮（锉）、贝母（去心）、五味子、甘草（炙，锉）各25克，知母0.5克，杏仁（去皮、尖，炒，研）1.5克。上七味，粗捣筛，每服三钱匕，水一盏，煎至七分，去滓温服。

（2）治久嗽不止：紫菀150克，款冬花150克。上药粗捣箩为散，每服15克，以水一中盏，入生姜半分，煎至六分，去滓温服，日三四服。

（3）治肺痈咳嗽而胸满振寒，脉数，咽干，大渴，时出浊唾腥臭，臭久吐脓如粳米粥状者：款冬花65克（去梗），甘草50克（炙），桔梗100克，薏苡仁50克。上作十剂，水煎服。

（4）治喘嗽不已，或痰中有血：款冬花、百合（蒸，焙）。上等分为细末，炼蜜为丸，如龙眼大。每服一丸，食后临卧细嚼，姜汤咽下，噙化尤佳。

（5）治久嗽：每旦取款冬花如鸡子许，少蜜拌花使润，纳一升铁铛中，又用一瓦碗钻一孔，孔内安一小竹筒，一顿。

（二）保健方

1. 款冬花茶

原料：款冬花9克，冰糖15克。

制法及用法：款冬花用沸水冲泡10分钟，加入冰糖，即可饮用。

功效：养阴生津，润肺止咳。

2. 百合款冬花饮

原料：百合15克，款冬花10克，冰糖适量。

制法及用法：百合煮约30分钟后加入款冬花，焖10分钟，饮汤食百合。

功效：润肺止咳，下气化痰。

本草记载　陶弘景：款冬花，第一出河北，其形如宿莼，未舒者佳，其腹里有丝；次出高丽、百济，其花乃似大菊花。次亦出蜀北部宕昌，而并不如。其冬月在冰下生，十二月、正月旦取之。

《本草图经》：款冬花，今关中亦有之。根紫色，茎紫，叶似萆，十二月开黄花，青紫萼，去土一二寸，初出如菊花，萼通直而肥，实无子。则陶隐居所谓出高丽、百济者，近此类也。又有红花者，叶如荷而斗直，大者容一升，小者容数合，俗呼为蜂斗叶。

参考文献

[1] 国家药典委员会. 中华人民共和国药典：第一部[M]. 北京：中国医药科技出版社，2015：332.

[2] 国家中医药管理局中华本草编委会. 中华本草：第7册[M]. 上海：上海科学技术出版社，1999：994.

[3] 侯阿娇，郭新月，满文静，等. 款冬花的化学成分及药理作用研究进展[J]. 中医药信息，2019，36（1）：107-112.

黑大豆花

别名 大豆花。

基原 为豆科植物大豆 *Glycine max* (L.) Merr. 的花。

产地 全国广泛栽培。

采收加工 6～7月花开时采收，晒干。

植物形态 一年生直立草本，高60～180cm。茎粗壮，密生褐色长硬毛。叶柄长，密生黄色长硬毛；托叶小，披针形；三出复叶，顶生小叶菱状卵形，长7～13cm，宽3～6cm，先端渐尖，基部宽楔形或圆形，两面均有白色长柔毛，侧生小叶较小，斜卵形；叶轴及小叶柄密生黄色长硬毛。总状花序腋生；苞片及小苞片披针形，有毛；花萼钟状，萼齿5，披针形，下面1齿最长，均密被白色长柔毛；花冠小，白色或淡紫色，稍较萼长，旗瓣先端微凹，翼瓣具1耳，龙骨瓣镰形。荚果带状长圆形，略弯，下垂，黄绿色，密生黄色长硬毛。种子2～5颗，黄绿色或黑色，卵形至近球形。花期6～7月，果期8～10月。

花药性状 苞片披针形，被糙伏毛；小苞片披针形，被伏贴的刚毛；花萼密被长硬毛或糙伏毛，常深裂成二唇形，裂片5，披针形。花紫色、淡紫色或白色，旗瓣倒卵状近圆形，先端微凹并通常外反，基部具瓣柄，翼瓣蓖状，基部狭，具瓣柄和耳，龙骨瓣斜倒卵形，具短瓣柄。气香，味苦，微甘。

质量要求 以颜色鲜艳、花朵完整者为佳。

化学成分 醇、酮、醛、烃、酯和呋喃类。

药理作用 抗炎，抗氧化，保肝。

性味归经 味苦、微甘，性凉。归肝经。

功能主治 明目去翳。用于翳膜遮睛。

用法用量 内服：煎汤；3～9克。

本草记载 《本草纲目》："主目盲，翳膜"。记载的为本品。

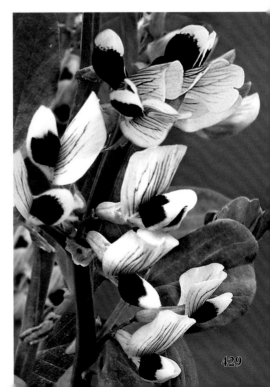

参考文献

[1] 国家中医药管理局中华本草编委会. 中华本草：第4册[M]. 上海：上海科学技术出版社，1999：497.

[2] 宋志峰，牛红红，何智勇，等. 静态顶空萃取-气相色谱-质谱法分析大豆花中挥发性成分[J]. 大豆科学，2014，33（4）：574-577.

黑虎耳草

别名 黑化虎耳草。

基原 为虎耳草科植物黑虎耳草 *Saxifraga atrata* Engl. 的花。

产地 主产于甘肃、青海等地。

采收加工 7～8月采花，以纸遮蔽，晾干。

植物形态 多年生草本，高7～23cm。根茎很短。叶基生；叶片卵形或阔卵形，长1.2～2.5cm，宽0.8～1.8cm，先端急尖或稍钝，两面近无毛，边缘具圆齿状锯齿和睫毛。花葶1或数条丛生，疏被白色卷曲柔毛；聚伞花序圆锥状或总状，长3～9cm，具有7～25朵花；花梗被柔毛；萼片卵形或三角状卵形，先端急尖或稍渐尖，在花期反曲，3～7脉于先端汇合成1疣点；花瓣白色，卵形至椭圆形，先端钝或微凹，基部狭缩成爪；雄蕊长3～5.9mm，花丝钻形，花药黑紫色；心皮2，大部合生，黑紫色，子房阔卵球形，花柱2。花期7～8月。

花药性状 聚伞花序圆锥状或总状，具有7～25朵花；花梗被柔毛；萼片卵形或三角状卵形，先端急尖或稍渐尖，反曲，3～7脉于先端汇合成1疣点；花瓣白色，卵形至椭圆形，先端钝或微凹，基部狭缩成爪。气微，味苦。

质量要求 以朵大完整、无杂质、色洁白者为佳。

药理作用 抗炎，抑菌。

性味归经 味苦，性寒。归肺经。

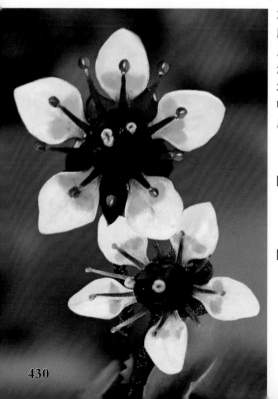

功能主治 清肺热，止咳喘。用于肺热喘咳，肺炎。

用法用量 内服：煎汤，3～6克。

注意事项 脾胃虚寒者慎用。

本草记载 《新华本草纲要》："花：味微苦，性寒。有消炎退烧的功能。用于肺炎。"记载的为本品。

参考文献

[1] 国家中医药管理局中华本草编委会. 中华本草：第4册[M]. 上海：上海科学技术出版社，1999：49.

[2] 赵汝能. 甘肃中草药资源志：下[M]. 兰州：甘肃科学技术出版社，2007：740.

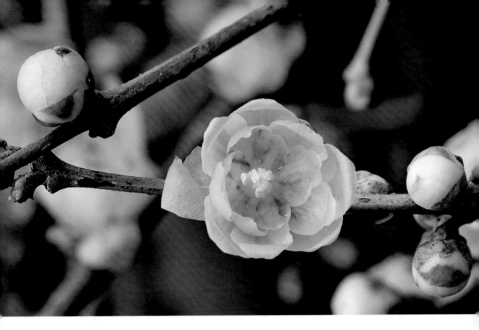

腊梅花

别名　蜡梅花、黄梅花、铁筷子花、雪里花、巴豆花、蜡花。

基原　为蜡梅科蜡梅*Chimonanthus praecox* (L.) Link 的干燥花蕾。

产地　主产于华东、湖北、湖南、四川、云南、贵州等地。

采收加工　花初开放时采收，去残梗及沙土，晒干或烘干。

植物形态　落叶灌木，高达4m。幼枝方形，被柔毛，老枝近圆柱形，灰褐色，皮孔突出，树皮内具油细胞。叶对生；具短柄；叶片纸质或近革质，卵圆形至卵状椭圆形，长5～25cm，宽2～8cm，先端渐尖，基部圆形至阔楔形，全缘，除下面叶脉外，两面无毛。花生于第2年生枝条的叶腋内，先叶开放，芳香；花被多层，螺旋状排列，外层大形，黄色，内层小形，紫棕色，均呈圆形、倒卵形或匙形，长5～20mm，宽5～15mm；雄蕊5，长约4mm，花丝与花药近等长；雌蕊多数，分离，生于壶形花托内，花柱长为子房的3倍。瘦果包藏于花托内，花托成熟后形成假果，坛状或倒卵状椭圆形，长2～5cm，直径1～2.5cm，口部收缩，被绢质丝状毛。种子1粒。花期11月至次年3月，果期4～11月。

花药性状　花蕾圆形、短圆形或倒卵形，长1～1.5cm，宽4～8mm。花被片叠合，下半部被多数膜质鳞片，鳞片黄褐色，三角形，有微毛。气香，味微甜后苦，稍有油腻感。

质量要求　以花心黄色、完整饱满而未开放者为佳。

化学成分　主要含挥发油，黄酮类。含多种挥发油、洋腊梅碱、腊梅苷，β-胡萝卜素。

药理作用　具有较强的抗脂质过氧化物的能力，对常见的6种革兰阳性细菌和3种革兰阴性细菌均有抑制作用。药理实验表明洋腊梅碱有类似士的宁（可兴奋神经中枢，但毒性较大）的作用，还有降低血糖、兴奋子宫及肠管作用。

性味归经　味辛、甘、微苦，性凉，有小毒。归肺、胃经。

功能主治　解暑生津，清热解毒，理气开郁。用于暑热烦渴，气郁胸闷，头晕，脘痞，梅核气，咽喉肿痛，百日咳，小儿麻疹及烫火伤。

用法用量　内服：煎汤，3～9克。外用：适量，浸油涂或滴耳。

注意事项　孕妇慎服。

应用举例

（一）验方

（1）治暑热心烦头昏：蜡梅花6克，扁豆花9克，鲜荷叶9克。水煎服。

（2）治咽喉肿痛：蜡梅花6～9克，金银花、石膏各15克，玄参9克，芜荽9～12克。水煎，早晚饭前各服1次。

（3）治汤火伤：蜡梅花（以）茶油浸（涂）。

（4）治久咳：蜡梅花9克。泡开水服。

（二）保健方

1.腊梅花茶

原料：腊梅花3克。

制法及用法：腊梅花用沸水闷泡10分钟，即可饮用。

功用：解暑生津，开胃散郁。治疗暑热烦渴，头晕，胸闷呕吐。

2.腊梅花苦瓜茶

原料：腊梅花3克，罗汉果2克，苦瓜丁5克。

制法及用法：将上述材料用沸水闷泡15分钟，即可饮用。

功效：清热解毒，降血糖。

3.腊梅玫瑰茶

原料：腊梅花3克，玫瑰花3克，陈皮少量。

制法及用法：将上述材料用沸水闷泡10分钟，即可饮用。

功用：理气开郁，醒胃护肝。治疗青春痘，粉刺，黑斑。

4.腊梅桂花茶

原料：腊梅花3克，桂花1克。

制法及用法：腊梅花与桂花用沸水闷泡10分钟，即可饮用。

功效：醒脑明目，疏肝理气，开胃散郁。

本草记载　出自《本草纲目》。《救荒本草》："蜡梅花，多生南方，今北土亦有之。其树枝条颇类李，其叶似桃叶而宽大，纹微粗，开淡黄花。"

参考文献

[1] 国家中医药管理局中华本草编委会.中华本草：第3册[M].上海：上海科学技术出版社，1999：19.

[2] 曾冬明，何群.腊梅花化学成分研究[J].亚太传统医药，2013，9（9）：31-32.

[3] 江婷，苑金鹏，程传格，等.腊梅花挥发油化学成分分析[J].光谱实验室，2005，22（6）：211-214.

落葵花

别名 天葵、藤罗菜、红藤菜。

基原 为落葵科植物落葵 *Basellaalba* L. 的花。

产地 我国长江流域以南各地均有栽培，北方少见。

采收加工 春、夏季节花开时采摘，鲜用。

植物形态 一年生缠绕草本。全株肉质，光滑无毛。茎长达 3～4m，分枝明显，绿色或淡紫色。单叶互生；叶柄长 1～3cm；叶片宽卵形、心形至长椭圆形，先端急尖，基部心形或圆形，间或下延，全缘。穗状花序腋生或顶生，长 2～23cm，单一或有分枝；小苞片 2，呈萼状，长圆形，长约 5mm，宿存；花无梗，萼片 5，淡紫色或淡红色，下部白色，连合成管；无花瓣；雄蕊 5 个，生于萼管口，和萼片对生，花丝在蕾中直立；花柱 3，基部合生，柱头具多数小颗粒突起。果实卵形或球形，长 5～6mm，暗紫色，多汁液，为宿存肉质小苞片和萼片所包裹。种子近球形。花期 6～9 月，果期 7～10 月。

花药性状 穗状花序，单一或有分枝；小苞片呈萼状，长圆形；花无梗，萼片，紫色或红色，下部黄白色，连合成管；无花瓣。气微，味苦。

质量要求 以朵完整、杂质少者为佳。

化学成分 多糖。

药理作用 抑菌。

性味归经 味苦，性寒。归心、肺经。

功能主治 凉血解毒。用于痘毒，乳头破裂。

用法用量 外用：适量，鲜品捣汁涂。

验方

（1）治病后虚弱、年久下血：鲜落葵花 100 克，母鸡肉 250 克，猪油 25 克，精盐 1.5 克，味精 2 克，葱花 5 克，姜末 2 克。煨熟食，每日分 2 次服。

（2）治产后乳少、贫血：落葵花 30 克，猪蹄节 300 克，酱油 20 克，绍酒 20 克，冰糖 10 克，桂皮 0.6 克，丁香 0.6 克。烧熟食，每日 1～2 次。

本草记载 出自《国药的药理学》："花汁为清血解毒药。解痘毒，又治乳头破裂。"

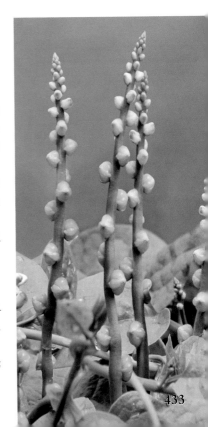

参考文献

[1] 国家中医药管理局中华本草编委会. 中华本草：第 2 册 [M]. 上海：上海科学技术出版社，1999：763.

[2] 李振琼. 食疗——药用花卉 [M]. 广州：广州出版社，2001：141.

猩猩花

别名 风铃花。

基原 为锦葵科植物金铃花 *Abutilon striatum* Dickson 的花。

产地 主产于辽宁、河北、江苏、浙江、福建、台湾、湖北、广西、云南等地。

采收加工 5～10月采收，晒干或烘干。

植物形态 常绿灌木，高达1m。叶互生；叶柄长3～5cm，无毛；托叶钻形，长约8mm，常早落；叶掌状3～5深裂，直径5～8cm，裂片卵状渐尖形，先端长渐尖，边缘具锯齿或粗齿，两面均无毛或仅下面疏被星状柔毛。花单生于叶腋，花梗下垂，长7～10cm，无毛；花萼钟形，长约2cm，裂片5，卵形披针形，深裂达萼长的3/4，密被褐色星状短柔毛；花钟形，橘黄色，具紫色条纹，长3～5cm，直径约3cm，花瓣5，倒卵形，外面疏被柔毛；雄蕊柱长约3.5cm，花药褐黄色，多数，集生于柱端；子房钝头，被毛，花柱分枝10，紫色，柱头头状，突出于雄蕊柱先端。花期5～10月。

花药性状 花钟形，深橘黄色，具紫色条纹，花瓣倒卵形，被柔毛，可见被毛，子房钝头。味辛，气微。

质量要求 以朵大完整、无杂质者为佳。

化学成分 挥发油。

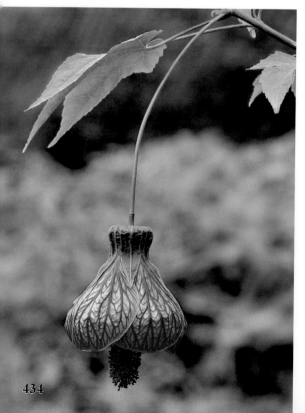

药理作用 抗炎。

性味归经 味辛，性寒。归胃经。

功能主治 活血散瘀，止痛。用于跌打肿痛，腹痛。

用法用量 内服：煎汤，5～15克。外用：适量，鲜品捣敷。

注意事项 脾胃虚寒者慎用，忌长服。

本草记载 《中华本草》记载的为本品。

参考文献

国家中医药管理局中华本草编委会. 中华本草：第5册[M]. 上海：上海科学技术出版社，1999：338.

硬骨凌霄

别名 竹林标、驳骨软丝莲、红花倒水莲、凌霄。

基原 为紫葳科植物硬骨凌霄 *Tecomaria capensis* (Thunb.) Spach. 的花。

产地 主产于广东、广西、云南等地。

采收加工 春季花开时采花，晒干。

植物形态 半藤状或近直立灌木。枝带绿褐色，常有小痂状凸起。叶对生，单数羽状复叶；小叶多为7枚，卵形至阔椭圆形，长1～2.5cm，先端短尖或钝，基部阔楔形，边缘有不甚规则的锯齿，秃净或于背脉腋内有绵毛。总状花序顶生；萼钟状，5齿裂；花冠漏斗状，略弯曲，橙红色至鲜红色，有深红色的纵纹，长约4cm，上唇凹入；雄蕊突出。蒴果线形，长2.5～5cm，略扁。花期春季。

花药性状 多皱缩卷曲，黄褐色至棕褐色，完整花朵长4～5cm。萼筒钟状，长2～2.5cm，裂片5片，裂至中部，萼筒基部至萼齿尖有5条纵棱。花冠先端5裂，裂片半圆形下部联合呈漏斗状，表面可见细脉纹，内表面较明显。雄蕊4个，着生在花冠上，2长2短，花药个字形，花柱1个，柱头扁平。

药理作用 舒血管作用，降低血压，兴奋子宫平滑肌。

性味归经 味辛、微酸，性寒。归肺经。

功能主治 清热散瘀，通经，利尿。用于肺痨，风热咳喘，咽喉肿痛，经闭，乳肿，风湿骨痛，跌打损伤。

用法用量 内服：煎汤，10～15克。

注意事项 孕妇慎服。

验方

（1）治妇女月经不行：硬骨凌霄花晒干，研为末，每次服10克，饭前以温酒调下。

（2）治崩中漏下：硬骨凌霄花晒干，研为末，以温酒调服，日3次。

本草记载 《全国中草药汇编》记载的为本品。

参考文献

[1] 国家中医药管理局中华本草编委会. 中华本草：第7册[M]. 上海：上海科学技术出版社，1999：433.

[2]《健康大讲堂》编委会. 新编中草药彩色图谱[M]. 哈尔滨：黑龙江科学技术出版社，2012：235.

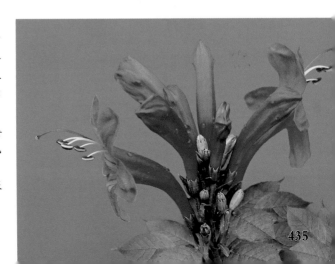

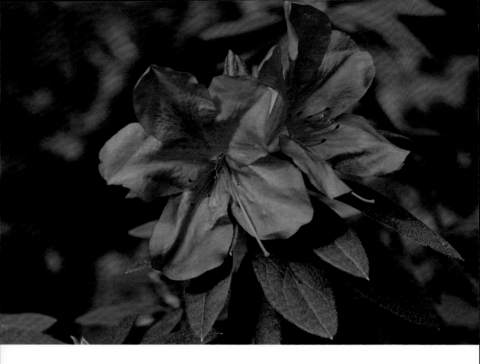

紫杜鹃

别名 土牡丹花、岭南杜鹃。

基原 为杜鹃花科植物广东紫花杜鹃 *Rhododendron mariae* Hance 的花。

产地 主产于江西、福建、湖南、广东、广西、贵州等地。

采收加工 4～5月间采收花，鲜用或阴干。

植物形态 常绿灌木，高1～3m。多分枝，枝开展，幼枝密被红褐色糙伏毛。花芽卵圆形，芽鳞密被长柔毛。叶二型；革质，簇生于枝顶，春叶椭圆状披针形，长3～9cm，宽2～3cm，顶端急尖或渐尖，有短尖头，基部楔形，两面稍生伏毛；夏叶较小，椭圆形至倒卵形，长2～4cm，宽5～15mm，先端钝或圆，有短尖头。基部楔形或微钝，表面深绿色，近无毛，边缘有睫毛，背面绿白色，疏生棕色糙伏毛。伞形花序顶生，有花7～15朵，花梗长6～15mm，密被有光泽的红棕色糙伏毛；花萼小，杯状或具不明显的5细齿，密被细毛；花冠漏斗型，长1～1.8cm，淡紫色或暗紫色，芳香，先端5裂，裂片开展；雄蕊5，伸出花冠外，花丝白色，无毛；子房1，密生细毛，花柱细长，超过雄蕊，长达3cm。蒴果卵圆形，长0.8～1.2cm，成熟时褐色或暗褐色，密生长糙伏毛。花期3～4月，果期7～11月。

花药性状 叶片多卷曲，完整者展平后呈椭圆状披针形、椭圆形或倒卵形，长1～9cm，宽1～3.5cm，先端渐尖，基部楔形，全缘。上面深绿色至灰绿色，有稀疏毛茸，下面淡绿色，散有多数红棕色毛茸。主脉于下面突起，侧脉4～6对，于近叶缘处互相连接。叶柄长4～10mm，密被黄棕色毛茸。近革质。气微，味微涩。

性味归经　味微苦、辛，性微温。归肺、大肠经。

功能主治　祛痰止咳，消肿止痛。用于咳嗽多痰，气喘，跌打损伤。

用法用量　内服：煎汤，6～30克；鲜品60克。外用：适量，鲜品捣敷。

注意事项　咳嗽初起，若兼表证慎用。

验方

（1）治慢性支气管炎：①紫杜鹃鲜花60克。水煎，每日分2次，饭后服。②岭南杜鹃30克（干），胡颓子叶15克，救必应12克，甘草4.5克。水煎分2次服，连服20天。

（2）治咳嗽痰多、慢性支气管炎：杜鹃花30～40克。水煎服。

（3）治对口疮：紫花杜鹃鲜叶适量。捣烂敷。

本草记载　出自《广东省攻克老年性慢性支气管炎资料选编》："4～5月间采收花、叶、嫩枝，鲜用或阴干"。《中药大辞典》："采用紫花杜鹃的花、叶、嫩枝入药，制成片剂或煎剂。"记载的为本品。

参考文献

国家中医药管理局中华本草编委会. 中华本草：第6册[M]. 上海：上海科学技术出版社，1999：28.

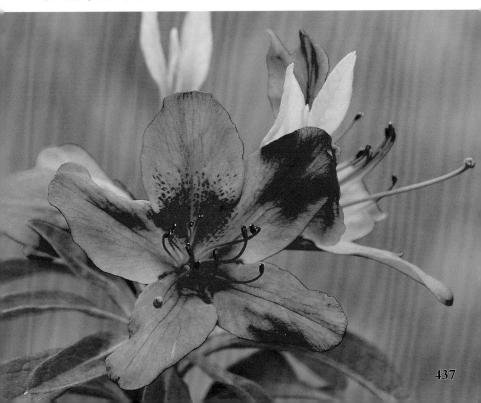

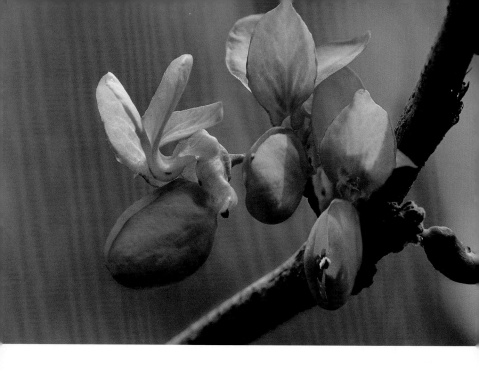

紫荆花

别名 紫珠花、乌桑花、紫金盘花、满条红花、扁头翁花、兄弟花等。

基原 为豆科植物紫荆 *Cercis chinensis* Bunge. 的花。

产地 主产于华北、华东、中南、西南、西北等地。

采收加工 4～5 月花初开时采集，晒干。

植物形态 落叶乔木或大灌木，栽培的常呈灌木状，高可达 15m。树皮幼时暗灰色而光滑，老时粗糙而作片裂。幼枝有细毛。单叶互生；叶柄长达 3cm；叶片近圆形，长 6～14cm，宽 5～14cm，先端急尖或骤尖，基部深心形，上面无毛，下面叶脉有细毛，全缘。花先叶开放，4～10 朵簇生于老枝上；小苞片 2，阔卵形，长约 2.5mm；花梗细，长 6～15mm；花萼钟状，5 齿裂；花玫瑰红色，长 1.5～1.8cm，花冠蝶形，大小不等；雄蕊 10，分离，花丝细长；雌蕊 1，子房无毛，具柄，花柱上部弯曲，柱头短小，呈压扁状。荚果狭长方形，扁平，长 5～14cm，宽 1～1.5cm，沿腹缝线有狭翅，暗褐色。种子 2～8 颗，扁，近圆形，长约 4mm。花期 4～5 月，果期 5～7 月。

花药性状 花蕾椭圆形，开放的花蝶形，长约 1cm。花萼钟状，先端 5 裂，钝齿状，长约 3mm，黄绿色。花冠蝶形，花瓣 5，大小不一，紫色，有黄白色晕纹。雄蕊 10，分离，基部附着于萼内，花药黄色。雌蕊 1，略扁，有柄，光滑无毛，花柱上部弯曲，柱头短小，呈压扁状，色稍深。花梗细，长 1～1.5mm。质轻脆，有茶叶样气，味酸略甜。

质量要求　以色紫、无杂质者为佳。

化学成分　主要含黄酮苷类，脂肪酸类。

性味归经　味苦，性平。归肝、脾、小肠经。

功能主治　清热凉血，通淋解毒。用于热淋，血淋，疮疡，风湿筋骨痛。

用法用量　内服：煎汤，3～6克。外用：适量，研末敷。

注意事项　脾胃虚寒者慎服。

应用举例

（一）验方

（1）治风湿疼痛：紫荆花50克，白酒500毫升，浸泡7日，每次10毫升，日服2次。

（2）鼻中疳疮：紫荆花适量，研为细末，撒敷患处。

（3）疮疖肿毒：紫荆花适量，研为细末，每次6克，开水送服。

（4）生漆过敏：紫荆花9克，加瘦猪肉炖熟，食肉喝汤。

（二）保健方

紫荆花茶

原料：紫荆花1克，白头翁2克，绿茶3克。

制法及用法：上述材料用沸水冲泡15分钟，即可饮用。

功效：清热解毒。

本草记载　出自《日华子本草》："花蕾椭圆形，花冠蝶形，紫色，味酸略甜"。《卫生易简方》："治鼻疳及鼻中生疮……紫荆花干为末，贴之。"《民间常用草药汇编》："清热凉血，去风解毒"。《江苏药树志》："治风湿筋骨痛"。

参考文献

[1] 国家中医药管理局中华本草编委会. 中华本草：第4册[M]. 上海：上海科学技术出版社，1999：415.

[2] 张娟娟. 紫荆花和禹白芷化学成分与生物活性研究[D]. 河南大学，2015.

[3] 谭鸣鸿，李振广. 紫荆花化学成分的研究（Ⅱ）[J]. 中草药，1991，22（2）：54-56，96.

[4] 谭鸣鸿，张照荣，秦红岩，等. 紫荆花化学成分的研究（Ⅰ）[J]. 中草药，1990，21（6）：6-8：46.

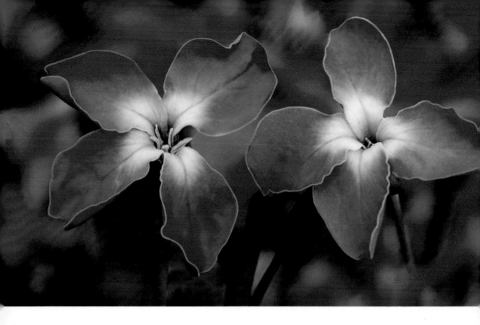

紫罗兰花

别名　草桂花、四桃克。

基原　为十字花科植物紫罗兰 *Matthiola incana* L. 的干燥花。

产地　原产欧洲南部，现欧美各国均有种植。国内为引种栽培。

采收加工　4～5月花期采摘，晒干备用。

植物形态　二年生或多年生草本，高达60cm，全株密被灰白色具柄的分枝柔毛。茎直立，多分枝，基部稍木质化。叶片长圆形至倒披针形或匙形，连叶柄长6～14cm，宽1.2～2.5cm，全缘或呈微波状，顶端钝圆或罕具短尖头，基部渐狭成柄。总状花序顶生和腋生，花多数，较大，花序轴果期伸长；花梗粗壮，斜上开展，长达1.5mm；萼片直立，长椭圆形，长约15mm，内轮萼片基部呈囊状，边缘膜质，白色透明；花瓣紫红、淡红或白色，近卵形，长约12mm，顶端浅2裂或微凹，边缘波状，下部具长爪；花丝向基部逐渐扩大；子房圆柱形，柱头微2裂。长角果圆柱形，长7～8cm，直径约3mm，果瓣中脉明显，顶端浅裂；果梗粗壮，长10～15mm。种子近圆形，直径约2mm，扁平，深褐色，边缘具有白色膜质的翅。

花药性状　总状花序，萼片直立，长椭圆形，内轮萼片基部呈囊状，边缘膜质，白色透明，花瓣紫红、淡红或白色，近卵形，顶端浅2裂或微凹，边缘波状，下部具长爪，花丝向基部逐渐扩大。气香。

质量要求　以色鲜艳、香气浓郁者为佳。

化学成分　主要含挥发油和黄酮类。

药理作用　抗炎，祛痰，止咳，保护上呼吸道，抑制前列腺癌细胞增殖，消除疲劳，帮助伤口愈合，润喉。

性味归经 性平，味苦。归肺经。

功能主治 清热解毒，泻下通经。

用法用量 内服，煎汤，6～15克。

注意事项 低血压患者、寒性体质者要根据自己的情况酌量饮用；孕妇不宜饮用。

保健方

1.紫罗兰丁香茶

用法：紫罗兰5克，丁香5粒，蜂蜜、葡萄汁各1小勺，橘皮适量。将橘皮切丝，紫罗兰、丁香置于壶中，用沸水焖泡约10分钟，加入蜂蜜和葡萄汁搅拌均匀，再加入橘皮丝，即可饮用。

功用：消除疲劳，排毒养颜，祛痰止咳，润肺，消炎。治疗呼吸系统疾病，缓解伤风感冒症状。

2.紫罗兰养颜茶

用法：紫罗兰3克，洋甘菊3克。紫罗兰和洋甘菊用沸水冲泡10分钟，即可饮用。

功效：美白，滋润皮肤，润肠通便，排毒养颜。

3.紫罗兰花茶

用法：紫罗兰6克，蜂蜜适量。紫罗兰用沸水冲泡10分钟，加入蜂蜜，即可饮用。

功效：清热解毒，祛痰止咳，润喉润肺，除口腔异味，防紫外线照射，降脂减肥。

4.茉莉紫罗兰茶

用法：茉莉花及紫罗兰花各5克，注入适量开水，泡5分钟即可，趁热饮用效佳。

功效：解毒，消除疲劳，舒缓助眠。

5.紫罗兰舒活茶

用法：干紫罗兰5克，甘草3～5片，柠檬汁10克，冰糖适量。将干紫罗兰、甘草放入杯中，冲入开水，焖5分钟，加入柠檬汁和冰糖，拌匀即可。

功效：增强免疫力。

本草记载 《中国植物志》记载的为本品。

参考文献

[1] 中国科学院中国植物志编辑委员会.中国植物志：第33卷[M].北京：科学出版社，1987：342.

[2] 柴瑞震.您不知道的美容养颜小偏方[M].南昌：江西科学技术出版社，2014：126.

[3]《健康大讲堂》编委会.新编养生家常菜大全[M].哈尔滨：黑龙江科学技术出版社，2014：70.

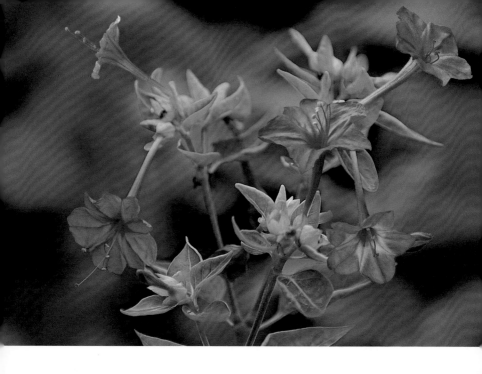

紫茉莉花

别名 胭脂花、洗澡花、草茉莉。

基原 为紫茉莉科植物紫茉莉 *Mirabilis jalapa* L. 的花。

产地 产于全国各地。

采收加工 7～9月花盛开时采收，鲜用，或晒干。

植物形态 一年生或多年生草本，高50～100cm。根壮，圆锥形或纺锤形，肉质，表面棕褐色，里面白色，粉质。茎直立，多分枝，圆柱形，节膨大。叶对生；有长柄，下部叶柄超过叶片的一半，上部叶近无柄；叶片纸质，卵形或卵状三角形，长3～10cm，宽3～5cm，先端锐尖，基部截形或稍心形，全缘。花1至数朵，顶生，集成聚伞花序；每花基部有一萼状总苞，绿色，5裂；花两性，单被，红色、粉红色、白色或黄色，花被筒圆柱状，长4～5cm，上部扩大呈喇叭形，5浅裂，平展；雄蕊5～6，花丝细长，与花被等长或稍长；雌蕊1，子房上位，卵圆形，花柱单1，细长线形，柱头头状，微裂。瘦果，近球形，长约5mm，熟时黑色，有细棱，为宿存苞片所包。花期7～9月，果期9～10月。

花药性状 花常数朵簇生枝端；花梗长1～2mm；总苞钟形，长约1cm，5裂，裂片三角状卵形，顶端渐尖，无毛，具脉纹，果时宿存；花被紫红色、黄色、白色或杂色，高脚碟状，筒部长2～6cm，檐部直径2.5～3cm，5浅裂；花午后开放，有香气，次日午前凋萎；雄蕊5，花丝细长，常伸出花外，花药球形；花柱单生，线形，伸出花外，柱头头状。

化学成分　主要含有氨基酸、糖类、苷类、有机酸类、酚类、挥发油类、强心苷类、内酯及香豆素、黄酮、皂苷类等。

性味归经　味微甘，性凉。归肺经。

功能主治　润肺，凉血。用于咯血。

用法用量　内服：60～120克，鲜品捣汁。

注意事项　孕妇忌用。

验方

治咯血：紫茉莉花120克。捣取汁，调冬蜜服。

本草记载　《全国中草药汇编》记载的为本品。

参考文献

[1] 国家中医药管理局中华本草编委会.中华本草：第2册[M].上海：上海科学技术出版社，1999：750.

[2] 谭兴贵，廖泉清，谭楣.中国食物药用大典[M].西安：西安交通大学出版社，2013：415.

[3] 李凌智，吐尔逊娜依，阿不都拉·阿巴斯.紫茉莉花和叶中有效成分分析[J].食品科学，2009，30（4）：233-235.

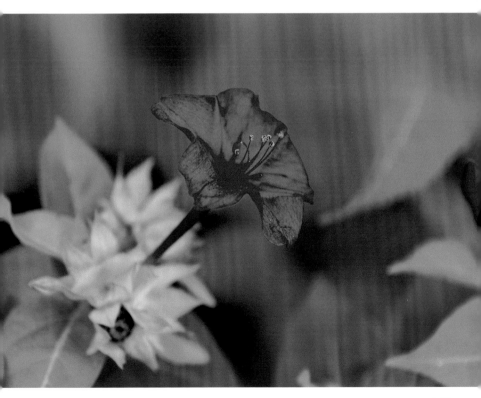

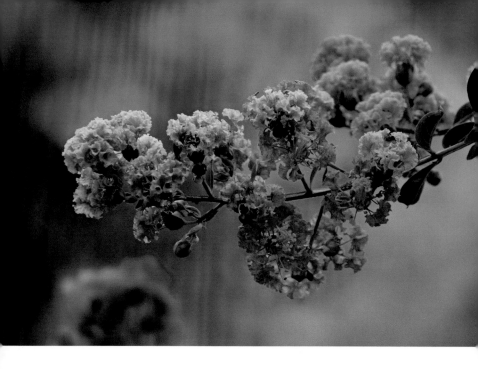

紫薇花

别名 鹭鸶花、百日红、五里香、红薇花、满堂红、怕痒花、紫兰花、佛相花、蚊子花。

基原 为千屈菜科植物紫薇 *Lagerstroemia indica* L. 的干燥花。

产地 主产于华东、中南及西南地区。

采收加工 5～8月采花，晒干。

植物形态 落叶灌木小乔木，高达7m。树皮平滑，灰色或灰褐色。枝干多扭曲，小枝纤细，有4棱，略成翅状，叶互生或有时近对生；几无叶柄；叶片纸质，椭圆形、倒卵形或长椭圆形，长2.5～7cm，宽1.5～4cm，先端短尖或钝形，有时微凹，基部阔楔形或近圆形，无毛或下面沿中间有微柔毛；侧脉3～7对。花淡红色、紫色，常呈圆锥花序顶生；花梗长3～15mm；花萼长7～10mm，萼筒外部无棱槽，先端通常6浅裂，裂片卵形；花瓣6，皱缩，长12～20mm，有长爪；雄蕊36～42，外面6枚着生于花萼上，比其余长，花药大，绿色；雌蕊1，花柱细长，柱头头状。蒴果椭圆状球形，长1～1.3cm，成熟时紫黑色。种子有翅，长约8mm。花期6～9月，果期9～12月。

花药性状 花淡红紫色，直径约3cm；花萼绿色，长约1cm，先端6浅裂，宿存；花瓣6，下部有细长的爪，瓣面近圆球状而呈皱波状，边缘有不规则的缺刻；雄蕊多数，生于萼筒基部，外轮6枚，花丝较长。气微，味淡。

质量要求 以花淡红或紫色、朵大者为佳。

化学成分 主要含花色苷、生物碱类、黄酮类、脂肪酸类等。

药理作用 降血糖，抗氧化。

性味归经 味苦、微酸，性寒。归肝经。

功能主治 清热解毒，活血止血。用于疮疖痈疽，小儿胎毒，疥癣，血崩，带下，肺痨咯血，小儿惊风。

用法用量 内服：煎汤，10～15g，或研末。外用：适量，研末调敷，或煎水洗。

注意事项 孕妇忌服。

应用举例

（一）验方

（1）治风丹：紫薇花30克。水煎服。

（2）治产后崩漏：紫薇花和灶心土各15克。水煎，兑少许白酒服用。

（3）治肺结核咯血：紫薇花、鱼腥草等量，研末服用，每次约9克。

（4）治小儿惊风：紫薇干花3～9克。煎服。

（二）保健方

紫薇花茶

原料：紫薇花3克。

制法及用法：紫薇花用沸水冲泡10分钟，即可饮用。

功用：治疗小儿惊风。

本草记载 《滇南本草》记载的为本品。

参考文献

[1] 国家中医药管理局中华本草编委会. 中华本草：第5册[M]. 上海：上海科学技术出版社，1999：597.

[2] 陈寿宏. 中华食材：中[M]. 合肥：合肥工业大学出版社，2016：759.

[3] 敬松. 中国花膳与花疗——花卉疗法小百科[M]. 成都：四川科学技术出版社，2013：185.

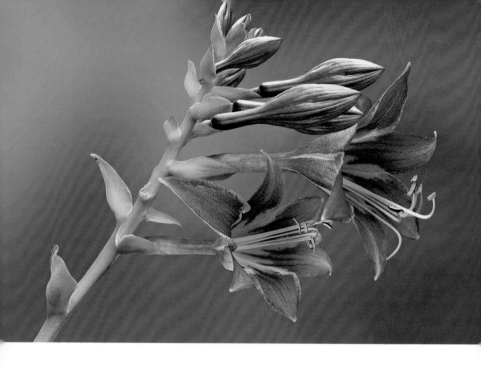

紫玉簪

别名　紫鹤、鸡丹骨、红玉簪、石玉簪。

基原　为百合科植物紫萼 *Hosta ventricosa* (Salisb.) Stearn 的花。

产地　主产于华东、中南、西南、陕西、河北等地。

采收加工　夏秋间采收，晾干。

植物形态　多年生草本。叶基生；柄长14～42cm，两边具翅；叶片卵形至卵圆形，长10～17cm，宽6.5～7cm，基部心形，具5～9对拱形平行的侧脉。花葶从叶丛中抽出，具1枚膜质的苞片状叶，后者长卵形，长1.3～4cm（多数长2～2.5cm）。总状花序，花梗长6～8mm，基部具膜质卵形苞片，苞片长于花梗，稀稍短于花梗；花紫色或淡紫色；花被筒下部细，长1～1.5cm，上部膨大成钟形，与下部近于等长，直径2～3cm；花被裂片6，长椭圆形，长1.5～1.8cm，宽8～9mm；雄蕊着生于花被筒基部，伸出花被筒外。蒴果圆柱形，长2～4.5cm，先端具细尖；种子黑色。花、果期8～9月。

花药性状　花葶具几朵至十几朵花，苞片近宽披针形，膜质，花单生，盛开的花被管向上逐渐扩大，紫色。气芳香，味甘。

质量要求　以花完整、色紫、气芳香者为佳。

化学成分　主要含生物碱、甾体皂苷、黄酮等成分。

药理作用　抗肿瘤、镇痛、消炎等。

性味归经　味甘、微苦，性凉。归肺、肾经。

功能主治　凉血止血，解毒。用于崩漏，湿热带下，咽喉肿痛。

用法用量　内服：煎汤，9～15g。

注意事项　脾胃虚寒者慎服；忌生冷食物。

应用举例

（一）验方

（1）治崩漏：紫玉簪、朱砂莲各15克，水煎服。

（2）治湿热带下：紫玉簪10克、土茯苓、金樱根各15克，水煎服。

（3）治咽喉肿痛：紫玉簪、八爪金龙、草玉梅各10克，水煎服。

（二）保健方

紫玉簪花茶：紫玉簪适量。沸水冲泡饮用。治疗咽喉肿痛，溃疡。

本草记载　出自《本草品汇精要》。《本草品汇精要》：紫玉簪茎叶花蕊与（玉簪花）无别，但短小深绿色而花紫，嗅之似有恶气，殊不堪食，谓之紫鹤。八月作角如桑螵蛸，有六瓣，子亦若榆钱而黑亮如漆。

参考文献

[1] 国家中医药管理局中华本草编委会.中华本草：第8册[M].上海：上海科学技术出版社，1999：109.

[2] 褚洪标，梁生林.井冈山区域实用中草药图谱[M].西安：第四军医大学出版社，2015：188.

[3] 高松.辽宁中药志（植物类）[M].北京：辽宁科学技术出版社，2010：1098.

[4] 汪毅.中国天然药物彩色图集：第1卷[M].贵阳：贵州科技出版社，2010：358.

[5] 徐鸿华，李薇.中草药图谱四[M].广州：广东科技出版社，2007：300.

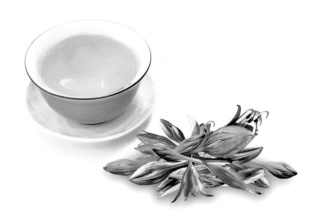

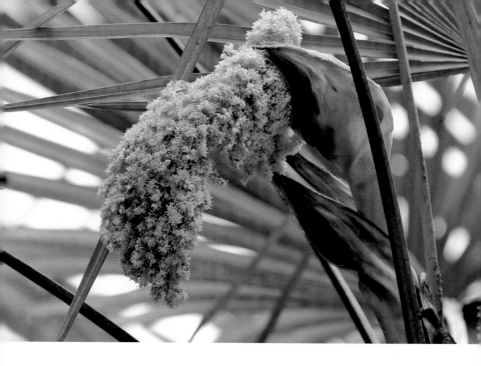

棕榈花

别名 棕榈木子、棕笋。

基原 为棕榈科植物棕榈 *Trachycarpus fortunei*（Hook.）H.Wendl.的花蕾及花。

产地 主产于长江以南各地。

采收加工 4～5月花将开或刚开放时连续采收，晒干。

植物形态 常绿乔木，高达10m。茎秆圆柱形，粗壮挺立，不分枝，直径约20cm，残留的褐色纤维状老叶鞘层层包被于茎秆上，脱落后呈环状的节。叶簇生于茎顶，向外展开；叶柄坚硬，长约1m，横切面近三角形，边缘有小齿，基部具褐色纤维状叶鞘，新叶柄直立，老叶柄常下垂；叶片近圆扇状，直径60～100cm，具多数皱褶，掌状分裂至中部，有裂片30～50，各裂片先端浅2裂，上面绿色，下面具蜡粉，革质。肉穗花序，自茎顶叶腋抽出，基部具多数大型鞘状苞片，淡黄色，具柔毛。雌雄异株；雄花小，多数，淡黄色，花被6，2轮，宽卵形，雄蕊6，花丝短，分离；雌花花被同雄花，子房上位，密被白柔毛，花柱3裂。核果球形或近肾形，直径约1cm，熟时外果皮灰蓝色，被蜡粉。花期4～5月，果期10～12月。

花药性状 花序粗壮，多次分枝，从叶腋抽出，通常是雌雄异株。雄花序长约40cm，具有2～3个分枝花序，下部的分枝花序长15～17cm，一般只二回分枝；雄花无梗，每2～3朵密集着生于小穗轴上，也有单生的；黄绿色，卵球形，钝三棱；花萼3片，卵状急尖，几分离，花冠约2倍长于花萼，花瓣阔卵形，雄蕊6

枚，花药卵状箭头形；雌花序长80～90cm，花序梗长约40cm，其上有3个佛焰苞包着，具4～5个圆锥状的分枝花序，下部的分枝花序长约35cm，2～3回分枝；雌花淡绿色，通常2～3朵聚生；花无梗，球形，着生于短瘤突上，萼片阔卵形，3裂，基部合生，花瓣卵状近圆形，长于萼片1/3，退化雄蕊6枚，心皮被银色毛。

化学成分　主要含挥发油类，氨基酸类，抗真菌蛋白质。

药理作用　抑菌，抗氧化。

性味归经　味苦、涩，性平。归肝、脾经。

功能主治　止血，止泻，活血，散结。用于血崩，带下，肠风，泻痢，瘰疬。

用法用量　内服：煎汤，3～10克；或研末，3～6克。外用：适量，煎水洗。

注意事项　有兴奋子宫平滑肌的作用，故孕妇忌服。

应用举例

（一）验方

（1）治大肠下血：棕笋（即棕榈之花苞）煮熟切片，晒干为末，蜜汤或酒服5～10克。

（2）治痔漏脓血不止：棕榈花晒干为末，空心米饮调下15克。

（3）避孕：月经期内取花6～10朵。水煎服。

（二）保健方

棕榈花茶

原料：棕榈花30克。

制法及用法：沸水冲泡，频饮，每日1剂，连服3日。

功用：用于菌痢、肠风下血、崩漏、带下。

本草记载　《中华本草》记载的为本品。

参考文献

[1] 国家中医药管理局中华本草编委会. 中华本草：第8册[M]. 上海：上海科学技术出版社，1999：467.

[2] 刘龙云，吴彩娥，李婷婷，等. 棕榈花苞抗氧化成分提取及体外抗氧化活性研究[J]. 林业工程学报，2017，2（1）：70-77.

[3] 卫强，王燕红. 棕榈花、叶、茎挥发油成分及抑菌活性研究[J]. 浙江农业学报，2016，28（5）：875-884.

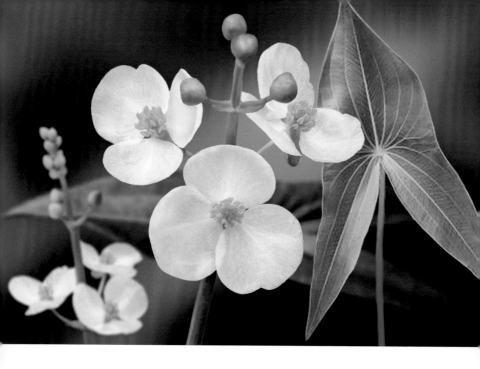

慈菇花

别名　茨菇花、茨菰花、水萍花、燕尾草花、剪刀草花等。

基原　为泽泻科植物慈菇 Sagittaria trifolia L.var. sinensis (Sims.) Makino 的花。

产地　主产于东北、华北、西北、华东、华南及四川、贵州、云南等地。

采收加工　秋季花开时采收，鲜用。

植物形态　多年生直立水生草本。有纤匐枝，枝端膨大成球茎。叶具长柄，长20～40cm；叶形变化极大，通常为戟形，宽大，连基部裂片长5～40cm，宽0.4～13cm，先端圆钝，基部裂片短，与叶片等长或较长，多少向两侧开展。花葶同圆锥花序长20～60cm；花3～5朵为1轮，单性，下部3～4轮为雌花，具短梗，上部多轮为雄花，具细长花梗；苞片披针形；外轮花被片3，萼片状，卵形，先端钝；内轮花被片3，花瓣状，白色，基部常有紫斑；雄蕊多枚；心皮多数，密集成球形。瘦果斜倒卵形，直径4～5mm，背腹两面有翅；种子褐色，具小凸起。花期8～10月。

化学成分　主要含四环三萜酮醇类、糖类、生物碱类、甾醇类等。

性味归经　味微苦，性寒。归肝、脾经。

功能主治　清热解毒，利湿。用于疔肿，痔漏，湿热黄疸。

用法用量　外用：适量，鲜品捣敷。内服：煎汤，3～9g。

注意事项　孕妇忌用。

应用举例

（一）验方

治疗肿痔漏：慈菇花适量。用冷开水洗净，捣敷患处。

（二）保健方

慈菇花蒲公英粥

原料：慈菇花40克，蒲公英60克（干品30克），粳米150克，白糖少许。

制法及用法：慈菇花去梗、萼片，洗净。蒲公英洗净，装入纱布袋，扎紧袋口，放入锅内，加适量清水，下入纱布袋，旺火煮沸，转中火熬煮出汁液，去纱布袋。粳米淘洗净，放入蒲公英汁液锅内，加适量清水，旺火煮沸，转中火煮至米熟，下入慈菇花、白糖，改用中、小火熬煮至米熟烂即成。每日1～2次，早晚服食。

功用：清热消肿，散结解毒，祛湿明目。用于治疗疔疮肿毒、尿路感染、急性乳腺炎、急性扁桃体炎等症。

本草记载 《福建民间草药》："治一切疔疮：慈菇花适量。用冷开水洗净，捣敷患处。孕妇忌用。"《中国医学大辞典》："明目，去湿。治一切疔肿痔漏。祛湿之功，同于茵陈。"记载的为本品。

参考文献

[1] 国家中医药管理局中华本草编委会. 中华本草：第8册[M]. 上海：上海科学技术出版社，1999：13.

[2] 敬松. 中国花膳与花疗——花卉疗法小百科[M]. 成都：四川科学技术出版社，2013，192.

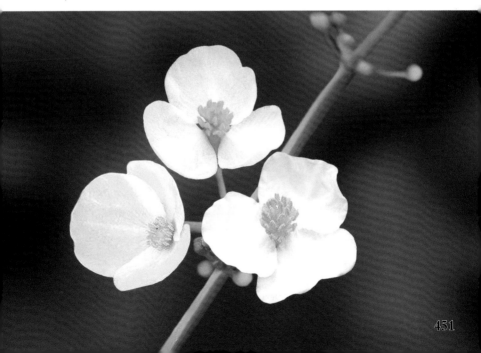

槐花

别名 槐蕊。

基原 为豆科植物槐 *Sophora japonica* L.的干燥花及花蕾。

产地 主产于河北、河南、山东、江苏、辽宁、广西、广东等地。

采收加工 夏季花开放或花蕾形成时采收，及时干燥，除去枝、梗及杂质。前者习称"槐花"，后者习称"槐米"。

植物形态 落叶乔木，高8～20m。树皮灰棕色，具不规则纵裂，内皮鲜黄色，具臭味；嫩枝暗绿褐色，近光滑或有短细毛，皮孔明显。奇数羽状复叶，互生，长15～25cm，叶轴有毛，基部膨大；小叶7～15，柄长约2mm，密生白色短柔毛；托叶镰刀状，早落；小叶片卵状长圆形，长2.5～7.5cm，宽1.5～3cm，先端渐尖具细突尖，基部宽楔形，全缘，上面绿色，微亮，背面伏生白色短毛。圆锥花序顶生，长15～30cm，萼钟状，5浅裂；花冠蝶形，乳白色，旗瓣阔心形，有短爪，脉微紫，翼瓣和龙骨瓣均为长方形。荚果肉质，串珠状，长2.5～5cm，黄绿色，无毛，不开裂，种子间极细皱缩。种子1～6颗，肾形，深棕色。花期7～8月，果期10～11月。

花药性状 槐花　皱缩而卷曲，花瓣多散落。完整者花萼钟状，黄绿色，先端5浅裂；花瓣5，黄色或黄白色，1片较大，近圆形，先端微凹，其余4片长圆形。雄蕊10，其中9个基部连合，花丝细长。雌蕊圆柱形，弯曲。体轻。气微，味微苦。

槐米　呈卵形或椭圆形，长2～6mm，直径约2mm。花萼下部有数条纵纹。

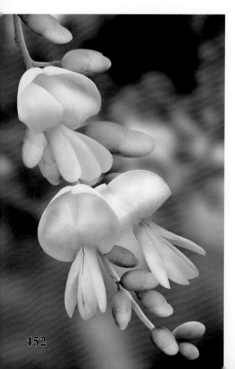

萼的上方为黄白色未开放的花瓣。花梗细小。体轻，手捻即碎。气微，味微苦涩。

质量要求 槐花　以个大、紧缩、色黄绿、整齐、无枝梗杂质者为佳。

槐米　以花蕾足壮、花萼色绿而厚、无枝梗者为佳。

化学成分 主要含黄酮类、皂苷类、脂肪酸类、多糖类、挥发性成分等。

药理作用 止血、降血糖、抗氧化、保护肠胃、增强免疫力、抗病毒、降血压及抗肿瘤等。

性味归经 味苦，性微寒。归肝、大肠经。

功能主治 凉血止血，清肝泻火。用于便血，痔血，崩漏，吐血，衄血，肝热目赤，头痛眩晕。

用法用量 5～10克。

注意事项 不可超剂量使用；过敏性体质者慎用；胃寒、虚寒无实火者禁用。

应用举例

（一）验方

（1）治肛裂：槐花10克，槐角10克，地榆10克，大蓟、小蓟各5克，黄芩10克，生甘草9克，水煎，每日分两服。

（2）治大肠下血：槐花、荆芥穗等分为末，酒服。

（3）治脏毒，酒病，便血：槐花50克（25克炒，25克生用），栀子50克（去皮，炒）。上为末。每次10克，开水调和，饭前服。

（4）治小便尿血：炒槐花、煨郁金各10克。研末。淡豉汤下，每次服6克。

（5）治血淋：槐花炭，每服3克，水酒送下。

（二）保健方

1.槐花茶

原料：槐花适量。

制法及用法：研成细粉，每次取10克，用沸水浸泡15分钟，代茶频饮。

主治：治疗痔疮出血，高血压。

2.槐花黄芩茶

原料：槐花3克，黄芩3克。

制法及用法：槐花和黄芩用沸水浸泡15分钟，即可饮用。

功效：清热，凉血解毒。

3.槐花枸杞茶

原料：槐花3克，枸杞子6克。

制法及用法：槐花和枸杞子用沸水浸泡15分钟，即可饮用。

功效：清肝明目。

4.菊槐茶

原料：菊花、槐花、绿茶各3克。

制法及用法：用沸水冲泡10分钟，即可饮用。

功用：辅助治疗糖尿病伴高血压。

本草记载 出自《名医别录》。《本草图经》："槐……今处处有之，其木有极高硕者。谨按《尔雅》，槐有数种，昼合夜开者名守宫槐，叶细而青绿者但谓之槐，其功用不言有别。四月、五月开花，六月、七月结实，七月七日采嫩实，捣取汁作煎。十月采老实入药。皮、根采无时。今医家用槐者最多。"

参考文献

[1] 国家药典委员会.中华人民共和国药典：第一部[M].北京：中国医药科技出版社，2015：354.

[2] 国家中医药管理局中华本草编委会.中华本草：第4册[M].上海：上海科学技术出版社，1999：643.

[3] 刘琳，程伟.槐花化学成分及现代药理研究新进展[J].中医药信息，2019，36（4）：125-128.

椿树花

别名 椿花、椿芽树花、春尖花。

基原 为楝科植物香椿 *Toona sinensis*（A.Juss.）Roem. 的花。

产地 主产于华北、华东、中南、西南及台湾、西藏等地。

采收加工 5～6月采花，晒干。

植物形态 落叶乔木，高达16m。树皮暗褐色，成片状剥落，小枝有时具柔毛。偶数羽状复叶互生，长25～50cm，有特殊气味；叶柄红色，基部肥大；小叶8～10对，小叶柄长5～10mm；叶片长圆形至披针状长圆形，长8～15cm，宽2～4cm，先端尖，基部偏斜，圆或阔楔形，全缘或有疏锯齿，上面深绿色，无毛，下面色淡，叶脉或脉间有长束毛，花小，两性，圆锥花序顶生；花芳香；花萼短小，5裂；花瓣5，白色，卵状椭圆形；退化雄蕊5，与5枚发育雄蕊互生；子房上位，5室，花盘远较子房为短。蒴果椭圆形或卵圆形，长约2.5cm，先端开裂为5瓣。种子椭圆形，一端有翅。花期5～6月，果期9月。

花药性状 圆锥花序与叶等长或更长，被稀疏的锈色短柔毛或有时近无毛，小聚伞花序生于短的小枝上，多花；花长4～5mm，具短花梗；花萼5齿裂或浅波状，外面被柔毛，且有睫毛；花瓣5，白色，长圆形，先端钝，长4～5mm，宽2～3mm，无毛；雄蕊10，其中5枚能育，5枚退化；花盘无毛，近念珠状；子房圆锥形，有5条细沟纹，无毛，每室有胚珠8颗，花柱比子房长，柱头盘状。

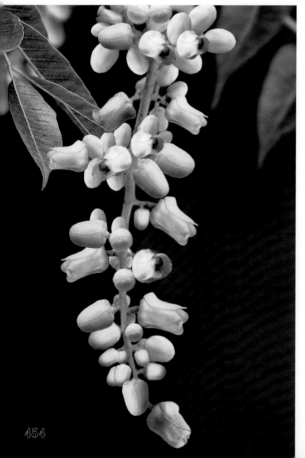

化学成分 主要含挥发油，黄酮类，多酚类，苯丙素类。

药理作用 抗氧化、抗癌、降血糖、抗凝血、免疫增强、抑菌等。

性味归经 味辛、苦，性温。归肝、肺经。

功能主治 祛风除湿，行气止痛。用于风湿痹痛，久咳，痔疮。

用法用量 内服：煎汤，6～15克。外用：适量，煎水洗。

■ 验方

（1）治风湿疼痛：椿树花60克，羊肉500克。炖服。

（2）治久年虚痨咳嗽：椿树花、鹿衔草各15克。熬水服。

（3）治痔疾：臭橘、鸡冠花、椿树花三味各等份。每用药末100克，水三升，煎五七沸，趁热淋。

本草记载 《中华本草》记载的为本品。

参考文献

[1] 国家中医药管理局中华本草编委会.中华本草：第5册[M].上海：上海科学技术出版社，1999：48.

[2] 邢莎莎，陈超.香椿化学成分及药理作用研究进展[J].安徽农业学，2010，38（17）：8978-8979，8981.

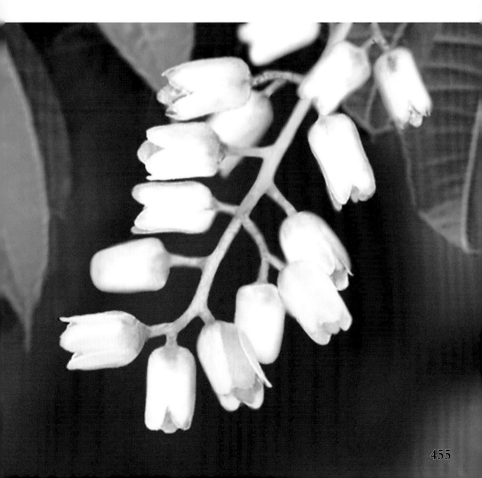

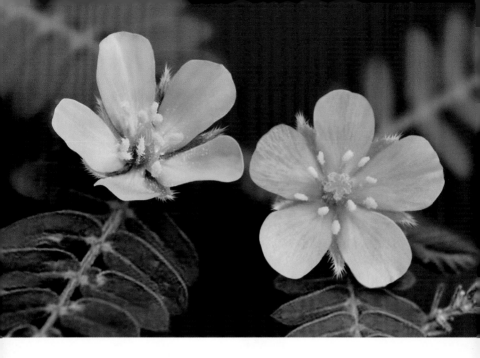

蒺藜花

别名 白蒺藜花、刺蒺藜花。

基原 为蒺藜科植物蒺藜 *Tribulus terrestris* L. 的花。

产地 主产于海南、云南等地。

采收加工 5～8月采收，阴干或烘干。

植物形态 一年生草本。茎通常由基部分枝，平卧地面，具棱条，长可达1m左右；全株被绢丝状柔毛。托叶披针形，形小而尖，长约3mm；叶为偶数羽状复叶，对生，一长一短；长叶长3～5cm，宽1.5～2cm，通常具6～8对小叶；短叶长1～2cm，具3～5对小叶；小叶对生，长圆形，长4～15mm，先端尖或钝，表面无毛或仅沿中脉有丝状毛，背面被白色伏生的丝状毛。花淡黄色，小型，整齐，单生于短叶的叶腋；花梗长4～10mm，有时达20mm；萼5，卵状披针形，渐尖，长约4mm，背面有毛，宿存；花瓣5，倒卵形，先端略呈截形，与萼片互生；雄蕊10，着生于花盘基部，基部有鳞片状腺体。子房5心皮。果实为离果，五角形或球形，由5个呈星状排列的果瓣组成，每个果瓣具长短棘刺各1对，背面有短硬毛及瘤状突起。花期5～8月，果期6～9月。

花药性状 花黄色，小型，单生于短叶的叶腋；花萼5，卵状披针形，渐尖，背面有毛，宿存；花瓣5，倒卵形，先端略呈截形，与萼片互生。气微，味辛。

质量要求 以花颜色鲜艳、质柔软者为佳。

化学成分 挥发油。

药理作用　致敏。

性味归经　味辛，性温。归肝经。

功能主治　祛风和血。用于白癜风。

用法用量　内服：研末3～5克。

注意事项　花含过敏原，注意变态反应。

验方

　　治白癜风：阴干为末，每服10～15克，饭后以酒调服。

本草记载　《本草纲目》记载的为本品。

参考文献

[1] 国家中医药管理局中华本草编委会.中华本草：第4册[M].上海：上海科学技术出版社，1999：745.

[2] 王学艳，王德云，李晓荣，等.蒺藜花、叶、茎抗原液皮肤点刺试验研究[J].北京医学，2015，37（8）：769-770，773.

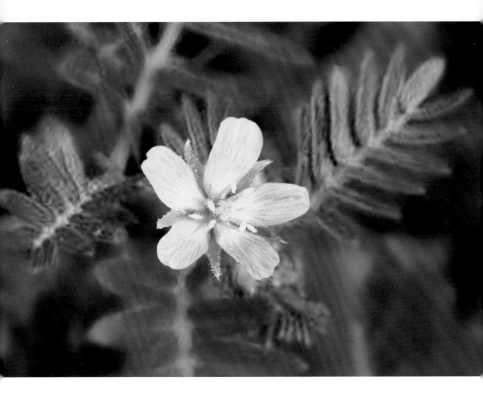

蒲黄

别名 香蒲、水蜡烛、蒲草、蒲厘花粉、蒲花、蒲棒花粉。

基原 为香蒲科植物水烛香蒲 *Typha angustifolia* L.、东方香蒲 *Typha orientalis* Presl. 或同属植物的干燥花粉。

产地 产于全国各地。

采收加工 夏季采收蒲棒上部的黄色雄花序，晒干后碾轧，筛取花粉。剪取雄花后，晒干，成为带有雄花的花粉，即为草蒲黄。

植物形态 水烛香蒲 多年生沼生草本植物。株高1.5～3m。叶线形，宽5～12mm，下部为鞘状，抱茎。肉穗花序，雌花序与雄花序间隔一段距离；雄花序在上，长20～30cm，雄花有雄蕊2～3，基生毛比花药长，顶端分叉或不分叉；雌花在下，基部叶状苞片早落，雌花的小苞片匙形，较柱头短。

东方香蒲 叶条形，宽5～10mm，基部鞘状抱茎。穗状花序圆锥状，雄花序与雌花序彼此连接；雄花序在上，长3～5cm，雄花有雄蕊2～4，花粉粒生；雌花序在下，长6～15cm，雌花无小苞片，有多数基生的白色长毛，毛与柱头近等长，柱头匙形，不育雌蕊棍棒状。小坚果有一纵沟。

狭叶香蒲 多年生草本，高1.5～3m。根茎匍匐，须根多。叶狭线形，宽5～8mm，稀达10mm。花小，单性，雌雄同株；穗状花序长圆柱形，褐色，雌雄花序离生，雄花序在上部，长20～30cm，雌花序在下部，长9～28cm，具叶状苞片，早落；雄花具雄蕊2～3，基生毛较花药长，先端单一或2～3分叉，花粉粒单生；雌花具小苞片，匙形，较柱头短，茸毛早落，约与小苞片等长，柱头线形或线状长圆形。果穗直径10～15mm，坚果细小，无槽，不开裂，外果皮下分离。花期6～7月，果期7～8月。

宽叶香蒲 叶阔线形，长约1m，宽10～15mm，先端长尖，基部鞘状，抱茎。穗状花序圆柱形，雌雄花序紧相连接，雄花序在上部，长 8 ～ 15cm，雌花序长约10cm，直径约2cm，具 2 ～ 3 片叶状苞片，早落；雄花具雄蕊 3 ～ 4，花粉粒为4合体；雌花基部无小苞片，具多数基生的白色长毛。果穗粗，坚果细小，常于水中开裂，外果皮分离。

长苞香蒲　叶条形，宽6 ～ 15mm，基部鞘状，抱茎。穗状花序圆柱状，粗壮，雌雄花序共长达50cm，雌花序和雄花序分离；雄花序在上，长20 ～ 30cm，雄花具雄蕊3，毛长于花药，花粉粒单生；雌花序在下，比雄花序为短，雌花的小苞片与柱头近等长，柱头条状长圆形，小苞片及柱头均比毛长。小坚果无沟。

花药性状　本品为黄色粉末。体轻，放水中则漂浮水面。手捻有滑腻感，易附着手指上。气微，味淡。

质量要求　以色鲜黄、润滑感强、纯净者为佳。

化学成分　主要含黄酮类、甾醇类、烷烃类、有机酸类、多糖类以及鞣质等。

药理作用　活血止血，改善血液循环，保护心肌，调节糖和脂代谢，抗动脉粥样硬化、抗炎，改善脑缺血再灌注损伤，改善化学毒物所致神经损伤，增强子宫及肠道平滑肌收缩功能，抗结核病。

性味归经　味甘，性平。归肝、心包经。

功能主治　止血，化瘀，通淋。用于吐血，衄血，咯血，崩漏，外伤出血，经闭痛经，脘腹刺痛，跌扑肿痛，血淋涩痛。

用法用量　5 ～ 10克，包煎。外用适量，敷患处。

注意事项　孕妇慎用。破滞化瘀之品，无瘀滞者慎用。

应用举例

（一）验方

（1）治妇人月事过多、血伤漏下不止：微炒蒲黄90克，龙骨75克，艾叶30克。共捣为末，炼蜜为小丸。煎米饮下，艾汤下亦得。

（2）治产后血不下：蒲黄90克。水3升，煎取1升，顿服。

（3）治产后恶露不快、血上抢心、烦闷满急、昏迷不省或狂言妄语、气喘欲绝：炙干荷叶、牡丹皮、延胡索、生干地黄、炙甘草各0.9克，生蒲黄60克。共研为粗末。每服6克，水约335毫升，入蜜少许，同煎至七分，去滓温服，不拘时候。

（4）治产后心腹痛欲死：炒蒲黄、五灵脂（酒研，淘去砂土）等分为末，先用酽醋，调6克，熬成膏，入水约335毫升，煎七分，食前热服。

（5）催生：蒲黄、地龙（洗去土，于新瓦上焙令微黄）、陈皮等分为末，如经日不产，各抄3克，新汲水调服。

（6）治坠伤扑损，瘀血在内，烦闷者：蒲黄末，空心温酒服9克。

（二）保健方

1.蒲黄茶

原料：蒲黄5克，槐花3克。

制法及用法：蒲黄和槐花用沸水冲泡饮用。

功用：凉血止血，活血消瘀。用于瘀热阻滞的腹痛肿痛，闭经，痛经，吐血，尿血。

2.蒲黄红茶

原料：蒲黄10克，红茶6克。

制法及用法：蒲黄和红茶用沸水冲泡饮用。

功用：活血化瘀。治疗产后心闷，恶露不下。

本草记载　始载于《神农本草经》，列为上品。陶弘景：蒲黄，即蒲厘花上黄粉也。伺其有便拂取之，甚疗血。《本草衍义》：蒲黄，处处有，即蒲槌中黄粉也……初得黄，细筛，取萼别贮，以备他用。将蒲黄水调为膏，擘为块，人多食之，以解心脏虚热，小儿尤嗜。涉月则燥，色味皆淡，须蜜水和。

参考文献

[1] 国家药典委员会.中华人民共和国药典：第一部[M].北京：中国医药科技出版社，2015：353.

[2] 国家中医药管理局中华本草编委会.中华本草：第8册[M].上海：上海科学技术出版社，1999：542.

[3] 胡立宏，房士明，刘虹，等.蒲黄的化学成分和药理活性研究进展[J].天津中医药大学学报，2016，35（2）：136-140.

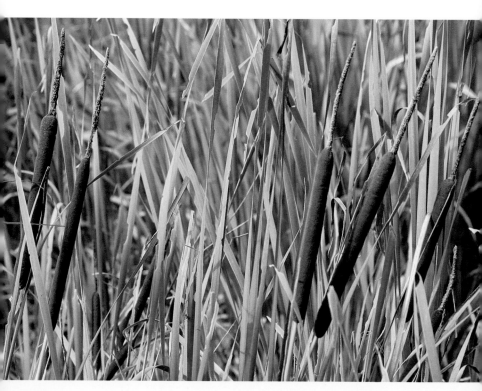

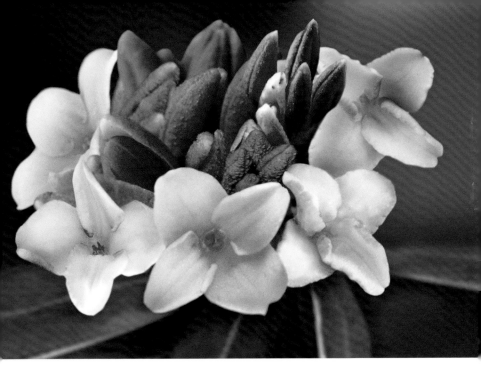

瑞香花

别名 麝囊、蓬莱花、雪花、夺香花、野梦花、山梦花、雪地开花、红总管、雪冻花、雪里开花、蔓花草。

基原 为瑞香科植物瑞香 *Daphne odora* Thunb. 的花。

产地 原产我国，现多栽培于庭园。

采收加工 冬末春初采收，鲜用或晒干。

植物形态 常绿灌木，高约2m。枝细长，淡褐色，光滑无毛。叶互生；椭圆状长圆形，长5～8cm，宽1.5～2cm，全缘，先端钝或短尖，基部近楔形，上面深绿，下面淡绿，均平滑无毛。花富有香气，白色或淡红色，无毛，长约1.2cm，成头状花序，生于枝端；苞片6～10，披针形，宿存；萼筒外部具柔毛，4裂，长约8mm；无花冠；雄蕊8；雌蕊1，子房光滑。果实为浆果状，圆球形，红色。花期3～5月。

花药性状 花黄褐色，为顶生头状花序，无总花梗，基部具数枚早落苞片；花被筒状，外侧被灰黄色绢状毛，裂片4，卵形，花盘环状，边缘波状，外被黄色短柔毛。气微，味甘、咸。

化学成分 主要含挥发性成分、烯类、酯类、醛类、酮类、醇类、酚类、酸类、氧化物、黄酮类等。

药理作用 抗凝，促排尿。

性味归经 味甘、辛，性平。归肺、胃、肝经。

功能主治 活血止痛，解毒散结。用于头痛，牙痛，咽喉肿痛，风湿痛，乳房肿硬，风湿疼痛。

用法用量 内服：煎汤，3～6克。外用：捣敷；或煎水含漱。

注意事项 本品有麻醉性，内服宜慎。

应用举例

（一）验方

（1）治齿痛：白瑞香花或根皮10克。水煎，打入鸡蛋两个（去壳整煮），待蛋熟，食蛋及汤。或用鲜瑞香花杵烂，含痛处。

（2）治咽喉肿痛：鲜白瑞香花及根20克。放碗中捣烂，加开水擂汁服。

（3）治乳癌初起：鲜瑞香花，捣烂，加少许鸡蛋白同捣匀敷，一日换一次。

（4）治风湿病：瑞香花10克，桂枝15克。水煎服。并用瑞香树皮及叶200～400克，煎水洗患处。

（二）保健方

瑞香花茶

原料：瑞香花6克，桂皮9克，木瓜12克。

制法及用法：加水煎汁，代茶饮。

功用：祛风止痛。用于风湿痛。

本草记载 《药性考》："瑞香花馥，糖饯芳甘，清利头目，齿痛宜含。"记载的为本品。

参考文献

[1] 国家中医药管理局中华本草编委会．中华本草：第5册[M]．上海：上海科学技术出版社，1999：411.

[2] 敬松．中国花膳与花疗——花卉疗法小百科[M]．成都：四川科学技术出版社，2013：193.

[3] 黄传贵．天然药8404种诠释[M]．北京：人民军医出版社，2014：2167.

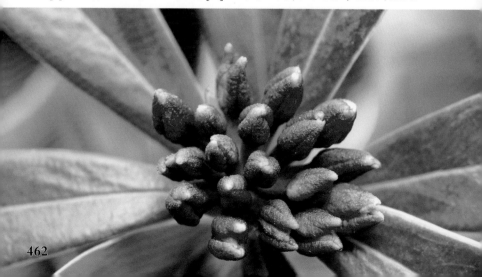

蜀葵花

别名 吴葵华、侧金盏、白淑气花、棋盘花、蜀其花、蜀季花、麻杆花、舌其花、大蜀季花、果木花、木槿花、熟季花、秫秸花、端午花、大秫花、饼子花、公鸡花、擀杖花、单片花。

基原 为锦葵科植物蜀葵 *Althaea rosea* (L.) Cav. 的花。

产地 原产我国西南地区，今各地广泛栽培。

采收加工 夏、秋季采收，晒干。

植物形态 二年生直立草本，高达2m。茎枝密被刺毛。叶互生；叶柄长5～15cm，被星状长硬毛；托叶卵形，长约8mm，先端具3尖；叶近圆心形，直径6～16cm，掌状5～7浅裂或波状棱角，裂片三角形或圆形，中裂片长约3cm，宽4～6cm，上面疏被星状柔毛，粗糙，下面被星状长硬毛或绒毛。花腋生，单生或近簇生，排列成总状花序式，具叶状苞片。花梗长约5mm，果时延长至1～2.5cm，被星状长硬毛；小苞片杯状，常6～7裂，裂片卵状披针形，长8～10mm，密被星状粗硬毛，基部合生；萼钟状，直径2～3cm，5齿裂，裂片卵状三角形，长1.2～1.5cm，密被星状粗硬毛；花大，直径6～10cm，有红、紫、白、粉红、黄和黑紫等色；单瓣或重瓣，花瓣倒卵状三角形，长约4cm，先端凹缺，基部狭，爪被长髯毛；雄蕊柱无毛，长约2cm，花丝纤细，长约2mm，花柱分枝多数，微被细毛。果盘状，直径约2cm，被短柔毛，分果爿近圆形，多数，背部厚达1mm，具纵槽。花期2～8月。

花药性状 花卷曲，呈不规则的圆柱状，长2～4.5cm。有的带有花萼和副萼，花萼杯状，5裂，裂片三角形，长1.5～2.5cm，副萼6～7裂，长5～10mm，两者均呈黄褐色，并被有较密的星状毛。花瓣皱缩卷折，平展后呈倒卵状三角形，爪有长毛状物。雄蕊多数，花丝联合成筒状。花柱上部分裂呈丝状。质柔韧而稍脆。气微香，味淡。

质量要求 以重瓣、色白、朵大、不散者为佳。

化学成分 主要含黄酮类，有机酸类，甾类，挥发性成分。

药理作用 消炎止痛、抗氧化、保肝保肾、保护心脑血管等。

性味归经 味甘、咸，性凉。归肺、大肠、膀胱经。

功能主治 和血止血，解毒散结。用于吐血、衄血，月经过多，赤白带下，二便不通，小儿风疹，疟疾，痈疽疖肿，蜂蝎蜇伤，烫伤，火伤。

用法用量 内服：煎汤，3～9克；或研末，

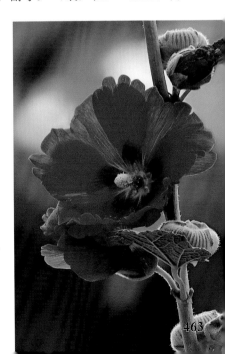

1～3克。外用：适量，研末调敷；或鲜品捣敷。

注意事项 孕妇忌用。脾胃虚寒者慎用。

应用举例

（一）验方

（1）带下、脐腹痛、面色萎黄：蜀葵花30克，阴干研末，每服3克，开水送服，每日2次。

（2）治二便关格、胸闷欲死：蜀葵花30克（捣烂），麝香1.5克。水一大盏，煎服，根亦可用。

（3）治妇人白带下、脐腹冷痛、面色萎黄、日渐虚损：白蜀葵花150克。阴干，捣细箩为散，每于食前，以温酒调下6克。如赤带下，亦用赤花。

（4）治痎疟：蜀葵花白者。阴干，为末服之。

（5）治蝎螫：蜀葵花、石榴花、艾心等分。并取阴干，合捣，和水涂全螫处。

（6）治烫伤：蜀葵花三朵，泡麻油60克，搽患处。

（二）保健方

蜀葵花茶

原料：蜀葵花3克。

制法及用法：沸水冲泡。

主治：吞咽不畅，喉中有异物感。

本草记载 出自《千金食治》。《本草纲目》：蜀葵，处处人家植之，春初种子，冬月宿根亦自生苗。嫩时亦可茹食，叶似葵菜而大，亦似丝瓜叶，有歧叉，过小满后长茎，高五、六尺，花似木槿而大，有深红、浅红、紫黑、白色、单叶、千叶之异。昔人谓其疏茎密叶，翠萼艳花，金粉檀心者，颇善状之。惟红、白二色入药，其实大如指头。

参考文献

[1] 国家中医药管理局中华本草编委会. 中华本草：第5册[M]. 上海：上海科学技术出版社，1999：340.

[2] 郑宏钧，詹亚华. 现代中药材鉴别手册[M]. 北京：中国医药科技出版社，2001：572.

[3] 张祎，陈秋，晁利平，等. 维药蜀葵花化学成分的分离与鉴定（Ⅱ）[J]. 沈阳药科大学学报，2015，32（9）：681-684，694.

[4] 张祎，陈秋，刘丽丽，等. 维药蜀葵花化学成分的分离与结构鉴定（Ⅰ）[J]. 沈阳药科大学学报，2013，30（5）：335-341.

[5] 祖里皮亚·塔来提. 蜀葵花化学成分研究[D]. 新疆医科大学，2008.

[6] 冯育林，李云秋，徐丽珍，等. 蜀葵花的化学成分研究（Ⅱ）——黄酮类成分研究[J]. 中草药，2006，（11）：1622-1624.

[7] 冯育林，徐丽珍，杨世林，等. 蜀葵花的化学成分研究（Ⅰ）[J]. 中草药，2005，（11）：1610-1612.

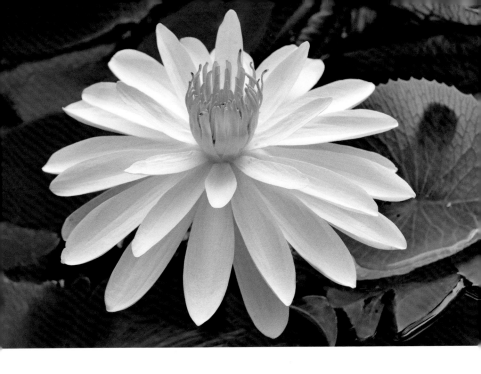

睡莲

别名 瑞莲、子午莲、茈碧花。

基原 为睡莲科植物睡莲 *Nymphaea tetragona* Georgi 的花。

产地 产于全国大部分地区。

采收加工 夏季采收，洗净，去杂质，晒干。

植物形态 多年生水生草本。根茎短粗，具线状黑毛。叶丛生，浮于水面；纸质，心状卵形或卵状椭圆形，长5～12cm，宽3.5～9cm，先端圆钝，基部深弯呈耳状裂片，急尖或钝圆，稍展开或几重合，全缘，上面绿色，光亮，下面带红色或暗紫色，两面皆无毛，具小点；叶柄细长，约60cm。花梗细长，花浮出水面，直径3～5cm；花萼基部四棱形，萼片4，革质，宽披针形，长2～3.5cm，宿存；花瓣8～17，白色宽披针形或倒卵形，长2～2.5cm，排成多层；雄蕊多数，短于花瓣，花药条形，黄色；柱头具5～8条辐射线，广卵形，呈匙状。浆果球形，直径2～2.5cm，包藏于宿存花萼中，松软；种子椭圆形，长2～3cm，黑色。花期6～8月，果期8～10月。

花药性状 花较大，直径4～5cm，白色。萼片4片，基部呈四方形；花瓣8～17；雄蕊多数，花药黄色；花柱4～8裂，柱头广孵形，呈茶匙状，作放射状排列。

性味归经 味甘、苦，性平。归肝、脾经。

功能主治 消暑，解酒，定惊。用于中暑，醉酒烦渴，小儿急慢惊风。

用法用量　内服：煎汤，6～9克。

注意事项　阴虚火旺者禁用。孕妇、经期妇女忌服。

应用举例

（一）验方

治小儿急慢惊风：睡莲花7～14朵，煎汤服。

（二）保健方

睡莲花茶

原料：睡莲花3克。

制法及用法：睡莲花用沸水冲泡10分钟，即可饮用。

功效：护肤养颜，强身健体，延缓衰老，清热解暑，静心健脑，调节人体内分泌及生物钟。

本草记载　出自《本草纲目拾遗》。《广东新语·睡菜睡莲》："睡莲，布叶数重，叶中如荇而大，花有五色，当夏昼开，夜缩入水底，昼复出，与梦草昼入地，夜即复出相反，广州多有之。"《岭南杂记》："睡莲菜……花瓣外紫内白，干如钗股；心似鸡头，以水浅深为短长，日沉夜浮，必鸡鸣采之始可得，出高州。"《本草纲目拾遗》："子午莲，《纲目》水草部入苹，以为此即大叶之苹也。古人以为食品，祭用苹蘩，即此今浙人呼为子午莲。

参考文献

国家中医药管理局中华本草编委会. 中华本草：第3册[M]. 上海：上海科学技术出版社，1999：412.

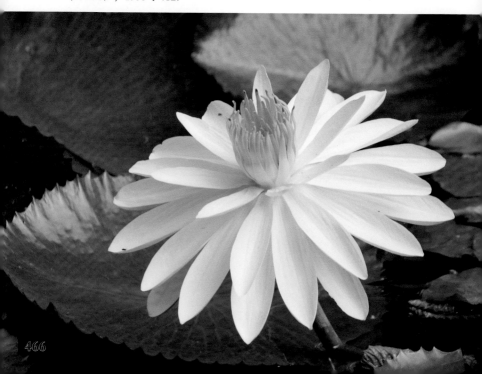

摇钱树

别名　山膀胱、灯笼花、一串钱。

基原　为无患子科植物复羽叶栾树 *Koelreuteria bipinnata* Franch. 或全缘叶栾树 *K. bipinnata* Franch. var. *integrifoliola*（Merr.）T. Chen 的花。

产地　主产于江苏、安徽、浙江、江西、湖北、湖南、广东、广西、贵州等地。

采收加工　7～9月采花，晾干。

植物形态　复羽叶栾树　乔木，高可达20m以上。叶平展，二回羽状复叶，长45～70cm；叶轴和叶柄向轴面常有一纵行皱曲的短柔毛；小叶9～17片，互生，很少对生；小叶柄长约3mm或近无柄；小叶片斜卵形，长3.5～7cm，宽2～3.5cm，先端短尖至短渐尖，基部阔楔形或圆形，略偏斜，边缘有内弯的小锯齿，两面无毛或上面中脉上被微柔毛，下面密被短柔毛，有时杂以皱曲的毛；纸质或近革质。圆锥花序大型，长35～70cm，分枝广展，与花梗同被短柔毛；萼5裂，裂片阔卵状三角形或长圆形，被硬缘毛及流苏状腺体；花瓣4，长圆状披针形，长6～9mm，宽1.5～3mm，先端钝或短尖，瓣爪长1.5～3mm，被长柔毛，鳞片深2裂；雄蕊8，长4～7mm，花丝被白色、开展的长柔毛，花药有短疏毛；子房三棱状长圆形，被柔毛。蒴果椭圆形或近球形，具3棱，淡紫红色，老熟时褐色，长4～7cm，宽3.5～5cm；果瓣外面具网状脉纹。种子近球形，直径5～6mm。花期7～9月，果期8～10月。

全缘叶栾树　本变种与复羽叶栾树的区别点是小叶通常全缘，有时一侧近顶部边缘有锯齿。

花药性状　花萼5裂，裂片阔卵状三角形或长圆形，被硬缘毛及流苏状腺体；花瓣4，长圆状披针形，先端钝或短尖，瓣爪被长柔毛，鳞片深2裂。气微，味苦。

质量要求　以朵大完整、杂质少者为佳。

性味归经　味苦，性寒。归

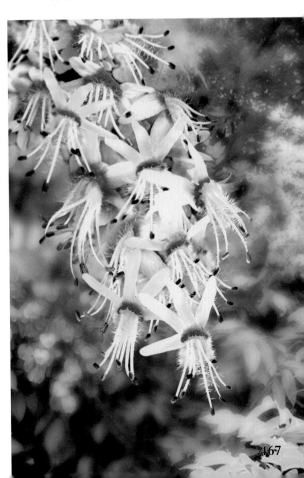

467

肝经。

功能主治　清肝明目，行气止痛。用于目痛泪出，疝气痛，腰痛。

用法用量　内服：煎汤，9～15克。

注意事项　脾胃虚寒者不宜长服。

◈ **验方** ◈

（1）治目痛泪出：复羽叶栾树花1～2枚。水煎服。

（2）治腰痛：复羽叶栾树花9克，芭蕉果9克，猪腰子2枚。煮熟去药，食猪腰子，连服3剂。

本草记载　《中华本草》记载的为本品。

🔹 参考文献 🔹

国家中医药管理局中华本草编委会. 中华本草：第5册[M]. 上海：上海科学技术出版社，1999：115.

榆花

别名　榆钱花、钱榆花、白榆花、家榆花、零榆花。

基原　为榆科植物榆树 *Ulmus pumila* L.的花。

产地　主产于东北、华北、西北、华东、中南、西南及西藏等地。

采收加工　3～4月采花，鲜用或晒干。

植物形态　落叶乔木，树干端直，高达20m。树皮暗灰褐色，粗糙，有纵沟裂；小枝柔软，有毛，浅灰黄色。叶互生，纸质；叶柄长2～10m，有毛；托叶早落；叶片倒卵形、椭圆状卵形或椭圆状披针形，长2～8cm，宽1.2～2.5cm，先端锐尖或渐尖，基部圆形或楔形，边缘通常单锯齿，上面暗绿色，无毛，下面幼时有短毛，老时仅脉腋有白色茸毛；侧脉明显，9～18对。花先叶开放，簇生，成聚伞花序，生于去年枝的叶腋；花被针形，4～5裂；雄蕊与花被同数，花药紫色；子房扁平，1室，花柱2。翅果近圆形或倒卵形，长1～1.5cm，宽0.8～1.2cm，光滑，先端有缺口，种子位于翅果中央，与缺口相接；果柄长约2mm。花期3～4月，果期4～6月。

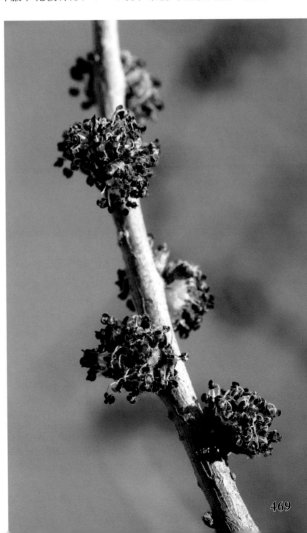

花药性状　花略呈类球形或不规则团状，直径5～8mm，有短梗，暗紫色。花被钟形，4～5裂；雄蕊4～5，伸出于花被，或脱落，花药紫色；雌蕊1，子房扁平，花柱2，体轻，质柔韧。气微，味淡。

化学成分　主要含甾醇类、鞣质、脂肪油、糖类等。

性味归经　味甘，性平。归脾、膀胱、心经。

功能主治　清热定惊，利尿疗疮。用于小儿惊痫，小便不利，头疮。

用法用量　内服：煎汤，5～9克。外用：适量，研末调敷。

注意事项　胃溃疡、十二

指肠溃疡患者慎服。

应用举例

（一）验方

（1）治小便不利：榆花5～15克，水煎服。

（2）治小儿惊痫，小便不利，伤热：榆花5～9克。内服：煎汤。

（3）治尿路感染：榆花20克，槐花20克，柳花20克。水煎服，每天2次。

（4）治膀胱湿热：榆花20克，黄芩10克，黄柏10克，石膏20克，甘草3克，水煎服，每天2次。

（二）保健方

（1）黄芪元胡汤坐浴治肛裂：黄芪、黄柏、苍术、当归、川芎、丹参、白芷、延胡索各20克，榆花、槐花各15克，制乳香、制没药各10克，冰片3克（后下）。

用法：1～2日1剂，水煎20分钟，取液，坐浴，每日2次。1周为1个疗程。

（2）榆花粥：榆花、粳米各50克。加水煮粥。用于失眠，女性带下。

本草记载 《中华本草》记载的为本品。

参考文献

[1] 国家中医药管理局中华本草编委会. 中华本草：第2册[M]. 上海：上海科学技术出版社，1999：455.

[2] 敬松. 中国花膳与花疗——花卉疗法小百科[M]. 成都：四川科学技术出版社，2013：191.

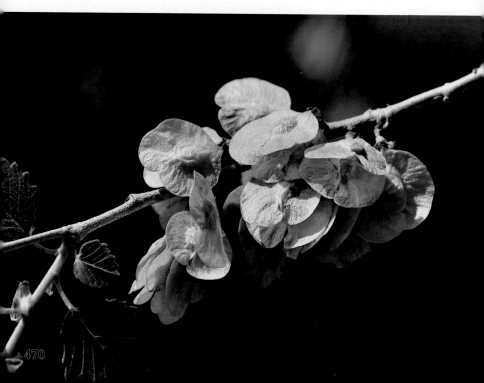

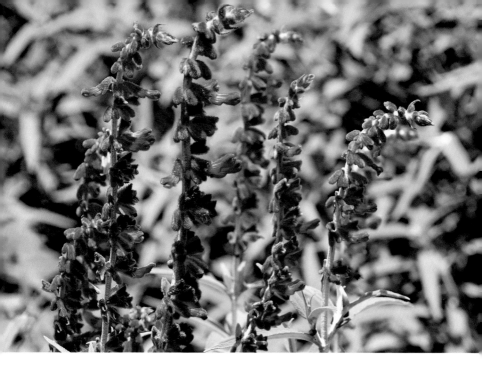

鼠尾草

别名 乌草，小青，山陵翘。

基原 为唇形科植物鼠尾草 *Salvia officinalis* Linn. 的新鲜或干燥花。

产地 原产于欧洲南部与地中海沿岸地区，我国仅有栽培。

采收加工 6～9月开花采收烘干。

植物形态 多年生草本；根木质。茎直立，基部木质，四棱形，被白色短绒毛，多分枝。叶片长圆形或椭圆形或卵圆形，长1～8cm，宽0.6～3.5cm，先端锐尖或凸尖，稀有变锐尖，基部圆形或近截形，边缘具小圆齿，坚纸质，两面具细皱，被白色短绒毛；叶柄长3cm至近无柄，腹凹背凸，密被白色短绒毛。轮伞花序2～18花，组成顶生长4～18cm的总状花序；最下部苞片叶状，上部的宽卵圆形，先端渐尖，基部圆形，无柄，比花萼长，被疏的短绒毛或短缘毛；花梗长约3mm，与花序轴密被白色短绒毛。花萼钟形，开花时长1～1.1cm，结果时增大，长达1.5cm，外面在脉上及边缘被短绒毛，余部满布金黄色腺点，多少带紫色，内面满布微硬伏毛，二唇形，几裂至中部，上唇浅裂成3齿，齿锥尖，中齿较小，下唇半裂成2齿，齿三角形，先端渐尖。花冠紫色或蓝色，长1.8～1.9cm，外被短绒毛，以上唇较密，内面离冠筒基部约3mm处有水平向不完全的疏柔毛毛环，冠筒直伸，长约9mm，在毛环上渐增大，至喉部宽约7mm，冠檐二唇形，上唇直伸，倒卵圆形，长约6mm，宽5.5mm，先端微凹，下唇宽大，长宽各约1cm，中裂片倒心形，长5mm，宽8mm，先端微缺，侧裂片卵圆形，先端锐尖，由于脉

471

向上伸延成小尖头，宽约3mm。能育雄蕊2，伸至上唇，内藏，花丝扁平，长约5mm，药隔长约3mm，上下臂等长，下药室较小，彼此联合。花柱外伸，先端不相等2浅裂，后裂片短。花盘前方稍膨大。小坚果近球形，直径约2.5mm，暗褐色，光滑。花期4～6月。

花药性状 轮伞花序，每轮2～6花，组成伸长的总状花序或总状圆锥花序；苞片及小苞片披针形；花梗短，被柔毛；花萼筒形，二唇形；花冠淡红、淡紫、淡蓝至淡白色，冠筒筒状，冠檐二唇形，上唇椭圆形，下唇3裂，中裂片较大倒心形，边缘有圆齿；发育雄蕊2，花丝短；花柱外伸，先端呈不相等2裂。

化学成分 主要含黄酮、挥发油、酚酸类成分。

药理作用 具有解痉、抗菌、抗炎作用。

性味归经 味苦，性平，无毒。归心经。

功能主治 清热利湿，活血调经，解毒消肿。主治黄疸，月经不调，痛经。鼠瘘寒热，下痢脓血不止。

用法用量 内服：煎汤，15～30克。

应用举例

（一）验方

（1）治休息痢（时痢时止，久不愈）：用鼠尾草花捣成末，每服3克，水送下。

（2）治长期下血：鼠尾草、地榆各30克，加水400毫升，煮成200毫升，一次服完。病达二十年者，不过两服可愈，将药研为末，用水冲服亦可。

（二）保健方

鼠尾草鲜花凉拌食用，可起到帮助消化和健脾胃作用。

本草记载 《本草经集注》："味苦，微寒，无毒。主治鼠瘘寒热，下痢脓血不止。白花者主白下，赤花者主赤下。一名山葱，一名陵翘。生平泽中。四月采叶，七月采花，阴干。"

参考文献

[1] 谢观. 中国医学大辞典[M]. 天津：天津科学技术出版社，2002：1490.

[2] 白小荣，马岩，李旻辉. 药用鼠尾草传统应用调查与研究进展[J]. 中国现代中药，2019，21（2）：271-278.

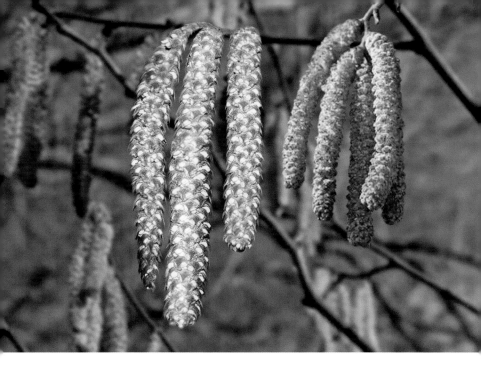

榛子花

别名 山板栗花、尖栗子花。

基原 为桦木科植物榛 *Corylus heterophylla* Fisch.ex.Bess. 和川榛 *Corylus heterophylla* Fisch. ex. Bess.var. *Surchuenensis* Franch. 及毛榛 *Corylus mandshurica* Maxim. 的雄花。

产地 主产于陕西、甘肃、山东、江苏、安徽、浙江、江西、河南、湖北、四川、贵州等地。

采收加工 清明前、后五六日采收，晾干，或加工制成干粉。

植物形态 榛 灌木或小乔木，高1～7m。树皮灰色；枝条暗灰色，无毛，小枝黄褐色，密生短柔毛及疏生长柔毛。叶柄长1～2cm；叶片圆卵形至宽倒卵形，长4～13cm，宽2.5～10cm，先端凹缺或截形，中央有三角状凸尖，基部心形，边缘有不规则重锯齿，中部以上有浅齿，上面几无毛，下面叶脉有短柔毛，侧脉5～7对。雄花序2～7，排成总状，长约4cm，花药黄色。果单生或2～6簇生；果苞钟形，具细条棱，外面密生短柔毛和刺毛状腺体，上部浅裂，裂片三角形，边缘几全缘；果序梗长约1.5cm，密生短柔毛。坚果近球形，长7～15mm，微扁，密被细绒毛，先端密被粗毛。花期4～5月，果期9月。

川榛 本变种与榛的区别在于：叶片椭圆形、宽卵形或近圆形，先端尾状；花药红色；果苞裂片的边缘全缘，很少有锯齿。花期3～4月，果期10月。

毛榛 本种与前两种的区别在于：灌木；叶的边缘具粗锯齿，中部以上浅裂，基部两侧近于对称；果苞管状，在坚果上部缢缩，较果长 2 ～ 3 倍，外面被黄色刚毛并兼有白色短柔毛，上部浅裂。坚果先端具小突尖，外被白色绒毛。

花药性状　总状花序，黄色，淡红色。气微，味酸。

质量要求　以朵大完整、杂质少者为佳。

化学成分　槲皮素，山柰素。

药理作用　抗炎，去水肿。

性味归经　性凉，味酸。归肺、肾经。

功能主治　止血，消肿，敛疮。用于外伤出血，冻伤，疮疖。

用法用量　外用：适量，研粉外敷。

注意事项　多外用，内服须谨慎。

验方

（1）治外伤、皮肤炎症、冻伤：水浸后涂敷。

（2）止血、消炎：加工成干粉，直接涂伤口处。

本草记载　《长白山植物志》："有止血、消炎作用，伤口愈合快；经过水浸后用于外伤、皮肤炎症、冻伤等，有明显消炎、消肿、收敛等作用。"

参考文献

[1] 国家中医药管理局中华本草编委会. 中华本草：第 2 册 [M]. 上海：上海科学技术出版社，1999：419.

[2] 肖楠，王路宏，崔业波，等. 原子吸收法测定榛子花药材中重金属残留量 [J]. 中国药物评价，2019，36（3）：195-197.

槟榔花

别名 宾门花、大白槟花、白槟榔花、槟榔子花、榔玉花、马金南花、青仔花等。

基原 为棕榈科植物槟榔 *Areca catechu* L. 的雄花蕾。

产地 主产于海南、云南及台湾等地。

采收加工 春末夏初采集，晒干。

植物形态 乔木，高10～18m；不分枝，叶脱落后形成明显的环纹。羽状复叶，丛生于茎顶端，长1.3～2m，光滑，叶轴三棱形；小叶片披针状线形或线形，长30～70cm，宽2.5～6cm，基部较狭，顶端小叶愈合，有不规则分裂。花序着生于最下一叶的基部，有佛焰苞状大苞片，长倒卵形，长达40cm，光滑，花序多分枝；花单性同株；雄花小，多数，无柄，紧贴分枝上部，通常单生，很少对生，萼片3，厚而细小，花瓣3，卵状长圆形，长5～6mm，雄蕊6，花丝短小，退化雌蕊3，丝状；雌花较大而少，无梗，着生于花序轴或分枝基部，萼片3，长圆状卵形，长12～15mm。坚果卵圆形或长圆形，长5～6cm，花萼和花瓣宿存，熟时红色。每年开花2次，花期3～8月，冬花不结果；果期12月至翌年6月。

花药性状 粒大如米而瘦，表面土黄色至淡棕色。气微，味淡。

质量要求 以色灰黄、无枝梗者为佳。

化学成分 主要含挥发油、鞣质、黄酮类、生物碱类等。

性味归经 味淡，性凉。归心、胃经。

功能主治 健胃，止咳，止渴。用于口渴，咳嗽。

用法用量 内服：煎汤，3～10克；或炖肉。

注意事项 孕妇忌服。肝脏疾病者应慎用。

保键方

1.槟榔花茶

原料：槟榔花3～10克。

制法及用法：槟榔花用沸水冲泡10分钟，即可饮用。

茶疗功用：调节人体酸碱性，补充硒。治疗咳嗽，胃病，痢疾，痔。

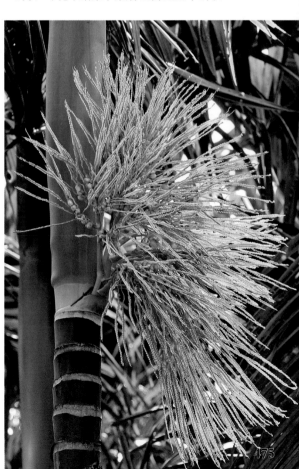

2.百香槟榔花茶

原料：槟榔花3克，百香果1个。

制法及用法：槟榔花用沸水冲泡10分钟，加入百香果，搅匀后饮用。

功效：祛痰生津，驱除疲劳。

本草记载 《中药志》："为芳香健胃、清凉止渴药。"记载的为本品。

参考文献

[1] 国家中医药管理局中华本草编委会.中华本草：第2册[M].上海：上海科学技术出版社，1999：419.

[2] 敬松.中国花膳与花疗——花卉疗法小百科[M].成都：四川科学技术出版社，2013：199.

[3]《广东中药志》编辑委员会.广东中药志：第一卷[M].广州：广东科技出版社，1994：668.

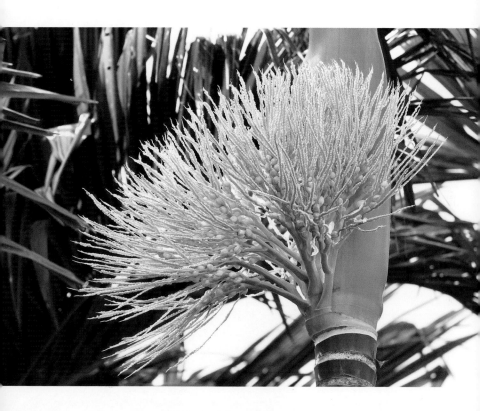

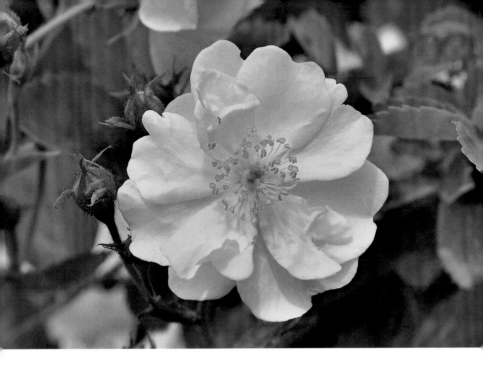

蔷薇花

别名 刺花、白残花、柴米米花。

基原 为蔷薇科植物野蔷薇 *Rosa multiflora* Thunb. 的花。

产地 主产于山东、江苏、河南等地。

采收加工 5～6月花盛开时，择晴天采集，晒干。

植物形态 攀援灌木，小枝有短、粗稍弯曲皮刺。小叶5～9，近花序的小叶有时3，连叶柄长5～10cm；托叶篦齿状，大部贴生于叶柄；小叶片倒卵形，长圆形或卵形，长1.5～5cm，宽0.8～2.8cm，先端急尖或圆钝，基部近圆形或楔形，边缘有锯齿，上面无毛，下面有柔毛，小叶柄和轴有散生腺毛。花两性；多朵簇排成圆锥状花序，花直径1.5～2cm；萼片5，披针形，有时中部具2个线形裂片；花瓣5，白色，宽倒卵形，先端微凹，基部楔形；雄蕊多数；花柱结合成束。果实近球形，直径6～8mm，红褐色或紫褐色，有光泽。花期5～6月，果期9～10月。

花药性状 花朵大多破碎不全；花萼披针形，密被绒毛；花瓣黄白色至棕色，多数萎落皱缩卷曲，平展后呈三角状卵形，长约1.3cm，宽约1cm，先端中央微凹，中部楔形，可见条状脉纹（维管束）。雄蕊多数，着生于花萼筒上，黄色，卷曲成团。花托小壶形，基部有长短不等的花柄。质脆易碎。气微香，味微苦而涩。

质量要求 以无花托及叶片掺杂、花瓣完整、色白者为佳。

化学成分 主要含挥发油，黄芪苷。

药理作用　抑菌，利胆。

性味归经　味苦、涩，性凉。归胃、肝经。

功能主治　清暑，和胃，活血止血，解毒。用于暑热烦渴，吐血，衄血，胃脘胀闷，泻痢，疟疾，刀伤出血，月经不调。

用法用量　内服：煎汤，3～6克。

注意事项　香烈大耗真气，虚人忌服之。

应用举例

（一）验方

（1）治暑热胸闷、不思饮食：蔷薇花9克，煎水代茶频服。或蔷薇花、佩兰各9克。煎服。

（2）治脘腹刺痛：蔷薇花、香附各9克，枳壳6克，生蒲黄、五灵脂各4.5克。煎服。

（3）治口角生疮、口腔糜烂日久不愈：蔷薇花、金银花、连翘、玄参、生地黄等适量。水煎服。

（4）治产后风瘫、日久两手不能提举：蔷薇花200克，当归100克，红花50克，陈酒为引。以上各药纳酒中，渍数日。随量饮之。

（二）保健方

1.蔷薇露

原料：蔷薇花适量。

制法及用法：以蔷薇花适量制成蒸馏液。

功用：开郁理气，透散风热。治疗心疾，不独调粉，妇人容饰。

2.蔷薇花茶

原料：鲜蔷薇花4朵。

制法及用法：鲜蔷薇花用沸水冲泡10分钟，即可饮用。

功用：清热解暑。用于暑热吐血，口渴，烦热及小儿夏季热，中暑头晕。

本草记载　出自《医林纂要》。陶弘景：营实即是蔷薇子，以白花者为良。根，亦可煮酿酒，茎叶，亦可煮作饮。《蜀本草》："《图经》云，即蔷薇也，茎间多刺，蔓生，子若杜棠子，其花有百叶，八出六出，或赤或白者，今所在有之。"《本草纲目》：蔷薇，野生林堑间。春抽嫩蕻，小儿掐去皮刺食之；既长则成丛似蔓，而茎硬多刺，小叶尖薄有细齿；四、五月开花，四出，黄心，有白色、粉红二者；结子成簇，生青熟红，其核有白毛，如金樱子核，八月采之。

参考文献

[1] 国家中医药管理局中华本草编委会.中华本草：第4册[M].上海：上海科学技术出版社，1999：228.

[2] 刘绍贵，欧阳荣.临床常用中草药鉴别与应用[M].长沙：湖南科学技术出版社，2015：372.

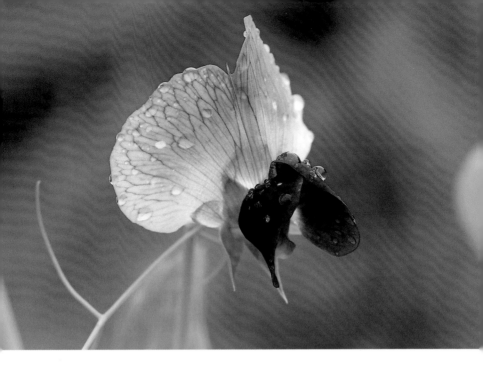

豌豆花

别名 荷兰豆花、豆苗花。

基原 为豆科植物豌豆 *Pisum sativum* L. 的花。

产地 产于全国各地。

采收加工 6～7月开花时采摘，鲜用或晒干。

植物形态 一年或二年生攀援草本，长达2m。全株绿色，带白粉，光滑无毛。羽状复叶，互生，小叶2～3对，叶轴末端有羽状分枝的卷须；托叶卵形，叶状，常大于小叶，基部耳状，包围叶柄或茎，边缘下部有细锯齿；小叶片卵形、卵状椭圆形或倒卵形，长2～4cm，宽1.5～2.5cm，先端圆或稍尖，基部楔形，全缘，时有疏锯齿。花2～3朵，腋生，白色或紫色；萼钟状，萼齿披针形，旗瓣圆形，先端微凹，基部具较宽的短爪，翼瓣近圆形，下部具耳和爪，龙骨瓣近半圆形，与翼瓣贴生；雄蕊10，二体，（9）+1；子房线状，长圆形，花柱弯曲与子房成直角。荚果圆筒状，长5～10cm，内含种子多粒。种子球形，淡绿黄色。

花药性状 多皱缩，扁卵圆形，花萼钟状，绿色，花裂片披针形，花冠淡黄白色、浅紫色至深紫色。质柔软，气微，味甘淡。

质量要求 以朵大完整、质柔软、味甘者为佳。

化学成分 氨基酸。

药理作用 抗氧化，抗菌。

性味归经 味甘，性平。归脾、胃经。

功能主治 清热，凉血。用于咯血，鼻衄，月经过多。

用法用量 内服：煎汤，3～5克；或入丸、散。

验方

（1）治胃肠出血，外伤流血，鼻血，月经过多：红花50克，豌豆花40克，熊胆5克，地锦草、紫檀香各35克，木鳖子（制）、紫草茸各25克，射干20克。上制成散剂。每次1.5～3克，每日1～3次，温开水送服。

（2）治胃溃疡出血，流鼻血，各种外伤和内伤引起的出血：西红花5克，熊胆5克，豌豆花40克，降香35克，朱砂25克，波棱瓜子25克，短穗兔耳草35克，石斛35克。制法及用法：以上八味，除西红花、熊胆、朱砂另研细粉外，其余共研成细粉，过筛，加入西红花、熊胆、朱砂细粉串研，混匀，即得。一次1克，一日1～2次。

（3）治中毒引起的鼻衄：豌豆花20克，宽叶羌活根10克，燎黄鹿角10克，竹茹10克，高山辣根菜15克，白檀香7.5克，冰片5克，肉豆蔻7.5克，广酸枣10克，共研为散。每次1.5～3克，每日1～3次，温开水送服。

参考文献

[1] 国家中医药管理局中华本草编委会. 中华本草：第4册[M]. 上海：上海科学技术出版社，1999：597.

[2] 毛继祖. 藏药方剂宝库[M]. 兰州：甘肃民族出版社，2009：228.

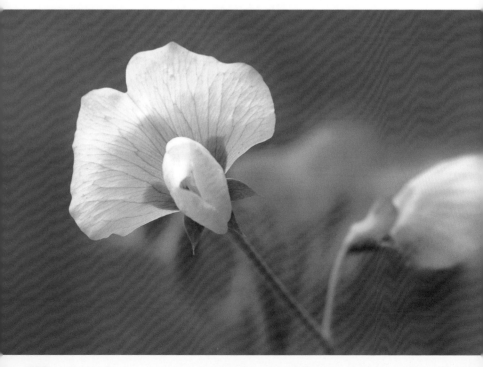

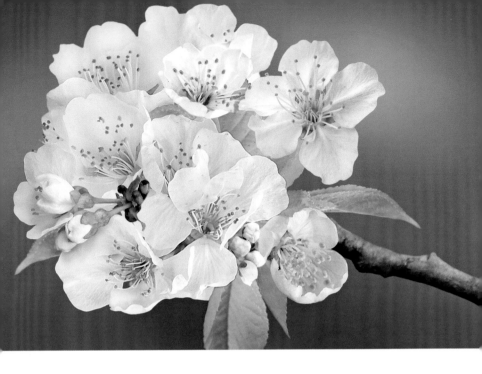

樱桃花

别名　莺桃花、英桃花、含桃花、荆桃花、山樱花、樱珠花、朱樱花、朱果花、紫樱花。

基原　为蔷薇科植物樱桃 *Cerasus pseudocerasus* (Lindl.) G. Don 的花。

产地　主产于华东及辽宁、河北、甘肃、陕西、湖北、四川、广西、山西、河南等地。

采收加工　3～4月花盛开时采摘，晒干。

植物形态　落叶灌木或乔木，高3～8m。树皮灰棕色，有明显的皮孔；幼枝无毛或被白色短毛。叶互生；叶柄长5～8mm，被短毛；托叶2枚，通常2～4裂；叶片广卵圆形、倒广卵形至椭圆状卵形，长5～13cm，宽3～9cm，先端渐尖，基部圆形，边缘有大小不等的重锯齿，齿端有腺点，上面暗绿色，几无毛，下面淡绿色，脉上被有短毛，基部通常有2腺体。花先叶开放，2～6朵簇生或成总状花序；花梗基部有具腺齿的小苞片，总苞早落；花白色，直径约2cm；萼筒绿色，广倒圆锥形，先端5裂；花瓣5，卵形至圆形，先端微凹缺；雄蕊多数，与花瓣等长；雌蕊1，子房上位，花柱平滑无毛。核果近圆球形，直径约1.3cm，成熟时鲜红色，有长柄，内含种子1枚。

花药性状　花瓣5片，白色至淡黄色，萼筒绿色，质地柔软，味甘，气微香。

质量要求　以朵完整、色白无杂质、柔软、气香者为佳。

化学成分　主要为三萜皂苷类、多元酚类、黄酮类、有机酸类等。

药理作用　抗氧化，祛痰。

性味归经　味甘，性温。归肝、脾经。

功能主治　清热解表，祛痰平喘，利湿，养颜祛斑。用于外感风寒，痰多之喘息，水肿，面部粉刺，面黑粉滓。

用法用量　外用：适量，煎水洗。

应用举例

（一）验方

（1）治疗烧伤：樱桃花适量，捣汁敷患处。

（2）治疗冻疮：鲜樱桃花置于瓶内密封，埋于地下，冬时取出涂患处。

（二）保健方

1.樱桃花蒸稠鱼

用法：樱桃花瓣15克，加白糖少许拌匀；樱桃叶15克洗净、盐渍、去水分，铺于蒸格上；稠鱼1条去头、骨并洗净、切片，再将樱桃花瓣夹于两鱼片间，置于樱桃叶上蒸20分钟，佐餐用。

功效：清热解表，温胃健脾。

2.樱桃花桃酒

用法：鲜樱桃花100克，鲜樱桃500克，浸泡于1000毫升米酒中，10天后即可饮用，每日早晚各1次，每次30～50毫升。

功效：减轻风湿性腰腿疼痛症状。

3.樱桃花枝叶汤

用法：樱桃花、枝、叶各10克，水煎服。

主治：治腹泻。

4.樱桃花叶汤

用法：樱桃花、叶各15克，水煎服。

主治：治咽干咳嗽。

参考文献

[1] 国家中医药管理局中华本草编委会.中华本草：第4册[M].上海：上海科学技术出版社，1999：110.

[2] 敬松.中国花膳与花疗——花卉疗法小百科[M].成都：四川科学技术出版社，2013：203.

[3] 李子新.花卉养生[M].重庆：重庆出版社，2005：221.

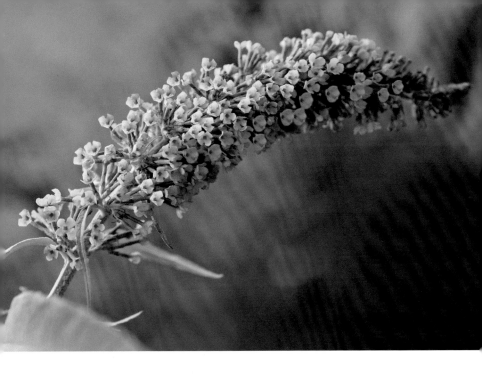

醉鱼草花

别名　鱼尾草花、闹鱼花、五霸蔷花、阳包树花、鱼鳞子花、药杆子花、驴尾草花、毒鱼藤花、老阳花、金鸡尾花、红鱼草花、四季青花、白袍花、雉尾花、鱼背子花。

基原　为醉鱼草科植物醉鱼草 *Buddleja lindleyana* Fort. 的花。

产地　主产西南及江苏、安徽、浙江、江西、福建、湖北、湖南、广东、广西等地。

采收加工　4～7月采收，除去杂质，晒干。

植物形态　落叶灌木，高1～2.5m。树皮茶褐色，多分枝，小枝四棱形，有窄翅。棱的两面被短白柔毛，老则脱落。单叶对生；具柄，柄上密生绒毛；叶片纸质，卵圆形至长圆状披针形，长3～8cm，宽1.5～3cm，先端尖，基部楔形，全缘或具稀疏锯齿；幼叶嫩时叶两面密被黄色绒毛，老时毛脱落。穗状花序顶生，长18～40cm，花倾向一侧；花萼管状，4或5浅裂，有鳞片密生；花冠细长管状，微弯曲，紫色，长约15mm，外面具有白色光亮细鳞片，内面具有白色细柔毛，先端4裂，裂片卵圆形；雄蕊4；花丝短，贴生；雌蕊1，花柱线形，柱头2裂，子房上位。蒴果长圆形，长约5mm，有鳞，熟后2裂，基部有宿萼。种子细小，褐色。花期4～7月，果期10～11月。

花药性状　药材呈不齐团块，体积大而质松泡。外表多呈灰棕色或灰黄色。花蕾常为花萼1～3倍长，棕红色花冠常探出。气浓，味苦、辛。

质量要求 以朵完整、质松、气浓者为佳。

化学成分 主要含吲哚类生物碱类、黄酮类、环烯醚萜苷类等。

药理作用 杀虫，抗菌。

性味归经 味辛、苦，性温，有小毒。归肺、脾、胃经。

功能主治 祛痰，截疟，解毒。用于痰饮喘促，疟疾，疳积，烫伤。

用法用量 内服：煎汤，9～15克。外用：适量，捣敷；或研末调敷。

注意事项 孕妇禁服。

验方

（1）治痰饮，遇寒便发：醉鱼草花研末，和米粉做饼，炙熟食之。

（2）治久疟成癖：醉鱼草花填鲫鱼腹中，湿纸裹煨熟，空心食之。仍以花和海粉捣贴。

（3）治疳积：醉鱼草花15～25克。煎服。

（4）治烫伤：醉鱼草花研末，麻油调搽患处。

（5）治痈疽疔毒：醉鱼草花、蛇葡萄根、马鞭草各等分，碾成细末，蜂蜜调敷。

本草记载 始载于《本草纲目》，为醉鱼草之花，李时珍曰："渔人采花及叶以毒鱼，尽圉圉而死，呼为醉鱼儿草。"

参考文献

[1] 国家中医药管理局中华本草编委会.中华本草：第6册[M].上海：上海科学技术出版社，1999：210.

[2] 敬松.中国花膳与花疗——花卉疗法小百科[M].成都：四川科学技术出版社，2013：202.

[3] 刘雅君，王桂平.密蒙花与醉鱼草花的鉴别[J].中草药，1987，18（11）：47.

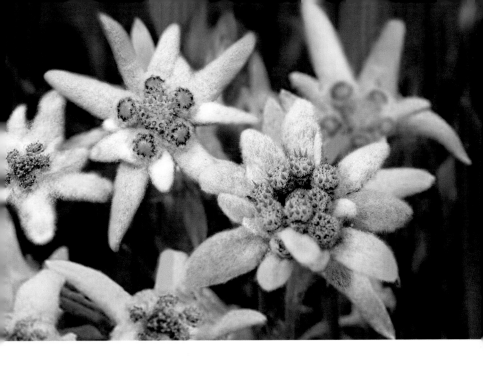

薄雪草

别名 小毛香、火绒草、小白头翁、小毛草。

基原 为菊科植物薄雪火绒草 *Leontopodium japonicum* Miq. 的花。

产地 甘肃南部和东部、陕西中部和南部、河南西部和南部、山西南部和东部、湖北西部、安徽南部，在秦岭、大巴山、金佛山、黄山等处常见。也分布于四川东部万源及重庆的奉节、城口。河北蔚县也有分布。

采收加工 秋季采收，洗净，加工。

植物形态 多年生草本，高 10～80cm。根状茎分枝稍长，有数个簇生的花茎和不育茎。茎直立，基部稍木质，上部被白色薄茸毛，下部不久脱毛，节间长 1～2cm，或上部节间长达 4cm。叶狭披针形、卵状披针形或下部叶倒卵状披针形，长 2.5～5.5cm，宽 0.5～1.3cm，基部急狭，无鞘部，先端尖，有长尖头，边缘平或稍波状反折，上面有疏蛛丝状毛或脱毛，下面被银白色或灰白色薄层密茸毛。苞叶多数，较茎上部叶常短小，卵圆形或长圆形，两面被灰白色密茸毛或上面被蛛丝状毛，排列成疏散而径达 4cm 的苞叶群，或有长花序梗而开展成径达 10cm 的复苞叶群。头状花序直径 3.5～4.5mm，多数，较疏散；总苞钟状或半球形，被白色或灰白色密茸毛，长约 4mm；总苞片 3 层，先端钝，无毛，露出毛茸之上；小花异形或雌雄异株；花冠长约 3mm；雄花花冠狭漏斗状，有披针形裂片；雌花花冠细管状；冠毛白色，基部稍浅红色；雄花冠毛稍粗厚，有锯齿；雌花冠毛细丝状，下部有锯齿；不育的子房有毛或无毛。瘦果常有乳头状突起或短粗毛。花期6～9月，果期9～10月。

花药性状　头状花序直径3.5～4.5mm，多数，较疏散。总苞钟形或半球形，被白色或灰白色密茸毛，长约4mm；总苞片3层，顶端钝，无毛，露出毛茸之上。小花异形或雌雄异株。花冠长约3mm；雄花花冠狭漏斗状，有披针形裂片；雌花花冠细管状。冠毛白色，基部稍浅红色；雄花冠毛稍粗厚，有锯齿；雌花冠毛细丝状，下部有锯齿。不育的子房有毛或无毛。

化学成分　本品含3,4-二羟基桂皮酸和香草酸、大波斯菊苷及木犀草素-7-β-D-葡萄糖苷等。

药理作用　具有抗炎、利尿、镇咳、降压、降血糖作用。

性味归经　味淡，微甘；性平。归心、肺、肾、膀胱经。

功能主治　润肺止咳。用于肺燥咳嗽，急（慢）性肾炎、尿道炎、蛋白尿、血尿等多种肾脏疾病。

用法用量　内服：煎汤，9～15克。

🔲**验方**🔲

（1）清热解毒：薄雪草花10克，水煎服。

（2）散瘀止痛：薄雪草花（鲜品）适量，研碎制成泥状，外敷在肿痛部位，每天换药一次。

（3）治肾炎：薄雪草花15克，煮水卧鸡蛋三个食之（薄雪草花煮水，温度合适的时候正常卧入三个鸡蛋成荷包蛋，熟了一起吃）。

本草记载　《中华本草》记载的为本品。

参考文献

[1] 国家中医药管理局中华本草编委会. 中华本草：第5册[M]. 上海：上海科学技术出版社，1999：115.

[2]《黑龙江常用中草药手册》.

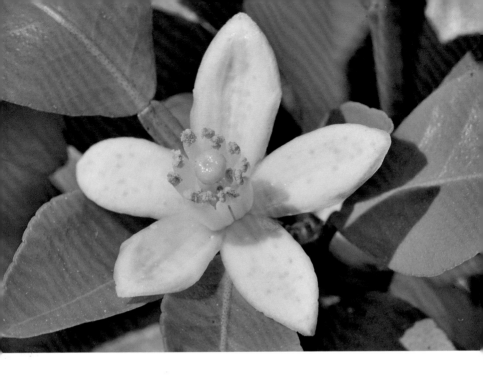

橘花

别名 石柃花、石松花、四时橘花、月橘花、七里香。

基原 为芸香科植物橘 *Citrus reticulata* Blanco 及其栽培变种的干燥花。

产地 主产于江苏、安徽、浙江、江西、台湾、湖北、湖南、广东、广西、海南、四川、贵州、云南等地。

采收加工 3～4月花期采收，阴干或烘干即可。

植物形态 常绿小乔木或灌木，高3～4m。枝细，多有刺。叶互生；叶柄长0.5～1.5cm，有窄翼，顶端有关节；叶片披针形或椭圆形，长4～11cm，宽1.5～4cm，先端渐尖微凹，基部楔形，全缘或为波状，具不明显的钝锯齿，有半透明油点。花单生或数朵丛生于枝端或叶腋；花萼杯状，5裂；花瓣5，白色或带淡红色，开时向上反卷；雄蕊15～30，长短不一，花丝常3～5个连合成组；雌蕊1，子房圆形，柱头头状。柑果近圆形或扁圆形，横径4～7cm，果皮薄而宽，容易剥离，囊瓣7～12，汁胞柔软多汁。种子卵圆形，白色，一端尖，数粒至数十粒或无。花期3～4月，果期10～12月。

花药性状 花萼杯状，5裂；花瓣5，白色或带淡红色，向上反卷。气清香，味苦。

质量要求 以气清香，色白者为佳。

化学成分 挥发油。

药理作用 抗炎，抑菌。

性味归经 味苦，性温。归脾、胃经。

功能主治　理气，化痰，止咳。主胃脘胸隔间痛。

用法用量　内服，煎汤，6 ～ 15 克。

注意事项　孕妇慎用。

保健方

1. 橘花养胃茶

原料：橘花 3 克，红茶 3 克，神曲 6 克。

制法及用法：将以上三味一起干燥研末，用白开水冲泡，每日一剂，代茶饮。

功用：理气和胃。用于嗳气呕吐、食积不化、胃脘胀痛或伤食等症。

2. 橘花药茶

原料：橘花、红花各 3 ～ 5 克。

制法及用法：将上两味用沸水冲泡 10 分钟。

茶疗功用：用于治疗气滞血瘀型肝硬化伴两胁刺痛。

本草记载　《中华本草》记载的为本品。

参考文献

国家中医药管理局中华本草编委会. 中华本草：第 2 卷 [M]. 上海：上海科学技术出版社，1999：862.

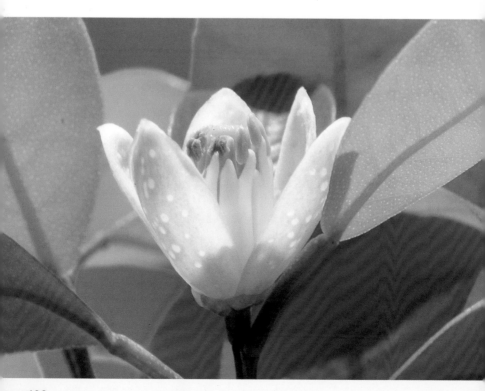

薰衣草花

别名 灵香草、香草、黄香草。

基原 为唇形科植物薰衣草 *Lavandula angustifolia* Mill. 的干燥花序。

产地 原产于地中海地区。主产于我国新疆、陕西、江苏等地。

采收加工 夏季花期采摘，阴干。

植物形态 半灌木或小灌木，稀为草本。叶线形至披针形或羽状分裂。轮伞花序具2～10花，通常在枝顶聚集成顶生间断或近连续的穗状花序。苞片形状多样，比萼短或超过萼，具脉纹或无；小苞片小，存在或无。花蓝色或紫色，具短梗或近无梗。花萼卵状管形或管形，直立，具13～15脉，5齿，二唇形，上唇1齿，有时较宽大或稍伸长成附属物，下唇4齿，短而相等，有时上唇2齿，较下唇3齿狭；果期稍增大。花冠筒外伸，在喉部近扩大，冠檐二唇形，上唇2裂，下唇3裂。雄蕊4，内藏，前对较长，花药汇合成1室。子房4裂。花柱着生在子房基部，顶端2裂，裂片压扁，卵圆形，常黏合。花盘相等4裂，裂片与子房裂片对生。小坚果光滑，有光泽，具有一基部着生面。花期一般为6～8月。

花药性状 轮伞花序，6～10朵花，花苞片菱状卵圆形，被绒毛，花萼二唇形，卵状或管状，具5齿，其中1齿特肥大，花二唇形，蓝色，被灰色绒毛。气芳香，味辛凉。

质量要求 以色鲜艳、气香者为佳。

化学成分 主要含黄酮类，挥发油，酚酸类，β-谷甾醇。

药理作用 镇静催眠、抗菌、抗氧化、神经保护等。

性味归经 味辛、甘；性平。归肺、胃经。

功能主治 镇静催眠，抗菌消炎，解痉镇痛，平衡油脂，祛疤美容。适用于情绪紧张、焦虑，失眠，神经衰弱，烧烫伤，溃疡，牛皮癣，湿疹，肌肉痉挛。

用法用量 内服：煎汤，3～9克。外用：适量，捣敷。

注意事项 脾胃虚寒者慎服，妊娠期慎用。

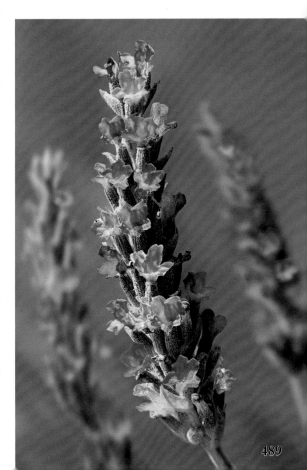

应用举例

（一）验方

老年失眠症：薰衣草花100克，装入睡枕，可安神助睡。

（二）保健方

1.薰衣草茶

原料：薰衣草2～3克。

制法及用法：用干燥的花蕾冲泡而成，取一大匙放进壶中，再倒入沸水，闷5分钟，加入适量冰糖，可饮用。

功用：用于镇静、松弛消化道痉挛、消除肠胃胀气、助消化、预防恶心眩晕、缓和焦虑及神经性偏头痛、预防感冒等，沙哑失声时饮用也有助于恢复。

2.薰衣草清痘茶

原料：薰衣草花5克，枸杞子3～4粒，蜂蜜或冰糖适量。

制法及用法：将薰衣草、枸杞子置于杯内，加开水闷泡约10分钟，加入适量蜂蜜或冰糖，即可饮用。

功用：用于促进细胞再生，平衡油脂分泌，有益于改善有烫伤、晒伤、湿疹、脓疱的皮肤、瘢痕，抑制细菌生长，帮助头发生长。

参考文献

[1] 国家中医药管理局中华本草编委会.中华本草：第7册[M].上海：上海科学技术出版社，1999：60.

[2] 王柳萍，辛华，黄克南.常用花类中草药图典[M].福州：福建科学技术出版社，2019：204.

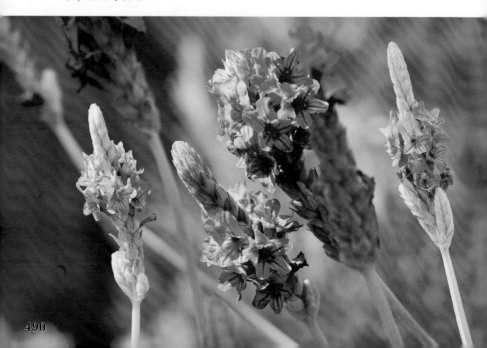

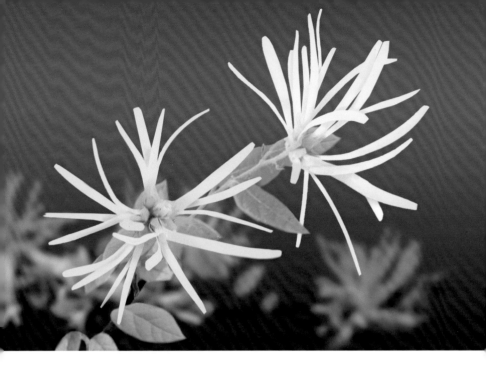

檵花

别名 纸末花、白清明花。

基原 金缕梅科植物檵花 *Loropetalum chinense* (R. Br.) Oliv. 的花。

产地 主产于山东、河南、安徽、浙江、江苏、湖南、湖北、江西、四川、贵州、云南、广西、广东、福建等地。

采收加工 清明前后采收阴干，储干燥处。

植物形态 常绿灌木或小乔木，高 1～4m。树皮深灰色；嫩枝、新叶、花序、花萼背面和蒴果均被黄色星状毛。叶互生；叶柄长 2～3mm；托叶早落；叶片革质，卵形或卵状椭圆形，长 1.5～6cm，宽 0.8～2cm，先端短尖头，基部钝，不对称，全缘。花 6～8 簇生小枝端，无柄；花萼短，4 裂；花瓣 4，条形，淡黄白色；雄蕊 4，花丝极短，花药裂瓣内卷，药隔伸出成刺状；子房半下位，2 室，花柱 2，极短。木质蒴果球形，长约 1cm，褐色，先端 2 裂。种子 2，长卵形，长 4～5mm。花期 4～5 月，果期 10 月。

花药性状 花常 3～8 朵簇生，基部有短花梗。脱落的单个花朵常皱缩呈条带状，长 1～2cm，淡黄色或浅棕色；湿润展平后，花萼筒杯状，长约 5mm，4 裂，萼齿卵形，表面有灰白色星状毛，花瓣 4 片，带状或倒卵匙形，淡黄色，有明显的棕色羽状脉纹。质柔韧。气微清香，味淡微苦。

质量要求 以花朵完整、色黄、质柔韧、气清香者为佳。

化学成分 含槲皮素，异槲皮苷。

药理作用　止血，扩张外周血管。

性味归经　性平，味微甘、涩。归肺、脾、胃、大肠经。

功能主治　清热止咳，收敛止血。用于肺热咳嗽，咯血鼻衄，便血，痢疾，泄泻，崩漏。

用法用量　内服：煎汤，9～12克。外用：适量，研末撒；或鲜品揉团塞鼻。

验方

（1）治鼻衄：檵花12克，水煎服。

（2）治痢疾：檵花9克，骨碎补9克，荆芥4.5克，青木香6克。水煎服。

（3）治遗精、白带、血崩：檵花12克炖猪肉，一日分数次服。

（4）治烧伤：檵花炒存性，研细粉。用已煮沸过的麻油调涂。

本草记载　《植物名实图考》："檵花，江西、湖南山岗多有之。丛生，细茎，叶似榆而小，厚涩无齿。春开细白花，长寸余，如剪素纸，一朵数十条，纷披下垂，凡有映山红处即有之，红白齐炫，如火如荼。"

参考文献

国家中医药管理局中华本草编委会. 中华本草：第3卷[M]. 上海：上海科学技术出版社，1999：749.

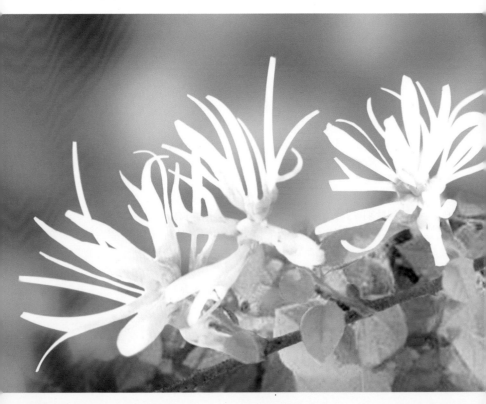

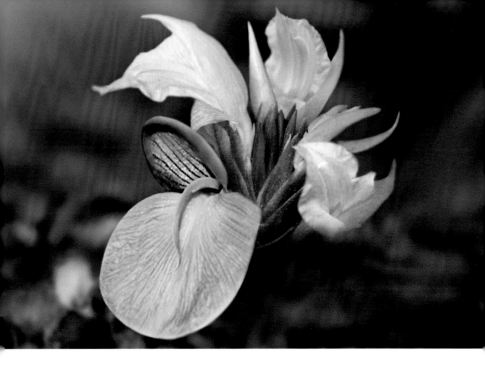

蘘荷花

别名　山麻雀。

基原　为姜科植物蘘荷 *Zingiber mioga* (Thunb.) Rosc. 的花。

产地　主产于江苏、安徽、浙江、江西、湖北、湖南、广东、广西、四川、贵州等地。

采收加工　8～10月花开时采收，鲜用或烘干。

植物形态　多年生草本，高0.5～1m。根茎肥厚，圆柱形，淡黄色。叶柄长0.5～1.7cm或无柄；叶舌膜质，2裂，长0.3～1.2cm；叶片披针状椭圆形或线状披针形，长20～37cm，宽3～6cm，叶面无毛，叶背无毛或被稀疏的长柔毛；中脉粗壮，侧脉羽状，近平行。穗状花序椭圆形，长5～7cm，单独由根茎生出，总花梗无到长达17cm，被长圆形鳞片状鞘；苞片覆瓦状排列，椭圆形，红绿色，具紫脉；花萼管状，长2.5～3cm，一侧开裂，花冠管长4～5cm，裂片披针形，长2.7～3cm，宽约7mm，淡黄色；唇瓣卵形，3裂，中裂片长约2.5cm，宽约1.8cm，中部黄色，边缘白色，侧裂片长约1.3cm，宽约4mm；花药、药隔附属体各长约1cm。蒴果倒卵形，熟时裂成3瓣，果皮里面鲜红色；种子黑色，被白色假种皮。

花药性状　穗状花序，花萼、花冠均为管状，裂片披针形，黄色；唇瓣卵形，3裂，中部黄色，边缘白色。质地柔软。味辛，气微。

质量要求　以完整、杂质少者为佳。

化学成分 多糖。

药理作用 抗菌,抗氧化。

性味归经 味辛,性温。归肺、肝经。

功能主治 温肺化痰。用于肺寒咳嗽。

用法用量 内服:煎汤,3～6克。

验方

(1)治百日咳:蘘荷花6克,矮地茶、岩豇豆各10克,水煎服。

(2)治咳嗽痰白清稀:蘘荷花6克,细辛3克,干姜10克,羊奶叶6克,水煎服。

本草记载 《杭州药用植物志》:"治咳嗽,对小儿百日咳有显著功效。"记载的为本品。

参考文献

[1] 国家中医药管理局中华本草编委会. 中华本草:第8册[M]. 上海:上海科学技术出版社,1999:651.

[2] 黄仁术,汪莹,陈坤,等. 蘘荷多糖的提取工艺及其体外抑菌活性研究[J]. 吉林农业,2018,(14):53-55.

[3] 王玉荣,邢韶芳,李钟洙,等. 蘘荷提取物抗氧化能力及抑菌作用[J]. 中国实验方剂学杂志,2016,22(24):59-63.

[4] 陈泉生. 蘘荷水浸膏的药理作用[J]. 国外药学(植物药分册),1981,(4):40.

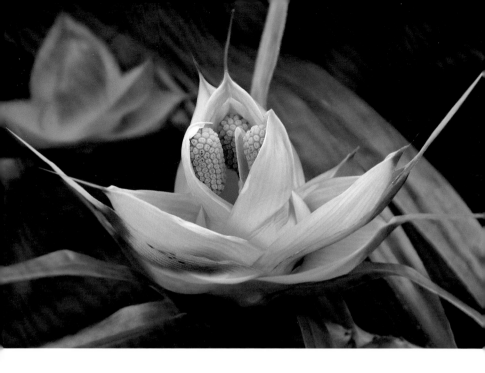

露兜笿花

别名　路头花、露兜簕花。

基原　为露兜树科植物露兜树 *Pandanus tectorius* Solang. 的花。

产地　主产于福建、台湾、广东、海南、广西、贵州、云南等地。

采收加工　夏季采收，晒干。

植物形态　常绿分枝灌木或小乔木，常具气生根。叶簇生于枝顶，革质，带状，长约1.5m，宽3～5cm，顶端渐狭成一长尾尖，边缘和背面中脉上有锐刺。雄花序由数个穗状花序组成，穗状花序无总花梗；佛焰苞长针形，近白色，长12～26cm，宽1.5～4cm，先端尾尖；雄花芳香，雄蕊常为10余枚，多可达25枚，着生于长达9mm的花丝束上，呈总状排列；雌花序头状，单生于枝顶，圆球形；佛焰苞多数，乳白色，长15～30cm，宽1.4～2.5cm，边缘具疏密相间的细锯齿；心皮5～12枚合为1束，中下部联合，上部分离，5～12室，每室有1粒胚珠。聚花果大，向下悬垂，由40～80个核果束组成，幼果绿色，成熟时橘红色。花期8月，果期9～10月。

花药性状　穗状花序无总花梗；佛焰苞长针形，近白色，先端尾尖；雄花芳香，总状排列；雌花序头状，圆球形；佛焰苞多数，乳白色。味甘。

质量要求　以完整、杂质少者为佳。

化学成分　主要含挥发油，油中含甲基苯乙基醚65.97%，二戊烯8.31%，d-芳樟醇18.71%，乙酸苯乙酯3.48%，柠檬醛1.82%及硬脂萜、苯乙醇、酞酸酯等。

药理作用　抗炎，抑菌。

性味归经　味甘，性寒。归肝、膀胱经。

功能主治　清热，利湿。用于感冒咳嗽，淋蚀，小便不利，热泻，疝气，对口疮。

用法用量　内服：煎汤，10～30克。外用：适量，研末调敷。

注意事项　脾胃虚寒者慎用。

应用举例

验方

（1）治感冒咳嗽：露兜簕花3～10克。水煎服。

（2）治胃热痛：露兜簕花3～10克。水煎服。

本草记载　《南宁市药物志》："清热利水，去湿热，止热泻，治淋浊，对口疮。"《广西中草药》："治感冒咳嗽：露兜竻花一至三钱，或果三至五钱，水煎服。"记载的为本品。

参考文献

国家中医药管理局中华本草编委会. 中华本草：第8册[M]. 上海：上海科学技术出版社，1999：537.

索引

497